Mein erstes Kind

Schwangerschaft und Geburt

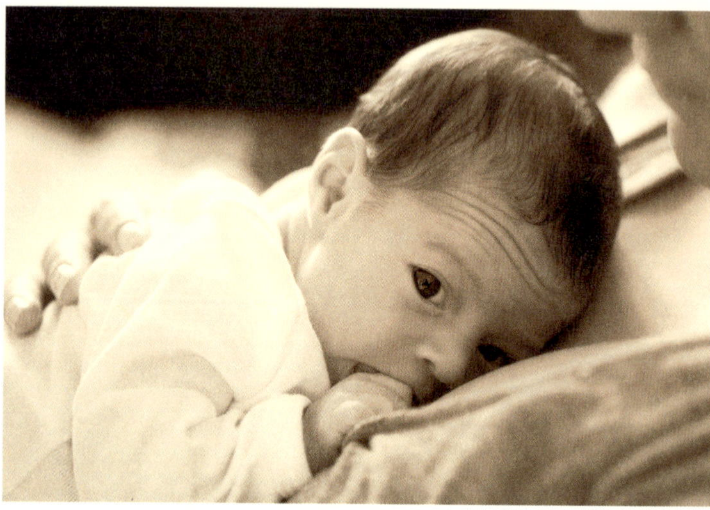

Traude Trieb

Mein erstes Kind

Schwangerschaft und Geburt

Servus

Abkürzungsverzeichnis

BEL	Beckenendlage
cm	Zentimeter
EGT	Errechneter Geburtstermin
EL	Esslöffel
kg	Kilogramm
mg	Milligramm
µg	Mikrogramm
MKP	Mutter-Kind-Pass
ml	Milliliter
PDA	Periduralanästhesie (Kreuzstich)
SSL	Scheitel-Steiß-Länge
SSW	Schwangerschaftswoche(n)
u.v.m.	und viele(s) mehr
TCM	Traditionelle Chinesische Medizin
TL	Teelöffel

1. Herzlich willkommen

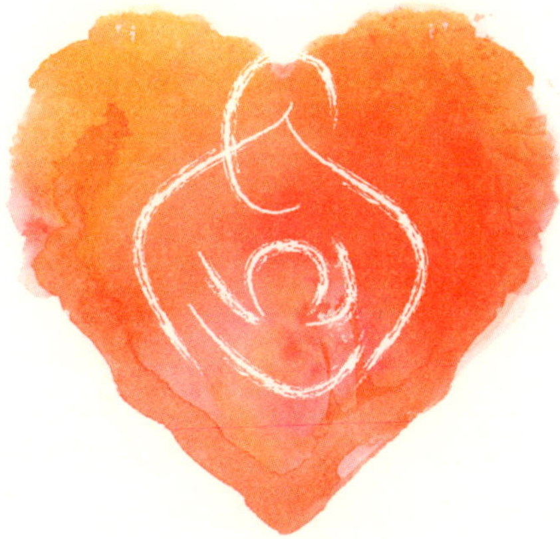

Der Kontakt zwischen einer Schwangeren, Gebärenden und frischgebackenen Mutter bzw. auch dem werdenden Vater zu „ihrer“ Hebamme ist ein sehr inniger, persönlicher und vertrauter. Daher habe ich in diesem Buch das Du als Ansprache gewählt, weil es sich erfahrungsgemäß auf dem gemeinsamen Weg bis zur Geburt ergibt. Mit dem vorliegenden Schwangerschafts- und Geburtsratgeber begleite ich euch als Vertraute und Beraterin mit meinem reichen Erfahrungsschatz aus meiner mehr als 25-jährigen Hebammentätigkeit und meinem Wissen im Bereich der Ganzheitsmedizin.

Mit meinem vorliegenden Buch *Mein erstes Kind – Schwangerschaft und Geburt* möchte ich auch Mehrgebärenden wertvolle Informationen bezüglich Schwangerschaft, Geburt und Wochenbett mitgeben. Ganz bewusst habe ich immer wieder Tipps und Tricks für Mehrgebärende in einzelnen, speziellen Kapiteln eingebaut, in weiser Voraussicht, dass du dir mein Buch auch in deinen noch eventuell folgenden Schwangerschaften wieder zur Hand nehmen wirst.

Der Beruf der Hebamme wurde mir quasi in die Wiege gelegt. Meine Großmutter mütterlicherseits und meine Urgroßmutter väterlicherseits waren sogenannte Laienhebammen. Sie hatten diesen Beruf zwar nicht gelernt, konnten jedoch aufgrund ihrer eigenen Geburtserfahrungen (14 bzw. 7 Kinder) sowie ihres immensen Kräuterwissens „ihren" Frauen ideal zur Seite stehen. Die **Überzeugung** sowohl meiner Großmutter als auch meiner Urgroßmutter war es, **dass die Frauen alles in sich tragen, um ihr Kind gut auf die Welt bringen zu können**. Dieser Meinung bin auch ich, aus Wissen und Erfahrung: **Alles ist wunderbar und in Ordnung, solange die Frauen das Vertrauen haben, dass alles so geschehen wird, wie die Natur es vorgesehen hat**.

Auch wenn der 5. Mai erst 1991 als Internationaler Hebammentag ausgerufen wurde, ist es für mich doch bezeichnend und ein gutes Omen, dass ich gerade an einem 5. Mai als viertes und jüngstes Mädchen meiner Eltern das Licht der Welt erblickt habe.

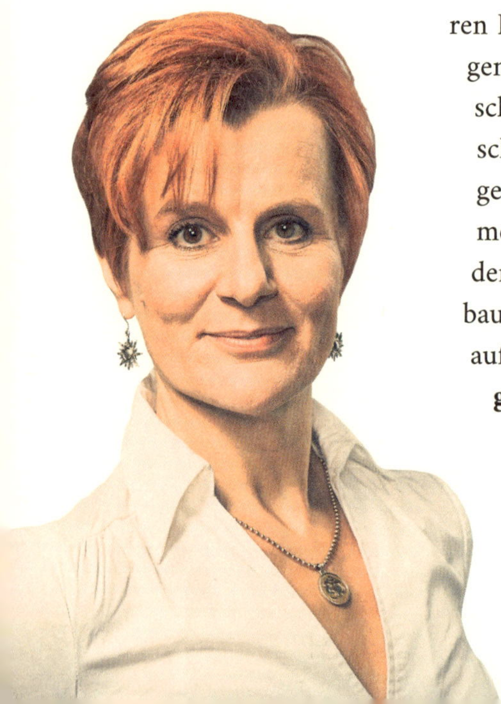

Ich bin fest davon überzeugt, dass wir unseren Beruf nicht grundlos wählen. Meine eigene Geburt hat sich in einem rasend schnellen Tempo abgespielt. Mit Nabelschnurumschlingung und nach Luft ringend kam ich auf die Welt. Meine Hebamme nahm mich – wie damals so üblich – an den Füßen, ließ meinen Kopf nach unten baumeln und gab mir einige feste Schläge auf den Popo. Für mich ist es heute **von großer Bedeutung, den Neugeborenen einen „sanften" Empfang zu bereiten. Jede Geburt ist ein ein-**

zigartiges, einmaliges, wundervolles und vollkommenes Ereignis. Es ist – in zwei Worten ausgedrückt – **ein Wunder!**

Ab 1989 arbeitete ich 16 Jahre lang als angestellte Hebamme im Bezirk Baden in Niederösterreich und ab 1995 war ich auch zusätzlich in der Freipraxis tätig. Aufgrund meiner zahlreichen Zusatzausbildungen im Bereich alternative Ganzheits- und Heilmethoden und meines Bedürfnisses, „meine" Frauen noch individueller begleiten zu können, habe ich 1999 meine Hebammenordination eröffnet.

Ich habe mir meinen Beruf zur Berufung und Leidenschaft gemacht und bin mittlerweile ein Viertel Jahrhundert als Hebamme tätig. Knapp 2.000 Gebärende durfte ich bisher begleiten und deren Kinder zur Welt bringen.

Mein Herzenswunsch ist es, dass meine Tipps und Tricks euch Rat und Hilfe geben. Du als Schwangere bzw. ihr als werdende Eltern entscheidet dabei, welche Informationen für dich/euch stimmig und brauchbar sind. Aus Überzeugung und Erfahrung verweise ich in diesem Ratgeber immer wieder auf meine persönlich von mir entwickelte und in Handarbeit sowie mit Liebe gemachte TT-Produktlinie, deren Produkte in vielen Momenten hilfreich sein können, Linderung verschaffen und einem einfach nur Gutes tun.

Eure Traude Trieb

2. Dauer und Phasen der Schwangerschaft

Eine Schwangerschaft dauert (ab dem Zeitpunkt der Befruchtung) im Optimalfall:

280 Tage bzw.
40 Wochen bzw.
10 Mondmonate (sogenannte Lunarmonate) bzw.
9 Kalendermonate

Die Dauer einer normal verlaufenden Schwangerschaft beträgt ausgehend vom ersten Tag der letzten Menstruation 280 Tage, also zehn Lunarmonate oder ungefähr neun Kalendermonate (zur Berechnung des „Befruchtungszeitpunktes" werden 14 Tage abgezogen, womit sich 266 Tage, also 38 Wochen bis zur errechneten Geburt ergeben).

Der Begriff Lunarmonat wird zur Berechnung der Schwangerschaftsdauer verwendet und erstreckt sich über einen Zeitraum von 28 Tagen. Auch der Rhythmus der Regelblutungen (28 Tage) wird durch den Lunarmonat beschrieben. Das Wort „luna" kommt ursprünglich aus dem Lateinischen und ist weiblichen Geschlechts, d. h. hat einen weiblichen Artikel. Nicht zuletzt ein Hinweis, in welcher Verbindung und in welchem Einfluss der Mond zum Weiblichen, der Frau, steht. In Zeiten, in denen es noch keine hormonellen Verhütungsmethoden gab und kein künstliches Licht den Tag verlängerte, war der weibliche Zyklus den Mondzyklen angepasst, sodass viele Frauen zu Neumond oder zu Vollmond ihre Regelblutung hatten. Zu diesen Zeiten kamen auch die Kinder zu Neumond oder Vollmond – also unter dem Einfluss des Mondes – zur Welt. Der Mond hat sogar die Kraft, die Meere „zu bewegen", indem er verantwortlich ist für Ebbe und Flut. Diese Tatsache ist vor dem Hintergrund zu sehen, dass auch unser Körper zu einem Großteil aus Wasser besteht und der Mond dementsprechenden Einfluss auf uns hat.

Mein persönlicher Tipp zum errechneten Geburtstermin: Auch wenn du völlig außer dir bist vor Freude, da du den positiven Schwangerschaftstest in deinen Händen hältst und dir auch schon ausrechnest, wann dein Baby zur Welt kommen soll bzw. dir dein Gynäkologe oder deine Gynäkologin den errechneten Geburtstermin ab der 16. Schwangerschaftswoche schon schwarz auf weiß in deinen Mutter-Kind-Pass einträgt: Bitte noch nicht weitererzählen, nur dein Partner sollte eingeweiht sein!

Der Grund: Lediglich 6 % der Kinder halten sich an diesen errechneten Geburtstermin (EGT). Die anderen 94 % wählen sich ihren ganz persönlichen Termin – sofern sie nicht vorzeitig „herausgeholt" werden. Der Geburtszeitraum erstreckt sich über fünf Wochen er liegt zwischen vollendeter 37. Schwangerschaftswoche (SSW; ab diesem Zeitpunkt spricht man von einer „reifen" Geburt und nicht mehr von einer Frühgeburt) und 10 bis 14 Tagen nach dem errechneten Termin. Nach meiner Erfahrung gehen besonders Erstgebärende zum Termin oder sogar über den errechneten Termin, besonders dann, wenn ihr Menstruationszyklus unregelmäßig bzw. länger als 28 Tage dauert. Wenn du den errechneten Termin – in voller Vorfreude – ausplauderst, werden ihn deine Freunde und Bekannte speichern und dich sogar meist schon 14 Tage davor mit Fragen löchern, wann das Baby endlich kommt.

Deshalb mein Tipp: Rechne mindestens 14 Tage oder besser noch 20 Tage zum errechneten Geburtstermin hinzu und verkünde diesen Termin Familie, Freunden und Bekannten. Dann kannst du die letzten Wochen deiner Schwangerschaft stressfreier genießen!

2.1 Das erste Schwangerschaftsdrittel (1. bis 12. SSW, erster bis dritter Lunarmonat): die Zeit der Anpassung

Das erste Schwangerschaftsdrittel ist oft eine Zeit der großen Unsicherheit. Bin ich schwanger? Werde ich am Ende tatsächlich ein gesundes Baby in den Armen halten? Schaffe ich es, eine gute Mutter zu sein? Was wird aus meinem Leben? Sobald der Schwangerschaftstest positiv ist, kann deine Welt auf dem Kopf stehen und nichts scheint so zu sein, wie es vorher war.

Erster Lunarmonat (1. bis 4. SSW)

Der erste Lunarmonat beginnt mit dem ersten Tag der letzten Regelblutung und endet an dem Tag, an dem die erwartete nächste Regelblutung ausbleibt. Sinnvoll ist es erst, 3 bis 4 Wochen nach Ausbleiben der Regel (also im zweiten Lunarmonat) einen Termin beim Frauenarzt/der Frauenärztin auszumachen, denn dann kann eine Eileiterschwangerschaft ausgeschlossen werden und du kannst dann in der 7. oder 8. SSW mittels Ultraschall bereits ein winziges Menschlein mit seinem schlagenden Herzen in deiner Gebärmutter bestaunen.

Die Befruchtung der Eizelle hat vor 14 Tagen stattgefunden und dein Baby hat sich vor einer Woche in deiner Gebärmutter eingenistet und produziert schon fleißig HCG (Humanes Choriongonadotropin, ein schwangerschaftsspezifisches Hormon), das du in deinem Harn bzw. Blut ausscheidest. Schwangerschaft-Frühtests bestätigen dir deine Vermutung mit einem positiven (+) HCG-Testergebnis.

Wahrscheinlich kannst du es jetzt noch gar nicht glauben, doch es ist eine Tatsache: in deiner Gebärmutter reift **neues Leben** heran und bald werden in deinem Körper zwei Herzen – dein eigenes Herz und das Herz deines Babys (bei Zwillingen drei, bei Drillingen vier) – schlagen. Nach spätestens 10 Mondphasen wird dein Baby zur Welt kommen und in dieser Zeit wird **deine Gebärmutter die Heimat deines Babys sein – der Ort, wo es sich wohl und geborgen fühlt und jederzeit optimal versorgt ist**.

Denke immer daran: Sobald dein Baby in deinem Körper zu wachsen anfängt, bist du für den Rest deines Lebens Mutter. Eine faszinierende, spannende und sehr wichtige Aufgabe im Leben einer Frau, die leider nicht jeder Frau gegönnt ist. Nutze deine Chance! Dein Kind verändert dein Leben auf vielfältige Weise. Mach dir deine Stärke und Kraft täglich aufs Neue bewusst und wisse, dass du und dieses Baby füreinander bestimmt seid.

Dein Baby ist am Ende des ersten Lunarmonats noch kleiner als einen Zentimeter und wiegt weniger als ein Gramm. Es ist somit knapp **so groß wie eine 1 Cent-Münze**.

Jetzt wird auch die optimale Versorgung deines Babys wichtig: **Folsäure** (Vitamin B9), das „Schwangerschaftsvitamin", spielt dabei eine elementare Rolle. Folsäure ist ein synthetisch hergestelltes B-Vitamin, das viele Gynäkologen und Gynäkologinnen den Frauen routinemäßig in der Frühschwangerschaft bis zur 12. SSW verschreiben. Doch auch in der Nahrung findest du die sogenannten Folate: in grünem Blattgemüse, Salatsorten wie Endivie, Eichblattsalat und Feldsalat sowie in Brokkoli, Grünkohl, Porree, Rosenkohl, Spargel, Spinat und Weißkohl, in Vollkorngetreide und auch in Orangen. Ein Mangel an Folaten begünstigt Frühgeburten, Wachstumsverzögerungen und kann die Entstehung von Neuralrohrdefekten („offener Rücken", *Spina bifida*) und Spaltbildungen an der Wirbelsäule begünstigen. **Interessant zu wissen: Biologisch angebautes Gemüse und Getreide enthält einen höheren Anteil an Folaten**. Zudem kannst du dir sicher sein, dass dir und deinem Baby chemiefreies Obst, Gemüse und Getreide auch besser bekommt. Pro Tag solltest du 400 Mikrogramm (µg) Folsäure über Lebensmittel aufnehmen. Damit die Folsäure in den Lebensmitteln optimal erhalten bleibt, solltest du sie möglichst frisch kaufen, schnell verarbeiten und nährstoffschonend garen. Nähere Informationen zum Thema Ernährung findest du in Kapitel 4.

Zweiter Lunarmonat (5. bis 8. SSW)

Deine Regelblutung ist ausgeblieben und vielleicht spürst du auch schon andere Zeichen der Schwangerschaft. Eventuell spannen dir deine Brüste oder deine Brustwarzen sind empfindlicher. Viele Frauen sind oft schon zu Beginn der Schwangerschaft sehr geruchssensibel und auch der Geschmackssinn kann sich verändern. Das sind Schutzmechanismen, die dir helfen, Sensibilität für deine Bedürfnisse und die deines Babys zu entwickeln sowie euch beide vor eventuell verdorbener Nahrung, künstlichen Duftstoffen und Zusatzstoffen oder anderen „Chemiekeulen" (wie etwa in Putzmitteln) zu schützen. Deine Empfindlichkeit hilft dir auch, gesunde Gewohnheiten zu entwickeln. Erfreulicherweise schmeckt der geliebte Kaffee, die Genusszigarette oder Fleisch oft gar nicht mehr. Vielleicht zwingt dich die aufkommende Übelkeit und Müdigkeit zu mehr Pausen. Dein Körper scheidet in den nächsten Monaten eine Vielzahl an Hormonen aus, die dafür verantwortlich sind, dass deine Schwangerschaft optimal ablaufen und sich dein Baby wunderbar entwickeln kann. In diesem Zusammenhang kommt eine typische „Nebenwirkung" der Schwangerschaft hinzu: die Stimmungsschwankungen. Übrigens bleiben lediglich 15 % aller werdenden Mütter von den „Nebenwirkungen" des schwankenden Hormonhaushalts verschont.

Denke bitte daran, dass Stressreduzierung zu einer glücklichen, gesunden und harmonischen Schwangerschaft beiträgt. Eine Möglichkeit bietet sich mit der **Meditation.** Während der Meditation reduziert sich der Stress auf natürliche Weise und du kannst dich dem inneren Frieden öffnen. Nimm eine bequeme Sitzhaltung ein, wenn es für dich stimmig ist, nimmst du dich selbst in die Arme. Atme nun langsam und bewusst Ruhe und Gelassenheit ein und alle überflüssigen Gedanken durch den Mund wieder aus. Bringe Ruhe in deine Gedanken, sei bei deinem Baby und lade die Stille zu euch ein. Nimm jeden Atemzug und auch jeden Augenblick bewusst wahr. Ich verspreche dir, dass du mit dieser „Technik“ **auch sämtliche deiner Schwangerschaftsbeschwerden lindern**, wenn nicht sogar „wegzaubern“ kannst.

Weitere hilfreiche Tipps, wie du deine Übelkeit erfolgreich in den Griff bekommst, findest du in Kapitelabschnitt 6.25; Stimmungsschwankungen und Ängste sind nahezu gleich zu behandeln und wie du diese lindern kannst, bitte unter 6.1 nachlesen.

Bitte denke daran, dass dein Baby besonders gut in dir wachsen und reifen kann, wenn du dir genügend Schlaf gönnst und die Müdigkeit nicht unterdrückst. Diese klassische **„Schwangerschaftsmüdigkeit“** wird durch das Hormon Progesteron verursacht, das auch als „schwangerschaftserhaltendes Hormon“ bezeichnet wird. In dieser Phase der Schwangerschaft, bis zur 16. SSW, werden außerdem die kompletten Organe deines Babys angelegt. Das verlangt deinem Körper sehr viel ab. Und auch wenn nach außen deine Schwangerschaft noch nicht wirklich sichtbar ist: Dein Körper erbringt gerade Hochleistung, da hat er sich Pausen und ein Nickerchen zwischendurch wirklich verdient. Ein weiteres wichtiges Hormon, das Somatotropin (engl. „growth hormone“, dt. Wachstumshormon), hilft deinem Baby zu wachsen, zu reifen und es ermöglicht einen optimalen Einbau des Calciums in die Knochen. Dieses Hormon wird besonders gut ausgeschieden, wenn du schläfst.

Ab der 8. SSW kannst du auf dem **Ultraschall** das Herz deines Babys schon deutlich schlagen sehen. Es schlägt ungefähr doppelt so schnell wie dein Herz – rund 140 Herzschläge pro Minute. Es ist faszinierend, jetzt schon die Bewegungen deines Babys sehen zu können, obwohl du es noch gar nicht spüren kannst. Wenn du dein erstes Kind erwartest, musst du meist bis zur 20. oder 22. SSW warten, bis du dieses „Ameisenkribbeln“ oder „Schmetterlingsflügel-Schlagen“ eindeutig durch die Bauchdecke spürst. Mehrgebärende wissen schon, wie sich diese ersten Kindesbewegungen anfühlen und können diese oft schon zwischen der 16. und 18. SSW deuten und somit spüren. Auch wenn der Ultraschall dir ein „Baby-Fernsehen“ ermöglicht, empfehle ich dir nur so wenig wie möglich Ultraschall-Untersuchungen durchführen zu lassen (siehe dazu auch den übernächsten Kapitelabschnitt „Wissenswertes zu den Untersuchungen im Rahmen des Mutter-Kind-Passes“).

Am Ende des zweiten Lunarmonats misst dein Baby rund 2,5 cm und wiegt etwa 1,5 Gramm. In anschaulichen Worten ausgedrückt: es ist **so groß wie eine Zwei Euro-Münze.**

Dritter Lunarmonat (9. bis 12. SSW)

Jetzt wird dir deine Schwangerschaft so richtig bewusst und auch die Veränderungen deines Körpers sind für dich deutlich sichtbar. Deine Brüste sind praller und oft auch schwerer geworden, dein Bauchumfang verlangt nach gemütlicher Kleidung und oft ist auch die Übelkeit schon überstanden.

Viele Frauen warten aus Angst vor einer Fehlgeburt bis zur 12. SSW, bis sie „ihr Geheimnis“ lüften. Erfreulicherweise ist das Fehlgeburtsrisiko von 30 % innerhalb der ersten fünf Wochen schon ab der 6. bis 8. SSW auf 15 % reduziert und ab der 12. SSW liegt es nur noch bei knapp 3 %.

Jetzt ist es wirklich **wichtig, aufzuatmen und ins Vertrauen zu gehen**, dass du dein Baby so lange in dir tragen kannst, bis es fertig „ausgebacken“ ist (Ende 37. SSW).

Beginne **zu deinem Kind Kontakt aufzunehmen**. Eure Beziehung zueinander wird wachsen und blühen, während dein Körper sich verändert, um – Monat für Monat – mehr Platz für dein Baby zu schaffen. **Heiße deinen Sonnenschein – aus tiefstem Herzen – in dir willkommen**.

Jede Schwangerschaft ist eine sehr existenzielle Erfahrung und kann sowohl eine neu gewonnene Freiheit als auch eine nie gekannte Strukturierung mit sich bringen. Gib dir die Chance, dich dem ganzen Geschehen zu öffnen. Lass dich darauf ein und Freude und Glück werden in dich hineinfließen.

Wissenswertes zu den Untersuchungen im Rahmen des Mutter-Kind-Passes

Zu den verpflichtenden und freiwilligen Untersuchungen im Rahmen des Mutter-Kind-Passes (MKP) möchte ich dir einige Informationen mitgeben.

In Österreich sind für den vollen Bezug des Kinderbetreuungsgeldes **fünf gynäkologische Untersuchungen der Schwangeren** und im Weiteren **fünf Untersuchungen des Kindes nach seiner Geburt** (die auch „geprüfte" praktische Ärzte und Ärztinnen durchführen dürfen) **verpflichtend.**

In Österreich gibt es keine Impfpflicht. Alle Impfungen sind freiwillig, im Zuge dessen ist **das Kinderbetreuungsgeld nicht an Impfungen gebunden**.

Seit 1. Januar 2011 sind für **die Gewährung des Kinderbetreuungsgeldes** auch

- ein HIV-Test im Rahmen der ersten Blutuntersuchung sowie
- ein oraler Glukosetoleranztest (Zuckerbelastungstest) im Rahmen der dritten MKP-Untersuchung Voraussetzung.

Diese werden von den Krankenkassen auch bezahlt.

Ultraschall-Untersuchungen sind nicht verpflichtend, sondern freiwillig. Die Krankenkasse zahlt drei Ultraschall-Untersuchungen (8. bis 12. SSW, 18. bis 22. SSW, 30. bis 34. SSW), alle weiteren – sofern notwendig – sind privat zu bezahlen. **Achtung**: Bei den Krankenkassen, Gynäkologen und Gynäkologinnen herrscht oft noch Unkenntnis darüber: Ultraschalltest werden z. B. immer noch verrechnet (Pauschalangebote).

Für das ungeborene Baby ist der **Ultraschall sehr laut – bis zu 100 Dezibel.** Im Vergleich dazu: Kinderspielzeug in Ohrnähe wie Spielhandys für 3-jährige Kinder dürfen laut Norm nicht mehr als 90 Dezibel aufweisen! Aufgrund dieser hohen Lärmbelästigung ist es auch nicht verwunderlich, dass sich Babys im Bauch während der Ultraschalluntersuchung **sehr viel bewegen**, weil sie von den Ultraschallwellen irritiert werden, nicht „stillhalten" und ganz hektisch am Daumen saugen, um sich in ihrer Not zu beruhigen. Grundsätzlich kann man sagen, dass nicht bei jeder Schwangerschaftsuntersuchung ein Ultraschall notwendig ist (wie oben erwähnt, meint die Krankenkasse, dass insgesamt drei Tests völlig ausreichend sind). Wenn ein Ultraschall gemacht wird, sollte dieser in Hinblick auf das Wohlergehen des ungeborenen Kindes **so kurz wie möglich** gehalten werden!

Die **erste Ultraschall-Untersuchung** ist meist zwischen der **8. bis 12. SSW** und wird mittels einer Vaginalsonde, also von der Scheide aus, durchgeführt. Es ist jetzt sichtbar, ob sich dein Baby gut in deiner Gebärmutter (intrauterin) eingenistet hat. Du kannst dann zu diesem Zeitpunkt schon den Herzschlag deines Kindes bestaunen. Dieser Sachverhalt wird dann im Mutter-Kind-Pass wie folgt vermerkt: Intrauterine, intakte Schwangerschaft mit positiver Herzaktion. Durch das Messen der Scheitel-Steiß-Länge (SSL) kann festgestellt werden, ob sich der Embryo gemäß deiner Angaben zur letzten Regelblutung bzw. gemäß dem Eisprung (Mittelschmerz, vermehrter Ausfluss wie weißes Eiklar) zeitgemäß entwickelt hat. Die SSL gibt die Länge des Embryos bzw. Fetus in Millimetern vom höchsten Punkt des Kopfes (Scheitel) bis zum Steiß an. Die SSL wird im Rahmen von Ultraschalluntersuchungen in der frühen Schwangerschaft gemessen und lässt Rückschlüsse auf den Fortschritt der Schwangerschaft bzw. den Entwicklungsstand des Kindes zu. Gemessen wird die SSL bis zur 16. SSW (6. SSW: 0,5 cm; 10. SSW: 3 cm; 14. SSW: 8 cm; 16. SSW: 10 cm).

Die **zweite Ultraschall-Untersuchung** findet meist zwischen der 18. und 22. SSW statt. Das Baby ist nun schon so groß, dass sich auf dem Monitor schwerwiegende Fehlbildungen eindeutig erkennen lassen. Jetzt wird auch die Lage des Mutterkuchens (Plazenta) überprüft.

Der Mutterkuchen kann an

- der Gebärmuttervorderwand (Abkürzung: VW – in diesem Falle wirkt sie wie ein Polster und die Kindesbewegungen sind meist später und weniger intensiv spürbar),
- der Gebärmutterrückwand (Abkürzung: HW) oder
- am Dach/Grund der Gebärmutter (F = Fundus) liegen.

Im Weiteren wird auch die Menge des Fruchtwassers überprüft, die Auskunft über mögliche Komplikationen geben kann. Durch die Messung von Kopfumfang, Bauchumfang und Oberschenkellänge des Babys kann sein Gewicht bestimmt werden. Alle Maße geben Aufschluss über eine zeitgerechte Entwicklung.

Die **dritte Ultraschall-Untersuchung** fällt meist in die Zeit zwischen der 30. und 34. SSW. Bei diesem letzten Ultraschall werden nochmals alle Parameter überprüft. Jetzt ist es oft schon schwieriger, etwas auf dem Monitor zu erkennen, weil das Baby aufgrund seiner Größe nicht mehr vollständig, sondern nur noch in einzelnen Ausschnitten am Bildschirm gezeigt werden kann. Erst ab diesem Zeitpunkt wird die Abkürzung SL für Schädellage, BEL für Beckenendlage (Steißlage – mit dem Becken voran), oder QL für Querlage eingetragen. Bis zur 20. SSW wird im MKP oft nur „labile Lage“ vermerkt, da im Verhältnis vom Körper des Babys zur Fruchtwassermenge noch soviel Platz besteht, dass das Baby sich sogar noch täglich drehen kann.

2.2 Zweites Schwangerschaftsdrittel (13. bis 28. SSW, vierter bis siebter Lunarmonat): die Zeit des Wohlbefindens

Jetzt hast du die Anfangshürden (Übelkeit und andere typische Beschwerden der Frühschwangerschaft) gut gemeistert und darfst dein „Schwanger-Sein“ auch so richtig auskosten. Dein Sonnenschein in dir wird nun nicht mehr als Embryo, sondern als Fetus bezeichnet. Das zweite Drittel der Schwangerschaft ist für die meisten Schwangeren das angenehmste Schwangerschaftsdrittel. Genieße deinen „Zustand“, der nun vor allem bei Mehrgebärenden auch für andere sichtbar wird.

Vierter Lunarmonat (13. bis 16. SSW)

Der Mutterkuchen (Plazenta) ist komplett ausgebildet: Er hat bereits die Größe einer mittelgroße Faust und versorgt dein Baby mit allem, was es braucht. Die Plazenta filtert auch viele Schadstoffe aus dem Blut – jedoch nicht alle. Bitte verzichte für dein Kind auf Alkohol und Nikotin, damit sich dein Sonnenschein in dir wunderbar entwickeln kann. Jetzt heißt es für dich nicht doppelt so viel, sondern doppelt so hochwertig zu essen.

Feine Körperhärchen, die Augenbrauen, Wimpern, Finger- und Zehennägel des Babys beginnen zu wachsen. Dein Baby kann jetzt bereits gähnen, sogar seine Stirn runzeln, an seinen Fingern saugen und den Daumen in den Mund stecken. Es trainiert Saug- und Greifreflex für die Zeit nach der Geburt und kann auch schon einen Schluckauf entwickeln, ein Training für das spätere Atmen.

Dein Sonnenschein wiegt zum Ende des vierten Lunarmonats bereits 100 Gramm und ist bis zu 10 cm groß, sodass es jetzt bereits deine Handfläche ausfüllen würde. Gegen Ende der 16. SSW sind für Mehrgebärende sogar schon sanfte Kindesbewegungen spürbar. Wenn es dein erstes Kind ist, musst du dich meist noch bis zur 20. oder bis zur 22. SSW gedulden.

Bei all den abenteuerlichen neuen Erfahrungen und eventuellen tiefgründigen Gedanken, mit denen du dich seit der Schwangerschaft beschäftigst, ist es für dich vielleicht stimmig, ein **Schwangerschaftstagebuch** anzulegen. Gönne dir ein schönes Schreibbuch oder Schreibheft und notiere einfach deine Gedanken, Gefühle und Erlebnisse. Wenn du Lust hast, kannst du es auch mit Ultraschallbildern, Bauchfotos und anderem schmücken. Die Schwangerschaft dauert noch fast 30 Wochen und im Laufe dieser aufregenden Zeit wird Vergangenes gerne vergessen, da einen die gegenwärtigen Momente bewegen und beschäftigen. Spätestens beim zweiten Kind wirst du dann verschiedenste Gewohnheiten nachlesen können, die du schon beim ersten Kind entwickelt hattest. Alles ist möglich! Es ist einfach spannend, das Erlebte eines Tages, den Zeitpunkt, wann sich dein Baby das erste Mal für dich spürbar bewegt hat oder wann du das rhythmische Bauchwackeln als den ersten Schluckauf deines Babys „diagnostizieren" konntest, aufzuschreiben. Auf jeden Fall wird sich auch dein Kind später sicher einmal freuen, so ein Nachschlagewerk zu haben. Werde zur Chronistin deines und seines beginnenden Lebens und halte die wichtigen Etappenziele fest, während dein Baby in dir heranwächst und sich optimal entwickelt.

Wenn das Geschlecht deines Babys ein Geheimnis bleiben soll, dann teile das bitte unbedingt – vor jeder Ultraschalluntersuchung – deinem betreuenden Gynäkologen/deiner betreuenden Gynäkologin mit, denn aus lauter Begeisterung verraten ÄrztInnen gerne, was sie bei einer Untersuchung „entdecken".

Die Entscheidung für oder gegen eine **Pränatale Diagnostik** (Nackenfaltenmessung 11. bis 14. SSW; Triple-Test, eine Blutuntersuchung der Mutter, bei der die Konzentration von drei speziellen Hormonen im Blut der Schwangeren untersucht wird und aus deren Ergebnissen Rückschlüsse auf eventuelle Chromosomenstörungen des Kindes möglich sind, 15. bis 18. SSW; Organscreening 20. bis 22. SSW) liegt bei dir und deinem Partner. Ich bitte dich und deinen Partner, euch bei euren Überlegungen in jedem Fall bewusst zu machen, dass diese Untersuchungen die „Zeit der frohen Hoffnung" auch zunichtemachen können. Es ist einfach wichtig, dass du dir mit deinem Partner – vor der Pränataldiagnostik – gemeinsam Gedanken darüber machst, mit welchen Konsequenzen ihr nach den Tests möglicherweise konfrontiert seid und was das dann für euch bedeutet würde. Wenn ihr mit den Untersuchungen beginnt, dann seid ihr sehr schnell in der Maschinerie der Angst gefangen. Wenn ein Wert dann nicht in Ordnung ist, zieht das neuerliche, invasivere Untersuchung (z. B. Entnahme von Plazentagewebe, die sogenannte Chorionzottenbiopsie, sowie eine Fruchtwasseruntersuchung, die sogenannte Amniozentese) nach sich. Beide Methoden haben ein 2- bis 4-prozentiges Risiko, das Baby dadurch zu verlieren. Wenn du dich außerhalb einer Risikoschwangerschaft befindest (jünger als 35 Jahre, davor keine mehrmaligen Fehlgeburten, keine Fehlbildungen in der Familie), dann musst du für die Kosten der Pränataluntersuchungen zudem selbst aufkommen.

Leider kommt es bei den Untersuchungen auch **immer wieder zu Fehldiagnosen**. Ich denke da an eine ehemalige Hebammenkollegin, bei deren Kind in der 14. SSW eine massiv verdickte Nackenfalte festgestellt wurde, weswegen ihr zu einer Fruchtwasserpunktion geraten wurde. Nach diesem invasiven Eingriff kam es zu starken Blutungen und sie hätte ihr Baby fast verloren. Auch wenn sich erfreulicherweise herausgestellt hat, dass keine Chromosomenanomalie vorlag – meine Kollegin hatte bis zur Geburt große Ängste und es zutiefst bereut, überhaupt mit diesen Untersuchungen begonnen zu haben. Durch diese Ereignisse war es ihr für die verbliebene Schwangerschaft verwehrt gewesen, diese besondere und einmalige Zeit noch zu genießen.

Es gibt leider keine Garantie für ein gesundes Kind. Du hast jedoch die Möglichkeit, ins Vertrauen zu gehen, dein Baby und deine Schwangerschaft aus tiefstem Herzen zu genießen und der Geburt deines Kindes mit Zuversicht entgegenzusehen. Ich darf dich beruhigen: Wenn dein Baby wirklich ernsthafte gesundheitliche Probleme hätte, dann würden diese bei den drei von den Kassen bezahlten Ultraschalluntersuchungen mit einem hohen Prozentsatz festgestellt werden und dann kannst du dich doch noch entscheiden, ob du vertiefende Untersuchungen an deinem Kind vornehmen lassen möchtest oder nicht.

Erste Mutter-Kind-Pass-Untersuchung

Die erste MKP-Untersuchung solltest du **bis zum Ende der 16. SSW** durchführen lassen. Der Mutter-Kind-Pass, eingeführt 1974, wird kontinuierlich auf den neuesten medizinischen Stand gebracht und um neue Untersuchungen erweitert. Im Januar 2010 kamen drei Untersuchungen hinzu, die seit 1. Januar 2011 auch Voraussetzung für die Gewährung des Kinderbetreuungsgeldes in voller Höhe sind:

- eine Ultraschall-Untersuchung in der 8. bis 12. SSW,
- ein HIV-Test im Rahmen der ersten Blutuntersuchung sowie
- ein oraler Glukosetoleranztest (Zuckerbelastungstest) im Rahmen der dritten MKP-Untersuchung.

Bei der ersten MKP-Untersuchung wird deine **medizinische Vorgeschichte** erhoben: Krankheiten in der Kindheit, Jugend und im Erwachsenenalter sowie die Einnahme von Medikamenten. Jetzt wird laut deiner letzten Monatsblutung und den Ultraschalldaten der Geburtstermin ermittelt und eine ausführliche gynäkologische Untersuchung (äußere Genitale, Scheide, Muttermundbefund mit Vaginalultraschall, eventuell Krebsabstrich) durchgeführt. Es wird auch dein Körpergewicht sowie dein Blutdruck kontrolliert und Blut abgenommen. Relevant für die **Blutuntersuchung** sind folgende Punkte:

- Blutgruppe und Rhesusfaktor,
- Antikörper auf Röteln, Toxoplasmose, Syphilis und HIV (seit 2010 vorgeschrieben),
- Eisenwert (Hämoglobin = roter Blutfarbstoff, Hämatokrit = Anteil roter Blutzellen in Prozent zum Gesamtvolumen pro Milliliter),
- rote/weiße Blutkörperchen, Blutplättchen (Erythrozyten, Leukozyten, Thrombozyten).

Ein **Röteln-Titer** unter 1:32 – also etwa 1:16 oder 1:8 – würde z. B. bedeuten, dass kein sicherer Schutz vor Röteln vorliegt. Meide in deiner Schwangerschaft bitte grundsätzlich den Kontakt zu Menschen, die frisch auf Masern/Mumps/Röteln (MMR) geimpft wurden (sie können bis zu 48 Stunden ansteckend sein), und natürlich an Röteln erkrankten Menschen.

Hast du einen **negativen Toxoplasmose-Test**, dann bedeutet das, dass du dich bis dato nicht mit Toxoplasmen infiziert hast. Daher wird auch bei der nächsten Blutuntersuchung wieder auf Toxoplasmose-Antikörper getestet, um rasch auf eine frische Infektion reagieren zu können. In diesem Zusammenhang beachte: Lass in deiner Schwangerschaft jetzt bitte die Katzentoilette und das Gehege von Kleinnagern von anderen Personen reinigen. **Katzen- und Kleinnagerkot** sind aufgrund der Gefahr einer Toxoplasmose-Infektion **bedenklich.** Die Tiere zu streicheln und mit ihnen zu kuscheln ist völlig in Ordnung. Bitte konsumiere auch **kein rohes Fleisch** (Beef tatare, halbrohe Steaks u. Ä.).

Weil eine Schwangerschaft viel Energie und Kraft erfordert, wird es immer wieder Situationen geben, in denen du dich gestresst fühlst. Folgendes Mantra empfehle ich dir innerlich zu wiederholen:

In mir wächst mein Sonnenschein und ich gönne es mir, mich zu entspannen, gut für mich und mein Baby zu sorgen. Ich sage Ja zu meinen Wünschen und treffe bewusste Entscheidungen, die für mich und mein Kind gut sind. Wenn ich es mir gut gehen lasse, dann geht es meinem Sonnenschein automatisch gut. Täglich denke ich daran: „Eine gut genährte Mama bekommt ein gut genährtes, starkes und gesundes Baby!"

Sport in der Schwangerschaft

Grundsätzlich darfst du alles machen, was dein Körper schon kennt und was dir gut tut. Vorsicht ist natürlich bei Sportarten mit hohem Sturzrisiko (Schlittschuhlaufen, Inline-Skating, Reiten, Surfen, Wasserski, Skifahren, Kampfsportarten und Ballsport) geboten. Sobald sich dein Bauch schon mehr rundet und deine Brüste um einiges größer werden, sind „hüpfende" Sportarten wie Tennis, Squash, Badminton, Laufen, Aerobic, Zumba u. Ä. für deinen Beckenboden sehr herausfordernd und auch deine Brüste können sich dadurch „beleidigt anfühlen". Ich empfehle dir auf Nordic- und Powerwalking (z. B. mit Ein-Kilo-Hanteln) sowie auf Radfahren, Standardtanz, Pilates und Skilanglauf umzusteigen. Nicht erst seit meiner Yogalehrerausbildung bin ich davon überzeugt, dass Yoga zu einer der besten Möglichkeiten zählt, fit zu bleiben und sich eine gute Kondition für die Geburt zu erhalten bzw. zu erarbeiten. Ganz besonders optimal ist Schwimmen (Wassertemperaturen bitte nicht unter 20° C bzw. über 35° C), am besten Rückenschwimmen. Im Wasser fühlst du dich trotz des zunehmenden Bauchumfangs leicht und beweglich. Zum Schluss meiner Zwillingsschwangerschaft (1992) und aufgrund meiner 19-kg-Gewichtszunahme bin ich mir „wie ein Flusspferd an Land" vorgekommen: Deshalb habe ich mir mindestens einmal pro Woche eine Auszeit im Wasser gegönnt und mich elegant und beweglich wie ein Delfin gefühlt. Es gibt sogar Schwimmbäder, die Geburtsvorbereitung im Wasser, Wassergymnastik für Schwangere oder Watsu (Shiatsu im Wasser) anbieten. Es lohnt sich, im Internet zu forschen. Wenn du leicht zu Pilzinfektionen in der Scheide oder zu Harnwegsinfektionen neigst, empfehle ich dir, vor dem Schwimmen einen Tampon, eingestrichen mit dem TT-Gutes Milieu-Spezialöl, in die Scheide einzuführen und gleich nach dem Schwimmen wieder zu entfernen sowie trockene Kleidung anzuziehen.

Wenn es mit dem Schwimmbad einmal nicht klappt, dann gönne dir doch **ein entspannendes Vollbad**. Solange die Badetemperatur nicht über 38° C liegt und du nicht länger als 30 Minuten badest, wird auch dein Kreislauf gut mitmachen. Bitte nur Badeessenzen auf rein pflanzlicher Basis und ohne künstliche Duft- und Farbstoffe verwenden. Du darfst natürlich auch therapeutische Vollbäder genießen. Ein erholsames Bad kann auch bei manchen Beschwerden sehr hilfreich sein. Bei **Schlafstörungen** eignet sich als Badezusatz der TT-3 in 1-Tee (3 bis 4 EL auf 1 Liter kaltes Wasser zustellen, 10 Minuten köcheln lassen und dem Badewasser zugeben) mit 1 EL TT-Sandmännchen-Spezialöl oder 1 EL TT-Nervenbalsam-Massageöl aufgelöst in ½ Becher Schlagobers/Schlagsahne. Bei **Erkältungen und Schnupfen** kann zum TT-3 in 1-Tee als Badezusatz 1 EL TT-Atem RUH & WOHL-Badesalz oder 1 EL TT-Atem RUH & WOHL-Spezialöl (aufgelöst in ½ Becher Schlagobers/Schlagsahne) hinzugegeben werden.

Sauna in der Schwangerschaft

Bei der Sauna gilt das gleiche wie beim Sport: Alles, was dir grundsätzlich schon vertraut ist und womit du gute Erfahrungen gemacht hast, kannst du auch in der Schwangerschaft ausprobieren. Du darfst gerne – solange du dich dabei pudelwohl fühlst – auch weiterhin ein entspannendes Dampfbad oder die geliebten Saunagänge genießen, wenn du ein paar Regeln beachtest:

- nicht länger als 10 Minuten,
- nicht mehr als drei Durchgänge,
- auf der untersten Bank sitzen,
- keinen Aufguss,
- im Anschluss nicht ins kalte Becken springen, sondern zuerst Beine, Arme, Rücken und Bauch kalt abduschen und sich für die Abkühlungsphase etwas mehr Zeit gönnen und vor allem reichlich Wasser trinken.

In Finnland gehen 90 % der Schwangeren bis zum Schluss in die Sauna und es konnte dort sogar nachgewiesen werden, dass regelmäßiges Saunieren zu einer leichteren und kürzeren Geburt verhelfen kann.

Fünfter Lunarmonat (17. bis 20. SSW)

Durch deinen wachsenden Schwangerenbauch werden auch deine Organe etwas verdrängt, um für deine Gebärmutter Platz zu machen. Durch die schnell wachsende Gebärmutter (sie verzwanzigfacht ihr Gewicht von 50 auf 1.000 Gramm in 40 Wochen) kommt es zu einem stärkeren Zug auf den Halteapparat der Gebärmutter (wie du diese eventuellen Mutterbandschmerzen lindern kannst, kannst du in Kapitel 6.28 nachlesen). Dafür musst du jetzt nicht mehr so häufig auf die Toilette, weil deine Gebärmutter so weit in den Bauchraum gewachsen ist, dass sie nicht mehr permanent auf deine Harnblase drückt. Jedoch keine

Sonnenseiten ohne Schattenseiten: Aufgrund deines höheren Blutvolumens (in deinem Vier-Liter-Blutgefäßsystem zwängt sich jetzt noch ein weiterer Liter dazu) kann es zu vermehrter Schweißbildung, verstärkter Schleimbildung und auch zu einer verstopften Nase kommen.

Mach dir täglich aufs Neue bewusst: Du schaffst Leben mit deinem Körper und du „ernährst" die Seele deines Kindes mit deiner Energie! Die Inder bezeichnen den Lebensatem als „Prana", die kosmische Energie. Ein Mensch würde wochenlang ohne Essen, einige Tage ohne Trinken, jedoch maximal 3 Minuten ohne Atem überleben. Denke immer wieder daran: „Ich bin die Sauerstoffflasche für meinen Taucher (mein Baby) in mir!"

Die Haut deines Babys ist noch ganz durchscheinend, da es noch kein Unterhautfettgewebe gebildet hat. Das braucht es später, um seine Körpertemperatur halten zu können. Dafür nimmt es schon Geräusche wahr, die per Knochenleitung über seine Schädelknochen übertragen werden. Auch wenn das Gehör deines Babys erst um die 30. bis 34. SSW vollständig ausgebildet ist, so vernimmt es schon jetzt seine ersten Laute – deine Stimme, deinen Herzschlag und deine Magen- und Darmgeräusche. Ab der 16. SSW kann dein Baby auch das erste Mal seine Augen bewegen; sein Sehvermögen ist dann im letzten Schwangerschaftsdrittel voll funktionsfähig. Bis zur 17. SSW ist auch der Tastsinn bereits gut ausgereift und über alle Hautregionen verbreitet. Das Baby spielt auch schon mit seiner Nabelschnur. Keine Sorge, die Gefäße sind in einer gallertartigen Masse eingebettet, um eine optimale Versorgung zu gewährleisten. In der 20. SSW misst dein Sonnenschein vom Scheitel bis zur Ferse schon stattliche 25 cm. Dein Baby wiegt jetzt ungefähr 300 Gramm und ist damit bereits größer und schwerer als die Plazenta. Pro Minute bilden sich bis zu 200 000 neue Gehirnzellen, bis zur Geburt steigt die Anzahl auf über 100 Milliarden an.

Zweite Mutter-Kind-Pass-Untersuchung

Die zweite MKP-Untersuchung sollte zwischen der 17. und der 20. SSW erfolgen. Zusätzlich ist jetzt auch eine interne Untersuchung vorgesehen, die bei deinem Hausarzt bzw. deiner Hausärztin oder einem Facharzt bzw. einer Fachärztin für Innere Medizin durchgeführt wird. Die Ergebnisse werden dann in den MKP-Pass eingetragen. Bei dieser zweiten MKP-Untersuchung wird ein Ultraschall empfohlen und auch von den Kassen bezahlt, er ist jedoch nicht für den Erhalt des vollen Kinderbetreuungsgeldes notwendig. Der Arzt/die Ärztin sollte spätestens jetzt den Blutbefund der ersten MKP-Untersuchung mit dir besprechen. Möglicherweise besteht ein zu geringer Eisenwert im Blut: Starke Müdigkeit und Erschöpfung, blasse Haut, Infektanfälligkeit, Schwindel und Kurzatmigkeit deuten auf einen niedrigen Eisenwert im Blut hin. Tipps und Tricks, wie du über die Nahrung deinen Eisenwert erhöhen kannst, findest du in Kapitel 4.3. Ratschläge, wie du einer Blutarmut (Eisenmangel/Anämie) entgegenwirken kannst, siehe Kapitel 6.6.

Sechster Lunarmonat (21. bis 24. SSW)

Jetzt endlich ist es auch für Erstgebärende soweit: Auch wenn du schon über Wochen von der Existenz deines Baby weißt und es auch während des Ultraschalls strampeln gesehen hast – jetzt kommt der Augenblick, in dem du dein Baby auch spüren kannst! Dieses Gefühl hat etwas Magisches. Es ist aufregend, macht dir große Freude und hilft dir, dich mit deinem Baby noch mehr verbunden zu fühlen. Vielleicht steigt die Affirmation in dir hoch: „Ich spüre dich und fühle mich wunderbar mit dir verbunden!" Beschrieben werden diese „unbeschreiblichen" Kindesbewegungen als Ameisenkribbeln oder Schmetterlingsflattern, zaghaftes Glucksen, zartes Klopfen, etwas Feines, kaum Spürbares, wie ein winziger Luftballon, der gegen die Bauchdecke geschubst wird. Auch wenn die ersten Kindsbewegungen meiner Zwillinge schon sehr lange zurückliegen (Dezember 1992), kann ich mich noch erinnern, als ob es gestern gewesen wäre. Es war in der 17. SSW und es hat mich begeistert. Ich bin entspannt in der Badewanne gelegen und dann war es einfach da. Nach einem Darmglucksen konnte ich ganz deutlich ihr Klopfen spüren. Ich habe vor Aufregung meinen Atem angehalten, um nur ja nichts zu versäumen. Dass sie sich dann über Tage kaum bewegt haben, hat mich ziemlich verunsichert. Doch ab der 18. SSW waren sie dann täglich bereit, ihre „Morsezeichen" abzugeben. Dein Baby lernt dich aus dem Mutterleib heraus kennen und merkt schon sehr früh, wenn du zärtlich deinen Bauch streichelst oder mit ihm durch die Bauchdecke hindurch sprichst. **Deine Gefühle und Emotionen beeinflussen die Stimmungslage deines Babys.** Es gelingt dir täglich besser, positive Energie auszusenden! Spiele mit deinem Baby: Klopfe sanft auf eine Seite deines Bauchs und dann auf die andere – spür in dich hinein und schau, ob dein Baby mit Tritten auf deine Bewegungen antwortet. Du kannst auch mit einer eingeschalteten Taschenlampe dein Baby zum Spielen auffordern oder deinen kleinen Sonnenschein akustisch verwöhnen, indem du ihm eine aufgezogene Spieluhr knapp über deinen Schambeinknochen legst oder eine Klangschale an dieser Stelle sanft anschlägst. Sprich in einem beruhigenden Tonfall mit deinem Sonnenschein und begrüße ihn in der Früh mit einem herzlichen „Guten Morgen" und verabschiede dich am Abend mit einem zärtlichen „Gute Nacht".

Sobald du das Baby spürst, ist **der richtige Zeitpunkt gekommen, eine Hebamme zu suchen**, die dich in deiner Schwangerschaft begleitet. Durch den stetig wachsenden Bauch werden jetzt ihre Ratschläge in Sachen Schwangerschaftsbeschwerden sehr hilfreich sein. Bitte denke daran: **Eine gute Geburtsvorbereitung ist nahezu eine Garantie für ein positives Geburtserlebnis und einen guten Start mit deinem Sonnenschein.**

Am Ende der 24. SSW erkennt man am Ultraschall schon ein gut proportioniertes Baby. Das **Gesichtsprofil deines Babys** und seine äußeren Konturen – Mund, Nase, Augen, Ohren – sind deutlich erkennbar. Sein Nacken, Brustkorb, das Herz mit seinen vier Kammern, die Zwerchfellkuppel, Leber, Magen, Nieren und auch die Harnblase sind eindeutig zu sehen und schon relativ gut ausgereift. Seit Wochen erkennt dein Baby grundlegende **Geschmacksrichtungen** – süß, sauer, salzig, bitter. Jetzt sind seine Geschmacksknospen so gut entwickelt, dass dein Sonnenschein über das Fruchtwasser sogar verschiedenste Aromen aus deiner Nahrung schmecken kann. Bitte denke daran, extreme „Essensgelüste" (sehr süß, sehr scharf, sehr fettig, Junkfood) „im Zaum" zu halten, denn bereits in der Schwangerschaft findet eine Prägung deines Babys in Bezug auf sein späteres Essverhalten statt.

Ab der 24. SSW reagiert dein Baby immer deutlicher auf **Geräusche und Stimmen**. Deine Stimme prägt es sich besonders gut und vor allem bewusst ein. Russische Forscher wollen nachgewiesen haben, dass das Klangmuster des ersten Schreis dem Klangmuster der mütterlichen Stimme ähnelt. In meinen Yogaeinheiten lernen die Schwangeren ganz spezielle Mantras, die beruhigend auf die Babys wirken. Wenn du deinem Sonnenschein regelmäßig vorsingst, beruhigt es euch beide und eure Verbindung zueinander vertieft sich. Du kannst dich schon einmal darauf vorbereiten, wie es ist, die Stimmbänder zu trainieren, denn glaube mir, auch wenn man sich anfangs sehr komisch vorkommt, nach der Geburt wird dieses Unterhaltungsprogramm der Favorit deines Lieblings sein. Im Weiteren ist die **Lungenreifung jetzt weit fortgeschritten**: In den Lungenflügeln deines Kindes haben sich Luftkanäle, Blutgefäße sowie eine oberflächenaktive Substanz (Surfactant), die dafür sorgt, dass die Lungenbläschen nach der Geburt beim ersten Atemzug nicht verkleben, gebildet.

Galt zur Zeit meiner Ausbildung 1986 bis 1988 ein Kind gerade erst in der 28. SSW (1.000 Gramm und ca. 34 cm) als lebensfähig, so sind die Kinder heute oft schon in der 24. SSW (mit knapp 700 Gramm) überlebensfähig. Durch die Fortschritte in der Neugeborenen-Intensivmedizin verbessern sich die Behandlungsmöglichkeiten auch von extrem früh geborenen Kindern stetig.

Wenn dein Kind unter deinem Herzen nicht dein erstes Kind ist, dann ist jetzt der **Zeitpunkt gekommen, auch dein großes Kind bzw. deine größeren Kinder über den Neuankömmling aufzuklären**. Wenn Kinder unter sechs Jahren schon viel früher von der Ankunft eines Geschwisterchens erfahren, dann dauert es für sie „ewig", bis es endlich da ist. Geht dein großes Kind noch nicht in die Schule, dann sind Kinderbücher (z. B. *Der kleine Hase wird großer Bruder* von Harry Horse oder *Ich will auch Geschwister haben* von Astrid Lindgren) sehr hilfreich, um über ein realistisches „Danach" zu reden. Kindergartenkinder können dem kleinen Geschwisterchen schöne Zeichnungen malen und Schulkinder schreiben ihm vielleicht sogar einen kurzen Brief. Geschwisterkinder sind ganz begeistert, den Babybauch mit Fingermalfarben zu verschönern und ihre Handabdrücke am Babybauch zu verewigen – das muss natürlich unbedingt in Form von Fotos festgehalten werden. Übrigens: Ein Bauchfoto-Shooting mit dem Geschwisterkind bzw. den Geschwisterkindern ist auch immer ein Highlight, da es für die „großen" Kinder immer sehr aufregend ist und es diesen wunderbaren Moment festhält. Somit schafft ihr euch eine bleibende gemeinsame Erinnerung für später!

Ende des sechsten Monats können die Kindesbewegungen bei einer Mehrgebärenden schon durch die Bauchdecke erfühlt werden und es ist für das Geschwisterkind leichter begreifbar: es wird es lieben, dem Baby eine liebevolle „Babymassage" zukommen zu lassen, indem es Mamas Babybauch einölt. Wenn du den Eindruck hast, dass dein großes Kind jetzt schon sehr anhänglich ist und ohne Mama gar nichts geht, dann empfehle ich dir viermal täglich 4 Globuli der TT-Geschwisterkinder-Blütenessenzen-Globuli zu geben. Nach meiner Erfahrung wird sich das An-die-Mama-Klammern spätestens um die 36. SSW geben und mit Hilfe der Blütenessenzen wirst du dir und deiner/m Großen die Zeit damit sehr erleichtern.

Siebter Lunarmonat (25. bis 28. SSW)

Dein Baby misst in der 25. SSW in der Scheitel-Fersen-Länge ca. 34 cm, wiegt jetzt knapp 900 Gramm und ist schon sehr weit entwickelt. Bei einer Frühgeburt in dieser Woche überleben 85 % der Kinder und entwickeln sich im späteren Leben größtenteils gesund. Bis zur 28. SSW hat es schon wieder 3 cm und 200 Gramm zugelegt. Die Entwicklung und Reifung seiner Organe ist jetzt fast abgeschlossen. Lediglich das Längenwachstum und die Gewichtszunahme werden voranschreiten.

In diesem siebten Lunarmonat trainiert dein Baby seinen Greifreflex, indem es leidenschaftlich mit seinen Fingern, Zehen und seiner Nabelschnur spielt. Es perfektioniert durch das Trinken des Fruchtwassers den Schluckreflex und gleichzeitig werden damit sein Harn- und Verdauungssystem auf ihre Funktionen vorbereitet. Da ist es jetzt nicht mehr verwunderlich, dass es zum Zeitpunkt seiner Geburt über 70 angeborene Reflexe verfügt. In diesem Monat beginnt dein Sonnenschein mit der Produktion seiner weißen Blutkörperchen, die für die Ausbildung seines Immunsystems sehr wichtig sind. Zusätzlich kann dein Baby sich über die Plazenta aus deinem Blut deine Antikörper holen und sich seinen „Nestschutz" aufbauen, der sich dann durchs Stillen noch weiterentwickelt und es somit bis zum ersten Lebensjahr wunderbar schützt. Durch die Ausbildung der entsprechenden Nervenbahnen sind jetzt die Augen deines Babys mit der Großhirnrinde bereits gut vernetzt und es kann den Wechsel von Farben und Formen sowie zwischen hell und dunkel unterscheiden. Dein Baby kann Geräusche und auch Stimmen immer stärker unterscheiden, da das Nervengeflecht seiner Ohren nun weitgehend ausgebildet ist.

Wenn du jetzt immer wieder einmal ein rhythmisches „Zappeln" in deinem Bauch spürst, dann ist es der Schluckauf deines Babys. Grund dafür sind Atemübungen, bei denen dein Baby seinen Brustkorb hebt und senkt. Dabei wird Fruchtwasser durch das Zwerchfell gepumpt, um die Muskulatur für das spätere „richtige" Ein- und Ausatmen zu trainieren. Überschüssige Luft entweicht bei diesem Vorgang und führt zu den süßen „Hicksi“ in deinem Bauch.

In der 28. SSW ist das zweite Schwangerschaftsdrittel fast zu Ende und du wirst ein sicheres Gefühl für die Bewegungen und damit auch für das Wohlbefinden deines Babys entwickelt haben. Dein Babybauch bietet auch in der 28. SSW noch genug Platz für ein intensives Bewegungsprogramm deines Babys. Seine Tritte und Boxer zeichnen sich durch deine Bauchdecke deutlich ab und können zum Teil recht schmerzhaft für dich werden.

Wenn dein Baby sich nicht so bewegt, wie du es von ihm gewohnt bist, und es sich auch durch intensive, bewusste Atmung mit der Bitte, dir ein Zeichen zu geben, nicht reagiert, würde ich es noch mit 2 bis 3 Kniebeugen versuchen. Ziemlich sicher wird es dir dann einen zarten bis nicht so zarten Kick geben. Wenn nicht, dann bitte deine Hebamme oder die gynäkologische Ambulanz bzw. Geburtshilfe im Krankenhaus, das Ganze abzuklären. In den meisten Fällen werden Ultraschall und Messung der Herzfrequenz deines Kindes zeigen, dass alles in Ordnung ist. Vertraue deinem Bauchgefühl. Wenn es für dich stimmig ist, wiederhole mehrmals die folgende Affirmation:

Mein lieber Sonnenschein in mir – du bist gewollt und geliebt.
Ich freue mich, wenn meine Gebärmutter für dich ein Ort der Geborgenheit ist und du dort jederzeit optimal versorgt wirst.
Ich kann es kaum erwarten, bis du endlich „fertig ausgebacken“ bist und ich dich liebevoll in meine Arme schließen darf.

Ich empfehle dir, jetzt besonders hingebungsvoll für deinen Körper und auch für deine Seele zu sorgen. Spätestens wenn du an dir hinunterschaust und deine Füße nicht mehr sehen kannst, ist es an der Zeit, deinen Beinen ein wenig Ruhe zu gönnen und sie hochzulagern. Denke daran: Wenn du dir die Zeit gönnst, dich und damit gleichzeitig auch dein Baby zu verwöhnen bzw. verwöhnen zu lassen (Fuß- oder Ganzkörpermassage, Klangschalenmassage, Craniosakraltherapie usw.), dann füllst du wieder deine Energiespeicher auf.

Du übernimmst auch eine große Aufgabe, wenn du dich einverstanden erklärst, ein Kind auf die Welt zu bringen. Eine solche Verantwortung zu tragen, bedeutet täglich Kraft und Energie aufzubringen, freundlich, fröhlich, mutig und beschützend zu sein. Nach der Geburt deines Babys wird fast alles um seine Bedürfnisse kreisen. So sollte und darf es auch sein. Die Mama darf sich jedoch auch Fürsorge gönnen – fange gleich heute damit an. **Deshalb sorge gut für dich selbst – du hast es redlich verdient.**

Bei einer ausgewogenen Ernährung (weißen Zucker bitte streichen und auf geringe Mengen an Birkenzucker, Maismalzsirup und Rohrohrzucker umsteigen) sowie bei einem gesunden Schwangerschaftsverlauf wirst du bis zum Ende der 28. SSW etwa 8 bis 10 kg zugenommen haben. Durch den Zuckerverzicht wird dein Gewebe am Bauch, Busen und den Oberschenkeln bis zum Ende der Schwangerschaft so elastisch bleiben, dass es dir die gefürchteten Schwangerschaftsstreifen erspart. Auch der Geburtsweg (Damm, Scheide, Schamlippen) wird dadurch in der Endphase der Geburt heil bleiben und du wirst im Wochenbett kaum bis gar keine Geburtsverletzungen pflegen müssen. Ein Mehrgewicht von 10 kg mit sich herumzutragen, bringt häufig körperliche Beschwerden wie Rückenprobleme und Atemnot mit sich. Durch regelmäßiges Training deiner Rückenmuskeln mit Hilfe von Yoga, Pilates, Nordic Walking oder Power Walking mit Ein-Kilo-Hanteln wirst du einerseits die wichtige Kondition für die Geburt und ein gutes Atemvolumen aufbauen und andererseits kaum mit Beschwerden im Bereich Knie, Rücken, Becken und Wirbelsäule konfrontiert werden.

In der 28. SSW ist wieder einmal ein intensiver Wachstumsschub deines Kindes (20., 24., 28., 32., 36. SSW) angesagt, der mit Wachstumswehen (Schwangerschaftswehen) einhergeht. Bitte gönne dir ausreichend Ruhepausen, denn nicht ernst genommene Wachstumswehen können sich zu vorzeitigen Wehen entwickeln, die dann möglicherweise in einer Frühgeburt enden. Tipps und Tricks, um intensiven Wachstumswehen entgegenzuwirken, findest du in Kapitel 6.28.

Dritte Mutter-Kind-Pass-Untersuchung

Die dritte MKP-Untersuchung fällt in die 25. bis 28. SSW. Dabei ist die zweite und zugleich letzte Blutuntersuchung vorgesehen. Folgende Parameter werden erhoben:

- der Hämoglobin- bzw. Hämatokritwert, Erythrozytenzahl,
- Hepatitis B-Antikörper sowie
- (wenn du bei der ersten Untersuchung einen negativen Toxoplasmosetiter hattest) Antikörper gegen Toxoplasmose.

Seit Januar 2010 wird im Rahmen der dritten MKP-Untersuchung ein oraler Glukosetoleranztest (Zuckerbelastungstest) im Krankenhaus oder einem speziellen Labor durchgeführt. Es wird abgeklärt, ob ein Schwangerschaftsdiabetes vorliegt (jede 10. Schwangere ist davon betroffen). Der Test läuft wie folgt ab: Du kommst morgens nüchtern zum Labor (8 Stunden davor bitte nichts essen, Wasser und ungezuckerte Kräutertees sind erlaubt). Durch einen kleinen Stich in die Fingerkuppe wird dir Blut abgenommen, aus dem dein „Nüchtern"-Blutzucker gemessen wird. Danach bekommst du ein „Zuckerwasser" zu trinken und nach jeweils einer bzw. zwei Stunden wird dein Blutzuckerspiegel erneut bestimmt. Ich darf dich beruhigen: Die Untersuchung ist abgesehen vom Fingerstich schmerzlos, du musst dir bitte nur genug Zeit einplanen. Nicht erkannter Schwangerschaftsdiabetes kann für dein Baby schwerwiegende organische Folgen haben.

2.3 Letztes Schwangerschaftsdrittel (29. bis 40. SSW, achter bis zehnter Lunarmonat): die Zeit, an den Herausforderungen zu wachsen

Auch wenn in vielen Schwangerschaftsratgebern diese letzte Phase als die „Phase der Belastung" bezeichnet wird, so empfehle ich dir, sie lediglich als „Phase der Herausforderungen“ anzusehen. Du bist stark genug, um die körperlichen Herausforderungen (wachsender Bauchumfang, steigendes Körpergewicht, Einschränkung der Beweglichkeit, schnellere Ermüdung, geringere Belastungsfähigkeit) und die psychischen Herausforderungen (vermehrte Ängste in Bezug auf die Geburt und die Gesundheit des Babys, eventuell erhöhte Reizbarkeit, Schlafstörungen) zu meistern.

Achter Lunarmonat (29. bis 32. SSW)

Mit der 29. SSW beginnt der achte Lunarmonat und somit das letzte Schwangerschaftsdrittel. Für dich und dein Baby geht es nun um die unmittelbare Vorbereitung auf die Geburt.

Dein Sonnenschein misst nun in der Scheitel-Fersen-Länge etwa 39 bis 40 cm und wiegt etwa 1.250 Gramm. Ab jetzt nimmt es wöchentlich rund 200 Gramm zu. Insgesamt legt es bis zur 32. SSW weitere 3 cm und gut 500 Gramm zu. Äußerlich wird sich dein Baby bis zur Geburt kaum mehr verändern und auch die Entwicklung seiner Organe ist im Wesentlichen abgeschlossen. Sein Motto lautet jetzt einfach nur noch: „Wachsen, wachsen und nochmals wachsen“ sowie „Babyspeck aufbauen“ – immerhin soll es bald selbst seinen Wärmehaushalt regulieren können.

Um das Vertrauen in dich und deine Fähigkeiten als werdende Mutter zu stärken, können die folgenden Worte helfen:

Mein Baby und ich passen perfekt zueinander und alles ist so, wie es jetzt sein soll, und alles ist wunderbar in Ordnung! Dafür bin ich aus tiefstem Herzen dankbar. Ein Baby zu bekommen, erfordert unendlich viel Vertrauen und vor allem das Loslassen meiner Ängste und meiner Zweifel.
Ich bin jetzt bereit dazu! Wenn ich die Natur ihre Arbeit tun lasse, wendet sich immer alles zum Guten. Geburt ist ein uralter Übergangsritus, den schon Milliarden Frauen vor mir durchlaufen haben und das gelingt

auch mir wunderbar. Mein Körper weiß, was während der Geburt zu tun ist. Ich vertraue darauf, dass ich mein Baby – ganz leicht und einfach – in Frieden und Liebe zur Welt bringe.

Das Gehirnvolumen deines Babys nimmt kontinuierlich zu und auch sein Köpfchen durchlebt nochmals eine intensive Wachstumsphase. Auch die Reifung seines Immunsystems schreitet fleißig voran. Durch die Plazenta und durch das mütterliche Blut erfolgt ein ständiger Austausch verschiedener Antikörper, damit sich sein Nestschutz täglich besser aufbauen kann.

Hast du einen kleinen männlichen Sonnenschein in dir, dann wandern seine Hoden in diesem Monat von ihrer bisherigen Position in Nieren-Nähe durch die Leiste in seinen Hodensack. Ist dein Sonnenschein weiblich, dann ist die Klitoris im Ultraschall sehr deutlich zu erkennen. Ich erinnere in diesem Zusammenhang nochmals daran: Wenn du das Geschlecht deines Babys nicht wissen möchtest, dann bitte vor jedem Ultraschall deinen Arzt/deine Ärztin daran erinnern, dir nichts zu verraten.

Es kann sein, dass du in diesem Monat einen größeren Appetit entwickelst, denn der **Energiebedarf deines Babys steigt nahezu täglich** und es baut schon fleißig an den Reserven, die es nach der Geburt benötigt und die zur Verfügung stehen sollen. Die Lust auf Süßes steigt und es ist oft eine Herausforderung, dieser standzuhalten. Doch bitte denke immer wieder daran, dass deine Konsequenz, weißen Zucker aus deiner Ernährung zu streichen, dir mit hoher Wahrscheinlichkeit Dehnungsstreifen an Brust, am Bauch und den Oberschenkeln sowie Geburtsverletzungen am Damm erspart! Eine gesunde Ernährung mit allen wichtigen Spurenelementen, Vitaminen und Mineralstoffen ist jetzt wichtiger denn je, um deine Eisenreserven gut aufzufüllen, denn dadurch ist für dich und dein Baby eine optimale Sauerstoffversorgung und somit ein ideales Blutbild möglich.

Denke daran, dass dein Essen (und bitte das energetisch hochwertigste und naturbelassenste), das du dir gönnst, der Kraftstoff für dein Baby ist, den es braucht, um heranwachsen und sich optimal entwickeln zu können (siehe dazu bitte meine Ernährungstipps in Kapitel 4).

Da am Ende diesen Monats (32. SSW) deine Gebärmutter so intensiv gewachsen ist, dass sie bereits Druck auf deinen Magen ausübt, wirst du pro Mahlzeit nur noch kleinere Mengen Nahrung aufnehmen können. Somit regelt sich dein verstärkter Appetit erfreulicherweise oft von selbst. Solltest du dir jetzt manchmal das Ende deiner Schwangerschaft und dein „normales Körpergefühl" wünschen, dann denke daran, dass du schon zwei Drittel deiner Schwangerschaft geschafft hast und nur noch ein Drittel meistern musst.

Durch das intensive Wachstum deines Kindes drückt deine Gebärmutter ihre Oberkante auf dein Zwerchfell: dadurch ist Kurzatmigkeit nahezu vorprogrammiert. Wenn sich dein Baby bereits in Schädellage befindet, wirst du auch immer wieder einmal einen Tritt gegen deinen Haupt-Atemmuskel, dein Zwerchfell, bekommen, der so intensiv sein kann, dass dir dein Atem stockt. Nach solchen „Attacken", empfehle ich dir, deinen Oberkörper gut aufzurichten, um deinem Baby mehr Platz zu verschaffen und gut durchzuatmen. Gerade wenn du mit Atemnot konfrontiert wirst, gönne dir zwischendurch immer wieder einmal eine Atempause. Bitte denke daran: **Du bist die Sauerstoffflasche für deinen Taucher in dir!**

Zum Ende jedes Schwangerschaftsmonats machen dein Baby und auch deine Gebärmutter einen intensiven Wachstumsschub durch und du wirst diese **Wachstumswehen öfter und meist auch intensiver spüren als bisher**. Immerhin hat dein Körper bis jetzt Großartiges geleistet und dein Baby hat es schon auf stattliche 2.000 Gramm gebracht. Nach wie vor heißt es: Solange der Gebärmutterhals sich dabei nur wenig verkürzt (zur Erklärung: durch die Wachstumswehen kommt es nicht nur zur Kontraktion der Gebärmutterwand, sondern auch zu einer zwischenzeitlichen Verkürzung des Gebärmutterhalses) und der Muttermund sich dadurch nicht öffnet, ist alles okay! Mehrgebärende oder Zwillingsschwangere finden Unterstützung durch einen elastischen Schwangerschaftsgürtel (z. B. *Babybelt®* von Anita Maternity). Er ist bei der Arbeit im Haushalt oder auch bei längeren Spaziergängen sehr wohltuend.

Akzeptiere dein **vermehrtes Ruhebedürfnis** – lege immer wieder einmal eine kleine Pause ein und gönne es dir, deine Beine hochzulegen, denn du weißt inzwischen, dass nicht ernstgenommene Wachstumswehen sich zu vorzeitigen Wehen entwickeln können. Linderung können dir auch, wenn du möchtest, z. B. der TT-Gebärmutter RUH & WOHL-Tee sowie das TT-Gebärmutter RUH & WOHL-Spezialöl zum Auftragen auf den Bauch verschaffen. Klingen die Wachstumswehen durch Ruhepausen und das regelmäßige Trinken des Tees nicht eindeutig ab, dann lass dies (in Bezug auf die Verkürzung des Gebärmutterhalses bzw. dessen Öffnung) von deiner Hebamme oder deinem Arzt/deiner Ärztin bitte abklären. Gerade für Mehrgebärende ist es jetzt immens wichtig, sich eine Haushaltshilfe und auch eine Betreuung für die Kinder zu organisieren. Wenn das durch die eigene Familie nicht abgedeckt werden kann, dann gibt es sehr kompetente Hilfsorganisationen wie die Caritas, das Hilfswerk oder einfühlsame und erfahrene „Leihomas“ und „mobile Mamas“. Ich empfehle allen Schwangeren, auch den Erstgebärenden, sich ab den letzten zwei Monaten der Schwangerschaft eine „Putzperle“ bzw. Unterstützung im Haushalt zu organisieren, denn das ermöglicht es einem meist, das Kind bis zum Ende der Schwangerschaft austragen zu können. Zudem ist es gerade in der Anfangszeit mit dem neugeborenen Baby Gold wert, Entlastung zu haben, die nahezu eine Garantie für einen guten Start in das „neue Leben“ darstellt. Die Website www.betreut.at bietet dabei eine Möglichkeit, die richtige Betreuung zu finden.

Wenn deine Schwangerschaft bis jetzt unkompliziert verlaufen ist, ist gegen sexuelle Aktivitäten bis zum Ende der Schwangerschaft nichts einzuwenden. Ganz im Gegenteil! Ihr könnt **als Paar noch einmal besonders intensive Momente ungestörter Zweisamkeit** genießen und euer Baby freut sich, dass ihr euch so nahekommt (nähere Infos bezüglich Sexualität in der Schwangerschaft siehe Kapitel 5.2). Ihr Zwei habt miteinander ein Baby gemacht – eine sehr intime Erfahrung, die mit zwei verliebten Menschen anfing und mit eurem Familienzuwachs gekrönt wurde. Haltet diese „Flamme" während der Schwangerschaft „am Leuchten". Lasst eure Körper die Freuden des Liebeslebens genießen und erkundet mit Neugier deine neuen Körperformen, was euch ein tiefes Gefühl für Verbundenheit und emotionale Nähe schenkt. Das ist eine besondere Zeit in eurer Beziehung. Wenn ihr euch jetzt die Zeit gönnt, euch gegenseitig Liebe und Hingabe zu schenken, wird euch das auch als Familie stärken.

Emotionale und körperliche Veränderungen stehen in einer Schwangerschaft an der Tagesordnung. Schwangerschaft bedeutet auch Gewichtszunahme. Dein Baby muss schlicht und ergreifend an Gewicht zulegen, damit es sich zu einem gesunden Neugeborenen entwickeln kann. Gönne dir **Zeit, deinen Körper entsprechend zu würdigen** und ihn mit Hingabe zu pflegen, denn immerhin blüht er zu einem mütterlichen Körper auf, der sich weiten wird, um dein Baby – ganz leicht und einfach – zur Welt kommen zu lassen. Wenn es für dich stimmig ist, stelle dich nackt vor einen Spiegel und betrachte deinen Bauch in seiner ganzen wunderbaren Fülle. Sei auch fasziniert von deinen wachsenden Brüsten, die deinem Baby nach der Geburt ein Gefühl des Paradieses vermitteln, wenn es an dem unversiegbaren Brunnen von süßer Muttermilch andockt. Genieße auch die sich langsam entwickelnden mütterliche Hüften, auf denen du deinen Sonnenschein dann gut wirst tragen können, wenn er deine Nähe braucht. Ziehe dir jene Kleidungsstücke an, in denen du dich sexy und schön fühlst und die auch deine neuen Körperformen betonen. Lass dich fotografieren, um deine neuen Kurven zu dokumentieren und zu präsentieren. Auch wenn Medien oft diktieren, was schön ist und was nicht, und das Selbstbild vieler Frauen eng mit ihrem Körperbild verknüpft ist – entscheide du dich einfach dafür, deine weiblichen Rundungen durch und durch schön zu finden. Glaube mir, für deinen Partner trifft das sowieso zu. Macht euch als werdende Eltern bewusst, dass ihr beide zusammen das Leben geschaffen habt, das jetzt in dir heranwächst, und dass es aus der Liebe entstanden ist, die ihr füreinander empfindet. Je mehr ihr miteinander teilt (Gefühle, Gedanken und Wünsche in Bezug auf eure Elternschaft), desto stabiler und stärker bleibt eure Beziehung auch in herausfordernden Zeiten. Natürlich hast du als werdende Mutter die tragende Rolle in der Schwangerschaft (im wahrsten Sinne des Wortes), doch auch dein Partner hat eine Hauptrolle und freut sich sehr, wenn er in deine Erfahrungen einbezogen wird. **Haltet eure Paarbeziehung auf dieser gemeinsamen Reise lebendig** und schafft damit die Grundlage für eine gesunde Beziehung nach der Geburt eures Kindes!

Durch deine körperlichen Herausforderungen durftest du innerhalb der letzten Wochen täglich auch auf psychologischer bzw. mentaler Ebene ein bisschen mehr wachsen: Es wird dir gelingen, einiges zu meistern. Du setzt dich jetzt aktiv mit **Veränderungen** – im Beruf, in der Partnerschaft, deinem Umfeld – auseinander und machst dir sicherlich auch schon Gedanken über den „Kontrollverlust“ bezüglich des eigenen, zuvor so selbstbestimmten Lebens. Manchmal melden sich vielleicht auch längst verdrängte Konflikte mit den eigenen Eltern oder anderen nahestehenden Personen, die von dir bearbeitet werden wollen, um diese uralten Muster in der selbst gegründeten Familie nicht zu wiederholen. All diesen Herausforderungen kannst du begegnen, indem du den Mut hast, dich dem Prozess des Mutterwerdens voll und ganz hinzugeben und dabei alle Konzepte und Vorstellungen, die du hattest, alle Ängste, Befürchtungen und Zweifel aktiv und bewusst loszulassen. Du darfst bereits täglich üben, deinem Leben und all dem Neuen gegenüber offen zu sein, frei nach dem Motto: Die Erde dreht sich ständig – warum solltest du dann stillstehen. Das Leben bedeutet Veränderung und es ist ein spannendes Abenteuer. Nimm es an!

Neunter Lunarmonat (33. bis 36. SSW)

In der 33. SSW wiegt dein Baby ca. 2.000 Gramm und ist ungefähr 44 cm groß. Bis zum Ende des neunten Lunarmonats legt es noch rund 700 Gramm zu und wächst weitere 3 cm. Allerdings können sich Größe und Gewicht der Babys sehr individuell entwickeln und von diesen Durchschnittswerten sowohl nach oben als auch nach unten abweichen. Die Gewichtsschätzung nach Ultraschall ist immer mit Vorsicht zu genießen – gerade in der Endphase der Schwangerschaft kann das kindliche Köpfchen oft nicht mehr so gut vermessen werden, wenn es sich schon in Kontakt mit dem Becken befindet. Übrigens sind sich die Babys bis zur Schwangerschaftshälfte (20. SSW) in ihrem Gewicht und ihrer Länge relativ ähnlich, dann weichen sie entsprechend familiären Gegebenheiten voneinander ab (z. B. große und stattliche oder eher zierliche und kleine „Vorfahren"). Grundsätzlich rate ich von einer Vorverlegung des Geburtstermins laut Ultraschall nach der 20. SSW dringend ab, denn das hat oft ungerechtfertigte schulmedizinische Einleitungen zur Folge.

In der 33. SSW sind alle Sinne deines Sonnenscheins voll entwickelt. Sein Gehör-, Seh-, Geschmacks- und Tastsinn funktionieren schon hervorragend. Lediglich seinen Geruchssinn kann er im Babybauch noch nicht trainieren, da dort die Luft als Übertragungsmedium fehlt. Deshalb wird er seine ersten Gerüche erst außerhalb der Gebärmutter erkunden und sich in seinen „ersten Duft", den Duft seiner Mutter, verlieben. Deshalb ist es sehr wichtig, dass dein Baby im Idealfall 30 bis 45 Minuten nach der Geburt auf deinem nackten Bauch liegen und deinen Duft inhalieren kann. Diese unmittelbare Bondingphase (miteinander Beziehung aufnehmen und in Beziehung kommen) ist prägend und nur schwer „nachzuholen".

Die Gehirnfunktionen deines Babys entwickeln sich in dieser Woche weiter und sein Gehirnvolumen nimmt in riesigen Schritten zu. In der 33. SSW vergrößert sich der Kopfumfang deines Kindes um fast 1,5 cm. Das ist auch der Grund, warum die Babys schon spätestens in der 41. SSW geboren werden müssen, denn sonst wäre ihr Kopf zu groß für das Becken. Laut der Verhaltensforschung bräuchten wir Menschen noch mindestens 3 Monate, um optimal auszureifen, deshalb bezeichnen sie die ersten 3 Lebensmonate als „viertes Trimenon“ (Schwangerschaftsdrittel) – also als Anpassungszeit und Nachreifephase außerhalb der Gebärmutter.

Die Skelettentwicklung deines Kindes ist jetzt nahezu abgeschlossen, lediglich seine Knochen müssen noch ein bisschen mehr „aushärten“. Die Schädelplatten des Kopfes bleiben jedoch „biegsam“ und können sich durch die flexiblen Nähte und Fontanellen während der Geburt geringfügig übereinanderschieben, um leichter durch den Geburtskanal zu schlüpfen. Das ist besonders bei Erstgebärenden mit einer noch relativ engen Scheide wichtig. Keine Sorge, wenn du nach der Geburt deines Babys eine kleine „Stufe“ an seinem Kopf entdeckst: Da hat die Natur hervorragend gearbeitet und es deinem Baby leichter gemacht, zu schlüpfen. Innerhalb weniger Stunden (und in maximal 2 Tagen) hat sich sein Köpfchen wunderbar adaptiert. Frauen, die sich aufgrund eines schönen runden Köpfchens für einen Kaiserschnitt entscheiden, sind leider nicht über die vielen anderen schwerwiegenden Nachtteile, die sie dadurch haben werden, informiert (wichtige Infos zum Thema Kaiserschnitt siehe Kapitelabschnitt 11.4).

Zeige deinen wachsenden Bauch! Dein Baby verleiht dir ein strahlendes Aussehen, das jetzt für jeden gut erkennbar ist. **Genieße die Aufmerksamkeit und denke immer daran, dass du das wirklich verdienst.** Im Idealfall gönnst du dir mit deinem Partner einen Kurztrip ins naheliegende Ausland, wie z. B. nach Italien oder Griechenland. In diesen Ländern wirst du als Schwangere auf Händen getragen und kannst deinen Babybauch mit vollem Stolz durch die Gegend tragen. Achtung: Ab der 35. SSW verlangen viele Fluggesellschaften ein ärztliches Attest, das bescheinigt, dass es unwahrscheinlich ist, dass Wehen innerhalb der nächsten 72 Stunden einsetzen. Auch für die ersten Urlaube mit eurem Sonnenschein sind Italien und Griechenland optimal und vor allem herrlich stressfrei, da Mütter und Kinder dort einen Sonderstatus einnehmen und überall herzlich willkommen sind.

Im neunten Lunarmonat lagert der Körper deines Babys immer stärker Fettgewebe ein, von dem es innerhalb der ersten 3 bis 4 Tage nach der Geburt – bis reichlich Muttermilch vorhanden ist – „zehren“ kann. Passend zum kleinen Magen deines Babys (von der anfänglichen Größe eines Fingerhuts bei der Geburt wächst er innerhalb weniger Tage auf die Größe eines kleinen Hühnereis heran) wirst du zu Beginn mengenmäßig noch eher wenig Vormilch produzieren, daher ist dieses Kolostrum extrem reich an Nährstoffen und speziellen Abwehrstoffen, die für den Nestschutz deines Kindes wichtig sind. Die Körpertemperatur deines Babys ist im neunten Lunarmonat etwa ein Grad höher als deine Körpertemperatur, da sein „Babyspeck“ jetzt als eigenständiger Wärmeregulator wirkt.

Auch wenn die Wahrscheinlichkeit bei 90 % liegt, dass sich dein Baby bis zur 36. SSW in die optimale Geburtsposition – die Schädellage – dreht, empfehle ich dir bei einer Beckenendlage (BEL, d. h. dein Baby liegt nicht mit dem Köpfchen, sondern mit seinem Becken voran), dich schon ab der 33. SSW intensiv mit deinem Baby zu beschäftigen. Nach der 34. SSW wird es zunehmend herausfordernder, dein Baby mit dem Kopf nach unten zu locken, weil es in den letzten Wochen noch intensiv an Gewicht zunimmt und somit der erforderliche Platz für die Drehung immer weniger wird. Tipps und Tricks wie du dein Baby motivieren kannst, in eine Schädellage zu drehen, findest du in Kapitel 10.5.

Bis zum Ende der 36. SSW macht nicht nur dein Baby einen allerletzten großen Wachstumsschub durch, sondern auch deine Brust zieht mit und verändert zum Teil auch nochmals ihre Form. Ziemlich sicher kannst du jetzt auch schon Vormilch aus deiner Brust ausdrücken. Ich empfehle dir sogar, ab jetzt regelmäßig deine Brustwarzen zu stimulieren, um dich auf das Saugen deines Kindes gut vorzubereiten. Diese Maßnahme sorgt auch dafür, dass dein Baby zeitgerecht zur Welt kommen wird.

Die Unterkante deiner Gebärmutter stößt jetzt direkt an dein Brustbein an und kann dich ab und zu wirklich in Atemnot bringen. Du wirst jetzt deine Körperstellung freiwillig optimieren – schreiten wie eine Königin, Becken sanft nach vorne schieben (aktiviert deinen Beckenboden), Brustkorb heben und Schultern nach hinten und unten sinken lassen –, um dir und deinem Baby mehr Raum zu schenken. Halte durch: Innerhalb von zwei bis drei Wochen senkt sich dein Bauch mittels Senk- und Einstellungswehen wieder zwei bis drei Fingerbreit unter dein Brustbein und du kannst wieder freier durchatmen.

Dein Blutvolumen vermehrt sich auf fünf Liter – von Schwangerschaftsbeginn bis jetzt hast du einen Liter an Blutvolumen dazugewonnen. Solltest du bis jetzt deinen Zuckerkonsum noch nicht konsequent eingeschränkt haben, dann ist jetzt wirklich der Zeitpunkt gekommen: Dein Gewebe und deine Venen werden es dir danken, denn zu einem hohen Prozentsatz haben „Naschkatzen" mit Schwangerschaftsstreifen, Hämorrhoiden, Scheidenvarizen, Besenreisern und Wasser im Gewebe zu tun, da Zucker den Gewebekern zerstört, das Gewebe schwächt und es spröde und unelastisch macht. Ein Liter Blutvolumen mehr verlangt eine höhere Elastizität in den Venen. Es ist nicht zu spät – du schaffst es, konsequent zu sein! Da es deinen strapazierten Venen jetzt oft schwer fällt, dein Blut aus der unteren Körperhälfte zum Herzen zurückzuleiten, kann es sein, dass du unter niedrigem Blutdruck leidest. Ich empfehle allen Schwangeren, vier Wochen vor der Geburt das Bettende leicht hochzustellen, um es dem Körper etwas leichter zu machen. Wenn du Probleme mit Venen, niedrigem Blutdruck, Wasseransammlung in den Beinen und Händen hast, kannst du Tipps und Tricks bei Schwangerschaftsbeschwerden in Kapitel 6 nachlesen.

Solltest du zu den weniger sportlichen Schwangeren zählen, die keinen Sport wie Schwimmen, Pilates oder Yoga unternehmen, dann sei bitte so konsequent, dir **täglich deinen Spaziergang von 30 Minuten** – darf ruhig ein bisschen schnellen Schrittes sein – an frischer Luft und bei jedem Wetter zu gönnen (es gibt kein schlechtes Wetter – lediglich die nicht passende Kleidung). **Denke einfach an dein Baby, während du deinen Körper darauf vorbereitest, es zur Welt zu bringen!** Es ist nicht zu spät, um sich für den großen Tag in Form zu bringen und sich **eine gute Kondition** aufzubauen. Dein Körper muss ganz einfach stark und gesund für die Geburt sein und das erfordert regelmäßige Bewegung, um dich körperlich fit zu halten. Das lohnt sich auch für die Zeit nach der Geburt, damit du beim Herumtragen deines Babys nicht zu schnell ermüdest.

Zwischen der **33. und 36. SSW** liegt der optimale Zeitpunkt, einen **Geburtsvorbereitungskurs gemeinsam mit deinem Partner** zu besuchen. Ein gut vorbereiteter Partner ist nahezu eine Garantie für ein positives Geburtserlebnis, denn dein Partner ist dein Sprachrohr während der Geburt und wird versuchen all das, was euch wichtig ist, umzusetzen. Er ist dein optimaler Coach! Meine Partnerkurse dauern zehn Stunden: dieser Zeitrahmen ist notwendig, um ein realistisches Bild von der Geburt zu vermitteln. Dieses intensive Miteinander-Arbeiten ist fast wie eine Generalprobe für die Geburt und zeigt auf, mit welchen Themengebieten sich jedes einzelne Paar noch intensiver auseinandersetzen darf. Wenn ihr keine eigene Hebamme zur Geburt engagiert, dann vertraut ihr natürlich darauf, für euch – an diesem wichtigen Tag – das beste und einfühlsamste Team aus Ärzten bzw. Ärztinnen und Hebammen zu bekommen. Trotzdem ist es auch beruhigend zu wissen, dass ihr euch mit einer guten Geburtsvorbereitung und anschließend regelmäßigem Umsetzen des Erlernten relativ unabhängig vom diensthabenden Personal macht.

Vierte Mutter-Kind-Pass-Untersuchung in der Schwangerschaft

Die vierte MKP-Untersuchung sollte zwischen der 30. und der 34. SSW stattfinden. Auch bei dieser Untersuchung wird dein Arzt/deine Ärztin erneut eine ausführliche Anamnese sowie eine gynäkologische Untersuchung durchführen (Kontrolle des äußeren Genitalbereichs, der Scheide, Tastbefund des Muttermundes). Auch werden dein Körpergewicht, dein Blutdruck und dein Harn kontrolliert.

Zwischen der 28. und 34. SSW wird **die dritte (und zugleich letzte) Ultraschalluntersuchung empfohlen**, diese wird meist im Rahmen dieser vierten MKP-Untersuchung durchgeführt. Ich empfehle dir, die **vierte MKP-Untersuchung** – inklusive des Ultraschalls – **in der 33. SSW** zu machen, denn dann weißt du exakt, wie dein Baby liegt. Befindet es sich bereits in der Schädellage, dann bestätige ihm immer wieder, dass es unbedingt so bleiben soll, denn damit stehen euch alle Gebärstellungen zur Verfügung. Bedenke bitte, dass du zur Anmeldung in einem Krankenhaus (spätestens in der 36. SSW) ohnedies noch eine Ultraschalluntersuchung haben wirst, da sich die Ärzte bzw. Ärztinnen versichern wollen, dass dein Baby bereits in der Schädellage positioniert, die Durchblutung der Plazenta optimal und dein Baby gut gewachsen ist.

Solltest du meinen Ratschlag noch nicht befolgt haben, allen Familienmitgliedern, Freunden und Freundinnen sowie Bekannten einen Geburtstermin zu nennen, der 14 bis 20 Tage nach deinem „wahren Termin" liegt, dann hast du jetzt noch die Möglichkeit, das zu tun, um nervigen Anrufen und Fragen – oft schon 14 Tage vor dem errechneten Termin – entgegenzuwirken. Wenn du nach diesem Krankenhausbesuch zur Anmeldung der Geburt allen erklärst, dass es dir und deinem Baby gut geht, jedoch der Termin nach hinten verschoben wurde, wird keiner stutzig werden, da es bei Gynäkologen und Gynäkologinnen sehr häufig vorkommt, den nach der letzten Regel errechneten Termin laut Ultraschall zu korrigieren.

Zehnter Lunarmonat (37. bis 40. SSW) – der Countdown läuft!

Jetzt startet der letzte Mondmonat und damit beginnt für dich und deinen Partner der Countdown oder manchmal auch das nervige „große Warten". Du befindest dich jetzt bereits im Geburtszeitraum, der sich jedoch auch noch über fünf Wochen (bis zur 42. SSW) erstrecken kann.

In der 37. SSW wiegt dein Baby knapp 3.000 Gramm oder hat diese Drei-Kilogramm-Grenze vielleicht schon überschritten und es misst etwa 49 cm. Die Gewichtszunahme deines Babys beträgt im letzten Schwangerschaftsmonat pro Tag etwa 20 bis 30 Gramm. Seine Fettreserven sind inzwischen auf rund 15 % des gesamten Körpergewichtes gestiegen. Kaum vorstellbar, doch auch das Gehirn und der Schädel deines Babys werden bis zur Geburt noch weiter wachsen. Ab der 37. SSW fallen ihm die Lanugo-Haare aus und auch die Käseschmiere, welche die Haut deines Babys bisher vor dem Fruchtwasser geschützt hat, wird von Tag zu Tag weniger. Zeitgleich zum Ausfall der Lanugo-Haare wächst manchen Kindern in den letzten Wochen vor der Geburt eine Haarpracht bis zu 2,5 cm am Kopf, deren Farbe sich von der Haarfarbe der Eltern sehr stark unterscheiden kann. Andere wiederum sind eher mit einem zarten Flaum „bedacht".

Durch die zunehmende Enge in deiner Gebärmutter wird dein Baby ab jetzt vielleicht sein tägliches „Workout" etwas reduzieren. Manche Babys denken sich „Je weniger ich mich jetzt bewege, desto weniger merke ich, wie eng es hier jetzt ist!", andere wiederum sind davon überzeugt, dass sie, je mehr sie sich bewegen und sich strecken, mehr Platz gewinnen. Egal wie es kommt, du kannst dich immer wieder mit dem Satz beruhigen: Wie ist meine Situation jetzt – nur noch wenige Tage bis zur Geburt – im Vergleich zu den bereits geschafften 240 Tagen!

Rund 70 % der Mehrgebärenden und 30 % der Erstgebärenden werden innerhalb der letzten drei bis vier Wochen mit Senkwehen, die dein Baby sanft massieren, konfrontiert. Sie sorgen dafür, dass das Köpfchen gut mit dem Beckeneingang Kontakt aufnimmt. Bei den restlichen 70 % der Erstgebärenden kommt es ungefähr drei bis vier Tage vor dem errechneten Geburtstermin zu Einstellungswehen, an denen sich auch schon der Schleimpfropf lösen kann. Nähere Informationen zum Thema Wehen kannst du in Kapitel 8 nachlesen.

Nimm die Veränderungen, die du jetzt in deinem Leben erfährst, bewusst wahr, um offen für den Fluss deines Lebens zu sein und um „ins Spüren" zu kommen. **Mutter werden heißt, sich neu zu definieren.** Gönne dir die große Chance, sowohl in deiner Schwangerschaft als auch während der Geburt zu einem bedeutungsvollen „Ort in dir selbst" vorzudringen – zu deiner Quelle, deiner Urkraft und deinem Urvertrauen! **Du bist eine großartige Frau und wirst eine wunderbare Mama werden!**

Es kommt gar nicht so selten vor, dass Schwangere innerhalb der letzten Schwangerschaftswochen – besonders im Sommer – mit dem **Karpaltunnelsyndrom** konfrontiert werden. Durch die vermehrte Wassereinlagerung im Gewebe kann es auch zur Schwellung im Handwurzelkanal kommen, welche die dortigen Nervenbahnen drückt und reizt. In der Folge können untertags Schmerzen beim Greifen und in den Handgelenken auftreten. Vor allem nachts kann es zu einem Kribbeln oder einem Taubheitsgefühl in den Fingern kommen. Eine Schlafposition, in der Hände und Handgelenke nicht belastet werden, bringt hier manchmal Linderung. Auch ein Ruhigstellen des Handgelenks, beispielsweise durch eine Handschiene, ist sehr wirksam. Bei starken Schmerzen kann auch mit einer speziellen Handakupunktur gute Linderung erreicht werden. Grundsätzlich verschaffen hier alle Maßnahmen Erleichterung, die bei Wasseransammlung in den Beinen, Armen und im Gesicht helfen – bitte einfach bei Tipps und Tricks zu Schwangerschaftsbeschwerden in Kapitel 6 nachlesen.

Durch den „gesenkten Bauch" kannst du jetzt wesentlich besser durchatmen, jedoch musst du wahrscheinlich auch wieder öfters die Toilette aufsuchen: keine Sonnenseiten ohne Schattenseiten und umgekehrt! Du und dein Baby gleicht euch jetzt auch in Sachen Schlaf- und Wachrhythmus an. Dadurch ist gewährleistet, dass du nach der Geburt deines Babys ca. 30 bis 60 Sekunden vor deinem Baby munter wirst und so sein Rufen nach dir auch sicher hören wirst. Solltest du zu jenen Frauen zählen, die sich Sorgen machen, ob sie nach der Geburt ihr Baby wohl auch in der Nacht weinen hören, darf ich dich beruhigen: Dieser nächtliche Gang zur Toilette erleichtert nicht nur deine Harnblase, sondern hilft dir, die Bedürfnisse deines Babys dann auch in der Nacht leichter befriedigen zu können.

Da du dein Baby mit deinen Bewegungen untertags oft sanft in den Schlaf schaukelst, wird es wahrscheinlich vor allem nachts munter, da ihm das beruhigende Schaukeln in seiner ersten Wiege (dem Becken der Mutter) fehlt. Diesen **unzureichenden Nachtschlaf** kannst du nur aufholen, indem du dir **auch tagsüber ein kleines Nickerchen** gönnst. Mach dir bitte bewusst, dass dein Baby jetzt täglich auf die Welt drängen kann und es nichts Unangenehmeres gibt, als die Geburt unausgeschlafen zu starten, denn dann werden dir die Wehen subjektiv viel intensiver vorkommen, als sie in Wirklichkeit sind. Durch den nahezu täglich wachsenden Babybauch findest du ziemlich sicher nur noch unterstützt mit einigen kleinen Kissen und Polstern oder einem Stillkissen eine relativ bequeme Schlafposition. Manchmal wirst du dich vielleicht genervt in deinen hoffentlich schon organisierten Still-Sessel zurückziehen und wirst erfahren, dass man dort auch im Sitzen schlafen kann.

Dein Babybauch wird spätestens in der 37. SSW so groß, dass deine Bauchhaut stark gedehnt wird, dein Bauchnabel sich völlig in die Bauchhaut „hineinzieht" und oft auch ziemlich berührungsempfindlich ist. Gönne dir nun mehrmals täglich, deinen Bauch mit einem speziellen Schwangerschaftsöl oder einer -creme (unbedingt auf natürlicher Basis!) wie z. B. dem TT-Gewebe Fit-Spezialöl oder der TT-Gewebe Fit-Mineralstofflotion zu pflegen. Es nimmt die Spannung, schützt dein Gewebe und schenkt deinem Sonnenschein zusätzliche Streicheleinheiten. Solltest du durch die intensive Dehnung einen starken Juckreiz verspüren, kannst du diesen durch Abwaschungen mit verdünntem Essigwasser (4 EL Bio-Apfelessig auf 0,5 Liter Wasser) gut in den Griff bekommen.

Für dich wird es jetzt Zeit, **die letzten Vorbereitungen für die Geburt** zu treffen: Kümmeldampfsitzbad (siehe Kapitel 7.8), Damm-Massage, Akupunktmassage, Akupunktur, Trinken eines Geburtsvorbereitungstees, Vollbäder und das Trainieren der Gebärstellungen helfen dir, die Wartezeit bis zur Geburt zu verkürzen. Spätestens zum Ende der 37. SSW sollte deine Krankenhaus-Tasche, eine Babygarnitur für die Fahrt nach Hause und der Babyautositz bereitstehen (inklusive aller wichtigen Papiere für die Geburt – Mutter-Kind-Pass, Versicherungskarte – und, wenn die Geburtsurkunde als Service des Krankenhauses vor Ort ausgestellt wird, noch die Geburtsurkunden sowie die Heiratsurkunde der Eltern). Bei einer bevorstehenden Hausgeburt bereite bitte all die Dinge vor, die laut deiner Hebamme notwendig sind. Mit deiner Hebamme und/oder deinem Arzt bzw. deiner Ärztin wirst du wahrscheinlich schon vor Beginn der 37. SSW besprochen haben, was zum Geburtsbeginn zu tun ist. Solltest du keine private geburtsbegleitende Hebamme und Arzt/Ärztin haben, bin ich mir sicher, dass du dir sehr viele Tipps und Tricks rund um die Geburt aus meinem vorliegenden Ratgeber holen kannst.

Es ist völlig in Ordnung, wenn dich jetzt auch manchmal Gefühle der Besorgnis und Angst überkommen. Lass diese Gefühle durch dich hindurchfließen, nimm sie bewusst wahr und lasse diese Gefühle dann auch wieder bewusst und aktiv los, während du dich gleichzeitig auf die eigene Wertschätzung sowie die Vorfreude und Zuversicht auf die bevorstehende Geburt einlässt. Je mehr deine Schwangerschaft von Freude und positiver Energie erfüllt ist, desto leichter und einfacher wird die Geburt und desto unkomplizierter gestaltet sich dein Übergang zur Mutterschaft.

Fünfte Mutter-Kind-Pass-Untersuchung in der Schwangerschaft

Sie findet zwischen der 35. und der 38. SSW statt. In dieser Phase des „Endspurts" deiner Schwangerschaft wird dein Arzt/deine Ärztin statt des Vaginalultraschalls – im Normalfall – einen vaginalen Tastbefund erheben, um feststellen zu können, ob das kindliche Köpfchen schon fixiert ist. Im Weiteren wird kontrolliert, wie „geburtsbereit" der Muttermund ist und ob er sich vielleicht schon ein wenig geöffnet hat. Das kann selbstverständlich auch deine Hebamme durchführen. Es empfiehlt sich, nochmals einen Scheidenabstrich abnehmen zu lassen, um Infektionen mit Pilzen (wie *Candida albicans* = weißer Hefepilz), Bakterien (z. B. Streptokokken, Chlamydien) oder Herpesviren ausschließen zu können. Wenn bei diesem letzten Abstrich nichts Auffälliges nachgewiesen werden konnte, kannst du getrost auf die „prophylaktisch" gegebenen Augentropfen (antibiotische Augensalbe oder jodhaltige Augentropfen), die leider oft auch ungefragt dem Baby nach der Geburt verabreicht werden, verzichten. Bitte teile deine Wünsche diesbezüglich unbedingt noch vor der Geburt der Hebamme mit.

Auch auf einen Ultraschall kannst du bei dieser MKP-Untersuchung gerne verzichten, da du bei der bevorstehenden Geburtsanmeldung im Krankenhaus um die 36. SSW ohnehin per Ultraschall untersucht wirst. Weniger ist manchmal mehr – bitte denke daran, dass dein Baby während einer Ultraschalluntersuchung mit über 90 Dezibel beschallt wird. In vielen Krankenhäusern werden 14 Tage vor dem errechneten Geburtstermin und dann in einen 2- bis 3-tägigen Abstand Herztöne und Wehentätigkeit mittels CTG (C für *Cardio* = Herz; T für *Toco* = Wehe; G für *Graph* = Aufzeichnen) gemessen. Wenn du zu Hause oder in einem Geburtshaus gebären wirst, besprichst du den weiteren Ablauf mit deiner Hebamme. Nimm bitte unbedingt zu allen Terminen sowie zur Geburt deinen Mutter-Kind-Pass (evtl. auch Allergieausweis) mit!

Spätestens in der 38. SSW wirst du mir dankbar sein, dass du zum tatsächlichen Geburtstermin 10 bis 14 Tage hinzugenommen hast und deinen Lieben tatsächlich diesen veränderten Termin weitergegeben hast. Auch wenn es alle nur gut mit dir meinen, das ständige Fragen, wann das Baby denn endlich komme, wird dich sehr nerven. Manche rufen sogar auf der Geburtsstation deines Krankenhauses an, um nachzufragen, ob du schon dort bist, da sie dich telefonisch nicht erreichen. Wie soll es dir gegebenenfalls nach diesen nervtötenden Stressaktionen gelingen, auch nach dem errechneten Termin ruhig und gelassen zu bleiben, wenn du schon seit Wochen „Frageterror" durchmachst? Es ist nun einmal Tatsache, dass sich der Geburtstermin in einem Zeitraum von fünf Wochen „abspielt". Gerade wenn du eine Erstgebärende bist, lohnt es sich, dass du dich selbst innerlich auch auf den 10 bis 14 Tage später liegenden Termin einstellst.

Übrigens ist das Angespannt-Sein und unruhige Warten auf den „großen“ Tag ab der 38. SSW ein psychosomatisches Zeichen für die unmittelbar bevorstehende Geburt. Vielleicht überkommt dich ein intensiver „Nestbauinstinkt“ (gründliches Putzen, nochmaliges Schlichten und Sortieren der Babykleidung usw.) und du bereitest dich intensiv und instinktiv auf die Ankunft deines Sonnenscheins vor.

Im letzten Monat haben Gehirn und Schädel deines Babys nochmals einen Wachstumsschub durchlaufen. Der Durchmesser seines Köpfchens beträgt jetzt (je nach familiären „Vorfahren“) 8,5 bis 10 cm. Denke bitte immer daran, dass das Köpfchen deines Kindes optimal durch dein Becken und deinen Muttermund passt. Der Muttermund wird sich während der Eröffnungswehen – leicht und einfach – auf die Kopfgröße deines Babys weiten. Jetzt sind die Organfunktionen und Reflexe deines Kindes vollständig ausgebildet. Lediglich die Lungen deines Babys erhalten noch den „Feinschliff“: Sie beginnen jetzt natürliches Kortison zu produzieren und auch der Surfactant-Faktor wird nochmals erhöht, dadurch können sich die Lungen beim ersten Atemzug des Babys problemlos entfalten und gleichzeitig wird dadurch eine rasche Stabilisierung des Atemrhythmus erreicht.

Der **Countdown zur Geburt** beginnt! Wann geht es endlich los? Du und dein Partner stehen schon in den Startlöchern. Sollte es nicht dein erstes Kind sein, dann werden Großeltern und/oder auch liebe Freunde und Freundinnen ebenfalls auf Bereitschaft sein, um dein großes Kind oder deine größeren Kinder bei dem Einsetzen deiner Wehen zu übernehmen. Auch wenn sich jetzt manchmal deine Gefühlssituation wie zu einem nahenden Sommergewitter zusammenbraut: **Jetzt heißt es Geduld zu bewahren!** Nutze die Zeit bis zur Geburt noch für Erledigungen, die du mit einem Baby nicht so unkompliziert machen kannst. Gönne dir mit deinem Partner noch schöne Stunden nur zu zweit. Wenn ihr noch Lust auf Sex habt – genial, denn das Sperma deines Partners enthält Prostaglandine, die deinen Muttermund weich machen und, wenn dein Muttermund schon geburtsbereit ist, wehenanregend wirken. Auch ein entspannendes Wohlfühlbad mit deiner Lieblingsmusik hilft dir, wieder zur Ruhe zu kommen. Sollten Ängste und Zweifel aufkommen, wenn du an die Geburt denkst, dann lies dir immer wieder dein von dir verfasstes Geburtsdrehbuch (ein Mustergeburtsdrehbuch, an dem du dich orientieren kannst, Anleitung dazu findest du in Kapitel 7.9 Mentaltraining) durch. Ich bin sicher, dass dich deine niedergeschriebene Wunschgeburt wieder auf andere Gedanken bringt.

In der letzten Woche vor der Geburt stoppt die kontinuierliche Gewichtszunahme, sogar eine leichte Gewichtsabnahme ist möglich. Es kann auch sein, dass du mit leichtem Durchfall konfrontiert bist. Das ist ein Zeichen, dass dein Körper schon Wehenhormone produziert, die auf die glatte Muskulatur (Darm und Gebärmutter) zusammenziehend wirken. So wie du in den letzten Wochen eine vermehrte Schleimbildung in der Scheide beobachten konntest, wird sich in den letzten Tagen vor der Geburt eventuell der Schleimpfropf lösen, der bis jetzt deinen Gebärmutterhals verschlossen hat. Da sich durch diese beginnenden Einstellungswehen der Muttermund und gleichzeitig auch mikrofeine Gefäße öffnen, kommt es häufig zu einer Schmierblutung.

Als unmittelbare Vorbereitung auf die Geburt schüttet der Körper deines Babys nun verstärkt Hormone (Adrenalin, Noradrenalin aus der kindlichen Nebenniere) aus, die in deinen Blutkreislauf gelangen, um dann in deiner Hirnanhangdrüse wiederum Wehenhormone auszulösen. Die Natur ist einfach wunderbar! Übrigens empfindet dein Sonnenschein in dir Senkwehen, Einstellungswehen und auch die Anfangseröffnungswehen als angenehme Massage. Bitte denke immer daran, dass du zu 85 % der Schwangeren gehörst, die mit regelmäßigen Wehen ihre Geburt beginnen. Ich empfehle dir auch zu visualisieren, dass sich die Fruchtblase erst dann öffnen wird, wenn der Muttermund fast vollständig geöffnet ist. Diese Einstellung erspart dir viel Stress! **Denke immer daran: Energie folgt der Aufmerksamkeit – an was du intensiv denkst und worauf du deine Aufmerksamkeit richtest, das wird Realität!** Nähere Informationen über den Geburtsablauf kannst du in den Kapitel 9 und 10 nachlesen.

Die 40. SSW bedeutet das Ende des zehnten Lunarmonats und das Warten auf dein Baby hat vermutlich seinen Höhepunkt erreicht. Der errechnete Geburtstermin liegt am Ende dieser Woche. Damit endet auch das dritte und somit letzte Schwangerschaftsdrittel. Wie du inzwischen weißt, halten sich lediglich 6 % der Babys an den errechneten Termin der Gynäkologen und Gynäkologinnen. Solange es dir und deinem Sonnenschein in dir gut geht, ist aus medizinischer Sicht nichts dagegen einzuwenden, wenn das Baby sich noch ein bis zwei Wochen Zeit lässt. Lediglich die Überwachung wird jetzt engmaschiger erfolgen (alle zwei bis drei Tage, ab der 41. SSW meist täglich).

Auch wenn diese Wartezeit in der Endphase der Schwangerschaft manchmal sehr herausfordernd sein kann, so ist es für dich vielleicht auch stimmig und jetzt auch noch einmal der richtige Zeitpunkt, über den **Namen des Kindes nachzudenken** bzw. nachzuforschen. Auch wenn du das Geschlecht deines Babys noch nicht weißt – die Chancen stehen 50 zu 50, deshalb solltest du mit deinem Partner gemeinsam zumindest einen Mädchen- und einen Bubennamen parat haben. Selbst wenn dir dein Gynäkologe oder deine Gynäkologin einhundertprozentig versichert, dass du z. B. einen Sohn zur Welt bringen wirst, empfehle ich dir auch einen Mädchennamen zu überlegen, denn ich habe es schon einige Male erlebt, dass sich Ultraschallprognosen als falsch herausgestellt haben. Der Name eines Menschen ist ein Wort, das er in seinem Leben öfter als jedes andere hört. Sein Name ist die Essenz dessen, wer dieser Mensch ist und was er werden soll. Vor dem Hintergrund der lateinischen Redewendung **„Nomen est omen“** („Der Name ist ein Zeichen“) bitte ich euch, unbedingt die Bedeutung des Namens eures Kindes zu hinterfragen und zu bedenken: Jeder Name trägt bestimmte Energien in sich, die es sich lohnt, vorher zu recherchieren. In der Nummerologie beispielsweise ist jedem Buchstaben auch eine Zahl zugeordnet. Somit bekommt jeder Namen durch die ermittelte Namenszahl seine Bedeutung. Unter den werdenden Müttern sind in Sachen Namensfindung Kindergartenpädagoginnen und Lehrerinnen besonders herausgefordert, da sie natürlich sehr viele Kinder und deren Charaktereigenschaften kennengelernt haben und bei vielen Namen sofort Assoziationen haben. **Vertraue darauf, dass du den passenden Namen für dein Kind findest!**

In der 40. SSW hat sich dein Sonnenschein seine Fettreserven optimal angelegt und speichert in seine Leber Stärke ab, die nach der Geburt in Glukose umgewandelt wird. Die Flüssigkeitsreserven, die es sich in seinem Körper angelegt hat, helfen ihm problemlos durch die ersten Lebenstage zu kommen. **Denke dir immer wieder: „Es wird alles geschehen, wie es die Natur vorgesehen hat!"** Millionen von Müttern haben der Natur vertraut und wurden für ihr Vertrauen mit einem gesunden Kind belohnt.

Für dein Baby wird es jetzt schon richtig eng in deiner Gebärmutter und für ein richtiges Workout fehlt ihm einfach der nötige Platz. Lediglich in der Fötalstellung – zusammengerollt wie ein Kätzchen, seine Knie angezogen, seine Ärmchen verschränkt – ist es ihm noch möglich, zu verweilen, und es muss – wie du – geduldig auf den Wehenbeginn warten. Diese eingerollte Stellung wird es auch in seinen ersten Lebenswochen noch oft einnehmen. Fest eingewickelt in eine Kuscheldecke (sogenanntes Pucken) kannst du ihm auch nach der Geburt die Geborgenheit der Gebärmutter schenken und ihm zur Ruhe verhelfen.

Ich bin sicher, dir gelingt jetzt eine gute Balance zwischen Aktivität und Ruhepausen. Denke nach wie vor daran, untertags ein kleines Nickerchen zu halten, um eventuelle Schlafdefizite auszugleichen. Dein täglicher 30-minütiger Spaziergang wird dir gut tun. Mit Hilfe der Schwerkraft drückt dein Baby auf den Muttermund. Dort befindet sich eine Nervenregion, die auf Druck, bei wehenbereitem Muttermund, mit der Ausschüttung des Wehenhormons reagiert. Immer wieder einmal in die tiefe Hocke zu gehen, bringt möglicherweise die Geburt in Gang.

Jetzt ist auch ein guter Zeitpunkt, die ganzen Gebärstellungen und Gebärbewegungen (siehe Kapitel 10.2) nochmals zu wiederholen, damit sie dir richtig vertraut werden und du sie während der Geburt dann nahezu automatisch einnimmst. Dabei kannst du auch das Tönen (auf A – O – U – Ja; siehe Kapitel 8.11) integrieren, um dich auch „akustisch" vorzubereiten. Dein Atemrhythmus ist dir von der Akupunkt- und Damm-Massage vertraut und hat dir geholfen, mit unangenehmen Gefühlen umzugehen und wird dir auch jetzt während der Einstellungswehen und beginnenden Eröffnungswehen gute Dienste leisten.

Denke immer daran: Frauen haben seit Anbeginn aller Zeiten Babys gut zur Welt gebracht und wissen instinktiv, wie es funktioniert. Selbst wenn du bei der Geburt völlig alleine wärst, wüsstest du genau, was zu tun ist, weil dein Körper für diese Aufgabe optimal geschaffen ist. Vertraue auf dein inneres Wissen und deine Kraft. Du kannst mit deiner Willenskraft, mit deinem Vertrauen in deine eigenen Fähigkeiten und im Ausleben deines Potenzials als Frau und werdenden Mutter deine Ängste besiegen. **Du kannst aus eigener Kraft dein Baby ganz leicht und einfach sowie auf natürlichem Weg auf die Welt helfen**. Schließe deine Augen und verlagere deinen Fokus nach innen!

Auch wenn in der 41. bzw. 42. SSW deine Schwangerschaft „offiziell" bereits zu Ende ist und du nun schon ein oder zwei Wochen „überfällig" bist, gibt es doch 10 % der zukünftigen Erdenbürger, die sich nicht an „vereinbarte Mietzeiten" halten. Solange dein Blutdruck und dein Kreislauf stabil sowie deine Harnwerte in Ordnung sind, du außerdem auch noch ein bisschen Nerven zum Durchhalten hast und es auch deinem Kind gut geht (ausreichende Fruchtwassermenge und eine gute Durchblutung der Plazenta), wird – abhängig vom Krankenhaus – dein Kind entweder Ende der 41. oder spätestens in der 42. SSW mittels schulmedizinischer Einleitung „delongiert".

Wenn du dir meine Tipps und Tricks zur Geburtsvorbereitung zu Herzen genommen und sie ab der 36. SSW wirklich konsequent durchgeführt hast, wirst du ziemlich sicher einer Einleitung mit künstlichen Wehenmitteln entgehen. Wenn du jetzt auch noch das Programm „Natürliche Methoden der Geburtseinleitung bei Terminüberschreitung" (siehe Kapitel 9.7) absolvierst, kannst du beruhigt einer Geburt auf natürlichem Weg entgegensehen.

Du, dein Baby und dein Partner schaffen alle Herausforderungen, die an euch gestellt werden, denn ihr seid ein großartiges Team!

Der große Tag steht unmittelbar bevor, dein Körper und dein Baby wissen es. Dein Körper ist die treibende Kraft und bitte gib ihm jetzt, was ihm gut tut – gesunde Nahrung, Ruhe, Entspannung (Vollbäder, Fuß- und Kreuzbeinmassagen) und positive Gedanken. Du sammelst jetzt noch einmal all deine Kräfte, um für dieses große Ereignis gerüstet zu sein.

3. Die Bedeutung einer guten Geburtsvorbereitung

Gut auf die Geburt vorbereitet zu sein,
ermöglicht ein positives Geburtserlebnis!

Neues Leben zu schaffen, bringt viele Veränderungen mit sich, sowohl in körperlicher als auch in seelischer Hinsicht. Meine Tipps und Tricks helfen dir dabei, Vertrauen in deinen großartigen weiblichen Körper und in deine besonderen Fähigkeiten zu entwickeln. Dadurch wird in dir ein neues Selbstbewusstsein entstehen, das dich selbst in Zeiten der Hightech-Medizin sicher sein lässt, dass es sich nach wie vor lohnt, sich mit den Geburtsschmerzen auseinanderzusetzen und dein Kind auf natürlichem Weg zu gebären.

Denke bitte immer daran: Im Augenblick der Geburt eines Kindes
ist eine Frau die stärkste Frau der Welt.
Vertraue auf deine Stärke und dein Wissen –
das ist dein Recht und zugleich deine Pflicht
dir selbst gegenüber.

Betrachte deine Schwangerschaft als einen aufregenden, wunderschönen Lebensabschnitt, als einen natürlichen, gesunden „Zustand", auf den sich dein Körper gut vorbereiten wird. Freue dich einfach auf viele neue Erfahrungen und positiv prägende Erlebnisse. Gönne dir, mit allen Höhen und Tiefen schwanger zu sein. Ich bin überzeugt davon, dass du durch meine Informationen entspannter, gelassener und zuversichtlicher der Geburt deines Kindes entgegengehen wirst. Vertraue – im wahrsten Sinne des Wortes – deinem Bauchgefühl, denn du selbst wirst – gut informiert – deine beste Ratgeberin sein.

Ich als werdende Mutter bin mir bewusst, dass jede Geburt ein Wunder ist. Voller Ehrfurcht und mit einem großen Glücksgefühl bin ich jedes Mal aufs Neue dankbar, wenn ich bei diesem einzigartigen Ereignis, ein Moment, in dem die Erde den Himmel berührt, dabei sein darf.

Gerade Frauen mit einem vorangegangenen frustrierenden Geburtserlebnis berichten davon, dass sie sich, im Nachhinein gesehen, zu wenig mit dem wichtigen Thema Geburt auseinandergesetzt haben. Die manchmal bestehende Meinung, dass doch bereits seit Jahrtausenden Kinder zur Welt gebracht werden und dass das praktisch von alleine gehe, auch ohne eine aktive Geburtsvorbereitung, widerlegt sich in meiner Erfahrung als Hebamme jedes Mal aufs Neue. Immer wieder habe ich Mehrgebärende in meiner Geburtsvorbereitung, die sich erst beim zweiten Kind – nach einer unbefriedigenden und oft dramatischen ersten Geburt – eine gute Geburtsvorbereitung gönnen. Sie sind oft ganz erstaunt, was sie selbst alles dazu beitragen können, damit die Geburt ihres Kindes ein unvergessliches und positives Erlebnis wird.

Stellt sich doch die Frage für dich als werdende Mutter: Wie möchtest du dein Baby zur Welt bringen? Jede werdende Mutter kann ihrem Baby und sich selbst ein positives Geburtserlebnis ermöglichen. Was gibt es Schöneres, als diesen besonderen Tag der Geburt seines Kindes als wunderbares und schönes Erlebnis in Erinnerung zu behalten.

3.1 Wie und wo möchte ich mein Kind gebären?

Viele dieser Frauen, die mir von ihren negativen Geburtserlebnissen berichtet haben, hatten es auch, wie so viele andere zuvor, dem Zufall überlassen, von wem sie während der Geburt betreut wurden. Den werdenden Eltern ist oft nicht bewusst, dass auch das zu einer guten Geburtsvorbereitung gehört: Erst während der Geburt oder im Nachhinein wird ihnen die Wichtigkeit einer engagierten Hebamme und eines für die Bedürfnisse der Gebärenden offenes Geburtshilfeteam bewusst. Welche Frau denkt schon daran, dass ausgerechnet sie sich an diesem wichtigen Tag, dem Geburtstag ihres Kindes, die Hebamme mit einigen weiteren Gebärenden teilen muss.

Die Tendenz geht dazu, kleinere Krankenhäuser zu schließen und große Gebärzentren zu bauen, wo alle Technik vor Ort ist und die Individualität leider oft auf der Strecke bleibt. Es bleibt dabei aufgrund von Personal- und Bettenmangel keine Zeit, der spontanen Geburt ihren Lauf zu lassen. Oft muss die Geburt mit einer Saugglocke oder einem Kaiserschnitt schnell beendet werden, weil die nächste Wehende bereits in der Aufnahme wartet. Ich kann nur immer wieder betonen: je kleiner das Krankenhaus ist, desto menschlicher und individueller ist die Betreuung. Umso eher ist eine Spontangeburt ohne schulmedizinische Hilfsmittel (d. h. ohne Wehenmittel, Saugglocke, Scheiden-Damm-Schnitt) möglich.

In den meisten traditionellen Gesellschaften gebären die Frauen in einer ihnen vertrauten Umgebung, unterstützt von ihnen bekannten und vor allem vertrauten Frauen. Alle Säugetiere, einschließlich der Menschen, suchen Vertrautheit und Zurückgezogenheit, wenn die Geburt naht. Befindet sich eine Gebärende in solch einer geschützten, heimeligen Atmosphäre (das kann durchaus auch in einem Krankenhaus erreicht werden), dann ist es logisch, dass ihr Körper im physischen wie auch psychischen Sinn überaus effizient oder – anders ausgedrückt – großartig funktioniert.

Wenn in die Geburt als ein physischer Vorgang, der als „sensibles" Geschehen zu verstehen ist, nicht unnötig eingegriffen wird, dann werden auch alle wichtigen Hormone ausgeschüttet. Diese Hormone ermöglichen der Frau eine unkomplizierte und von Seiten der Schmerzen auch zu bewältigende Geburt.

Fakt ist, dass uns die Natur für das Gebären und das Geboren-Werden mit allen notwendigen Hormonen und Instinkten ausgestattet hat. Wir Frauen sind auch dazu geboren worden, um gebären und um Leben schenken zu können.

Alfred Rockenschaub etwa, geb. 1920, Professor und Gynäkologe sowie langjähriger ärztlicher Leiter der Ignaz Semmelweis-Klinik in Wien und Ausbilder einer Vielzahl von Hebammenschülerinnen, war es wichtig, dass die Technik und schulmedizinischen Mittel im Rahmen der Schwangerschaft und Geburt nicht überhandnahmen. So wurden unter seinem Wirken über Jahre hinweg die Herztöne des Ungeborenen während der Geburt nahezu ausschließlich mit Hilfe des hölzernen Hörrohrs kontrolliert und nur in besonderen Fällen wurde das CTG-Gerät eingesetzt. Die Kaiserschnittrate in der Semmelweis-Klinik lag (in den 1980/1990er Jahren) knapp über 10 % (die Weltgesundheitsorganisation empfiehlt eine Kaiserschnittrate unter 15%) und auch die intra- und perinatale Mortalität (d. h. ein Kind, das während der Geburt oder innerhalb der ersten sieben Tage nach der Geburt verstirbt) war nicht höher als in den Häusern, wo die Technik das Sagen hatte.

Im Jahr 2006 lag die Kaiserschnittrate in Österreich bereits bei 20 bis 25 %, 2014 ist die Kaiserschnittrate bereits auf 30 bis 35 % angestiegen, wobei sie in Privatspitälern oft schon bei 50 % und höher (!) liegt. Ähnliche Prozentsätze haben Deutschland und die Schweiz zu verzeichnen. Die Rate in Italien liegt bei 38 %, in der Türkei sogar bei rund 43 %. Absolute Spitzenreiter sind Brasilien und Thailand mit einer Kaiserschnittrate um 90%.

Wir sollten uns alle wieder darauf besinnen, dass Schwangerschaft keine Krankheit und Gebären nicht mit schulmedizinischen Interventionen bis zur Operation in Verbindung stehen muss. Einer der Leitsprüche von Rockenschaub lautet:

„Die Physiologie der Geburt [= der normale Verlauf der Geburt] gehört ausschließlich in die Betreuung der Hebamme und nur ihr. Je mehr sich die Ärzte einmischen, desto pathologischer [= krankhafter] wird der Geburtsverlauf. [...] Die wahre Aufgabe des Geburtshelfers ist es, sich im Hintergrund zu halten."

In den traditionellen Kulturen herrscht die Meinung, dass **die Mutter und ihr Kind eine Einheit mit identischen Bedürfnissen** darstellt.

Was gut für die Mutter ist, das ist auch gut für ihr Kind. Früher war eine vollkommene Symbiose von Mutter und Kind eine absolute Selbstverständlichkeit. Wenn man bedenkt, dass eine schwangere Frauen der modernen westlichen Gesellschaft durch ein medizinisches System versorgt wird, das sie auf „Abweichungen von der Norm“ untersucht, braucht es nicht zu verwundern, dass sie kaum mehr in der Lage ist, ihren Instinkten zu vertrauen.

Noch bis Ende der 1970er Jahre wurde das Baby von seiner Mutter nach der Geburt getrennt, in der Annahme, dass Mutter und Baby zwei getrennte Wesen sind und das Baby die Erholung der Mutter behindere bzw. die Keimbelastung im Kinderzimmer niedriger sei. Auch wenn diese unmenschliche Methode glücklicherweise nicht mehr praktiziert wird, so werden Mutter und Baby noch immer nicht als Wesen mit identischen Bedürfnissen angesehen. Diese Sichtweise macht den Prozess des Sich-Kennenlernens von Mutter und Neugeborenem natürlich schwieriger. Hochtechnisierte Krankenhäuser ermöglichen den Frauen oft nicht die Befriedigung ihrer wichtigsten Bedürfnisse während der Geburt ihres Kindes und in der prägenden Zeit des Frühwochenbetts.

Technik kennt leider keine Menschlichkeit und Wärme. Das **Bedürfnis nach vertrauter Zurückgezogenheit und die kontinuierliche Betreuung durch eine vertraute Person** sind in vielen Krankenhäusern nur schwer zu erfüllen. Auch lassen die räumlichen Verhältnisse dieses Zurückziehen oft nicht zu. Glücklicherweise gab es in Wien und Niederösterreich in den letzten 15 bis 20 Jahren eine positive Wende bzgl. dieser unbefriedigenden Situation. Frauen haben nun sogar in manchen öffentlichen Krankenhäusern die Möglichkeit, ihre „eigene“ Hebamme, die Hebamme ihres Vertrauens, mit ins Krankenhaus zu nehmen. Ich vertraue darauf, dass es sich in naher Zukunft auch noch in den anderen sieben Bundesländern Österreichs etablieren wird, sich als werdende Eltern die eigene Hebamme in ein öffentliches Krankenhaus mitnehmen zu dürfen: dann würde einer individuellen Betreuung und einer befriedigenden Geburtssituation nichts mehr im Wege stehen.

Angestellte Krankenhaushebammen und rein freiberuflich tätige Hebammen könnten somit „ihren" Frauen eine durchwegs individuelle Betreuung (Schwangerschaft, Geburt, Wochenbett) ermöglichen.

Nach einer guten Geburtserfahrung berichten Frauen, dass sie sich ganz euphorisch und überglücklich fühlen. Diese Gefühle halten oft noch Tage und in gar nicht so wenigen Fällen sogar Monate an. Es ist dadurch auch **nicht verwunderlich, dass in diesem positiven Seelenzustand das Versorgen des Babys leichter von der Hand geht** und durchaus auch sehr befriedigend ist. Diese Frauen bestätigen, dass ihr Selbstwertgefühl eindeutig gewachsen ist. Sie sehen auch allen anderen Herausforderungen des Alltags viel gelassener entgegen und können sie dadurch auch wesentlich besser meistern. Im Weiteren treten durch ein positives Geburtserlebnis postnatale Depressionen viel seltener auf.

Es ist mir jetzt noch ganz wichtig festzuhalten, dass **90 % der Frauen in der Lage sind, auf normalem Weg zu gebären.** Voraussetzung ist, dass die Frau sich selbst in diesem wichtigen Lebensabschnitt ausreichend Zeit für die Vorbereitung gönnt, sich gut informiert sowie Unterstützung durch die Hebamme, das Geburtsteam und auch den liebevollen und engagierten Beistand des eigenen Partners erhält.

Tatsächlich können 10 % der Schwangeren ihr Baby nicht ohne Kaiserschnitt zur Welt bringen. Der Grund liegt z. B. in einem vorliegenden Mutterkuchen *(Placenta praevia)*, einer vorzeitigen Lösung des Mutterkuchens, einem extremen Bluthochdruck oder anderen schwerwiegenden Erkrankungen der Schwangeren, der Querlage/Schräglage des Kindes, einem Geburtsgewicht des Kindes von mehr als 5.000 Gramm oder einer Zwillingsgeburt, bei welcher der erste Zwilling in Beckenendlage (Steißgeburt) liegt.

Ich möchte jede Hebamme dazu aufrufen, die Gebärenden wirklich mit vollem Engagement und Einsatz und mit wahrer Herzlichkeit zu einer natürlichen Geburt und einem positiven Geburtserlebnis zu verhelfen. Auch wenn diese Geburt jetzt vielleicht schon die zweite oder dritte Geburt im heutigen Dienst ist, für die Frau ist es vielleicht die erste und/oder letzte Geburt, die ihr zu erleben vergönnt ist.

Ich empfehle jeder Schwangeren, sämtliche gut gemeinten Ratschläge rund ums Baby – von wem auch immer – auf die Stimmigkeit für die eigene Person und den eigenen Alltag zu überprüfen und sie erst dann zu beherzigen. Erst durch dieses Nach-innen-Spüren und das In-sich-Hineinhorchen wird die Schwangere den Mut finden, dem eigenen Körper zu vertrauen. Dieses neu gewonnene Vertrauen in sich und ihren Körper sowie in ihre besonderen Fähigkeiten geht dann – wieder dank der Natur – auch zum Ungeborenen über. Es gibt dem Kind somit die Gewissheit, dass es sich auf seine Mutter vollkommen verlassen kann. Immerhin ist die Mutter diejenige Person, die es aus tiefstem Herzen und bedingungslos liebt. Für die Gebärende als auch für das Ungeborene ist es immens wichtig, langsam und sicher das Vertrauen aufzubauen, dass alles so geschehen wird, wie es die Natur vorgesehen hat. Es ist alles gut, so wie es jetzt ist!

Die größte Herausforderung für viele Schwangere ist, den Kopf auszuschalten, die Kontrolle aufzugeben und ihren eigenen Gefühlen zu vertrauen, vom Kopf hinunter in den Bauch zu gehen, sich dem Ereignis freudig hinzugeben und alles einfach geschehen zu lassen. In der Berufswelt wird von der Frau verlangt, „tough" zu sein, ihren „Mann zu stehen", keine Schwäche zu zeigen und einfach zu funktionieren. Da sie schwanger ist und auch ihr Kind zur Welt bringen soll, ist sie jetzt auf einmal gefordert, „weich" zu werden, ihrer weiblichen Intuition und ihren Gefühlen zu vertrauen. Es erfordert wirklich Mut von Seiten der Gebärenden, sich in dieser „verletzlichen" Situation völlig hinzugeben, sich zu öffnen und sich mit ihrem ganzen Wesen der natürlichen Gebärkraft anzuvertrauen.

Der Körper einer Frau ist genial gebaut und ideal dazu geschaffen, ein Kind auf natürlichem Wege, durch die Scheide, auf die Welt zu bringen! Man könnte auch sagen: der Schlüssel passt ins Schlüsselloch (zu einem hohen Prozentsatz), das kindliche Köpfchen passt demnach durch das Becken seiner Mutter. Selbst wenn eine kleiner gewachsene philippinische oder asiatische Frau (sie haben von Natur aus einen sehr schmalen Schambogenwinkel) mit einem groß gewachsenen europäischen Mann ein Kind bekommt, hilft sich die Natur, indem diese Kinder dann eben um drei bis vier Wochen früher das Licht der Welt erblicken, um doch noch durch das Becken zu passen.

Die Geburt bedeutet für Mutter, Vater und Kind, dass sie eine anstrengende Reise vor sich haben. Es ist auch für alle drei eine Grenzerfahrung. Und trotzdem ist es möglich, dieses einzigartige Ereignis als ein sehr lichtvolles, freudiges und durch und durch positives Erlebnis zu erfahren.

3.2 Eine gute Geburtsvorbereitung reduziert die Angst vor der Geburt

Ängste können dazu beitragen, dass sich Schwangere auf die Geburtssituation mit besonderer Sorgfalt vorbereiten. Durch eine gewisse Angst vor der Geburt bringt die Frau diesem wichtigen Lebensabschnitt den nötigen Respekt und eine intensive Aufmerksamkeit entgegen.

Warum haben Frauen vor einem Ereignis Angst, für das sie von Natur aus perfekt ausgestattet wurden? Könnte es sein, dass diese Frauen nicht mehr daran glauben, dass wir Frauen dazu geboren worden sind, um auch gebären zu können? Oder haben sie den Mut verloren, ihrem Körper zu vertrauen? Könnte es sein, dass die Gynäkologen und Gynäkologinnen und natürlich auch die Medien in der heutigen Zeit die Risiken einer Geburt in den Vordergrund stellen? Oder sind es die Horrorgeschichten, die man von Bekannten, Freunden und Freundinnen sowie der eigenen Familie zu hören bekommt?

In jedem Fall ist die Schwangerschaft nicht nur eine Zeit der frohen Erwartung, sondern manchmal auch eine Phase, in der problematische psychische Muster sowohl im eigenen Wesen als auch in der Partnerschaft und Familie verstärkt an die Oberfläche kommen. Ich kann nur **jeder Schwangeren empfehlen, sich mit ihren Ängsten bereits in der Schwangerschaft aktiv und bewusst auseinanderzusetzen**, um damit die Geburt und die Zeit danach nicht oder nur wenig zu belasten. Es ist sinnlos, die Ängste nicht wahrhaben zu wollen und sie deshalb „unter den Teppich zu kehren". Während der Geburt können unbearbeitete Ängste hochkommen. Sie können dieses wunderbare Erlebnis durchaus auch massiv blockieren. Die Angst gehört aber zu unserem Leben dazu: sie ist ein elementares Lebensgefühl genauso wie Lust, Freude, Trauer, Hunger und Durst.

Die Angst hat auch, wie der Schmerz, eine gewisse Warnfunktion: Beide Gefühle wollen uns begreiflich machen, innezuhalten und uns für diese besondere Situation Zeit zu schenken und ihr die entsprechende Aufmerksamkeit zu gönnen.

Bestimmte als auch unbestimmte Ängste vor der Geburt und vor der Zukunft sind bis zu einem gewissen Ausmaß ganz normal und ein gesunder Bestandteil jeder Schwangerschaft. Werden die Frauen konkret nach ihren Ängsten gefragt, so werden am häufigsten genannt:

- Angst vor Schmerzen,
- Angst vor einer Behinderung des Kindes oder einer kindlichen Erkrankung,
- Angst vor der Saugglocke, Zangengeburt oder einem Kaiserschnitt,
- Angst vor dem Alleinsein in fremder Umgebung,
- Angst davor, nicht engagiert und einfühlsam betreut zu werden,
- Angst davor, dass mehrere Geburten gleichzeitig stattfinden und man sich die Hebamme „teilen" muss,
- Angst vor eigener Unfähigkeit,
- Angst vor Kontrollverlust,
- Angst davor, ausgeliefert zu sein und auf Hilfe von fremden, nicht vertrauten Personen angewiesen zu sein.

Eine gute Möglichkeit, mit seinen bestehenden Ängsten umzugehen, ist, die eigenen Ängste aufzuschreiben und sich seine Sorgen und seinen Kummer dadurch erst einmal bewusst zu machen. Gerade in der Geburtsvorbereitung ist es wichtig, die Ängste zu thematisieren. Durch das einfühlende Eingehen auf diese Ängste können bestimmte und auch unbestimmte Ängste wesentlich reduziert und oft sogar ausgeräumt werden.

Das Positive an der Geburtsvorbereitung in der Gruppe ist die entstehende Gruppendynamik und das intensive Zusammengehörigkeitsgefühl. Es tut sehr gut und ist zugleich beruhigend zu erfahren, dass andere Schwangere auch von Ängsten und so manchen „Wehwehchen" betroffen sind und dass dies vollkommen normal und natürlich ist. Es kommt auf das Fingerspitzengefühl der Hebamme an, der Thematik Angst weder zu viel noch zu wenig Raum zu geben. Ein zu detailliertes Wissen der Schwangeren über den pathologischen Verlauf einer Geburt, über all das, was passieren und „schiefgehen" kann, fördert die ohnehin vorhandenen Geburtsängste.

In kritischen Situationen ist der Kaiserschnitt ein wahrer Segen. Ich dachte immer, dass es für mich als Hebamme einfach die größte Strafe wäre, wenn ich selbst meine Zwillinge nicht auf natürlichem Weg auf die Welt bringen könnte. Doch ich wurde eines Besseren belehrt: Nach zehn Stunden intensiver Wehentätigkeit, einem vollständig geöffneten Muttermund und kräftigen Presswehen war aufgrund schwerwiegender Komplikationen bei der Geburt meiner Söhne ein Notkaiserschnitt unumgänglich geworden. In diesem Moment lernte ich die Errungenschaften der Schulmedizin erst so richtig zu schätzen. Ich war sehr erleichtert, dass meine Söhne und ich durch den Einsatz der Schulmedizin „gerettet" werden konnten. Wir drei hätten mit hoher Wahrscheinlichkeit eine normale Geburt nicht überlebt. Fakt ist, dass noch vor einem Jahrhundert manche Komplikationen bei der Geburt aufgrund der fehlenden schulmedizinischen Hilfe das Leben des Kindes, der Mutter oder sogar von beiden gefordert hatten.

Eine weitere Tatsache ist, dass viele Frauen erst dann Angst vor der Geburt empfinden, wenn sie in Erfahrung bringen, wie viele Medikamente den Gebärenden gegen Wehen- und Geburtsschmerzen, einschließlich der PDA (Periduralanästhesie, Kreuzstich), angeboten werden. Müssen sie dann nicht unweigerlich denken, dass der Geburtsschmerz unmenschlich, absolut nicht zu ertragen sei und sie es eigentlich ohne all diese ganzen Mittel gar nicht schaffen können?

Die Geburt eines Kindes wird in unserer Gesellschaft tendenziell als etwas ganz Schmerzvolles und kaum mehr Machbares dargestellt. Dies ist der Grund, dass es kaum Frauen gibt, die keine Ängste vor einer Geburt haben. Diese Ängste erleichtern so manchen Gynäkologen und Gynäkologinnen ihren „Patienten" verständlich zu machen, dass sie auf keinen Fall ein Risiko eingehen sollten und der Kaiserschnitt in ihrem besonderen Fall nun wirklich in Erwägung zu ziehen sei. Verängstigt stimmen diese Frauen dieser Empfehlung dankbar zu. Da mittlerweile das Durchschnittsalter der österreichischen Erstgebärenden schon bei über 30 Jahren liegt und bei vielen Gynäkologen und Gynäkologinnen eine Frau mit 35 Jahren aufgrund ihres Alters schon als Risikoschwangere gilt, ist da zu einem hohen Prozentsatz der Kaiserschnitt schon vorprogrammiert.

Sprüche wie „Kaiserschnitt light, erspart Blut und vor allem Zeit" oder „Save your love-channel, make a caeseria" („Rette deine Scheide, mache einen Kaiserschnitt") sind leider nicht nur in Nordamerika, sondern auch bereits in vielen europäischen Ländern weit verbreitet. Tatsache ist, dass ein Kaiserschnitt eventuelle spätere Gebärmuttersenkungen aufgrund Beckenbodeninsuffizienz (führt zu spontanem Harnverlust bei Niesen, Husten, Hüpfen etc.) nicht verhindern kann bzw. davor schützt. Beckenbodeninsuffizienz kommt sogar bei Frauen vor, die noch nie geboren haben. Auch ist ein Kaiserschnitt keine Garantie dafür, dass das sexuelle Empfinden nach der Geburt gleich stark vorhanden sein wird wie vor der Schwangerschaft. Nur durch eine konsequente Rückbildungsgymnastik ist es möglich, den Beckenboden einschließlich der Scheidenmuskulatur wieder vollständig zu energetisieren. Dadurch kann das sexuelle Erleben positiv beeinflusst werden.

Das Allerwichtigste für das betreuende Team ist, die Ängste der Frauen wirklich ernst zu nehmen. Keine von den Frauen angesprochene oder angedeutete Angst ist „dumm" oder „überflüssig", sondern eben eine reale Angst der betroffenen Frau vor der Geburt ihres Kindes, die im Grunde eine Angst vor Unbekanntem und vor Veränderung darstellt. Diese Angst ist etwas Urmenschliches. Wenn eine vorherige Schwangerschaft und Geburt zudem negativ erlebt und empfunden wurde, wird die folgende Schwangerschaft automatisch Gefühle hervorrufen, die mit der vorherigen Erfahrung in Verbindung stehen. Für jede Gebärende ist ganz wichtig zu wissen, dass jede erneute Geburt ein großes Potenzial in sich trägt, um frühere Geburtstraumata zu „heilen".

Eine gute Geburtsvorbereitung bietet die ideale Möglichkeit, um einerseits Ängste ab- und gleichzeitig Selbstvertrauen aufzubauen und sich für die Geburt körperlich und mental fit zu machen. Eine intensive Geburtsvorbereitung ist beinahe eine Garantie für ein positives Geburtserlebnis.

Ich bin mir durchaus bewusst, dass ein hoher Prozentsatz der Frauen nur deshalb einen Geburtsvorbereitungskurs besucht, um ihre Ängste irgendwie in den Griff zu bekommen. Viele Schwangere sind daher immer wieder erstaunt, wie unterhaltsam, interessant und – zu gegebener Zeit – auch „aufwendig" die Vorbereitung auf eine Geburt sein kann.

3.3 Der Partner der werdenden Mutter ist die „Heimat" seiner Frau im Kreißsaal

In der heutigen Zeit ist es fast selbstverständlich, dass der werdende Papa bei der Geburt dabei ist. Wenn dieser werdende Vater nicht intuitiv weiß (und das können nur die wenigsten), womit er seine Frau während der Geburt bestmöglich unterstützen kann, ist er meist in seiner Not zum

„Händchen-Halten“ degradiert. Daher informiert sich der Partner idealerweise vorher, was er persönlich zu einem positiven Geburtserlebnis beitragen kann.

Nicht selten sind die Partner der Frauen uns Hebammen durchaus „überlegen“, da sie die Stärken und auch Schwächen ihrer Frauen noch besser kennen. Nicht umsonst bekommen „meine“ Männer nach diesem Kurs das Zertifikat „1/2 Hebamme“ ausgehändigt, um sie immer wieder an ihre Wichtigkeit in der Schwangerschaft, während der Geburt und in der sehr verbindenden Zeit danach zu erinnern.

Mein Tipp für die Geburtsvorbereitung: *Ich empfehle jeder Schwangeren, sich rechtzeitig um eine gute Geburtsvorbereitung zu kümmern und damit spätestens in der 25. SSW zu beginnen. Erkundige dich vorher, wie viele Stunden der Geburtsvorbereitungskurs dauert und vor allem auch, welche Themen er umfasst. Die Krankenhäuser bieten häufig einen Kurs an, der über fünf bis sechs Wochen läuft und insgesamt zehn Stunden dauert. Wenn in diesem Kurs auch noch ein Paarabend inkludiert ist, „warne“ ich, denn der Hebamme wird dabei kaum Zeit bleiben, um gemeinsam mit den Frauen an der richtigen Einstellung zu arbeiten. Es ist zudem unmöglich, den Partner in zwei Stunden „fit für die Geburt“ zu machen.*

Unter der Internetadresse www.hebamme.at kannst du dich rechtzeitig um einen guten Geburtsvorbereitungskurs kümmern. Es wäre schade, wenn du durch eine zu späte Anmeldung bei einer engagierten Hebamme keinen Kursplatz mehr bekommst.

Ein kleiner Geheimtipp: *Hebammen, die zusätzlich zur regulären Hebammentätigkeit Zusatzangebote im Programm haben, zählen zu den engagierteren Hebammen, da sie weder Kosten, Zeit noch Mühe scheuen, ihr Repertoire zu erweitern, und können dadurch wesentlich effektiver helfen. Ein weiterer wichtiger Anhaltspunkt für eine gute Qualitätsarbeit einer Hebamme ist die Beschränkung der Teilnehmerinnenzahl auf maximal acht bis zehn Personen.*

4. Ernährung in der Schwangerschaft

Was darf ich essen, was darf ich nicht essen? Du wirst bezüglich der Ernährung in der Schwangerschaft sicherlich die verschiedensten Meinungen hören und lesen. Vor dem Hintergrund meiner Ausbildung in Traditioneller Chinesischer Medizin gebe ich dir in diesem Kapitel Tipps, wie du dich und dein Kind optimal ernähren kannst.

4.1 Gut zu wissen: grundsätzliche Traude Trieb-Ernährungstipps

Die Redewendung „Du bist, was du isst!" sagt alles! Selbst Paracelsus, Arzt und Philosoph, sagte schon: „Die Nahrung soll deine Medizin sein – die Medizin soll deine Nahrung sein."

Mein Kind wird JEDERZEIT optimal durch mich versorgt.
Es holt sich alles von mir, was es braucht. Sofern ich mich gesund –
mit energetisch hochwertigem Essen – ernähre und darauf achte,
dass meine Mineralstoffspeicher gut gefüllt sind!
Gut gekaut ist halb verdaut! Ich gönne mir, jeden Bissen
gut zu kauen (20-mal) – im Wissen, dass es mir besser schmeckt
und meine Gesundheit und die meines Kindes fördert. Ich gönne es mir,
mich für jede Mahlzeit gemütlich zu Tisch zu setzen.

Ich empfehle dir: Frühstücke wie eine Kaiserin, iss zu Mittag wie ein Königin und am Abend wie eine Bettlerin. Gerade in der Traditionellen Chinesischen Medizin wird die Überzeugung vertreten, dass der Mensch nur in der Früh bzw. im Laufe des Vormittags seine Nahrung wirklich gut verdauen kann. Nach der chinesischen Organuhr gibt es eine Maximalzeit und eine Minimalzeit. Das bedeutet, dass in der Maximalzeit die Organe des entsprechenden Elements besonders gut funktionieren. Genau zwölf Stunden später haben die Organe dieses Elements ihre Minimalzeit und arbeiten daher nur sehr eingeschränkt. Laut dieser chinesischen Organuhr funktioniert die Verdauung zwischen 7 und 11 Uhr (Maximalzeit von Magen und Milz) am besten und ab 19 Uhr kann der Körper kaum mehr verdauen, denn es geht in die Minimalzeit von Magen und Milz. Spätes Abendessen schwächt das Qì (die Energie) des Magens und kann zu Verdauungsstörungen führen, was sich durch Völlegefühl, Blähungen und saures Aufstoßen bemerkbar macht.

Mein Tipp: *Täglich ein Verdauungsspaziergang von 30 Minuten an frischer Luft. Spazierengehen bringt deine Gedärme in Schwung und zudem ist es auch ein gutes Ausdauertraining. Du gewinnst dadurch die dringend notwendige Kondition und Ausdauer für die Geburt! Wenn dann auch noch die Sonne dabei scheint (bitte auf eine Sonnenbrille verzichten!), verbesserst du deinen Vitamin-D-Status und gleichzeitig die Calciumaufnahme.*

Iss in Ruhe! Gönne dir für deine Mahlzeiten genügend Zeit! Schaffe dir eine harmonische Atmosphäre mit einer schönen Tischdekoration und angenehmer Musik. Bitte vermeide Streitgespräche und aufgebrachte Diskussionen während des Essens. Auch das Sehen oder Hören von Weltnachrichten ist kontraproduktiv. Kaue jeden Bissen gründlich und speichle die Nahrung gut ein, denn die Verdauung beginnt bereits im Mund. Durch das lange Kauen entfaltet sich erst der wirkliche Geschmack und du spürst viel früher ein Sättigungsgefühl. Somit kannst du eine unnötige hohe Gewichtszunahme (was mehr als 18 Kilogramm entspräche) vermeiden.

Iss regional und saisonal! Ich empfehle dir ausschließlich Früchte und Gemüse der Saison sowie möglichst aus der Region und aus kontrolliert biologischer Landwirtschaft zu kaufen und zu verarbeiten. Alles, was hier in unserem Klima wächst, ist für dich und dein Baby genau richtig. Greife deshalb unbedingt zu Obst und Gemüse aus kontrolliert biologischem Anbau, weil zahlreiche agrarwissenschaftliche Studien deutliche negative Veränderungen im Vitamin- und Mineralstoffgehalt von Obst und Gemüse aus dem konventionellen Anbau belegen. Durch die Monokulturen kommt es zum Raubbau der Ackerböden, der wiederum den Einsatz von künstlichem Dünger und Schädlingsbekämpfungsmitteln notwendig macht. Summa summarum kommt es dadurch zu einem Rückgang des Mineralstoff- und Vitamingehalts im Obst und Gemüse von 20 bis 40 %. Diese Tatsache wirkt sich negativ auf unsere Basen- und Mineralstoff-Balance aus.

Im Winter empfehle ich dir, alle Arten von Zitrusfrüchten zu meiden, denn sie wachsen in heißen Ländern und haben eine stark kühlende Wirkung, um den Menschen dort die Hitze erträglicher zu machen. Verwende stattdessen frische Kräuter und Gewürze, denn sie haben eine wärmende Wirkung und regen deine Verdauung an. Sie unterstützen das sogenannte „Verdauungsfeuer“: Die Gerichte werden durch die Zugabe von frischem Basilikum, Oregano, Thymian, Majoran und Koriander einfach bekömmlicher.

Trinke regelmäßig eine Tasse heißes Wasser! In der Traditionellen Chinesischen Medizin wird es „kaishui“ genannt, ihm werden ausgleichende Eigenschaften zugesprochen: es ist nicht Ying oder Yang, es neutralisiert Ungleichgewichte. Heißes Wasser belastet den Organismus nicht mit neuen Impulsen einer bestimmten Wirkrichtung: Im Gegensatz zu anderen Heißgetränken hat es keine nennenswerten Nebenwirkungen, gerade Kräutertees haben eine spezifische pharmakologische Wirkung. Heißes Wasser gilt in China als „Allheilmittel“: Heißes Wasser beseitigt die Verschleimung aus dem Darm und auch aus der Lunge (gerade bei einer Verkühlung!), es beseitigt eventuelle Müdigkeit und Erschöpfung. Wasser unterstützt die Zirkulation der Lebensenergie Qì und wird für die Zellentgiftung benötigt. Lass das Wasser am besten 10 Minuten kochen!

Mein Tipp: Trinke zwischen 1,5 und 2 Liter Wasser am Tag!

Einen Teil kannst du auch als Tee zu dir nehmen: Hier eignen sich erwärmende Yogi-Tees (Koriander, Sternanis, Nelke, Ingwer) sowie entblähende Tees (Anis, Fenchel, Kümmel, Koriander). Im Sommer helfen Pfefferminze, Salbei und grüner Tee, den Körper zu kühlen, deshalb diese Teesorten im Winter meiden. Wenn die Hitze sehr groß ist und du mit Wasseransammlungen in den Beinen und Armen zu kämpfen hast, dann hilft dir Maisbarttee. Er schwemmt das Gewebswasser aus, ohne deinem Baby zu schaden. Achtung: Sehr „hitzige" Schwangere (sie haben immer sehr warme Füße und eine Hitzeunverträglichkeit) sollen mit Ingwer und scharfen Gewürze (Pfeffer, Chili) vorsichtig sein, da diese dem Magen nicht bekommen und Nelke, Ingwer und Zimt bei ihnen – in größere Mengen eingenommen – sogar Wehen auslösen können. Nicht umsonst sind in meinem „Wehencocktail" (siehe dazu Kapitel 9.7 Natürliche Methoden der Geburtseinleitung bei Terminüberschreitung) Zimt, Nelke und Ingwer enthalten. **Grundsätzlich gilt: Tees in Maßen genießen,** nicht in Massen, da sie, wie oben erwähnt, eine pharmakologische Wirkung haben.

Die Außenhitze im Sommer erlaubt auch dir als Schwangere etwas Rohkost zu essen. Essen nach den Jahreszeiten ist gerade im Sommer ein Genuss und die Auswahl ist groß. Angefangen von Naschbeeren (Brombeeren, Heidelbeeren, Himbeeren, rote und schwarze Ribiseln/Johannisbeeren – allesamt sehr gut aufbauend fürs Blut) über Marillen/Aprikosen, Pfirsiche und Nektarinen bis über reifes, knackiges, sonnengereiftes Gemüse aus der Region – nutze die Vielfalt und vor allem gönne dir Obst und Gemüse aus kontrolliert biologischem Anbau.

Bitte keine Light-Produkte bzw. keinen künstlichen Süßstoff verwenden

Alle Light-Produkte beinhalten künstliche Süßstoffe. Die Zunge stellt die Geschmacksrichtung „süß" fest und sendet an die Bauchspeicheldrüse die Botschaft „Bitte Insulin produzieren". Da jedoch kein echter Zucker, sondern nur ein künstlicher, für den Körper nicht identifizierbarer Süßstoff nachkommt, reagiert dein Körper mit Heißhungerattacken auf Süßes, denn das ausgeschüttete Insulin will ja zum Einsatz kommen.

Kaffeekonsum reduzieren

Es ist sinnvoll, den Kaffeekonsum stark zu reduzieren. Kaffee ist ein Mineralstoff-, Vitamin- und Wasserräuber und fördert das Sodbrennen. Bei Kreislaufschwäche frühmorgens ist gegen eine Tasse Kaffee nichts einzuwenden – um es in Paracelsus' Worten zu sagen: Die Dosis entscheidet, ob es wie ein Heilmittel oder wie Gift wirkt.

Weißmehlprodukte und Zucker streichen

Produkte aus Weißmehl und zuckerhaltige Produkte bitte vollständig aus deiner Ernährung streichen. Damit wird deine Gewichtszunahme im Rahmen bleiben und du beugst Soorpilzinfektionen vor: Der weiße Hefepilz *(Candida albicans)* liebt jegliche Art von Zucker, angefangen von Haushaltszucker über Fruchtzucker (Obst) bis zu gesunden Alternativen wie Birkenzucker, Maismalzsirup u. Ä. Die idealen Bedingungen für die Vermehrung der Pilze finden sich in der warmen Scheide einer Schwangeren besonders dann, wenn die Pilze über die Ernährung mit Weißmehl, Zucker und Hefeprodukten „gefüttert" werden. Was Pilze nicht gerne haben, ist ein saures Milieu, da sie sich weniger gut an der Darm- bzw. Scheidenwand festhalten können. Deshalb empfehle ich entweder verdünnten Preiselbeersaft oder Grapefruitsaft oder täglich ein Glas Leitungswasser mit zwei EL Apfelessig; das beugt übrigens auch Harnwegsinfektionen vor.

Solltest du zu Hause noch eine Schublade mit Naschsachen und Salzgebäck haben, dann verschenke den Inhalt an die Nachbarskinder (Aus den Augen, aus dem Sinn!). Wenn dein Partner ein Naschkater ist, dann darf er gerne auswärts naschen, damit er dich nicht in Versuchung bringt. Dein Gewebe am Damm, am Busen, an Bauch und Oberschenkeln werden es dir danken, denn Süßigkeiten, Mehlspeisen und alle Produkte, die in großen Mengen raffinierten weißen Zucker enthalten, schädigen den Gewebskern und das lässt den Damm leichter reißen und begünstigt Dehnungsstreifen (Schwangerschaftsstreifen). **Gerade, wenn du Heißhunger auf Süßes hast, ist dies ein Mangelzeichen.** In diesem Fall fehlen dir Kohlehydrate in Form von Getreide sowie Mineralstoffe. Wenn du nach dem Essen noch immer Lust auf Schokolade oder eine andere Süßigkeit hast, dann enthält deine Ernährung zu wenig an gesunden Kohlehydraten. **Achtung:** Oft zeigen sich die Ernährungssünden erst drei bis vier Wochen vor der Geburt, denn dann ist die Spannung auf dem Gewebe so extrem, dass nur ein elastisches und gesundes Gewebe dem standhalten kann. In den letzten sechs Wochen der Schwangerschaft empfehle ich dir, den weißen Zucker nahezu komplett aus der Ernährung zu streichen – dein Gewebe und ganz speziell dein Damm werden es dir durch ein Heil-Bleiben danken. **Alternativen für raffinierten Zucker** sind Birkenzucker, Rohrohrzucker, Maismalzsirup, Agavensirup, Ahornsirup (sparsam), Fruchtsüße.

Insgesamt kann ich dir empfehlen: Jeden Morgen ein warmes Frühstück (siehe Kapitel 4.8), mittags oder abends eine Kraftsuppe (siehe Kapitel 4.9) und du wirst diese Gier nach Süßigkeiten in den Griff bekommen. Vor allem dann, wenn du gleichzeitig und regelmäßig die TT-Energie AKUT-Mineralstoffmischung in Kombination mit der TT-Gewebe fit-Mineralstoffmischung zu dir nimmst.

4.2 Wichtige Mengenelemente: Calcium und Magnesium

Wenn der Calciumhaushalt in der Schwangerschaft optimal ist, kann das Risiko für eine Frühgeburt, für schwangerschaftsbedingten Bluthochdruck und für ein geringes Geburtsgewicht massiv reduziert werden. Während der Wachstumsschübe (20., 24., 28., 32., 36. SSW) holt sich dein Baby von deinen Knochen und Zähnen eine Extraportion Calcium für den Aufbau seines Knochengerüstes und seiner Zahnanlage. Diese Tatsache kann bei dir zu Wadenkrämpfen, Nasenbluten, Zahnfleischbluten oder Zahnschmerzen führen. In diesem Fall helfen täglich 20 Stück der Schüßler-Salze Nr. 2 Calcium Phosphoricum, 10 Stück von Nr. 1 Calcium Fluoratum und auch vermehrt schwarzer Sesam, Leinsamen, Chia-Samen und der *Aufbaukalk 1 und 2* von Weleda. Wichtig ist diesbezüglich auch ein optimaler Vitamin-D-Status, da Vitamin D für die Aufnahme und den Einbau von Calcium benötigt wird.

Ernährungswissenschaftler und -wissenschaftlerinnen aus Deutschland, Österreich und der Schweiz sind sich darüber einig, dass eine Schwangere und v a. eine Stillende einen wesentlich höheren Calciumbedarf hat. Um den erhöhten Calciumbedarf zu decken, wird leider noch immer empfohlen, viele Milchprodukte zu sich zu nehmen. Milchprodukte verschleimen jedoch massiv deinen Magen und deinen Darm und ganz viele Schwangere reagieren darauf mit Blähungen und Verdauungsbeschwerden. In geringer Dosierung sind die fettreichen Milchprodukte wie Butter, Schlagobers/Schlagsahne und Sauerrahm erlaubt. Ein besonderes Verlangen nach oder auch eine Abneigung gegen Milchprodukte zeigt einen erhöhten Calciumbedarf an! Der grobstoffliche Calciumbedarf kann mit unten angeführten und empfohlenen Nahrungsmitteln gut gedeckt werden, den feinstofflichen Calciumbedarf kannst du dir ideal mit den TT-Mineralstoffmischungen Zahn & Wachstum inkl. Immun-Fit sowie Energie LANGZEIT zuführen.

Die Tagesdosis von 2 EL **schwarzem Sesam** deckt einen Großteil deines Calciumbedarfs. Du kannst den Sesam auf ein Butterbrot mit Schnittlauch geben, auf den Salat streuen oder kurz nach dem Anrichten der Kraftsuppe untermengen. Wenn du den Sesam am Abend einnimmst und ganz lange kaust, dann wirkt er sehr beruhigend und schlaffördernd. Der schwarze Sesam enthält achtmal so viel Calcium wie Milch. Um den erhöhten Calciumbedarf mit Milch zu decken, müsstest du mindestens 2 Liter davon trinken. Das hätte zur Folge, dass du dich vor Blähungen kaum retten kannst. Auch die Ansammlung von Wasser im Gewebe würde verstärkt werden.

Ein weiterer optimaler Calciumlieferant sind **Chia-Samen**. Diese „Power-Samen" waren schon für aztekische Läufer ein „Turbomittel". Sie haben einen extrem hohen Proteingehalt, Eisen sowie viel der essenziellen Omega-3- und Omega-6-Fettsäuren, die eine hohe antioxidantische Eigenschaft aufweisen und die das Immunsystem und auch das Gewebe stärken. Die Samenkörner sind geschmacksneutral. Du kannst sie ins warme Frühstück, ins warme Müsli oder in die Suppe einrühren bzw. über den Salat streuen. Ich empfehle eine Tagesdosis von 2 bis 3 TL in knapp 0,25 Liter Wasser für mindestens 10 Minuten quellen zu lassen, danach abzuseihen und ins Müsli zu geben. In den warmen Getreidebrei oder in die Suppe kannst du sie trocken dazugeben und die letzten paar Minuten einfach mitköcheln lassen.

Ein weiterer „Power-Samen" ist der **Hanfsamen**. Ähnlich wie der Chia-Samen ist er optimaler Protein-, Mineralstoff- und Fettsäurenlieferant. Hanf zählt zu den wenigen Pflanzen, die über ein vollständiges Aminosäurenprofil verfügen und zugleich dieses hochwertige Protein in großer Menge beinhalten. Daher dienen Hanfsamen als eine ideale Eiweißquelle und sind für Veganerinnen unverzichtbar. Die geschälten Hanfsamen sind zwar kürzer haltbar, jedoch sämiger und zarter in der Konsistenz als die ungeschälten. Als Richtwert für den täglichen Verzehr gelten 2 bis 3 EL Samen. Durch ihren hohen Ballaststoffanteil machen sie einen trägen Darm munter, wirken insgesamt gut bei Verdauungsproblemen und stärken das Immunsystem. Zusätzlich wirken sie kräftigend auf Haut, Haare und Nägel. Es ist immer gut, ein kleines Döschen Hanfsamen mit sich zu führen, denn die schmecken angenehm mild, haben eine leicht nussige Note und helfen optimal bei Heißhungerattacken. **Ein weiterer Tipp gegen Heißhungerattacken**: Drücke dir mit dem Zeigefinger für 3 Sekunden ca. zehnmal fest und direkt mittig unter deine Nase (Jin Shin Jyutsu, eine japanische Energiemassage).

Sonnenblumenkerne sind nicht nur Vogelfutter, in ihnen steckt pure Power – immerhin beinhalten 100 Gramm dieser knackigen Kerne mehr Eiweiß als ein Steak. Vielleicht haben die Inkas sie ja deshalb als göttlich verehrt. Sonnenblumenkerne sind absolute Spitzenreiter in Sachen Folsäure: Rund 100 Mikrogramm (µg) von diesem B-Vitamin stecken in 100 Gramm. Das macht sie besonders günstig für Schwangere und Stillende sowie für jene Frauen, die sich vegetarisch oder vegan ernähren, das sie einen erhöhten Bedarf an Folsäure haben. Mit 420 mg Magnesium sind Sonnenblumenkerne „die Stars" unter den Nüssen, Kernen und Samen. Dieses **Magnesium** ist wichtig für gute Nerven und gut funktionierende Muskeln (um Krämpfen vorzubeugen). Der hohe Anteil an ungesättigten Fettsäuren und ihre große Verfügbarkeit machen Sonnenblumenkerne außerdem zur idealen Basis für Speiseöl (bitte auf biologisches und kaltgepresstes zurückgreifen!), das reichlich Vitamin E vorzuweisen hat und angenehm neutral schmeckt. Vitamin E ist wichtig für das Gewebe. Anstelle von Chips & Co. empfehle ich, Maiswaffeln, Hirsestangerl und einen guten Aufstrich, darüber ein bis zwei TL Sonnenblumenkörner gestreut: Fingerfood, das gut schmeckt, glücklich macht und obendrein noch gesund ist.

Der **Leinsamen** ist ein Phänomen, was den hohen Gehalt an Eiweiß, Mineralstoffen, Ballaststoffen und Vitaminen betrifft. Er ist sehr reich an Eisen, Kalium, Magnesium und Calcium. Auch sein Vitamin B (B3/B5/B6)- und Vitamin-E-Gehalt kann sich sehen lassen. Ich bin der Meinung, dass er in keiner Küche fehlen sollte. Sofern du keinen breiigen oder dünnflüssigen Stuhl hast, empfehle ich dir, täglich einen EL ausgeschroteten Leinsamen zu dir zu nehmen, denn er wird deine Verdauung wunderbar regulieren. Ab der 36. SSW regelmäßig eingenommen, macht er deinem Baby den Geburtsweg optimal „rutschig". Mische dir den Leinsamen z. B. ins Apfelmus und schlucke ihn so unzerkaut hinunter.

Magnesiummangel ist verbreitet und steht im Verdacht, blut- und fruchtschädigende Wirkung zu haben. Er zeigt sich oft durch Wadenkrämpfe und Gier nach Schokolade. Außerdem wirkt sich ein Magnesiummangel im Blut auf die Insulin-Sensitivität aus und stellt einen Risikofaktor für Gestations- und Typ-2-Diabetes dar. Magnesium ist reichlich in Nüssen, ungeschwefelten und getrockneten Marillen/Aprikosen, Samen und Bananen vorhanden und kann im feinstofflichen Bereich optimal über das Schüßler-Salz Nr. 7 Magnesium Phosphoricum (15 Stück in heißem Wasser auflösen und schluckweise trinken, bekannt unter dem Ausdruck „Heiße Sieben") aufgefüllt werden. Ich empfehle, verordnete Magnesiumpräparate spätestens in der 36. SSW abzusetzen, da in meiner mehr als 25-jährigen Hebammenerfahrung vor allem Schwangere, die über Wochen schulmedizinische Magnesiumpräparate eingenommen haben, oft mehr als zehn Tage über den errechneten Termin gegangen sind bzw. während der Geburt oft unter einer Wehenschwäche litten.

Du siehst, wie einfach sich dein erhöhter Eiweiß-, Mineralstoff-, und Vitaminbedarf in der Schwangerschaft mit Hilfe einer gesunden Ernährung auch ganz ohne Pulver und Tabletten decken lässt. Ganz selten begegne ich Gynäkologen und Gynäkologinnen, die sich in Sachen Ernährung Fortbildungen gönnen: Daher kommen in der Schwangerschaft die bereits überholten Empfehlungen, viele Milchprodukte und viel frisch gepressten Orangensaft zu trinken. Bei stärkerer Gewichtszunahme und Wasser in den Beinen werden von den Ärzten und Ärztinnen salzlose Ernährung und Rohkosttage empfohlen, dem ich nicht zustimmen kann.

Mein Tipp: *Lass dich nicht verunsichern, vertraue auf dein Bauchgefühl, das fast immer recht hat! Welche Vitamine und Mineralstoffe sind für dich und dein Baby wichtig? In deiner Schwangerschaft legst du durch eine optimale Ernährung den Grundstein für eine gesunde Entwicklung deines Babys und auch für eine komplikationsfreie Schwangerschaft.*

Eine Fehl-Ernährung (einseitige Ernährung, Junkfood, Fertigkost, Softgetränke, Einsatz von Mikrowelle) verursacht eine Mangelversorgung mit lebenswichtigen Vitalstoffen, Vitaminen, Mineralien und Spurenelementen, die oft sogar noch im Erwachsenenalter nachweisbar bleibt. Dein täglicher Energiebedarf steigt in der Schwangerschaft nur um ca. 10 %, du hast jedoch einen Mehrbedarf an einzelnen Vitaminen und Mineralstoffen. Deine Schwangerschaft ist der optimale Zeitpunkt, um auf eine gesunde und abwechslungsreiche Ernährung mit viel Gemüse, Obst und Vollkornprodukten umzusteigen. Der Mineralstoffbedarf ist in der Schwangerschaft insgesamt erhöht, da dieser zum Aufbau des mütterlichen und kindlichen Gewebes notwendig ist. So kann ein Mangel an den Mineralstoffen Eisen, Calcium, Kalium und Magnesium zu einem geringeren Geburtsgewicht führen.

4.3 Die Bedeutung der Spurenelemente Jod und Eisen sowie von Vitamin C

Schwangere haben durch die um bis zu 50 % gesteigerte Produktion an Schilddrüsenhormonen einen erhöhten Jodbedarf. Ein Jodmangel während der Schwangerschaft kann das Risiko für Fehlgeburten und Missbildungen beim Fetus steigern. Jod ist ab der 10. bis 12. SSW frei plazentagängig, d. h. die kindliche Schilddrüse ist in der Lage, Jod aufzunehmen und Schilddrüsenhormone zu produzieren. Ein extrem hoher Prozentsatz sämtlicher im Handel erhältlicher Speisesalzsorten ist jodiert, daher kommt ein Jodmangel nur in Ausnahmefällen vor. Friedrich Graf (Gynäkologe, praktischer Arzt, der sich auf Homöopathie spezialisiert hat, Geburtshelfer und Autor mehrerer Fachbücher) warnt vor prophylaktischen Gaben von Eisen, Fluor und künstlichen Vitaminen. Eine präventive, überhöhte Aufnahme über spezielle Präparate sollte seiner Meinung nur dann erfolgen, wenn durch Blutuntersuchungen eindeutig ein intensiver Mangel an Eisen, Jod und Fluor nachgewiesen werden konnte.

Die Empfehlung, die Verbesserung des **Eisenstatus** vordergründig aus tierischen Quellen (Fisch, Fleisch, Milchprodukte) zu erreichen, ist überholt, denn neue Forschungsergebnisse zeigen, dass der Eisenbedarf auch sehr gut über pflanzliche Nahrung gedeckt werden kann. Ich empfehle eine abwechslungsreiche Ernährung mit **eisenreichen pflanzlichen Nahrungsmitteln in Kombination mit Vitamin C.** Dein **Vitamin**-C-Bedarf steigt in der Schwangerschaft um mindestens 10 %, da auch dein Baby sich an deinen Vitamin- und Mineralstoffspeichern bedient. Offizielle Einnahmeempfehlungen für Schwangere liegen bei 150 bis 250 mg Vitamin C pro Tag. Ich empfehle dir, deinen erhöhten Vitamin-C-Bedarf durch deine spezielle Ernährung und nicht in Form von chemisch hergestelltem Vitamin C aus dem Labor zu decken. Vitamin C zählt zu den sogenannten Antioxidantien und stärkt dein Immunsystem. **Eine ausreichende Versorgung von Vitamin C hilft deinem Körper, das Eisen aus der Nahrung aufzunehmen**, das für die kindliche Gehirnentwicklung enorm wichtig ist.

Obstsorten mit hohem Vitamin-C-Gehalt:
Hagebutten (100g/ 500–1000mg), Sanddornbeeren (100g/450mg),
Guave (100g/275mg) schwarze Ribiseln/Johannisbeeren (100g/177mg),
Papaya (100g/80mg), Kiwi (100g/70mg), Erdbeeren (100g/65mg) ,
Zitrone (100g/53mg), rote Ribiseln/Johannisbeeren (100g/35mg)
Äpfel (100g/20-30mg)

Gemüsesorten mit hohem Vitamin-C-Gehalt:
Petersilie (100 g/160 mg), Brokkoli (100 g/115 mg), Paprika (100 g/100 mg),
Grünkohl (100 g/105–150 mg), Rosenkohl (100 g/90–150 mg),
Rotkohl (100 g/50 mg), Weißkohl (100 g/45 mg), Spinat (100 g/50–90 mg),
Sauerkraut (100 g/20 mg)

Obst und Gemüse enthalten oft ebenso viel und teils deutlich mehr Eisen als Fleisch. Beispiele für Eisengehalt in der Nahrung (pro 100 Gramm):

- *Chlorella (Süßwasseralge) 12 mg*
- *Sesam 10 mg*
- *Amaranth 9 mg*
- *Weizen-Vollkornmehl (Typ 1700) 5 mg*
- *Schweinefleisch 1,5–2 mg.*

Wenn du in deine Ernährung auch noch Kürbiskerne, Sonnenblumenkerne, Hafer, Hirse, Vollkornprodukte, Sojabohnen, Hülsenfrüchte wie weiße Bohnen (in Kümmelwasser gekocht wirken sie weniger blähend) und Erbsen, Brokkoli, Mangold sowie Marillen/Aprikosen, Heidelbeeren, Himbeeren, Brombeeren und rote und schwarze Ribiseln/Johannisbeeren aufnimmst, kannst du deine Eisenvorräte optimal auffüllen. Die häufig verschriebenen grobstofflichen Eisenpräparate werden vom Magen meist nur sehr schlecht vertragen und verursachen oft Verstopfung. Mit Eisen angereicherte Säfte (von Roten Rüben und allen roten bzw. blauen Beeren) oder ein Kräuterblutsaft oder -dragees (*Kräuterblut® Floradix® mit Eisen* oder *Florabio® Kräuterblut® Saft*, in der Apotheke erhältlich) sowie meine feinstoffliche TT-Blutaufbau-Mineralstoffmischung (mit Ferrum Phosphoricum, Calcium Phosphoricum, Magnesium Phosphoricum, Manganum Sulfuricum usw.) sind ebenfalls pflanzliche Alternativen, um die Eisenversorgung zu verbessern.

Die oben genannte **Chlorella** (Süßwasseralge) ist aus der Naturheilkunde nicht mehr wegzudenken. Sie wird dort für die Schwermetallausleitung eingesetzt. Chlorella-Algen liefern nicht nur natürliches Eisen, sondern auch hochwertige Aminosäuren, reichlich Chlorophyll, Lutein und andere Carotinoide, bioverfügbares B 12 und Vitamin D. Neuere Studien belegen, dass die Chlorella-Einnahme während der Schwangerschaft die Weitergabe des mütterlichen Dioxins an das Kind deutlich senkt: Durch Chlorella konnte der Gehalt an Dioxin im Nabelschnurblut um ein

Viertel und in der Muttermilch um ein Drittel gesenkt werden. Bei jenen Schwangeren, die regelmäßig Chlorella eingenommen hatten, wurde nach der Geburt in der Muttermilch eine deutlich höhere Konzentration des Immunglobulins A festgestellt, welches das Infektionsrisiko von gestillten Kindern gesenkt hat. Chlorella scheint also vielschichtige positive Eigenschaften für Schwangere und Stillende zu bieten. Bei der Auswahl eines Chlorella-Präparats bitte auf eine schadstofffreie Kultivierung achten. Meinen Kinderwunsch-Frauen empfehle ich, vorhandene Amalgamfüllungen (die Quecksilber enthalten) noch vor einer Schwangerschaft professionell entfernen und gleichzeitig eine Schwermetallausleitung mit Chlorella und Bioresonanz-Therapie durchführen zu lassen. Bitte während einer Schwangerschaft auf gar keinen Fall Amalgamfüllungen entfernen, da dabei verstärkt Quecksilber freigesetzt wird.

4.4 Die Bedeutung von B-Vitaminen wie Folsäure und Cholin

Folsäure ist ausgesprochen wichtig für viele Vorgänge in unserem Körper. Dieses spezielle Vitamin B ist an der Zellteilung und -entwicklung beteiligt und beeinflusst die Bildung von DNA sowie den Eiweiß- und Fettstoffwechsel positiv. Insbesondere für Schwangere ist es wichtig, auf eine ausreichende Versorgung mit Folsäure zu achten, um einem Neuralrohrdefekt („offener Rücken", *Spina bifida*) vorzubeugen. Pro Tag sollten wir 400 Mikrogramm (µg) Folsäure über Lebensmittel aufnehmen. Das ist mit einer ausgewogenen Ernährung möglich, aber nicht ganz so einfach, denn Folsäure ist ziemlich empfindlich: Der Vitamingehalt nimmt bei langer Lagerung ab, außerdem bei langem und starkem Erhitzen sowie beim Warmhalten von Essen; teilweise geht er ins Kochwasser über. Damit die Folsäure in deinen Lebensmitteln optimal erhalten bleibt, solltest du sie möglichst frisch kaufen, schnell verarbeiten und nährstoffschonend garen. Spinat (unbedingt aus biologischem Anbau) ist ein optimaler Eisenlieferant und auch ein großartiger Folsäurespender: 100 Gramm enthalten 145 Mikrogramm.

Auch anderes grünes Blattgemüse enthält reichlich Folsäure:

100 g Eichblattsalat:	*100 μg Folsäure*
100 g Endivie:	*110 μg Folsäure*
100 g Feldsalat:	*145 μg Folsäure*
100 g Grünkohl:	*190 μg Folsäure*

Andere grüne Gemüsesorten sind ebenfalls gute Folsäurelieferanten:

100 g grüne Bohnen:	*70 μg Folsäure*
100 g Brokkoli:	*111 μg Folsäure*
100 g Porree:	*100 μg Folsäure*

Cholin (Vitamin B4) wird oft nicht beachtet, ist jedoch besonders in der Schwangerschaft essenziell, weil es für die Entwicklung deines Kindes eine zentrale Rolle spielt: es verbessert die Funktion des Mutterkuchens. Cholin- und betainreiche Lebensmittel sind Weizenkeime, Brokkoli, Sojabohnen, Eier und Quinoa.

4.5 Vitamin D in der Schwangerschaft

Vitamin D ist nicht nur für den Knochenstoffwechsel immens gut, da es für den Einbau von Calcium in die Knochen und Zähne zuständig ist, sondern auch für ein gut funktionierendes Immunsystem. Ist die Vitamin-D-Versorgung zu gering, kann das Risiko von Komplikationen in der Schwangerschaft wie z. B. Gestationsdiabetes, Schwangerschaftsvergiftung (EPH-Gestose) und einem Kaiserschnitt erhöhen. Ein Vitamin-D-Mangel in der Schwangerschaft kann einen Calcium-Mangel beim Neugeborenen verursachen und kann Grund für ein zu niedriges Geburtsgewicht sein. Im Weiteren wird vermutet, dass Asthma, allergische Reaktionen und das Auftreten eines Typ-1-Diabetes in der Kindheit auch auf einen Vitamin-D-Mangel zurückzuführen sind. Für einen guten Vitamin-D-Status ist nicht die Ernährung wichtig, sondern die Tatsache, dass du dich ausreichend dem Sonnenlicht aussetzt. Ich empfehle dir, täglich 30 Minuten an der Frischluft spazieren zu gehen und das Sonnenlicht in vollen Zügen zu genießen (unbedingt ohne Sonnenbrille!). In unseren Breitengraden reicht zwischen Oktober und Februar die UV-Einstrahlung für die körpereigene Vitamin-D-Synthese in der Haut leider oft nicht aus, deshalb ist es manchmal sinnvoll, vor allem bei entleerten Vitamin-D-Speichern in den Wintermonaten, Chlorella-Algen (Süßwasseralge) und Austernschalenkalk (z. B. enthalten im *Aufbaukalk 1* und *2* von Weleda) einzunehmen. Du kannst den Aufbaukalk auch gerne deinem Baby in den Wintermonaten geben. Die speziellen Arzneimittelkompositionen des Weleda-*Aufbaukalk 1* und *2* helfen dem Organismus, die mit der Nahrung aufgenommenen Substanzen und auch das feinstoffliche Calcium (Schüßler-Salze Nr. 1 Calcium Fluoratum und Nr. 2 Calcium Phosphoricum) besser aufzuschließen und zu verarbeiten. Eine Vitamin-D-Unterversorgung lässt sich durch eine Blutuntersuchung beim Arzt/der Ärztin bestimmen.

4.6 Die Bedeutung von mehrfach ungesättigten Fettsäuren

Mehrfach ungesättigte Fettsäuren sind **essenzielle Stoffe** für die menschliche Ernährung und somit lebensnotwendig. Diese können jedoch vom Körper nicht selbst hergestellt werden. Wenn du sie daher in deine Ernährung in ausreichender Menge einbaust, dann können diese durch deine Plazenta direkt zu deinem Kind gelangen und somit seine

Gehirnentwicklung optimal unterstützen. Im Weiteren kannst du damit einer Frühgeburt und bei dir einer Wochenbettdepression vorbeugen.

Mehrfach ungesättigte Fettsäuren wie Omega-3- und Omega-6-Fettsäuren kommen reichlich in Pflanzen oder **Pflanzenölen** (kaltgepresst und aus kontrolliert biologischem Anbau) vor, die sich optimal im Salatdressing einbauen lassen oder auch gerne teelöffelweise über das warme Frühstück gegeben werden können.

- *Leinsamen, Leinöl (56–71 %)*
- *Chia-Samen, Chiaöl (bis ca. 64 %)*
- *Hanföl (ca. 17 %)*
- *Walnussöl (ca. 13 %)*
- *Rapsöl (ca. 9 %).*

Ich empfehle allen Schwangeren, vermehrt Nüsse (Haselnüsse, Walnüsse), Mandeln, Samen (Leinsamen, schwarzer Sesam, Chia-Samen etc.) sowie Omega-3-Säure-reiche Öle in ihren Speiseplan einzubauen, um ihren erhöhten Bedarf an ungesättigten Fettsäuren zu decken.

4.7 Basis einer guten Ernährung: viel Gemüse, Obst, Getreide und wenig an tierischem Eiweiß

Pflanzenreiche Ernährung und Vollwertgetreide sind die beste Basisversorgung. Ich empfehle dir eine vorwiegend pflanzliche, abwechslungsreiche Ernährung in Kombination mit Vollwertgetreide. Sie ist nicht nur reich an Vital- und Mineralstoffen, sondern hilft dir, in der Schwangerschaft den vergleichsweise hohen Mehrbedarf an Vitalstoffen im Vergleich zum geringen Mehrbedarf an Kalorien zu decken.

Durch den übermäßigen Konsum an Milchprodukten und Fleisch kommt es oft zu einer Überversorgung mit Energie, Fett und Zucker sowie

Übersäuerung und zugleich zu einer Unterversorgung an vielen essenziellen Nährstoffen, komplexen Kohlenhydraten und Ballaststoffen. Mit steigender Proteinzufuhr, insbesondere aus tierischen Lebensmitteln, steigt die Calciumausscheidung. Menschen, die wenig oder keine tierischen Lebensmittel konsumieren, scheiden demnach weniger Calcium aus.

Eine optimale pflanzenreiche Ernährung sollte zu mehr als 50 % aus Gemüse, Obst, Kräutern und Sprossen bestehen, der Rest aus kohlenhydrat- und proteinreicherem Bio-Getreide, glutenfreiem Pseudogetreide (Quinoa, Amaranth, Wildreis, Buchweizen), Hülsenfrüchten, Nüssen und Samen. Eine wunderbare Eiweißquelle sind auch Sojaprodukte (Sojadrinks, Tofu, Temphe). Wenn schon tierisches Eiweiß, dann bitte aus artgerechter Haltung (Mutter-Tier-Kuhhaltung, Freilandhühner, Freilandeier), was ein „tierwürdiges" Schlachten impliziert. Zivilisationskrankheiten wie Arterienverkalkung, Arthrose, Gicht und Herzinfarkt werden unter anderem dem hohen Konsum an tierischem Eiweiß zugeschrieben. Noch vor 100 Jahren wurde maximal einmal pro Woche Fleisch konsumiert, jetzt steht in vielen Familien nahezu täglich tierisches Eiweiß auf dem Speiseplan. Ich empfehle dir, Milchprodukte vom Schaf und von der Ziege zu konsumieren, da sie wesentlich besser verdaulich sind als Kuhmilchprodukte.

Alternativen zu Kuhmilchprodukten

1. Soja

Kuhmilchallergiker/innen und Menschen mit Laktose-Intoleranz haben Produkte aus Soja schätzen gelernt, da sie eine optimale Alternative für Milchprodukte sind. Für Veganer und Vegetarier stellen Sojaprodukte eine gute Eiweißquelle dar. Soja ist cholesterinfrei und enthält viel Gutes für deine Gesundheit und die deines Babys:

- hochwertiges Eiweiß: für Zellaufbau, Regeneration der Zellen, Energiereserven für den Körper;
- viele Mineralstoffe und Vitamine;

- hoher Anteil an mehrfach ungesättigten Fettsäuren: wichtig für Gefäße, Gehirn und Herz;
- hoher Anteil an Ballaststoffen: gut für die Verdauung.

Achtung: Manche Menschen reagieren allergisch auf Soja, zum Beispiel Birkenpollenallergiker/innen, denn bestimmte Eiweiße in Soja-Lebensmitteln ähneln dem Allergie auslösenden Eiweiß der Birkenpollen. Allergiker/innen reagieren im schlimmsten Fall auf beides – eine sogenannte Kreuzallergie. Birkepollenallergiker/innen haben auch oft Kreuzreaktionen mit Äpfeln und Karotten.

Sojabohne

Sojabohnen dürfen – wie unsere heimischen Hülsenfrüchte – nicht roh gegessen werden. Sie eignen sich gut für Eintopfgerichte, bleiben beim Garen fest und zerfallen nicht so leicht. Sojabohnen geben Speisen einen angenehm nussigen Geschmack. Gekocht kannst du aus ihnen Gerichte wie Bratlinge, Salatzubereitungen oder eine Gemüsebeilage herstellen.

Sojadrink

In der traditionellen Herstellung weicht man Sojabohnen in Wasser ein. Danach werden sie vermahlen und mit Wasser gekocht. Anschließend wird das Püree ausgepresst und gesiebt. Die gewonnene Flüssigkeit ist der Sojadrink. Er bietet eine gute Alternative zu Milch, gerade bei Milchzuckerunverträglichkeit. Da der Calciumgehalt nicht an den der „normalen“ Milch (Kuhmilch hat 120 mg Calcium pro 100 ml, Sojamilch nur 13 mg pro 100 ml) heranreicht, gibt es die Drinks auch mit Calcium angereichert im Handel zu kaufen.

Was den Vitamingehalt betrifft, ist die Sojamilch der Kuhmilch um einiges voraus. In der Sojamilch ist fast viermal so viel Folsäure enthalten. Auch der Vitamin-E-Gehalt ist in der Sojamilch höher. Auch wenn es mittlerweile zusätzlich zu Sojadrink natur auch schon verschiedene Geschmacksrichtungen gibt, empfehle ich dir deinen Wunschgeschmack selbst zu zaubern, z. B. mit frischen Heidelbeeren, Himbeeren, Brombeeren, Marillen /Aprikosen oder auch mit echter Bourbon-Vanille aus der Schote.

Tofu – der Sojatopfen/-quark

Sojatopfen/-quark entsteht, indem das in Wasser gelöste Sojapüree durch den Zusatz an Nigari (Bittersalz aus Meerwasser) gerinnt. Das Eiweiß fällt aus und verwandelt sich in eine topfen-/quarkähnliche Masse. Diese wird so lange gepresst, bis die Masse die gewünschte Konsistenz erreicht hat. Der so entstandene Tofu ist sehr gut verdaulich und eher neutral im Geschmack. Er lässt sich deshalb hervorragend zur Herstellung von süßen wie auch pikanten Speisen verwenden: roh, in Salaten, Suppen oder in Aufläufen. Geräucherter Tofu erinnert vom Geschmack her ein bisschen an Fleisch und hilft optimal bei der Umstellung zur vegetarischen Ernährung.

Tempeh – fermentiertes Sojaprodukt

Tempeh stammt ursprünglich aus Indonesien. Eingeweichte, gekochte Sojabohnen reifen unter Zugabe einer Schimmelpilzkultur. Tempeh erhält dadurch einen weißen Überzug aus Edelschimmel und einen kernigen Biss. Es ist wie Tofu leicht verdaulich, besitzt aber einen intensiven Geschmack, der an Pilze erinnert. Tempeh wird in Scheiben geschnitten, in Sojasoße getunkt, angebraten oder frittiert. Für Vegetarier und Veganer ein ideales Produkt: durch die Fermentation ist es im Gegensatz zu anderen Sojaprodukten reich an Vitamin B12. Dieses Vitamin kommt ansonsten fast ausschließlich in tierischen Lebensmitteln vor. Es ist wichtig für die Bildung und den Abbau einzelner Aminosäuren sowie die Reifung von Körperzellen, insbesondere von roten Blutkörperchen.

Sojasoße

Das wohl bekannteste Würzmittel für asiatische Gerichte ist die Sojasoße. Hergestellt wird sie aus fermentierten Sojabohnen und eventuell geröstetem Getreide. Aufgrund der Fermentation kann die Soße Alkohol enthalten. Der traditionelle Reifeprozess dauert ungefähr sechs Monate, bei hochwertigen Sorten bis zu fünf Jahren. Die gewonnene Soße wird gefiltert und pasteurisiert. Sie wird zum Marinieren, als Dipsoße, für Suppen oder zum Verfeinern von herzhaften Gerichten verwendet. Ich empfehle, prinzipiell das Essen erst am Schluss zu würzen – besonders der salzige Geschmack, am Schluss beigefügt, stärkt dein Nieren-Qì (nach der Lehre der fünf Elemente Holz, Feuer, Metall, Wasser und Erde dem Wasser-Element zugeordnet). Frei nach Paracelsus' Worten gilt auch hier: Die Dosis macht aus, ob etwas wie ein Gift oder ein Heilmittel wirkt. Also bitte sparsam verwenden.

2. Schafsmilch

Weil die Schafsmilch ähnlich zusammengesetzt ist wie die Kuhmilch, bildet sie oft keinen Ersatz bei Kuhmilchunverträglichkeiten. Schafsmilch ruft jedoch weniger Allergien als Kuhmilch hervor, weil sie weniger Kasein enthält und auch den Darm und die Lunge weniger „verschleimt". Ähnlich wie die Ziegenmilch ist auch die Schafsmilch gut verdaulich, daher wirkt sich ihr Konsum bei Magen- und Darmproblemen oft positiv aus. Ihre Inhaltsstoffe wirken beruhigend auf die Haut und die Kopfhaut, weswegen sie bei Haut- und Kopfhautproblemen zum Einsatz kommt. Sie ist wertvoll für den Aufbau des Immunsystems, was im langen Verdauungstrakt der Schafe seine Erklärung findet: die Tiere schließen viel mehr der wichtigen Vitamine und Spurenelemente auf und geben sie über die Milch an den Menschen weiter.

3. Ziegenmilch

Der größte Anteil an Ziegenmilch wird in Europa zum Ziegenkäse verarbeitet. Ziegenmilch hat einen leicht süßlichen, doch auch einen sehr „strengen Geschmack", verursacht durch den hohen Gehalt an Caprinsäure. Aufgrund der hohen Rate an Kuhmilchallergikern/innen gibt es mittlerweile auch schon Babynahrung aus Ziegenmilch (oder auf Sojabasis).

4. Stutenmilch

Stutenmilch ist ein altes bewährtes Heilnahrungsmittel. Seit Jahrtausenden wird es in der Medizin prophylaktisch als auch therapeutisch verwendet. Stutenmilch ist aufgrund der besonderen Zusammensetzung – sie ist eine fettarme Albumin-Globulin-Milch – der Muttermilch sehr ähnlich und sehr gut verträglich. Wie die Rohmilch bleibt die Stutenmilch unbehandelt: weil sie viel Albumin enthält, würde sie beim Kochen ausflocken; sie wird deswegen zur Haltbarmachung nicht erhitzt, sondern nach dem Melken gefiltert und schockgefroren. Im Vergleich zur Kuhmilch ist sie um einiges teurer und ist auch nicht so leicht im Handel erhältlich.

4.8 Ein warmes Frühstück – Kraftquelle für den ganzen Tag

Der Verdauungstrakt arbeitet am besten, wenn er es schön warm hat. Deshalb ist in den Monaten mit einem „R" im Monatsnamen ein warmes Frühstück sehr empfehlenswert, um den Verdauungstrakt bei seiner Arbeit – gerade in der kalten Jahreszeit – zu unterstützen. Ein süßes Getreidegericht, eine Gemüsesuppe oder gekochte Hirse, Reis, Quinoa oder Amaranth mit Spiegelei und Kräutern helfen dir, den Tag energiegeladen zu beginnen und zu durchleben. Im Folgenden einige Rezeptideen.

Früchteragout (glutenfrei)

Hirse im Verhältnis 1 zu 3 oder Vollkornrundreis im Verhältnis 1 zu 2 mit Wasser vermengen und ca. 10 Minuten köcheln und anschließend noch 5 Minuten quellen lassen. In der Nachquellzeit 2 TL schwarzen Sesam oder 3 TL Chia-Samen dazugeben. Während die Hirse bzw. der Vollkornreis köchelt, dünstest du Früchte der Saison und gibst noch 3 bis 4 Walnusskerne (besonders reich an Lecithin und somit gut fürs Gehirn) dazu. Wenn du wirklich reif geerntete Früchte verwendest, dann brauchst du das

Gericht nicht zu süßen. Wenn du unbedingt süßen möchtest, dann mit Birkenzucker, Maismalz- oder Agavensirup. Du kannst dieses Gericht mit den erwärmenden Gewürzen Zimt und Bourbon-Vanille noch verfeinern. Wenn du eher ein „pikanter" Typ bist, kannst du anstelle der Früchte gedünstetes Gemüse mit der Hirse bzw. mit dem Reis kombinieren. Am Schluss verfeinerst du dieses Gericht mit ein wenig frisch geriebenem Parmesan. Die Hirse ist besonders reich an grobstofflicher Kieselerde, die besonders gut für Nägel, Haare und Gewebe ist.

Dinkelgrießbrei (glutenhaltig)

3 bis 4 EL Dinkelgrieß in ca. 0,25 Liter Sojamilch oder Reismilch einrühren und kurz aufkochen lassen, anschließend 2 TL Sonnenblumenkerne oder 2 TL schwarzen Sesam dazugeben und das Ganze 5 bis 7 Minuten auf der niedrigsten Energiestufe quellen lassen. Kurz nach dem Anrichten z. B. mit Heidelbeeren, Himbeeren, frisch geriebenem Apfel oder Birne vermengen (je nach Saison). Wenn du unbedingt eine Banane verwenden möchtest, dann empfehle ich dir sie mitzukochen und mitquellen zu lassen und auch noch mit einer Prise Zimt und Bourbon-Vanille zu „neutralisieren".

Polenta-Frühstück (glutenfrei)

125 ml warmes Wasser (oder ein Teil Wasser, ein Teil Reismilch) mit 2 bis 3 EL Polenta (Maisgrieß) und einer Prise Salz kurz aufkochen lassen. Anschließend auf geringster Energiestufe für ca. 10 Minuten zugedeckt quellen lassen. Während die Polenta quillt, kannst du dir Früchte der Saison und/oder ungeschwefelte Trockenfrüchte andünsten und sie dann mit der Polenta vermischen. Als Abschluss empfehle ich dir 2 TL Sesammus (Tahin) beizumengen, das ist ein absoluter Calcium-Kick. Bist du ein „pikanter" Typ, einfach gedünstetes Gemüse dazugeben. Aus Polenta lässt sich auch eine vorzügliche Suppeneinlage zubereiten: Die breiige Polentamasse auf ein Backblech streichen, mit frisch geriebenem Parmesan bestreuen und im Backofen ca. 10 Minuten gratinieren. Danach in kleine Rauten schneiden und der Suppe vor dem Servieren beigeben.

Wenn du es dir am Anfang noch nicht vorstellen kannst, dir ein warmes Frühstück zuzubereiten, dann versuche doch einmal Getreideflocken mit warmer Reismilch, kombiniert mit Nüssen oder Samen (wie z. B. Sonnenblumenkernen, Haselnüssen, Walnüssen). Sollte auch das noch eine Herausforderung für dich sein und bevorzugst du nach wie vor Brot zum Frühstück, dann besorge dir dein Brot oder deine Vollkornsemmel bitte beim Biobäcker, denn das **Vollkorngebäck von nahezu allen Lebensmittelketten ist tiefgefroren und hat daher kaum mehr ein Qì (Lebensenergie).** Wenn du dein Brot oder dein Weckerl dann kurz toastest, kommt es dem warmen Frühstück schon nahe.

4.9 Suppen – kräftigend und harmonisierend

Mein Tipp: *In den Monaten mit einem „R" im Monatsnamen empfehle ich dir nicht nur das warme Frühstück einzunehmen, sondern dir täglich zu Mittag oder am Abend (spätestens bis 19 Uhr) auch eine Kraftsuppe zu gönnen!*

Suppen sind einfach zu kochen und können ein guter Einstieg für eine gesündere Ernährung sein. Vor allem empfehle ich sie allen schwangeren Frauen, um genügend Reserven für die Zeit nach der Geburt aufzubauen. Diese Suppen sind für alle Menschen einfach wunderbar harmonisierend. Sie sind besonders für Frauen geeignet, die aufgrund starker Regelblutungen oder verstärkter Blutung während oder nach der Geburt sehr viel an Blut und Qì verloren haben.

Getreidebreie sind wahre „Kraftsuppen". Im Getreidekorn steckt die ganze Information, die geballte Kraft der Pflanze. Das Getreide ist ein hervorragender Energielieferant für jeden Tag!

Wenn du das Getreide richtig zubereitest und gut kaust, ist es leicht zu verdauen, es entgiftet deinen Körperorganismus und spendet dir und deinem Baby viele wichtige Nähr- und Mineralstoffe. Aus Sicht der chinesischen Ernährungslehre sollte Getreide nur gekocht gegessen werden, rohes Getreide in Form von Frischkornbrei ist harte Arbeit für den Magen. Viele Menschen sind der Meinung, Müsli mit Jogurt und rohem Obst sei für jeden Menschen das gesündeste Frühstück. Durch zu viel Rohkost wird jedoch das Qì der Mitte mit der Zeit „verletzt", der Funktionskreislauf Magen-Milz, der für den gesamten Stoffwechsel zuständig ist, kann dadurch die Nahrung immer schlechter transportieren und umwandeln.

Pikante Hirsesuppe (glutenfrei)

Sie kräftigt das Magen- und Milz-Qì und nährt das Blut.

Zutaten: Hirse, Karotten, Kartoffeln, Zwiebeln, Olivenöl, Muskat, Pfeffer, Salz; frische Kräuter, Eidotter.
Die Hirse separat (wie bereits beim warmen Frühstück beschrieben) vorkochen. In wenig Olivenöl die geraspelten Karotten, Kartoffeln und Zwiebeln anrösten. Mit Muskat, Pfeffer und Salz würzen, mit 1 Liter Wasser aufgießen und die vorgekochte Hirse dazugeben. Ganz zum Schluss rührst du den Eidotter und die frischen Kräuter dazu. Beim Anrichten streust du 1 TL frisch geschnittenen Schnittlauch oder Petersilie und 1 bis 2 TL schwarzen Sesam drüber.

Mein Tipp: Immer wenn du für ein Hauptgericht Hirse/Reis/Polenta/Quinoa/Amaranth kochst, bereite einfach gleich eine größere Menge zu und bewahre den Rest in einer Glas-/Plastikbox im Kühlschrank auf. Somit kannst du dir ganz schnell ein warmes Frühstück bzw. eine Getreidekraftsuppe zaubern.

Gerste-Gemüse-Suppe (glutenhaltig)

Ein sehr nährendes Gericht, welches das Qì und das Blut stärkt.

Zutaten: Vollkorngerste, Champignons, Zwiebeln, Stangensellerie, Chia-Samen, frische grüne Erbsen, Karotten, Fisolen, Salz, Pfeffer, Petersilie, Butter.
Hierbei die Gerste mindestens 5 Stunden (besser noch über Nacht) in Wasser einweichen und anschließend für ca. 1,5 Stunden kochen. Das Gemüse in Butter andünsten, wenig salzen, mit wenig Wasser aufgießen, 15 Minuten kochen lassen und dann der Gerstensuppe beimengen. Die Champignons und Chia-Samen erst in den letzten 5 Minuten dazugeben. Ganz zum Schluss mit Salz, Pfeffer und Petersilie abschmecken. Gerste wirkt übrigens optimal milchbildungsfördernd; deshalb wird den stillenden Müttern auch immer Malzbier empfohlen – bitte eine alkoholfreie Sorte wählen. Achtung: Frische Petersilie hemmt die Milchbildung, deshalb sollten sie stillende Mütter in dieser Rezeptur einfach weglassen.

Reissuppe bzw. Reis-Congee (glutenfrei)

Grundrezept: Man kocht Natur-Reis (ungeschälten Reis) und Wasser in einem Verhältnis von etwa 1 zu 6. Die Menge des Wassers bestimmt die Dicke des Breis. Wenn du es lieber nicht so breiig magst, dann gibst du einfach mehr Wasser dazu. Der Reis quillt sehr stark auf, nimm also nicht zu viel davon. Gib den Reis in einen Topf mit guter Isolierung und einem schweren Deckel. Wichtig ist, den Reis nach kurzem Aufkochen nur auf kleinster Flamme köcheln zu lassen, da er sonst anbrennt. Benutze bitte keine Schnellkochplatte.

Mein Tipp: Du kannst den Reis in einem Topf auf der Herdplatte aufkochen lassen. Anschließend stellst du den Topf mit Deckel in den vorgeheizten Backofen und lässt die Reissuppe 2 bis 4 Stunden langsam dahinköcheln.
Je länger der Reis kocht, umso mehr stärkt er Qì und Blut!

Süße Reissuppe

Zutaten: Vollkornrundkornreis oder Süßreis (Mocci-Reis), 3 Stück ungeschwefelte Trockenmarillen/-aprikosen (im Sommer gerne frische), Sojadrink oder Reisdrink, Butter, gemahlener Mohn.
Bereite den Reis dabei je nach Jahreszeit mit den getrockneten oder frischen Früchten nach dem Grundrezept zu und gib am Ende der Kochzeit etwas Sojadrink oder Reisdrink und 1 TL Butter dazu. Zum Schluss streust du noch 1 bis 2 TL gemahlenen Mohn drüber. Du kannst den Geschmack mit etwas Zimt, echter Bourbon-Vanille und Rosinen noch verfeinern. Mohn in Kombination mit Marillen /Aprikosen wirken intensiv anregend auf die Milchproduktion!

Bunte Reissuppe

Zutaten: Langkornreis, Roter Reis, Wilder Reis, Safran, Eigelb, Blütenpollen, wenig Schlagobers/Schlagsahne (gibt es auch auf Sojabasis) und Maismalzsirup.
Bei diesem Rezept alle Reissorten nach dem Grundrezept weichkochen. Am Schluss eine Prise echten Safran, das Eigelb, 2 EL Blütenpollen und 4 EL Schlagobers/Schlagsahne dazugeben und nach Bedarf mit Maismalzsirup süßen. Wenn du es lieber pikant hast, dann gibst du einfach statt der Blütenpollen und des Maismalzsirups gedünstetes Gemüse dazu.

Reis-Gongee mit Trockenfrüchten

Zutaten: Vollkornrundreis, Butter, Trockenfrüchte, Haselnüsse.
Den Vollkornrundreis laut Grundrezept zubereiten. Etwas Butter zerlassen und die klein geschnittenen Trockenfrüchte und 3 bis 5 Haselnüsse kurze Zeit weich dünsten und anschließend mit Reis-Gongee vermengen.

Kastanien-Reissuppe

Sie stärkt neben Qì und Blut auch deine Niere und ist gut bei „geistiger" als auch körperlicher Erschöpfung. Schon Hildegard von Bingen hat Maroni bei Erschöpfung empfohlen: Wenn es keine frischen Maroni gab, empfahl sie diese Suppe mit getrocknetem Maronen-Mehl zuzubereiten. Maroni sind süß und warm und stärken die Niere und das Gehirn.

Zutaten: Vollkornrundreis oder Süßreis, Maroni, 5 Walnüsse, Maismalzsirup.

Reis nach Grundrezept kochen. In der letzten Stunde die geschälten Maroni dazugeben und ganz am Schluss noch 5 klein geschnittene Walnüsse hinzufügen und nach Bedarf mit Birkenzucker oder Maismalzsirup süßen.

Hühner-/Rinds-/Kalbs- oder vegane Kraftsuppe

Zutaten für die Kraftsuppe: 1 glückliches Bio-Huhn (ohne Haut) oder ca. 500 Gramm Bio-Rindfleisch oder Bio-Kalbfleisch inkl. Knochen

> *! Bei Verkühlung oder beginnender Krankheit unbedingt anstelle des Hühnerfleisches das Bio-Rindfleisch oder Bio-Kalbfleisch oder ausschließlich Gemüse verwenden, da laut Traditioneller Chinesischer Medizin das Geflügel den krankhaftmachenden Faktor (Viren, Bakterien, Keime) gefangen hält und dadurch die Gesundung erschwert.*

2 Bund Bio-Suppengemüse, 5 Karotten, 1 ganze Zwiebel, 2 Knoblauchzehen; 1 Beutel TT-TCM-Kräuter für die Kraftsuppe; 3 Papier-Teefilter gefüllt mit je 3 EL Bio-Dinkel, Bio-Gerste, Bio-Hafer, Bio-Weizen oder Vollkorn-Rundkornreis.

Huhn/Rind/Kalb mit allen Zutaten einschließlich des Beutels mit den chinesischen TCM-Kräutern in einen Topf mit 4 bis 5 Liter kaltem Wasser zustellen, ca. eine Stunde zugedeckt köcheln lassen. Den Teil der Suppeneinlage, den du später noch essen möchtest (wie z. B. Fleisch, Karotten und Getreide), dann herausnehmen, das restliche Suppengemüse und die Knochen im Topf lassen und zusammen mit den TCM-Kräutern weitere drei Stunden köcheln („lächeln") lassen. In den letzten 1,5 Stunden der Kochzeit gibst du die verknoteten Papier-Teefilter mit dem Getreide dazu und lässt es mitköcheln: so kannst du am Schluss, wenn die Kochzeit beendet ist, die Beutel wieder leicht aus der Suppe „fischen". Du öffnest sie und kannst das gequellte Getreide optimal als Suppeneinlage verwenden. Nun auch das Suppengemüse, die Knochen und Kräuter herausnehmen und die Suppe abseihen. Erst am Schluss mit Sojasauce oder Salz würzen – damit wird die Essenz ganz speziell gestärkt.

*Diese **Kraft-Suppe** kannst du selbstverständlich auch **vegetarisch** zubereiten: dann einfach das Fleisch durch 1 kg Gemüse der Saison ersetzen (optimal sind Kürbis, Sellerie, Karotten, Lauch, Gelbe und Rote Rüben sowie eine Tasse Kidneybohnen aus der Dose oder getrocknete Bohnen, die über Nacht in reichlich Flüssigkeit eingeweicht werden müssen, das Einweichwasser wegschütten – Garzeit danach 60 Minuten), 9 EL Quinoa/Amaranth (je 3 Papier-Teefilter gefüllt mit 3 EL des Getreides) und die TT-TCM-Kräuter für die Kraftsuppe. Auch hier empfehle ich dir, jenes Gemüse und Getreide, das du danach als Suppeneinlage essen möchtest, nach maximal einer Stunde herauszunehmen, den Rest der Suppenzugaben und auch den mit den chinesischen Kräutern gefüllten Beutel 3 Stunden weiterköcheln lassen, danach abseihen. Beim Anrichten kannst du der Suppe noch gewürfelten Tofu zugeben sowie mit 1 bis 2 TL Sojasauce abschmecken und zusätzlich 1 TL frisch geschnittenen Schnittlauch und 1 TL schwarzen Sesam darüberstreuen.*

***Mein Tipp:** Karotten und Fleisch in einem Gefäß und den Suppenfond in einem anderen Gefäß (1,5 bis 2 Liter-Glas-/Plastikbehälter) getrennt aufbewahren. So ist alles bis zu vier Tagen im Kühlschrank haltbar.*

Im 8-wöchigen **Wochenbett** solltest du dir die Kraftsuppe **einmal pro Woche** zubereiten. In der wärmeren Jahreszeit von Juni bis September rate ich dir, 9 EL Bio-Weizen oder 9 EL Bio-Gerste in die Suppe zu geben, damit sie energetisch nicht zu „heiß" wird. Im Winter oder bei intensiver Erschöpfung kannst du 9 EL Hafer dazugeben.

5. Dein Körper in der Schwangerschaft

Eine Schwangerschaft stellt für den weiblichen Körper so etwas wie einen positiven Ausnahmezustand dar. Du wirst zahlreiche Veränderungen sowohl auf physischer als auch auf psychischer Ebene bemerken: Damit werden optimale Rahmenbedingungen geschaffen, sodass sich dein Sonnenschein in dir ideal entwickeln kann.

5.1 Die Bedeutung und Wichtigkeit deines Beckenbodens

Die Evolution wurde vor eine ganz schön komplizierte Aufgabe gestellt, als der Mensch sich entschloss, aufrecht zu gehen. Die Wirbelsäule musste nun das ganze Gewicht in der vertikalen Position abfedern. Die Bauchwand diente sodann als Tragehilfe und es entwickelte sich unser Beckenboden. Er ist ein wahres Meisterwerk und ein wichtiges „Stockwerk" in unserem Körperhaus. Diese handtellerdicke Muskelplatte stellt eine der wichtigsten Muskelgruppen des ganzen Körpers dar. Er besteht aus drei übereinander gelagerten Muskelschichten und ist zusätzlich quer und längs verstrebt. Deshalb ist er auch **in der Lage, das Gewicht des Oberkörpers inklusive aller Organe im Bauchraum zu tragen.** Das nach vorne und unten offene knöcherne Becken wird von den Bauch- und Beckenbodenmuskeln dynamisch umschlossen. After, Scheide und Harnröhre sind in den Beckenboden eingebettet. Sie sind einerseits wertvolle „Ausgänge", sowohl für die Harn- und Stuhlentleerung als auch für die Geburt, andererseits jedoch **auch Schwachstellen in dieser stützenden Beckenbasis.**

Durch konsequenten Einsatz des Beckenbodens, das bedeutet, den Beckenboden „bewusst" in den Alltag zu integrieren, gewinnt der gesamte Körper an Stabilität, da alle wichtigen Muskelgruppen des unteren Rückens zum Beckenboden verlaufen. Im Weiteren ist der Beckenboden mit den wichtigsten Muskelgruppen im Becken, am Bauch und an den Beinen vernetzt. Ein gut funktionierender, aktiver Beckenboden hat somit positive Auswirkungen auf den gesamten Körper – vom Scheitel bis zur Sohle. Dadurch können sogar Blasen- und Gebärmuttersenkungen als auch deren Folgen, die sogenannte Stress-Inkontinenz (spontaner Harnverlust beim Springen, Hüpfen, Heben, Niesen, Tanzen, Lachen, Treppensteigen), verhindert werden.

Im Körperbereich Becken werden die Vorgänge von Geben (sich öffnen), Nehmen und Halten (sich schließen) auf zweifache Weise sichtbar: Die Blase und der Enddarm liegen im Beckenraum und sind die Speicherorgane für die Endprodukte unserer Verdauungsprozesse. Die Harnröhre und der After sind die Organe für die Entleerung. Im Beckenraum befinden sich auch die weiblichen Geschlechtsorgane. Geben und Empfangen verbinden sich im Sexualleben auf besondere Weise.

Die Schwangerschaft ist eine Zeit des Tragens und Haltens und führt hin zu dem wohl stärksten Akt des Sich-Öffnens – der Geburt eines Kindes. Ein emotional offener, unbelasteter Zugang zu diesen lebensnotwendigen Prozessen – Sexualität und Ausscheidung – ist mitbestimmend für unser gesamtes Wohlbefinden und vor allem für unsere körperliche, seelische Entwicklung. Der Grundstein wird in der Kindheit gelegt. Ein behutsames Hinführen zur selbstbestimmten Harn- und Stuhlausscheidung (kein Topfzwang!) und eine liebevolle Begleitung in der sexuellen Entwicklung (Selbstbefriedigung respektieren!) sollten wichtige Anliegen in der Begleitung unserer Kinder sein. Bis vor wenigen Jahren war es für Frauen ein noch eher schwieriges Unterfangen untereinander und noch schwieriger mit einem Gynäkologen oder einer Gynäkologin (leider meist auch noch heute) über den eigenen Beckenboden und Probleme bezüglich ihres Beckenbodens zu sprechen. Der Grund dafür lag einerseits an mehr oder minder großen Schamgefühlen und andererseits an der Tabuisierung dieses Themas überhaupt.

***Mein Tipp:** Mir persönlich ist es ein wichtiges Anliegen, dass sich jede Frau der Wichtigkeit ihres Beckenbodens bewusst wird und in Eigenverantwortung täglich mit ihrem Beckenboden kommuniziert und ihn trainiert. Der Beckenbodenmuskel ist ein Muskel wie ein jeder anderer Muskel auch und erschlafft bzw. verkümmert, wenn er nicht bewegt und trainiert wird.*

Beckenbodenübungen in den Alltag einzubauen, erfordert Konsequenz und die richtige, kompetente Anleitung einer Fachkraft. Bereits ein Fünftel der Frauen im Alter von 20 bis 30 Jahren ist inkontinent. Frauen im Alter von 40 bis 50 Jahren sind zu einem Drittel inkontinent und danach ist die Rate weiter steigend. In Pflegeheimen mit sehr alten Patienten sind bis zu 96 % inkontinent.

Auch bei Männern gibt es Beckenbodenschwächen, sie sind jedoch wesentlich seltener als bei Frauen. Dafür gibt es mehrere Gründe:

- Der Durchmesser des weiblichen Beckens ist wesentlich größer. Das ist notwendig, da eine Frau sonst kein Kind zur Welt bringen könnte.
- Der weibliche Beckenboden ist an drei Stellen (Harnröhre, Scheide, After) durchbrochen, der des Mannes nur an zwei Stellen.
- Der weibliche Beckenboden muss dem Gewicht des Kindes Widerstand leisten und trotzdem bei der Geburt sich weit öffnen können. Gerade bei einer falschen Anleitung in der letzten Phase bei der Geburt (tief Luft holen und ganz fest pressen) kann er auch verletzt werden.
- In den Wechseljahren treten hormonelle Schwankungen auf. Durch diese hormonelle Umstellung verliert der Beckenboden etwas von seiner natürlichen Spannkraft und Elastizität.

Die unterste Beckenbodenschicht

Diese verläuft direkt unter der Hautoberfläche und besteht aus drei Muskeln:

1. dem Muskelhaltekreuz (*Musculus pubococcygeus*, der „Schambein-Steißbein-Muskel“)
2. dem U-Muskel (*Musculus bulbospongiosus*, der „Zwiebel-Schwellkörpermuskel“).
3. dem Afterschließmuskel (*Musculus sphincter ani*).

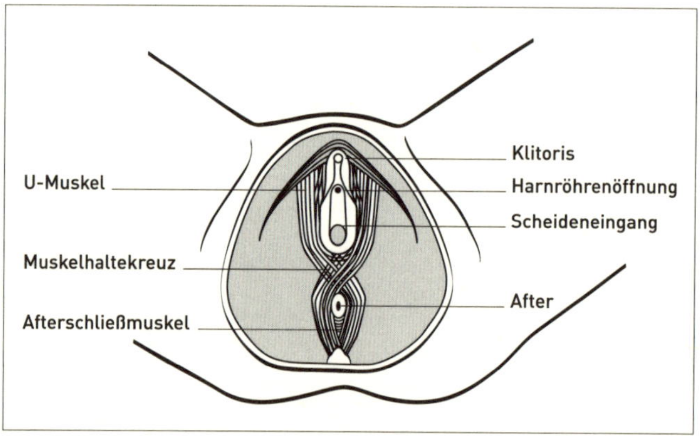

Zu 1.: Das **Muskelhaltekreuz** besteht aus zwei Muskelsträngen, die von der unteren Innenkante des Schambeins nach hinten laufen und am Kreuzbeinende befestigt sind (wie eine „Hängematte“, die zwischen Schambein und Kreuzbein gespannt ist). Die Muskelstränge kreuzen sich zwischen Scheide und After. Dabei laufen die Muskelstränge nicht aneinander vorbei, sondern die Fasern mischen sich, sodass ein fester Kreuzpunkt entsteht. Im vorderen „V“ des Kreuzes liegen die Klitoris, die Harnröhrenöffnung und die Scheide, im hinteren „V“ liegt der After. Hinter dem After schließen sich die beiden Muskelstränge, um sich gemeinsam am Kreuzbein zu verankern. Wenn man von unten draufschaut hat dieser Muskelstrang die Form einer Acht.

Zu 2.: Der **U-Muskel** verläuft – wie der Name schon vermuten lässt – in der Form eines „U". Er entspringt an der unteren seitlichen Innenkante des Schambeins und verläuft neben den Strängen des Haltekreuzes um die Scheide herum und zurück zum Schambein. Zwischen Scheide und After vermischt er sich mit dem Haltekreuz. Einige Muskelfasern laufen in die unteren Scheidenwände hinein, einige zur Klitoris, andere zum Harnröhrenausgang. Sie unterstützen die Funktion des Harnröhrenschließmuskels. Der U-Muskel hilft mit, den Scheideneingang leicht geschlossen zu halten. Bei sexueller Erregung richten sich diese Muskelfasern leicht auf.

Mein Tipp: *Es ist wichtig, dass du durch spezielle Wahrnehmungsübungen lernst, deine unterste Beckenbodenschicht zu spüren, denn dann kannst du deinen Scheideneingang in der Endphase der Geburt weich und locker werden lassen. Nach der Geburt bist du sodann auch in der Lage, alles wieder gut rückzubilden.*

Zu 3.: Der **Afterschließmuskel** besteht aus Ringmuskeln, die dicht unter der Hautoberfläche liegen und sich seitlich mit den Muskelfasern des Haltekreuzes vermischen. Seine Aufgabe ist der dichte Verschluss des Enddarms. Wie der U-Muskel ist auch der Afterschließmuskel mit seinen Muskelfasern direkt mit dem Haltekreuz verbunden. Dadurch entsteht eine zusammenhängende Muskelschicht, die nicht einzeln aktiviert werden kann. Das bedeutet, dass After und Scheide nur gleichzeitig, also gemeinsam angespannt oder eben entspannt werden können.

Die gesamte unterste Beckenbodenschicht kann jedoch für sich allein, ohne jeden anderen Muskel im Körper angespannt (aktiviert) werden. Die **Stirn** ist im Körper dabei die **Bezugszone zur untersten Beckenbodenschicht**! Wenn die Stirn ganz locker und glatt ist, dann ist auch die unterste Beckenbodenschicht locker und entspannt. Diese Tatsache ist ganz wichtig für die Geburt: Das heißt, wenn die Stirn ganz glatt ist, dann können sich die Scheide und auch die Schamlippen leichter für die Geburt deines Kindes öffnen. Der Damm als auch die Schamlippen überstehen somit die Geburt wesentlich besser. Sollten trotzdem Risse entstehen, dann sind sie meist nur sehr oberflächlich.

Spürübung für die unterste Beckenbodenschicht: die Tick-Tack-Übung

Diese Übung kannst du im Sitzen, Stehen oder Liegen machen. Gehe mit deiner Aufmerksamkeit zu deinen Schamlippen. Bei jeder Einatmung tippst du deine Schamlippen aneinander und hältst sie kurz zusammen, als ob du mit deinen Schamlippen eine Erbse oder eine Murmel aufheben möchtest. Gleichzeitig runzelst du deine Stirn und legst sie in Falten, indem du deine Augenbrauen fest zusammenziehst. Beim Ausatmen machst du deine Stirn wieder glatt und du wirst spüren, wie deine Schamlippen sich jetzt wenige Millimeter öffnen (du lässt die Erbse/Murmel demnach jetzt wieder los).

Mein Tipp: *Während der Geburt ist es sehr wichtig und vor allem beckenbodenschonend, mit dem Ausatmen das Kind hinauszuschieben und nicht tief Luft zu holen und es hinauszupressen.*

Die Zeiten, in denen die Gebärende von den Ärzten und Ärztinnen oder Hebammen mit „Tief Luft holen und wie zum Stuhlgang ganz fest pressen!" zu einem aktiven Pressen angeleitet wurden, sollten wirklich vorbei sein. Dein Kind gibt dir den Impuls zum Schieben: Wenn dein Baby schiebt, dann schiebst du mit, und wenn es nicht schiebt, dann atmest du für dein Baby, denn du bist die Sauerstoffflasche für den Taucher, dein Baby.

Die mittlere Beckenbodenschicht

Diese Muskelschicht liegt über der eben beschriebenen unteren Schicht (also zum Körperinneren hin), wobei die Muskelfasern von rechts nach links (quer) verlaufen. Sie besteht aus zwei Muskeln:

1. einem oberflächlich querverlaufenden Dammmuskel (*Musculus transversus perinei superficialis*) und
2. einem tiefer liegenden ebenso querverlaufenden Dammmuskel (*Musculus transversus perinei profundus*).

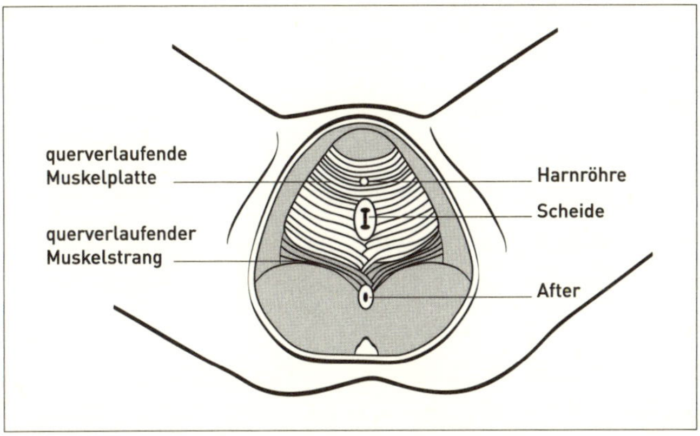

Zu 1.: Der oberflächliche Muskel hat eine stabilisierende Funktion. Er ist schwach und schmal und verläuft von der Innenseite der Sitzbeinhöcker in den Muskelkreuzpunkt der untersten Beckenbodenschicht und wieder hinaus zum anderen Sitzbeinhöcker. Die Aufgabe dieses Muskels ist es, den knöchernen Beckenausgang seitlich zu verengen, wenn vom Bauchraum her Druck nach unten ausgeübt wird. Anders als bei der untersten Beckenbodenschicht werden hier jedoch unweigerlich viele andere Muskeln, die diese Muskelplatte bei ihrer Arbeit unterstützen (Gesäßmuskeln, Bauch- und Rückenmuskeln), gleichzeitig mit angespannt.

Zu 2: Der tiefer liegende Muskel hat auch eine stabilisierende Funktion: er spannt zusätzlich den Beckenboden und unterstützt den Harnröhrenschließmuskel bei seiner Arbeit. Er entspringt am unteren Ast des Sitzbeinhöckers und verläuft zur Mitte. Seine Muskelfasern strahlen gemeinsam mit denen des Muskels der Gegenseite in den Damm hinein. Eine optimale Vorbereitung des Dammes in den letzten Schwangerschaftswochen (Zuckerverzicht! Konsequente Damm-Massage!) halte ich deshalb für sehr wichtig, damit er während der Geburt möglichst heil bleibt, denn ein heiler Damm (ohne Scheiden-Dammschnitt und mit minimaler Dammverletzung) ist die Garantie für einen guten funktionierenden Beckenboden bis ins hohe Alter.

In der mittleren Beckenbodenschicht liegt bei vielen Frauen der indirekte Schwachpunkt. Da Frauen hier nicht so viel Muskelgewebe besitzen, können sie auch nicht die gleiche Kraft zum Schutz des Beckenbodens entwickeln wie Männer. Jede Tätigkeit, bei der vom Bauchraum her massiver Druck in den Beckenboden geleitet wird, ist für Frauen eher nachteilig, z. B. Heben von schweren Gegenständen (Getränkekisten, Wocheneinkauf etc.), falsches Bauchmuskeltraining (Sit-ups). Wichtig zu wissen: Die Sitzbeinknochen sind die Bezugszone zur mittleren Beckenbodenschicht!

Spürübungen für die mittlere Beckenbodenschicht

1. Gymnastikball

Setze dich auf einen Gymnastikball mit einem Durchmesser von 65 cm (Frauen ab 175 cm auf einen Gymnastikball mit 75 cm Durchmesser) oder auf einen Stuhl (dann ganz an die Kante nach vorne rutschen), greife beherzt an deine Sitzbeinknochen (setze dich auf deine Handflächen) und ziehe sie jetzt bewusst zueinander, gleichzeitig schiebt sich natürlich dein Becken leicht nach vorne, du machst einen kleinen Kick. In dieser Stellung, wenn du die Sitzbeinknochen fest zueinander hast und dein Becken leicht nach vorne schiebst, drehen sich deine Oberschenkel gleichzeitig leicht nach außen – jetzt ist die mittlere Beckenbodenschicht aktiviert und fest. Für die Geburt brauchst du genau das Gegenteil: Sitzbeinknochen auseinander, nach hinten öffnen! Du spürst jetzt, wie deine Sitzbeinknochen deinen Handflächen entgleiten.

2. Die Sumo-Ringer-Übung

***Im Stehen:** Denke dabei an die Stellung eines Sumo-Ringers, der sich mit seinen Händen an den Oberschenkeln abstützt, den Oberkörper leicht nach vorne beugt und sein Becken nach hinten schiebt.*

***Im Sitzen** (weniger anstrengend für die Oberschenkel): Setz dich auf einen Gymnastikball, stelle deine beiden Beine fest auf den Boden. Habe die Vorstellung, dass deine Zehen die Wurzeln eines Baumes sind. Du verankerst dich fest im Boden. Jetzt stützt du deine Hände auf deine Oberschenkel auf. Beim Einatmen schiebst du den Ball mit deinen beiden Sitzbeinknochen nach vorne und du spürst wie sie automatisch zueinanderrücken. Der Oberkörper geht leicht nach hinten. Beim Ausatmen machst du die Gegenbewegung: du rollst mit den Sitzbeinknochen den Ball nach hinten und spürst jetzt, wie sich die Sitzbeinknochen nach hinten öffnen, während du deinen Oberkörper leicht nach vorne neigst und dich mit deinen Händen auf deinen Oberschenkeln abstützt (Sumo-Ringer-Stellung im Sitzen). Achte darauf, dass du beim Ausatmen deine Stirn glatt lässt, somit ist auch deine unterste Beckenbodenschicht entspannt. Ich empfehle dir diese Übung mindestens 15-mal zu machen, damit du gut ins Spüren kommst. Du kannst dir während dieser Übung innerlich vorstellen: „Ich öffne mein Tor ganz weit, damit mein Baby leicht und einfach geboren werden kann!“*

Jetzt kannst du deine Handflächen gemütlich auf deinen Oberschenkeln ablegen. Einatmen, dein Körper ist aufrecht – ausatmen, du rundest deinen Oberkörper und schiebst dein Becken nach hinten und öffnest weit deine „Tore“. Deine Stirn ist glatt, deine Handflächen sind offen und deine Füße haben die ganze Zeit guten Bodenkontakt.

Die Sumo-Ringer-Position (im Sitzen oder Stehen) ist eine **optimale Gebärstellung bzw. Gebärbewegung während der Eröffnungswehen**. Dein Baby hat ideal Platz und kann gar nicht anders, als sich richtig in dein Becken einzustellen.

Diese Übung kannst du auch wunderbar zur **Beckenboden-Rückbildung** anwenden. In diesem Fall **vertauschst** du einfach das **Einatmen und Ausatmen**: Beim Ausatmen kickst du dein Becken nach vorne, ziehst deinen Nabel fest zur Wirbelsäule und hast die Vorstellung, dass dein Beckenboden wie eine Hängematte zwischen Schambein und Kreuzbein gespannt ist und du diese ganze Hängematte nach oben Richtung Brust ziehst; halte diese Position für ca. 10 Sekunden. Beim Einatmen rollen deine Sitzbeinknochen den Ball wieder nach hinten. Jedoch nicht zu weit: Du sollst deine Sitzbeinknochen nie ganz locker lassen bzw. öffnen, da das Hauptaugenmerk bei der Rückbildungsübung in den Sitzbeinknochen zueinander liegt.

Die innerste Beckenbodenschicht

Diese Muskelschicht besteht aus zwei Muskelpaaren und einer fächerförmigen Muskelplatte. Du kannst diese Muskeln beim An- und Entspannen nur dann fühlen, wenn du fest mit Zeige- und Mittelfinger knapp oberhalb des Schambeinknochens hineindrückst. Auch an der gesamten Körperhaltung kannst du erkennen, ob die innerste Beckenbodenschicht aktiviert ist.

Zum besseren Verständnis der innersten Beckenbodenschickt noch Näheres zum Becken: Das Becken wird grob in **ein großes und ein kleines Becken** gegliedert. Dabei dient die *Linea terminalis* zur Trennung dieser beiden Beckenanteile. Dies ist eine gedachte Trennungslinie, die am hervorspringendsten Punkt des fünften Lendenwirbels beginnt und von dort bis in die Schambeinfuge *(Symphyse)* zieht. Der Raum zwischen den beiden Darmbeinschaufeln oberhalb der *Linea terminalis* wird als großes Becken bezeichnet, der Raum darunter als kleines Becken. Das kleine Becken verengt sich nach unten hin und stellt dadurch den eigentlichen Beckentrichter bzw. Beckenkanal dar. Erst während der Geburt begibt sich das kindliche Köpfchen vom großen Becken ins kleine Becken.

Die innerste Beckenbodenschicht bestimmt unsere Körperhaltung mit, da mit dieser Muskelschicht die Stellung des Beckens verändert werden kann. Die Muskelpaare der innersten Beckenbodenschicht kommen von der Innenseite des kleinen Beckens und laufen von dort durch Knochennischen nach außen. Einige Muskelfasern vernetzen sich mit den Oberschenkelmuskeln bzw. sind am oberen Ende des Oberschenkelknochens befestigt (*Musculus obturator internus*). Beim hinteren Muskelpaar ist je ein Muskel rechts und links an der Innenseite des Kreuzbeines flach auseinandergezogen verankert. Diese Muskeln bündeln sich, wenn sie neben dem Kreuzbein das kleine Becken verlassen und sie sind ebenfalls direkt unterhalb des Gelenks am Oberschenkelknochen befestigt (*Musculus periformis*). Beide Muskelpaare helfen beim seitlichen Verschieben des Beckens sowie beim Vor- und Zurückschwenken, dem Beckenkippen.

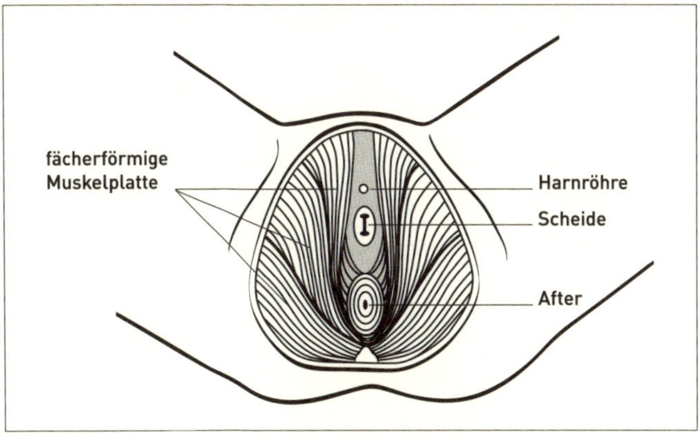

Der innerste Hauptmuskel ist der fächerförmig wirkende Muskel, der praktisch den ganzen Raum des kleinen Beckens nach oben abschließt. Der kräftige Muskelstrang, der bis zum Rücken verläuft, ist am unteren Ende des Kreuzbeins befestigt. Der gesamte Dünndarm, der Dickdarm und Mastdarm als auch die Organe des kleinen Beckens (Gebärmutter, Eierstöcke, Harnblase) liegen auf diesem Muskelstrang (der *Musculus levator ani*).

Die Schulterblätter stellen die Bezugszone zur innersten Beckenbodenschicht dar. Wenn du deine Schulterblätter fest zueinander ziehst und somit gleichzeitig deine Brust herausstreckst, dann hast du deine innerste Beckenbodenschicht aktiviert. Entspanne deine Schulterblätter nach hinten, unten außen (stelle dir vor, du würdest deinen Büstenhalter schließen!). Jetzt stell dir vor, dass du ein Krönchen trägst und an dieser Stelle zieht sich ein unsichtbarer Faden nach oben, an dem du deinen Kopf ganz majestätisch wie eine Königin (Du bist auch eine Königin!) aufrichtest. Für die Geburt brauchst du genau das Gegenteil: du öffnest deinen Büstenhalter und somit kannst du deine Schultern bequem nach vorne bringen, dein Kopf ist auch leicht nach vorne geneigt. Du hast die Vorstellung dich ganz rund zu machen: Einrollen wie ein Igel!

Spürübung für alle drei Beckenbodenschichten

Eine selbstverständliche, gewohnheitsmäßige Übung, um den Beckenboden in den Alltag zu integrieren, ist möglich. Dabei eignet sich jede „Wartesituation" optimal, um deinen Beckenboden zu aktivieren:

- *beim Zähneputzen*
- *beim Warten an der Kasse*
- *beim Warten an der roten Ampel*
- *beim Warten an geschlossenen Bahnschranken*
- *beim Warten auf den Zug etc.*

Nutze auch alle akustischen Signale, um deinen Beckenboden zu aktivieren:

- *Handy/Türglocke läutet*
- *du wirst beim Namen gerufen*
- *dein größeres Kind ruft dich*
- *Kirchenglocke/Wecker läutet*
- *Hund bellt*
- *eine Sirene ertönt usw.*

Du siehst, es gibt ganz viele Möglichkeiten für ein aktives Beckenbodentraining. Wo ein Wille, da ein Weg! Ein aktiver Beckenboden schenkt dir pure Lebensfreude.

***Grundstellung** (kann im Stehen wie im Sitzen durchgeführt werden)*

Du stehst mit beiden Beinen fest am Boden, in Beckenbreite auseinander, Füße parallel zueinander. Lass dein Großzehengrundgelenk (wie einen Saugnapf), deine Fußaußenkante und deine Ferse in den Boden fließen („Anti-Plattfußstellung"). Deine Knie sind leicht gebeugt, damit deine Energie fließen kann. Atme ein und beim Ausatmen beginnst du die Übung mit

- *Stirn runzeln und Schamlippen zueinanderbringen (TICK!),*
- *Sitzbeinknochen zueinanderbringen und Becken leicht nach vorne schieben (KICK!),*
- *Schulterblätter zueinanderbringen und sie nach hinten unten, außen entspannen und dich gleichzeitig am Krönchen majestätisch hochziehen (ZU!).*

Eine Steigerung dieser Übung erreichst du, indem du mit deinem Becken pulsierst: Das bedeutet, dein Beckenboden ist in allen drei Schichten voll aktiviert und erst dann rollst du kraftvoll dein Becken, sodass dein Schambeinknochen deinen Nabel „küssen" könnte. Du kannst dir dabei auch vor-

stellen, dass dein Schambeinknochen deinem Nabel zublinzelt. Insgesamt 30 Pulsationen (also Schambeinknochen „küsst" 30-mal den Nabel) ausführen, wobei du immer mit Kraft ausatmest. Während du dein Becken einrollst, wirst du spüren, wie sehr dich diese Übung erfrischt.

Spürübung für die Lage des Beckenbodens

Setze dich ganz aufrecht auf einen Sessel/Stuhl (rutsche dabei ganz nach vorne auf die Vorderkante) oder auf einen Gymnastikball, lass deinen Atem ruhig und vor allem in deinem Rhythmus fließen und spür in deine knöchernen Auflagenpunkte hinein. Dann schaukle mit deinem Becken vom Schambein nach hinten zu deinem Steißbein – hier hast du Kontakt zu deiner innerste Beckenbodenschicht. Verlagere jetzt dein Gewicht abwechselnd auf den linken und dann auf den rechten Sitzbeinhöcker – nun ist deine Aufmerksamkeit auf deine mittlere Beckenbodenschicht gerichtet. Zwischen diesen vier Knochenpunkten liegt der Beckenboden – hier ist diese handtellerdicke „Hängematte" aufgespannt.

Zusammenhang von Stuhl- bzw. Harnentleerung und Beckenboden

Mein Tipp: Eine geregelte Verdauung und gute Angewohnheiten bei der Stuhl- bzw. Harnentleerung sind entscheidend für einen intakten und gut funktionierenden Beckenboden.

Ich empfehle dir, regelmäßig zur gleichen Zeit deinen Stuhl zu entleeren bzw. immer regelmäßig und vor allem rechtzeitig deine Harnblase zu entleeren. Bitte halte deinen Harn und Stuhl nicht unnötig lang zurück! Dies bitte ich dich gerade bei langen Autofahrten zu berücksichtigen. Deine übervolle Harnblase strapaziert unnötig die Nerven deines Beckenbodens und kann zu einer Entleerungsstörung deiner Harnblase beitragen.

Bei **Verstopfung** abends 0,5 Liter kaltes Wasser mit 2 bis 3 Dörrpflaumen oder Feigen zum Kochen bringen, 10 Minuten köcheln lassen. In ein dickwandiges Glas oder einen anderen Behälter füllen und zum Bett stellen und morgens auf nüchternen Magen trinken und anschließend die Dörrpflaumen bzw. Feigen ganz langsam zerkauen.

Keine Eile oder Hast: Gönne dir wirklich Zeit, um deinen Stuhl und deinen Harn zu entleeren. Achte darauf, deine Handflächen offen zu halten, deine Stirn glatt zu haben und deine Schultern nach vorne zu nehmen. Lass deinen Urin einfach laufen und presse nicht nach!

Wenn du urinierst oder Stuhl absetzt, ist dein Beckenboden geöffnet und du würdest die Nerven, die auch deinen Beckenboden durchziehen, „beleidigen"; wenn du jetzt auch noch fest hineindrücken würdest, würde auch noch das Entstehen von Hämorrhoiden (Krampfadern am After) begünstigt. Hämorrhoiden entstehen aufgrund einer Gewebsschwäche und betreffen meistens Menschen, die viel Süßes essen und meist auch unter Verstopfung leiden. Hämorrhoiden sind auch immer ein Zeichen von einer gewissen Beckenbodenschwäche. Tipps und Tricks, um Hämorrhoiden in den Griff zu bekommen, findest du in Kapitel 6.11.

5.2 Der Umgang mit Sexualität in der Schwangerschaft

Darf ich Sex in der Schwangerschaft haben? Viele werdende Eltern machen sich Gedanken darüber, ob Sex in der Schwangerschaft in Ordnung ist und ob es dem Ungeborenen schaden könnte (siehe auch: Gökyildiz, Sule/Beji, Nezihe Kizilkaya, „The effects of pregnancy on sexual life", in: *Journal of sex & marital therapy* (3) 31 2005, 201–215; Bartellas, E./Crane, JMG et al., „Sexuality and sexual activity in pregnancy", in: *BJOG: An International Journal of Obstetrics & Gynaecology* (107) 8 2000, 964–968).

Viele meiner von mir betreuten Frauen haben mich gebeten, das Thema Sexualität in mein Buch aufzunehmen, damit auch ihr Partner „schwarz auf weiß" nachlesen kann, was eine Fachkraft dazu meint. Ich vertraue dabei darauf, dass ihr meinen offenen Zugang zu dieser Thematik schätzt.

In einer normal verlaufenden, gesunden Schwangerschaft können die werdenden Eltern bis zum Schluss Sex haben. Die Empfehlung, die letzten sechs Wochen vor der Geburt und die folgenden sechs Wochen nach der Geburt keinen Sex haben zu dürfen, stammt aus einer Zeit, in der Männer noch nicht so einfühlsam mit ihren Frauen umgegangen sind. In dieser Zeit war es für die Frauen oft ein Segen, zwölf Wochen keinen Sex haben zu „müssen". Diese Zeiten sind erfreulicherweise vorbei. Wenn die Schwangerschaft normal verläuft, gibt es auch keinen Zusammenhang zwischen Sex und einer frühen Fehlgeburt oder einer Vaginalinfektion (Kurki, Tapio/Ylikorkala, Olavi, „Coitus during pregnancy is not related to bacterial vaginosis or preterm birth, in: *American journal of obstetrics and gynecology* (5) 169 1993, 1130–1134).

Solltest du mit einer bakteriellen Scheiden- oder Soorpilzinfektion konfrontiert sein, dann soll dein Partner ein Kondom verwenden, um sich nicht anzustecken (siehe dazu auch meine Tipps und Tricks bei Schwangerschaftsbeschwerden in Kapitel 6.24); es wäre sinnvoll, dass dein Partner sich gleich mitbehandelt, um den „Ping-Pong-Effekt" einer Infektion zu vermeiden.

Meine Empfehlung: Wenn es euch beiden gut geht und ihr Lust auf Sex habt, dann genießt eure Sexualität in vollen Zügen. Seid flexibel, was die Intensität und die Stellungen anbelangt, und habt Freude an eurer Intimität. Euer Baby genießt es, wenn ihr sehr liebevoll und innig miteinander umgeht. Für dein Baby fühlt sich der Liebesakt ungefähr so an, als ob du die Treppen etwas schneller hinaufläufst und du dadurch ein wenig außer Atem kommst. Beim Geschlechtsverkehr kann euer Baby auch dann nicht zu Schaden kommen, wenn dein Partner oben liegt. Die starken Muskeln deiner Gebärmutter und die intakte

Fruchtblase schützen euer Baby. Der Schleimpfropf in deinem Gebärmutterhals wirkt wie eine natürliche Keimbarriere und schützt dich vor Scheideninfektionen. Wenn euer Sonnenschein nach dem Sex intensiver strampelt, dann ist es eine Reaktion auf deinen minimal erhöhten Blutdruck und dein schneller und lauter klopfendes Herz. Keine Sorge, wenn sich nach dem Sex die Gebärmutter bzw. der Bauch härter anfühlt: Während der Erregung und gleichzeitig mit dem Orgasmus wird Oxytozin (das Sich-ineinander-Verlieben-Hormon, das gleiche Hormon, das während der Geburt für optimale Wehen sorgt) ausgeschüttet, das die Kontraktionen in deiner Gebärmutter und deiner Scheide verursacht. Du kannst gleich nach dem Sex deinen Partner bitten, vorbeugend das TT-Gebärmutter RUH & WOHL-Spezialöl aufzutragen. Sei bitte auch darauf gefasst, dass es um die 25. SSW während des Orgasmus gegebenenfalls dazu kommen kann, dass aus deinen Brüsten Muttermilch „heraustropft". Wenn dich das stört, verwende einfach einen Still-BH mit Stilleinlage. Wenn euch beiden der Sex in den letzten vier Wochen noch Spaß macht, dann finde ich, dass es auch eine wunderbare Art der Damm-Massage sein kann. Vielleicht habt ihr auch Lust, dass Damm-Spezialöl im Vorspiel zu verwenden, es liebevoll auf den Penis einzumassieren, sodass es beim Sexakt bis in die letzte Ecke deiner Scheide gelangen kann.

Wenn du folgende Probleme hast, solltet ihr lieber auf Sex in der Schwangerschaft verzichten:

- Blutungen,
- Unterleibsschmerzen oder Bauchkrämpfe,
- eine geplatzte Fruchtblase,
- eine vorangegangene Zervixinsuffizienz (Muttermundschwäche),
- eine tief liegende Plazenta oder eine Plazenta, die zum Teil oder ganz vor dem Muttermund liegt („Praevia" genannt), besonders wenn Blutungen bestehen,
- Genitalherpes.

Wenn euch vom Geschlechtsverkehr abgeraten wird, dann ist Oralsex eine wunderbare Alternative, auch wenn das vielleicht bisher noch nicht zu eurem Repertoire gezählt hat. Seid offen für neue Möglichkeiten, um euch gut zu tun.

Verändert sich der Sex in der Schwangerschaft?

Einige Frauen empfinden den Sex befriedigender in der Schwangerschaft und andere wiederum können aufgrund vieler Ängste den Sex weniger genießen. Die große körperliche Umstellung hat oft auch Auswirkungen auf die Libido. Manche Frauen genießen es endlich von der lästigen Empfängnisverhütung befreit zu sein und fühlen sich wohler denn je. Andere wiederum fühlen sich gerade innerhalb der ersten 16 Wochen ziemlich erschöpft oder leiden unter Übelkeit oder anderen Schwangerschaftsbeschwerden und sind froh, wenn ihnen ihr Partner eine „Sex-Auszeit" zugesteht. Denkt bitte immer daran – gerade bei Frauen ist Lust sehr selten auf Knopfdruck abrufbar. Für viele werdende Eltern ist die Schwangerschaft auch ein guter Lebensabschnitt, um das sexuelle Leben zu verändern (Stellungen, Frequenz, Ort), Neues auszuprobieren und vor allem auch um zu lernen, über die eigenen Bedürfnisse und Wünsche in Bezug auf Sex zu sprechen.

Dein gesamter Körper wird in der Schwangerschaft besser durchblutet, deine Genitalien schwellen mehr an, wodurch sie einerseits empfindlicher werden, andererseits können die Empfindungen dadurch auch verstärkt sein. In den seltensten Fällen kann der sexuelle Akt auch als schmerzhaft empfunden werden. Im zweiten Trimester ist die Libido meist auf ihrem Höhepunkt, doch auch hier gibt es starke Schwankungen bei der sexuellen Aktivität von werdenden Eltern. Im letzten Schwangerschaftsdrittel können Mehrgebärende meist durch Sex die Senkwehen verstärkt spüren – in diesem Fall einfach danach den Bauch mit TT-Gebärmutter RUH & WOHL-Spezialöl einölen und anschließend ein lauwarmes Bad oder eine Dusche genießen.

Verändert sich die Lust meines Partners auf Sex?

Viele Männer genießen nach dem vierten Monat die ersten leichten Rundungen und oft die auch verstärkte Libido ihrer schwangeren Frau. Sie fühlen sich in dieser Zeit körperlich stark von ihrer schwangeren Partnerin angezogen. Im letzten Schwangerschaftsdrittel ist die Kreativität der Männer in Bezug auf die Sexstellungen gefordert: Manche Männer fühlen sich durch das Baby „beobachtet" und genießen jene Stellungen, in denen sie nicht unmittelbar Blick auf den Bauch haben bzw. sicher auch nicht einen kleinen Tritt des Babys abbekommen können.

Vielleicht hat man auch deinem Mann diese wirklich dummen Witze über Sex in der Schwangerschaft erzählt. Zwar lustig gemeint, bringen sie die Männer doch oft zum Grübeln, ob es vielleicht doch stimmen könnte? Ich darf euch beruhigen: Selbst mit der ungewöhnlichsten Stellung ist es nicht möglich, das kindliche Köpfchen mit dem Penis zu berühren, da es sich noch über dem Beckeneingang befindet. Noch dazu liegen eine dicke Gebärmutterwand und die Fruchtblase dazwischen: Physisch ist es also unmöglich, dass der Penis des Partners dem Baby in der Gebärmutter nahekommt.

Wichtig ist es, über die Ängste und Unsicherheiten auch ehrlich zu sprechen. Sag deinem Partner: „Ich bin schwanger und gesund! Ich freue mich, wenn ich auch weiterhin von dir mit Zärtlichkeiten verwöhnt werde und du mich nicht unter einen ‚Glassturz' stellst. Danke!"

Gute Sexpositionen während der Schwangerschaft

Bis zur 20. bis 25. SSW sind noch fast alle Stellungen angenehm. Je weiter deine Schwangerschaft fortschreitet, desto weniger bequem wird für euch die Missionarsstellung (Mann oben, Frau unten), da dir dein Babybauch wahrscheinlich ein bisschen im Weg sein wird und sie auch für deinen

Partner eine ganz schön sportliche Anstrengung darstellt. Ich empfehle euch daher im letzten Schwangerschaftsdrittel Sex in der Seitenlage (oder gerne auch schon früher, wenn es für euch stimmig ist). Stütze deinen Bauch mit einem kleinen Kissen ab, vielleicht möchtest du dir auch ein kleines Kissen zwischen deine Knie legen und es deinem Kopf auf einer Nackenrolle bequem machen. Wichtig ist es, dass du dich in dieser Position bequem und wohl fühlst, dann wird der Sex auch erfüllend sein. Dein Partner kuschelt sich mit seinem Bauch an deinen Rücken. In dieser Löffelchenposition dringt sein Penis weniger tief ein, denn tiefe Stöße können im Verlauf der Schwangerschaft unangenehm werden.

Ihr könnt auch euer Bett als Requisite nehmen. Du liegst dann mit angewinkelten Beinen am seitlichen oder am unteren Bettrand und achtest darauf, dass dein Becken und deine Füße an der Matratzenkante gut Halt finden. Du kannst deinen Oberkörper natürlich auch höher drapieren, wenn für dich die vollkommene Rückenlage nicht mehr angenehm ist. Dein Partner kann dann entweder vor dir knien oder stehen und in dieser Stellung hat auch dein Baby-Bauch ausreichend Platz.

Eine weitere Möglichkeit ist, dass sich dein Partner auf den Rücken legt, du dich auf sein Becken setzt und dich mit den Händen neben seinem Brustkorb abstützt. So lastet kein Gewicht auf deinem Unterbauch und du kannst die Tiefe und Intensität der Penetration mit dem Winkel deines Beckens steuern.

Habt Vertrauen und seid zuversichtlich, unter dem Motto: Wo ein Wille ist, dort findet sich auch ein Weg! Mit ein bisschen Experimentierfreude werdet ihr sicher eine Position kreieren, die euch Spaß macht und euch beide zufriedenstellt. Denkt auch bitte daran, dass es nicht immer Geschlechtsverkehr sein muss: Liebkosungen, Kuscheln und manuelle Befriedigung des Partners sind ebenfalls wunderbare Wege, Intimität auszutauschen.

5.3 Damm-Massage – Damm-Dehnung

Ein heiler Damm bzw. ein heiler Geburtsweg (Scheide, Damm, Schamlippen) oder zumindest ein so wenig wie möglich verletzter Geburtsweg garantiert ein harmonisches Wochenbett und einen guten Start mit deinem Sonnenschein. Außerdem ist die Wahrscheinlichkeit höher, nach der Geburt auch bald wieder (was durchaus Wochen dauern kann) sexuell aktiv zu sein.

Das Allerwichtigste bezüglich der Damm-Massage, ist zu wissen, dass der Verzicht auf weißen, raffinierten Zucker ganz wesentlich ist. Beinahe alle westlichen Ernährungswissenschaftler und -wissenschaftlerinnen sind sich zum Thema Zucker einig: Der weiße Zucker ist ein Energieräuber und Mineralstoffräuber und er zerstört den Gewebskern, d. h. er macht das Gewebe brüchig. Wenn du das nicht berücksichtigst, kannst du dir die teuersten Öle und Salben auf den Damm einmassieren und er wird trotzdem reißen. Das klingt hart, ist jedoch die Erfahrung von mehr als einem Viertel Jahrhundert Hebammentätigkeit. Auch der braune Zucker ist nicht gesünder, da er lediglich nur nicht gebleicht wurde. Alternativen zu diesen Sorten Zucker sind Birkenzucker, Rohrohrzucker, Maismalzsirup, Agavensirup, Ahornsirup. Wenn du in deiner Ernährung konsequent ein warmes Frühstück einbaust, wird dein Süßigkeitsgusto definitiv weniger (siehe Kapitel 4.8).

Die Damm-Massage im Speziellen (6 Wochen vor dem EGT)

Ich empfehle dir, ca. sechs Wochen vor dem errechneten Termin mit der Massage zu beginnen (in der 34. SSW drei- bis viermal wöchentlich, ab der 36. SSW täglich). Bevor du beginnst: Nimm einen Handspiegel und betrachte einmal deinen Damm, deine Scheide und deine Schamlippen. Es ist ganz wichtig, dass du dich orientierst, was es eigentlich zu massieren gilt.

Mein Tipp: Am effektivsten ist die Damm-Massage, wenn sie vom Partner durchgeführt wird, speziell in den letzten drei Wochen, denn zu diesem Zeitpunkt ist es meist ausgesprochen schwierig, dass du selbst noch gut an den Damm herankommst.

In meinen Partnerkursen erkläre ich den werdenden Vätern immer: „Wer die Scheide seiner Frau liebt, der pflegt sie auch gut, indem er sie massiert!" Meine Erfahrung ist, dass sehr viele Männer froh sind, sich aktiv an den Vorbereitungen zur Geburt beteiligen zu dürfen. Gönnt euch Zeit für die Damm-Massage, schafft euch eine kuschelige Atmosphäre und seid euch bewusst, dass diese Massage, wenn sie in den letzten vier Wochen täglich durchgeführt wird, wesentlich dazu beiträgt, dass der Damm als auch die Schamlippen so wenig wie möglich bzw. gar nicht reißen.

Wenn du ein Zifferblatt auf deine Scheide legen würdest, wobei die Ziffer 6 am After liegt, dann gilt es, den Bereich von 5 bis 7 (Uhr) zu massieren, denn ab dieser Stelle geht das Dammgewebe bereits in die Schamlippen über.

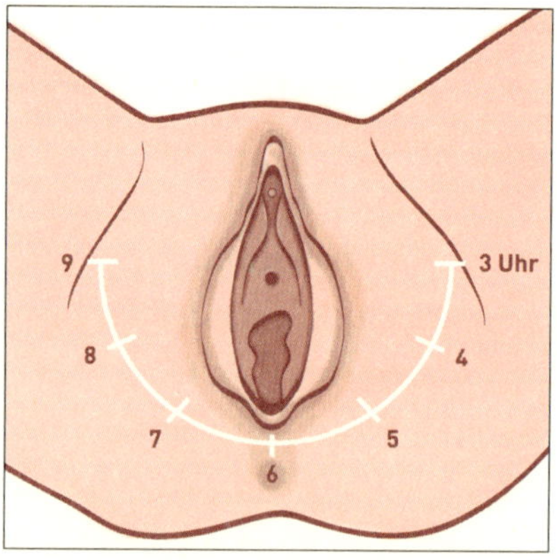

Wenn dein Partner die Massage macht, dann nimmt er eine bequeme Sitzposition gegenüber von dir ein (ganz wichtig: er muss gemütlich sitzen). Er nimmt eine bis zwei Verschlusskappen eines Damm-Massageöls (wie das TT-Damm-Spezialöl, das Damm-Massageöl der Firma Weleda oder der deutschen Hebamme Ingeborg Stadelmann) und ölt den Damm vorsichtig ein. Er führt nun seinen Zeige- und Mittelfinger mit Hilfe des sogenannten „Pistolen-Griffs“ in die Scheide ein (sein Daumen zeigt dabei nach oben in Richtung Klitoris). Zuerst führt er – „sanft drehend“ – seinen Mittelfinger bis zum dritten Fingerglied langsam in die Scheide ein. Nun drückt er ihn etwas fester nach unten in Richtung des Afters. Sodann kann er vorsichtig auch den Zeigefinger entlang des Mittelfingers in die Scheide einführen. Es ist wichtig, die Finger wirklich tief einzuführen, da die Damm-Massage ansonsten eher nur ziept und für die werdende Mutter sehr unangenehm ist. Sobald dein Partner seinen Zeige- und Mittelfinger bis zum dritten Fingerglied in die Scheide eingeführt hat, dreht er seine Hand so, dass der Daumen jetzt nicht mehr oben, sondern seitlich zum Liegen kommt. Mit dem Mittelfinger und Ringfinger seiner anderen Hand drückt er auf seine Finger in der Scheide – um den Druck verstärken zu können. Jetzt leitet er dich zum Atmen an, indem er dir sagt, dass du deine Stirn glatt, deinen Popo ganz locker und deine Schultern locker lassen sollst. Wenn du ausatmest, zieht er seine Finger intensiv nach außen und unten. Dein Partner hält solange den Druck, bis du wieder einatmest.

Ich empfehle, das Dammgewebe immer nur in Kombination mit dem Ausatmen zu dehnen und doppelt so lange aus- wie einzuatmen. Diese Atmung nennt man **Entspannungsatmung.** Ideal ist es, wenn du nach dem Einatmen für ca. 3 Sekunden eine Pause einlegst. Durch das doppelt so lange Ausatmen hat dein Partner die Möglichkeit, einen längeren und intensiveren Druck auf den Damm auszuüben und dadurch die Damm-Massage noch intensiver zu machen. Bei der Damm-Massage kann jede Schwangere ihren Atemrhythmus ideal kennenlernen und ganz gezielt üben, beim Ausatmen den Sauerstoff und die Aufmerksamkeit genau dort hinzulenken, wo ein unangenehmes Gefühl ist.

Bitte auch die Schamlippen liebevoll mit dem TT-Damm-Spezialöl einmassieren, hier ist keine spezielle Massage notwendig.

Wenn du die Massage selbst durchführst, nimmst du eine bequeme halbsitzende Position ein, stützt dich bei Bedarf mit einem Kissen oder einem Stillkissen im Rücken oder auch unter deinen Beinen ab. Du nimmst etwa eine Verschlusskappe von dem TT-Damm-Spezialöl und trägst es auf den Damm und die Schamlippen auf. Wenn du das Gefühl hast, dass eine Verschlusskappe zu wenig ist, dann nimmst du einfach ein bisschen mehr. Jetzt führst du deine beiden Daumen bis zum ersten Daumenfingerglied in die Scheide ein, legst sie eng nebeneinander auf die Ziffer 6 und legst den Zeigefinger und den Mittelfinger außerhalb der Scheide ebenfalls auf die Ziffer 6 und drückst sie somit den beiden innen gelegenen Daumen entgegen. Beim Ausatmen ziehst du jetzt deine Daumen nach außen und unten, indem du pro Ausatmungszug den Druck verstärkst. (Hier auf der folgenden Abbildung siehst du die Massage mit nur einem Daumen.)

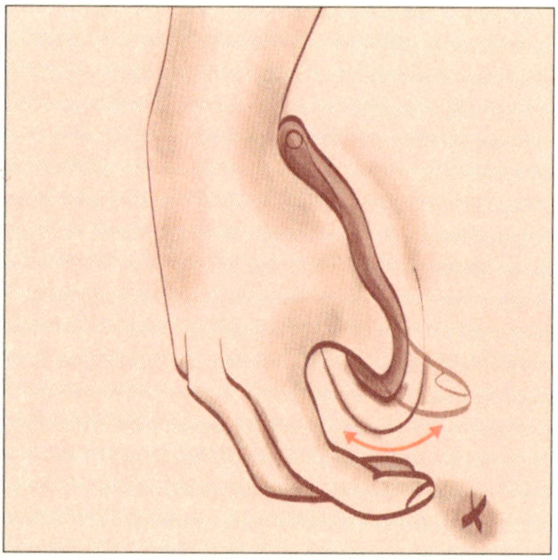

Am Beginn massierst du ca. 1 Minute (also 10- bis 15-mal ausatmen) und steigerst die Damm-Massage dann auf maximal 5 Minuten. Nach drei- bis viermal Ausatmen bewegst du deine beiden Daumen etwas weiter auseinander, sodass du am Ende der Massage auf 5 bzw. 7 (Uhr) kommst.

Massiere mit mittelfestem Druck etwa 1 Minute lang in Pendelbewegungen. Diese Variante ist für viele Schwangeren nicht so angenehm. Wenn es für dich nicht stimmig ist, dann einfach weglassen.

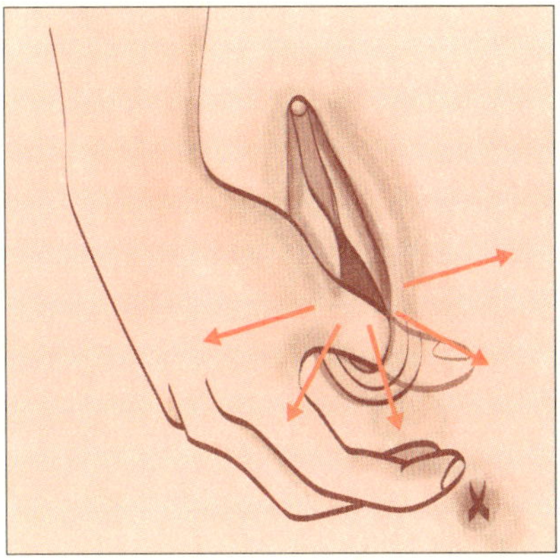

Führe deinen Daumen so weit wie möglich in deine Scheide ein und dehne das Gewebe beim Ausatmen in Richtung Anus. Wiederhole diese Technik strahlenförmig – also im Abstand von ca. 1 cm.

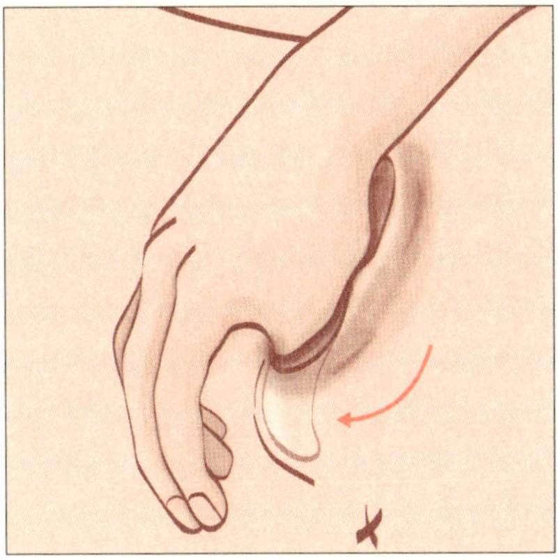

Wölbe deinen Damm mit dem Daumen nach unten und außen – so muss sich auch das Köpfchen deines Kindes nach außen schieben. Wiederhole diese Dehnung auf dem imaginären Ziffernblatt zwischen 5 und 7 (Uhr). Du spürst ein Ziehen und einen Dehnungswiderstand – atme in diese Dehnung hinein.

Ich empfehle dir auch, in den **letzten 3 Wochen** der Schwangerschaft sogenannte **Kümmeldampfsitzbäder** zu machen (Anwendung siehe unter Kapitel 7.8), denn dadurch wird der Damm ideal auf die Massage vorbereitet. Durch die Wärme geht die Massage noch tiefer in das Gewebe und wird dadurch noch effektiver (Ausnahme: bei Krampfadern am After, sogenannten Hämorrhoiden, oder an den Schamlippen, sogenannte Labialvarizen).

Wenn es für dich unvorstellbar ist, dass dir dein Partner die Damm-Massage macht, oder für dich generell die Massage absolut unangenehm ist, dann beginne unbedingt 4 Wochen vor der Geburt einmal täglich (in den letzten 14 Tagen zweimal täglich) ein Kümmeldampfsitzbad zu machen (siehe Kapitel 7.8) und anschließend das Dammöl aufzutragen.

Es kann kein Zufall sein, dass Schwangere, die sich konsequent an meine Empfehlungen halten, wesentlich weniger oder gar keine Verletzungen des Geburtsweges (Damm-, Schamlippen-, Scheidenrisse) haben. Es gibt kaum eine Kultur, die nicht mit irgendwelchen Mitteln (z. B. dem Einführen von kleinen kürbisähnlichen Gewächsen etc.) versucht hat, den Damm auf die Geburt vorzubereiten, um die Risse so klein wie möglich zu halten. Es gibt mittlerweile auch schon spezielle Vorrichtungen (*EPI-NO*-Gerät von TECSANA), mit deren Hilfe der Damm gut für die Geburt vorbereitet werden kann. Es wird dazu ein kleiner Plastik-Ballon in die Scheide eingeführt, der dann ganz langsam, in einem Zeitraum von bis zu 20 Minuten, mit einer integrierten Handpumpe auf eine „Kugel“ dem kindlichen Kopf gleich, von ca. 33 cm Umfang und 10 cm im Durchmesser, aufgepumpt wird. Manche Frauen ziehen dieses Gerät der von ihr selbst oder durch den Partner durchgeführten Damm-Massage vor. Ob die Damm-Massage jetzt mit diesem speziellen Gerät oder durch „Menschenhand“ durchgeführt wird, ist einerseits eine Geschmacks-, andererseits eine Kostenfrage. Du wirst dich für die richtige Methode, die für dich stimmig ist, entscheiden – Hauptsache du schenkst dem Geburtsweg Aufmerksamkeit. Wenn es für dich stimmig ist, kannst du dir während der Damm-Massage innerlich folgendes Mantra vorsagen:

Ich vertraue darauf, dass der ***Geburtsweg***
– mein ***Damm,*** *meine* ***Scheide,*** *meine* ***Schamlippen –***
bei der Geburt meines Kindes ***heil bleiben!***
Ich öffne mich *– und es gelingt mir gut,*
viel Platz für mein Baby zu machen!

Mein Tipp: *Wenn du einen vernarbten Damm (nach einem Scheiden-Damm-Schnitt oder einem tiefen Riss, Dammriss zweiten Grades) hast, dann empfehle ich dir, vor jeder Damm-Massage ein Kümmeldampfsitzbad zu machen (siehe dazu Kapitel 7.8; Ausnahme bei Krampfadern im Anus oder an den Schamlippen). In diesem Fall nimm für die Damm-Massage das TT-Spezial-Narben- & Notfallöl.*

Wenn du zum Zeitpunkt der Damm-Massage mit einer Soorpilzinfektion konfrontiert bist, dann brauchst du dir kein Dammöl besorgen, sondern nimmst für die Damm-Massage das TT-Gutes Milieu-Spezialöl. Wenn du mit Hämorrhoiden gefordert bist, dann nimmst du anstelle des Dammöles das TT-Venen RUH & WOHL-Spezialöl.

6. Schwangerschafts-beschwerden von A bis Z: Tipps und Tricks

Keine Sorge – nur weil ich Tipps und Tricks zu mehr als 30 Beschwerden gebe, heißt das noch lange nicht, dass du sie auch benötigen wirst. Meine langjährige Berufserfahrung hat nur gezeigt, dass sich viele Schwangere mit ihren Beschwerden alleingelassen fühlen. Meine Empfehlungen kommen aus jenem Bereich der Ganzheitsmethoden, in denen ich eine fundierte Ausbildung genossen habe: Akupressur, Aromatherapie, Biochemische Mineralstoffberatung/Antlitzanalyse, Blütenessenzen, Homöopathie, Kräuterheilkunde und Jin Shin Jyutsu (japanische Energiemassage). Bezüglich der Homöopathie bitte ich dich, diese von mir angeführten homöopathischen Mittel mit deinem Homöopathen bzw. deiner Homöopathin abzusprechen. Chronische Beschwerden gehören immer in die Hand von klassischen, gut ausgebildeten Homöopathen/Homöopathinnen, die dann ein genau passendes Konstitutionsmittel ermitteln.

Vorab ein paar wichtige Informationen, um meine Tipps und Tricks gut anwenden zu können.

Vollbad: *lauwarmes Wasser, max. 38° C, somit bei Schwangeren schonend für den mütterlichen Kreislauf und schonend für das temperatursensible Gehirn des Kindes; Badedauer max. 30 Minuten (ätherische Öle entfalten ihre volle Wirkung innerhalb von 10 Minuten).*

Sitzbad: *ca. 5 bis 10 Liter lauwarmes bis kühles Wasser; als Wanne kann dienen: ein Lavoir, eine Wäschewanne, ein Bidet, ein Einsatz für die Toilette; Badedauer 5 bis 10 Minuten.*

Dampfsitzbad *(bei Hämorrhoiden, Scheidenvarizen oder einer Soorpilzinfektion nicht anwenden!): Je nach Art des Dampfsitzbades die benötigten Zutaten (z. B. Kümmelsamen, Tee etc.) in 1 Liter kaltem Wasser zustellen, 10 bis 15 Minuten zugedeckt köcheln lassen. Anschließend*

vom Herd nehmen und 2 bis 3 Minuten abkühlen lassen. In der Zwischenzeit urinieren gehen (Blase sollte vorm Dampfbad entleert werden).
Bei einem WC mit Flachspüler: Stell das Gefäß ins WC und setz dich auf die WC-Brille. Solltest du keinen Flachspüler haben und deshalb den Topf nicht einfach ins WC hineinstellen können, dann empfehle ich dir den Topf (ohne Griff) seitlich mit Hilfe von zwei feuchten Geschirrlappen (um Beschädigungen am WC zu vermeiden und damit er besser sitzt) zu halten und in den WC-Abfluss zu versenken. Dauer des Sitzbades: 10 bis 20 Minuten. ***Achtung:*** *Unbedingt nach dem Kochen kurz abkühlen lassen, sonst Verbrennungsgefahr!*

Zur ***Verwendung von ätherischen Ölen:*** *Bitte nur Öle aus kontrolliert biologischem Anbau und nie pur, sondern nur verdünnt verwenden. Das geht wie folgt: direkt mit einem Basisöl (Sonnenblumen-, Oliven-, Mandelöl) oder mit Hilfe eines Emulgators (Honig, Totes Meer-Salz, Schlagobers/Schlagsahne) in Wasser verdünnen.*

Zur ***Anwendung der Schüßler-Mineralstoff-Mischungen:*** *Die Tagesdosis an den Mineralstoffen nach Dr. Schüßler kannst du in Wasser oder verdünntem Tee/Saft auflösen und – über den Tag verteilt – langsam, schluckweise einnehmen. Die eingenommene Flüssigkeit dabei kurz im Mund halten, da die Mineralstoffe vorwiegend über die Mundschleimhaut aufgenommen werden. Wenn du lieber die Mineralstoffpastillen lutschst, dann bitte immer nur maximal 3 Stück auf einmal im Mund zergehen lassen. Du kannst auch beide Methoden kombinieren. Genauere Information zur Mineralstofftherapie nach Dr. Schüßler siehe Kapitel 7.10.*

6.1 Ängste

Auch wenn unsere Gesellschaft eher versucht, die Fragen und Ängste, die mit einer Schwangerschaft einhergehen, zu ignorieren: ich halte es für dich und dein Baby für sehr wichtig, sie nicht „unter den Teppich zu kehren". Eine Schwangerschaft ist auch eine Zeit voller ambivalenter Gefühle. Durch diese gemischte Gefühlswelt können Schwangere nicht rund um die Uhr glücklich und voller Dankbarkeit sein. Kein Mensch kann immer hundertprozentig glücklich sein. Mache dir bewusst, dass das Glück nur dadurch erlebbar ist, wenn es auch „unglückliche" Zeiten gibt. Deine Ängste kannst du mit folgenden Tipps sehr gut in den Griff bekommen.

Ätherische Öle *in Form von Massageölen, Ganzkörperbädern und Raumsprays wirken auf Körper, Geist und Seele. Lavendel, Mandarine, Neroli (Orangenblüte), Rose, Rosengeranie u.v.m. wirken sehr beruhigend auf die Psyche und verringern die Ängste.*

Bachblüten: *Diese „Schwingungsmedizin" hilft besonders, die Psyche zu harmonisieren. Etwa mit Mimulus (Gefleckte Gauklerblume) für konkrete Ängste, Aspen (Zitterpappel) für unbestimmte Ängste und Rock Rose (Gelbes Sonnenröschen) für panische Angst.*

Jin Shin Jyutsu *(japanische Energiearbeit): Umschließe den Zeigefinger der einen Hand mit der anderen Hand. Halte dir deine Zeigefinger jedes Mal, wenn Angst in dir hochkommt – Mut und Zuversicht sind dir sodann nahezu gewiss. Damit kannst du die Emotion Angst wunderbar in den Griff bekommen. Dieser Finger ist dem Nierenstrom zugeordnet. Und dieser Strom ist gerade in der Schwangerschaft sehr wichtig. Wenn du ständig am Grübeln bist, dann halte dir bitte immer wieder beide Daumen, denn dann gehören Sorge und Kummer bald der Vergangenheit an. Die Große Umarmung ist auch eine wunderbare Übung, um zu mehr Selbstvertrauen und*

Zuversicht zu gelangen: Setze dich dabei aufrecht hin, spüre deine Füße am Boden – deine Wirbelsäule ist aufrecht und du verschränkst deine Arme vor dem Brustkorb und greifst jetzt mit deinen Händen rechts und links unter deine Achseln. Gönne dir jetzt 5 Minuten, ruhig und bewusst zu atmen. Bei jedem Einatmen denkst du dir „Ich atme Ruhe, Gelassenheit und Zuversicht ein" und bei jedem Ausatmen lässt du deine Sorgen, Ängste und Zweifel los.

Kräuter: *Beruhigende Kräuter wie Johanniskraut, Melisse, Orangenblüte, Lavendelblüte, Rosenblüten helfen, deine Sorgen und Ängste zu lindern. Du kannst sie in Form von Teeaufgüssen oder auch in Vollbädern (dann in kaltem Wasser aufstellen und für 10 Minuten köcheln lassen, danach abseihen und ins Badewasser geben) genießen.*

Mit ***Raumsprays*** *kannst du hochwertigste, naturreine Düfte genießen, welche die Luft „aromatisieren". Sie sind einfach anzuwenden, du brauchst dazu weder eine Duftlampe noch ein Teelicht und Wasser. Die Raumsprays lassen sich gut dosieren und wirken aufgrund der intervallartig gesetzten Duftimpulse sehr schnell. Somit kann eine „Dauerduftberieselung" vermieden werden, wie dies etwa durch eine Duftlampe gegeben ist. Mit den Raumsprays schaffst du mit Leichtigkeit ein wohltuendes Raumklima. Du kannst mit ihrer Hilfe eine duftende Frische und eine positive Stimmung an jeden Ort „zaubern". Beruhigend aus meiner TT-Produktlinie wirken die Raumsprays Friede (besänftigend), Nervenbalsam (ausgleichend und stimmungsaufhellend), Sandmännchen (zur Ruhe kommen und schlaffördernd) sowie Trost & Zuversicht (tröstend und einhüllend). Harmonisierend wirken Geborgenheit (entspannend), Willkommen und Samt & Rose. Anwendung: Je nach Raumgröße einige Pumpstöße (3 bis 4 Pumpstöße pro 10 m²), erst frühestens nach einer Stunde wiederholen. Was die Wahl des Duftes betrifft: Wichtig ist, deine Nase entscheiden zu lassen!*

Die TT-Gute Hoffnung-Blütenessenzen-Globuli sind eine Kombination aus Bachblüten, Kalifornischen Blütenessenzen und Rostock-Essenzen. Sie hel-

fen dir, mit deinen Ängsten und den ambivalenten Gefühlen besser umgehen zu können. Es wird dir mit Hilfe der Blütenmischung möglich sein, mehr Ruhe und Gelassenheit zu finden, um deine Schwangerschaft besser genießen zu können.

Der TT-Sandmännchen- und der -Nervenbalsam-Tee enthalten wohlschmeckende Kräuterkombinationen. Der Sandmännchen-Tee (z. B. Orangen-, Lavendel-, Rosenblüten) bzw. der Nervenbalsam-Tee (Hopfenzapfen, Passionsblume, Katzenminze) hilft der ganzen Familie, den Alltag mit Ruhe und Gelassenheit zu bestehen. Regelmäßig getrunken gehören Hektik, Nervosität und schlaflose Nächte bald der Vergangenheit an. Nach 6 Wochen bitte 1 Woche Trinkpause von den Teemischungen machen!

6.2 Besenreiser, Couperose

Besenreiser und Couperose (feine geplatzte Äderchen im Bereich der Nase und Wange) sind immer Zeichen einer Gewebsschwäche. Durch die intensive Blutfülle während der Schwangerschaft (es muss ein Liter mehr als üblich in deinem Blutgefäßsystem untergebracht werden) werden alle Venen sehr gefordert. Bei einer ohnehin vorhandenen Gewebsschwäche werden nicht nur die großen Venen (Krampfadern an den Beinen, in der Scheide und am After) massiv beansprucht bzw. überfordert, sondern auch die ganz zarten Gefäße. Bei den Besenreisern bzw. im Falle der Couperose liegt häufig ein intensiver Mangel an „feinstofflichen" Mineralstoffen vor.

***Ätherische Öle** wie Wacholder, Zitrone und Zypresse wirken sehr zusammenziehend und stärkend auf das Gewebe. Du kannst sie in Form von Salben oder Ölen auf die betroffenen Stellen auftragen oder dir ein Vollbad mit diesen Ölen machen.*

„Feinstoffliche" Mineralstoffe: *Calcium Fluoratum (Schüßler-Salz Nr. 1), Kalium Chloratum (Nr. 4) und Silicea (Nr. 11) zählen zu jenen „feinstofflichen" Mineralstoffen, welche die Elastizität und Spannkraft des Gewebes fördern. Das TT-Venen RUH & WOHL-Mineralstoffcremegel kann auf Besenreiser aufgetragen werden, auf den Couperose-Stellen im Gesicht kann mindestens 2-mal täglich das TT-Sensible Haut-Mineralstoffcremegel im Wechsel mit dem TT-Augen-Mineralstoffcremegel verwendet werden.*

TT-Gewebe Fit-Linie: *Mit dem Gewebe Fit Spezialöl kannst du ein lauwarmes Vollbad nehmen oder dich mit der Gewebe Fit Lotion nach dem Duschen (die Haut dann nur wenig abtrocknen) eincremen.*
Die innerliche Einnahme der Gewebe Fit-Mineralstoffmischung über einen Zeitraum von mindestens 3 Monaten hat sich besonders bewährt.

6.3 Blasenentzündung, Harnwegsinfekt

Die Lehre nach den fünf Elementen (Holz, Feuer, Metall, Wasser, Erde), die der chinesischen Philosophie entstammt, besagt, dass in der Schwangerschaft vor allem das Wasserelement (für die Fortpflanzung zuständig) massiv gefordert ist. Die zu diesem Element zugehörigen Funktionskreisläufe der Niere und Blase werden besonders belastet. Wenn dieses Element sehr geschwächt ist, steht die Emotion Angst im Vordergrund. Blasenentzündungen und Harnwegsinfektionen sind deshalb in der Schwangerschaft gar nicht so selten (betrifft ca. 7 bis 10 % aller Schwangeren). Die immer schwerer werdende Gebärmutter kann auf das Nierenbecken und den Harnleiter drücken und dabei einen Harnstau, der den Erregern und Bakterien ideale Überlebensbedingungen schafft, verursachen. Die weibliche Harnröhre ist wesentlich kürzer als die männliche und daher sind Frauen für Blasenentzündungen wesentlich anfälliger. Jeder Mensch, der bereits einmal eine Blasenentzündung durchgestanden hat, weiß, wie schmerzhaft so etwas ist. Unsere Nieren haben die lebenswichtige Funktion, Harn zu bilden und auszuscheiden, sie befreien unseren Organismus von Stoffwechselschlacken und Giften. Außerdem halten sie die Menge und die chemische Zusammensetzung der Körperflüssigkeiten konstant. Wie ein „Klärwerk" filtert die Niere alles aus dem Blut heraus, was zu viel wird oder schädlich sein könnte. Dies geschieht etwa 60-mal am Tag. Die Wassermenge in unserem Körper wird auf gleichem Niveau gehalten, indem die Nieren je nach Notwendigkeit die Harnausscheidung vermindern oder steigern. Von den Nieren fließt der Harn durch die Harnleiter zur Blase, wo er gesammelt und ausgeschieden wird. Durchschnittlich werden ein bis zwei Liter Harn pro Tag ausgeschieden. Starkes Schwitzen kann die Harnmenge auf einen halben Liter sinken lassen, bei reichlichem Trinken steigt sie auf mehrere Liter an. Wenn dem Körper nicht genügend Flüssigkeit zugeführt wird, kann es zu einer Beeinträchtigung der Ausscheidungs- und Entgiftungsfunktion der Nieren kommen.

Mein Tipp: *Die Blase ist sehr kälteempfindlich. Deshalb sorge dafür, dass du deine Nieren gut warm hältst und auch immer Socken trägst (keine Hüfthosen!). Ich empfehle dir, Seidenunterwäsche zu tragen, da sie „keimmindernd" wirkt. In dieser Zeit solltest du ausreichend (mindestens 3 Liter am Tag) trinken, damit deine Nieren gut durchspült werden.*

Wichtig: Bei immer wiederkehrenden Harnwegsinfekten achte bitte ganz genau darauf, dich nach dem Stuhlgang von vorne nach hinten abzuwischen, damit Bakterien aus dem Darm nicht in die Harnröhre aufsteigen können. Im Weiteren empfehle ich dir, nach dem Sex mit deinem Partner so bald als möglich urinieren zu gehen, um mögliche Keime auszuschwemmen. Auch empfiehlt es sich bei immer wiederkehrenden Harnwegsinfekten, ein Kondom zu verwenden, um neuerlichen Infektionen vorzubeugen.

Hinsichtlich der ***Ernährung*** *bitte tierisches Eiweiß, Zucker und Weißmehlprodukte stark reduzieren. Sie belasten den durch die Blasenentzündung ohnehin geschwächten Körper nur noch zusätzlich. Täglich 3 bis 4 EL Preiselbeersaft oder eine Schale Preiselbeerkompott machen den Körper weniger anfällig für Keime und Bakterien, da sie den pH-Wert im Körper erhöhen. Eine reife Grapefruit mit 1 TL Birkenzucker pro Tag hat eine ähnliche Wirkung wie die Preiselbeeren.*

Ätherische Öle *wie Patchouli, Rosengeranie, Schafgarbe und Teebaum sind Öle, welche die Körperabwehr stärken und bakterienvermindernd wirken. Sie sind in Form von Spülungen und Sitzbädern anzuwenden (als Emulgator dient Salz).*

„Feinstoffliche" Mineralstoffe: *Natrium Chloratum (Schüßler-Salz Nr. 8) ist der wichtigste Mineralstoff für die Niere und Ferrum Phosphoricum (Nr. 3) hilft wunderbar, die Schmerzen in den Griff zu bekommen. Kalium Phosphoricum (Nr. 5) hat die Aufgabe, die Bakterien „in Schach zu halten" und hohes Fieber zu senken und wird deshalb auch häufig als das biochemische „Antibiotikum" bezeichnet.*

Jin Shin Jyutsu *(japanische Energiearbeit): Umschließe den Zeigefinger der einen Hand mit der anderen Hand. Halte dir deine Zeigefinger jedes Mal, wenn du daran denkst – Mut und Zuversicht sind dir sodann nahezu gewiss. Mit dem Zeigefinger energetisierst du im Übrigen den Nierenstrom. Lege außerdem deine Handflächen auf den Bereich deiner Nieren, deine Fingerspitzen zeigen in Richtung Füße, und gönne dir 10 Minuten die sogenannte „Nierenatmung": Dabei konzentrierst du dich darauf, deine Atmung über deine Handflächen in deine Nieren zu lenken. Wenn du es dir in der Seitenlage gemütlich machst und dein Partner seine warmen Hände auf deine Nieren legt, gelingt es dir wahrscheinlich noch besser, diese „Nierenatmung" durchzuführen.*

Kräuter *wie Birkenblätter, Brennnessel und Zinnkraut in Kombination ergeben eine ideale entwässernde Teemischung. Bei regelmäßiger Anwendung in der richtigen Dosierung können damit eine Blasenentzündung und auch*

Ödeme (Wasseransammlungen) in Händen und Füßen gut gelindert werden. Diese Teemischung unterstützt die Niere bei ihrer Arbeit und ist somit bei Harnwegsinfektionen oder Nierenbeckenentzündungen eine ideale Begleittherapie. Mit einem Spritzer Saft einer unbehandelten Zitrone erhöhst du wieder den pH-Wert im Körper und gleichzeitig kann aus der Brennnessel, in Kombination mit dem Vitamin C, für den Körper das Eisen noch besser zur Verfügung gestellt werden.

Linderung des Schmerzes beim Harnlassen: *Nimm dir zur Toilette eine 500 ml-Plastikflasche mit einem Trinkaufsatz mit, in die du lauwarmes Wasser und 1 EL TT-Spezial-Tinktur gibst; spüle damit während des Urinierens. Manche Frauen urinieren lieber in einem Sitzbad: 1 EL TT-Spezial-Salz und 2 EL TT-Spezial-Tinktur in ca. 10 Liter lauwarmes Wasser geben.*

Dampfsitzbad: *2 rote mittelgroße Zwiebeln samt Schale in 1 Liter Wasser 15 Minuten köcheln lassen, dann 1 EL TT-Spezial-Salz dazugeben und diesen kleinen Topf ins WC stellen. Einige Minuten ausdampfen lassen und wenn es nicht mehr zu heiß ist, auf die WC-Brille setzen und mindestens 10 Minuten im Zwiebel-Spezialsalz-Dampf sitzenbleiben.*

TT-Energie AKUT Mineralstoffmischung: *Diese Mischung enthält viel der „feinstofflichen" Mineralstoffe Natrium Chloratum (Schüßler-Salz Nr. 8, dem Hauptmineralstoff der Niere) und Ferrum Phosphoricum (Nr. 3, dem Hauptmineralstoff, um Schmerzen in den Griff zu bekommen). Grundsätzlich wirken alle in dieser Mischung enthaltenen Mineralstoffe beruhigend auf die Schleimhaut und helfen dem Körper, mit den Keimen zurechtzukommen. Da eine Blasenentzündung äußerst schmerzhaft ist, empfehle ich (statt einer Tagesdosis von 70 Stück), 100 Stück in 1 Liter aufzulösen und schluckweise über den Tag zu trinken.* ***Achtung:*** *Solltest du nach 2 Tagen mit dieser Therapie keine wesentliche Besserung erfahren, dann bitte ich dich, diese Beschwerden bei einem Arzt oder einer Ärztin abklären zu lassen. Sollte eine schulmedizinische Therapie notwendig sein, dann können meine Produkte diese Therapie ideal unterstützen.*

6.4 Blähungen

Rohkost und Südfrüchte sind für den Verdauungstrakt einer Schwangeren nicht empfehlenswert. Dünste das Obst und Gemüse, und du wirst es wesentlich besser verdauen können. Ich empfehle dir, das tierische Eiweiß aus deiner Ernährung zu streichen, denn es wirkt nicht nur auf die Lunge (Erkältung, Bronchitis etc.) verschleimend, sondern auch auf den Verdauungstrakt.

Ätherische Öle *wie Anis, Fenchel, Ingwer, Koriander und Kreuzkümmel beruhigen den Darm und wirken gut entblähend.*

„Feinstoffliche" Mineralstoffe: *Magnesium Phosphoricum (Schüßler-Salz Nr. 7), heiß eingenommen (in einer Tasse heißem Wasser auflösen), kann die Gase gut binden. Ferrum Phosphoricum (Nr. 3) hilft wunderbar, das Gefühl des Bauchschneidens in den Griff zu bekommen. Natrium Sulfuricum (Nr. 10) ist in der Lage, Entschlackungsstoffe in eine ausscheidungsfähige Form zu bringen und schafft vor allem gute Abhilfe bei stinkenden Winden.*

Jin Shin Jyutsu *(japanische Energiearbeit): Umschließe den Daumen der einen Hand mit der anderen Hand. Halte dir deine Daumen jedes Mal, wenn du daran denkst – Sorge und Kummer gehören dann bald der Vergangenheit an. Außerdem empfehle ich dir, über mehrere Minuten die Innenseite beider Knie und Waden zu halten. Folgende Griffe harmonisieren den gesamten* ***Darm-Magen-Strom:*** *Für 5 Minuten die rechte Hand auf das linke Jochbein, die linke Hand unterhalb der linken Schlüsselbeinhälfte legen und langsam und bewusst in den Bauch atmen. Dann für weitere 5 Minuten linke Hand auf das rechte Jochbein, rechte Hand unterhalb der rechten Schlüsselbeinhälfte legen und langsam und bewusst in den Bauch atmen. Positiv auf den Milzstrom wirkt folgender Griff: Für 5 Minuten* *die rechte Hand auf den Bereich zwischen rechtem Innenknöchel und Achillessehne – diagonal zur Ferse – und die linke Hand aufs Steißbein legen und langsam und bewusst in den Bauch atmen. Dann für weitere 5 Minuten die linke Hand auf den Bereich zwischen linkem Innenknöchel – diagonal zur Ferse – und die rechte Hand auf das Steißbein geben und langsam und bewusst in den Bauch atmen.*

Kräuter: *Wie schon bei den ätherischen Ölen erwähnt, helfen die sogenannten Brotgewürze Anis, Fenchel, Ingwer, Koriander und Kümmel wunderbar, um einen rebellischen Darm zu beruhigen.*

Der TT-Bäuchlein RUH & WOHL-Sirup ist ein hochwertiger Maismalzsirup, kombiniert mit entblähenden, beruhigenden ätherischen Ölen aus kontrolliert biologischem Anbau. Der Sirup hilft auch deinem Baby, wenn es unruhig ist und mit Blähungen kämpft. Das TT-Bäuchlein RUH & WOHL-Spezialöl ist ein wärmendes Ringelblumenöl mit entblähenden ätherischen Ölen (wie Koriander, Kreuzkümmel, Römische Kamille, Rose u.v.m.) und hilft dir, deinen Bauch wieder in Ordnung zu bringen. Im Weiteren schafft eine Bauchmassage (immer im Uhrzeigersinn) mit dem TT-Bäuchlein RUH & WOHL-Spezialöl und anschließend eine Wärmflasche oder ein warmes Kirschkernsäckchen große Linderung.
Du kannst dir mit dem Bäuchlein RUH & WOHL-Spezialöl auch ein warmes Vollbad machen: mische 4 EL Meersalz mit 1 EL Bäuchlein RUH & WOHL-Spezialöl und gib es dem Badewasser bei. Die TT-Bäuchlein RUH & WOHL-Mineralstoffmischung hilft erfahrungsgemäß besonders gut. Du kannst die Mineralstoffmischung auch im TT-Bäuchlein RUH & WOHL-Tee auflösen: den Tee so heiß wie möglich schlürfen, damit erreichst du einen weiteren Synergieeffekt. Wichtig ist es, die „entblähenden" Samenkörner des Tees (Kreuzkümmel, Koriander, Fenchel u.v.m.) in einem Mörser oder mit der Rückseite eines Löffels anzustoßen, damit die ätherischen Öle sich besser entfalten können.

6.5 Blutungen

Innerhalb der ersten 3 bis 4 Monate haben sehr viele Schwangere leichte Schmierblutungen (eher dunkles „altes“ Blut). Meist zu jenem Zeitpunkt, an dem sie ihre Regelblutung gehabt hätten. Der Körper muss sich erst auf das Schwangersein und „Nicht-Bluten“ einstellen. Manchmal bluten Frauen auch nach einer vaginalen Untersuchung bei dem Gynäkologen/der Gynäkologin. Der Grund dafür ist die intensive Blutfülle (das Blutgefäßsystem der Frau ist „übervoll“). Bei einer stärkeren Blutung ist es möglich, dass der Arzt/die Ärztin mittels Ultraschall feststellt, dass die Ursache die „Randblutung“ einer tief liegenden Plazenta ist. Es entsteht ein Hämatom, das sich meist von selbst wieder zurückbildet. Ein weiterer Grund für eine Blutung (hellrote Blutung, so stark wie am Höhepunkt einer Regel oder noch stärker) könnte das Anzeichen einer drohenden Fehlgeburt sein, deshalb gehört eine stärkere Blutung immer von einem Gynäkologen/einer Gynäkologin abgeklärt. Da die Farbe Rot für die Frau als Zeichen von Alarm gedeutet wird, ist sie natürlich in „Alarmbereitschaft“.

Die Blutung ist in erster Linie auch ein Anzeichen dafür, dass sich die Frau eine Auszeit gönnen muss. Bei einer stärkeren Blutung ist eine „Freistellung“ von der Berufstätigkeit unumgänglich. Einmal pro Woche eine Haushaltshilfe und bei bereits vorhandenen Geschwisterkindern 2- bis 3-mal pro Woche Hilfe bei der Kinderbetreuung sind absolut notwendig. Ich empfehle dringend, 1 bis 2 Stunden Mittagsruhe, in der die Beine hochgelagert werden. Folgende Tipps eignen sich ideal zur Begleitung einer schulmedizinischen Betreuung.

Homöopathische Mittel: Bellis perennis C 30 *(Gänseblümchen) wird auch als das Arnika (das Verletzungsmittel) der Gebärmutter bezeichnet, da es eine spezifische Wirkung auf alle Organe im kleinen Becken (speziell auf die Gebärmutter) hat. Bellis perennis wirkt auf die Muskelfasern der Blutge-*

fäße. Oft hat die Frau ein Gefühl der „Wundheit" und Prellung im Beckengebiet. Bewährte Dosierung: bei stärkeren Schmierblutungen 1-mal täglich 3 Globuli. Wenn die Blutung intensiver ist: 3 Globuli in einem 0,25 Liter-Glas mit Wasser auflösen (die sogenannte **Wasserglasmethode***), mit einem Plastik-, Keramik- oder Holzlöffel (keinen Metalllöffel!) rund 25-mal im Uhrzeigersinn umrühren und davon 3- bis 4-mal täglich einen Löffel voll (immer in die Verschlimmerung hinein) einnehmen, diesen eine Minute lang im Mund behalten; das Glas am besten abdecken. Vor jeder Einnahme Löffel abwaschen (damit das Wasser sauber bleibt) und wieder mehrmals umrühren!* ***Millefolium C 30*** *(Schafgarbe) ist ein wunderbarer „Blutstiller", ob bei starker Menstruationsblutung oder bei einer Blutung in der Schwangerschaft. Die Blutung wird oft verursacht durch Überanstrengung oder durch einen Sturz oder Schlag in den Bauch. Bewährte Dosierung: siehe oben.*

Bachblüten: *Mimulus ist eine wunderbare Blüte, um die konkreten Ängste (z. B. wegen leichter Blutungen) zu lindern. Gehen die Ängste in Richtung Panik, dann hat sich Rock Rose bewährt. Meine TT-Gute Hoffnung-Blütenessenzen-Globuli helfen ebenfalls wunderbar, Ängste und ambivalente Gefühle in den Griff zu bekommen.*

Jin Shin Jyutsu *(japanische Energiearbeit): Umschließe den Zeigefinger der einen Hand mit der anderen Hand. Halte dir deine Zeigefinger jedes Mal, wenn du daran denkst – Mut und Zuversicht sind dir sodann gewiss. Dieser Finger ist dem Nierenstrom zugeordnet, und dieser Strom ist gerade in der Schwangerschaft sehr wichtig, da die Gebärmutter ein außerordentliches Organ der Niere darstellt. Lege beide Hände in deine Leiste: Dieser Griff heißt „Freude – Lachen – Sonnenschein" und wird deine Ängste in Bezug auf die Blutungen bald vertreiben.*

6.6 Eisenmangel (Anämie)

Es ist völlig normal, dass der Hämoglobingehalt (Gehalt des roten Blutfarbstoffs) des Blutes etwas absinkt, da es zu einer „Blutverdünnung" kommt. Dein Blutgefäßsystem fasst vor deiner Schwangerschaft ca. vier Liter und nimmt innerhalb der 40 Schwangerschaftswochen rund einen Liter an Blutvolumen zu. Da sich die festen Bestandteile nicht im gleichen Maß mit erhöhen, reduziert sich automatisch der Hämoglobinwert. Wenn du wirklich an Eisenmangel leidest, fühlst du dich sehr müde und schnell erschöpft. Außerdem bist du auch kurzatmig und dir wird leicht schwindlig. Sehr häufig kommt es bei rasch aufeinanderfolgenden Schwangerschaften zu einer ausgeprägten Schwangerschaftsanämie, denn das Kind nimmt sich von seiner Mutter alles, was es benötigt und kriegen kann. Fast alle Frauen „erleiden" während der Geburt einen Blutverlust von mindestens 500 ml. Deshalb ist es ratsam, für ein gutes Ausgangsblutbild zu sorgen.

Wichtig, zu wissen: Wenn eine Frau mit einem schlechten Ausgangsblutbild während der Geburt stärker blutet, ist sie in der Wochenbettzeit wesentlich anfälliger für Infektionen und auch die Produktion von Muttermilch ist eingeschränkt.

Zur Ernährung: *Schwarzer Tee und Kaffee sind massive Eisenräuber. Der Körper benötigt Vitamin C, um das Eisen besser aufnehmen zu können. Dein Bedarf an Vitamin C ist in deiner Schwangerschaft um ein Drittel höher als sonst. Siehe dazu Kapitel 4.3: es gibt zahlreiche Obst- und Gemüsesorten mit hohem Vitamin-C-Gehalt. Vitamin C kann auch gut über Säfte zugeführt werden: sämtliche Säfte saisonaler roter bzw. dunkler Früchte (im Idealfall aus kontrolliert biologischem Anbau) als auch der von rohen Roten Rüben haben reichlich Vitamin C und Eisen. Ich empfehle dir, 2 mittelgroße Rüben und 3 mittelgroße Äpfel fein zu schaben und mit 1 EL Sauerrahm abzuschmecken. Solltest du unter Blähungen leiden, dann würde ich die Roten Rüben nicht roh essen, sondern kurz dünsten. Nüsse sind ebenfalls sehr reich* *an Eisen: vor allem Paranüsse sind sehr eisen-, jedoch auch sehr fettreich. Deshalb nimm maximal 3 bis 4 Stück pro Tag zu dir. Dem Eisenmangel kannst du vorbeugen, indem du innerhalb der letzten 14 Tage vor dem errechneten Geburtstermin einmal täglich einen vollen Messbecher eines pflanzlichen Eisensaftes (aus dem Reformhaus) einnimmst. Ist dein Hämoglobinwert unter 11 g/dl, so empfehle ich dir, die Dosierung zu verdoppeln.*

„Feinstoffliche" Mineralstoffe: *Ferrum Phosphoricum (Schüßler-Salz Nr. 3) in Kombination mit Natrium Chloratum (Nr. 8), Kalium Phosphoricum (Nr. 5), Magnesium Phosphoricum (Nr. 7) und Manganum Sulfuricum (Nr. 17) helfen wunderbar, den Hämoglobinwert zu erhöhen.*

Kräuter/Früchte: *Brennnessel (enthält siebenmal mehr Vitamin C als eine Orange), Karotten, Fenchel, Rote Rüben, Spinat sowie Hibiskusblüten und sämtliche roten/blauen Beerenfrüchte (ganz speziell die Aroniabeere – ähnlich wie die Hagebutte mit einem Wert von 100 g/1480 mg) können das Blutbild positiv beeinflussen. In der Traditionellen Chinesischen Medizin wird die Chinesische bzw. Rote Dattel zum Blutaufbau verwendet.*

Jin Shin Jyutsu *(japanische Energiearbeit): Umschließe den kleinen Finger der einen Hand mit der anderen Hand, halte dir deine kleinen Finger jedes Mal, wenn du daran denkst – du lernst dann, deine „Maske" fallen zu lassen und dir selbst zu vertrauen. Auch deine hohen Ideale kannst du gut herunterschrauben und dem Raubbau an deinem Körper (Blutmangel) wird ein Ende gesetzt. Der kleine Finger harmonisiert zudem den Herzstrom, der das Blut „regiert".*

Wenn bei dir bereits in der vorausgegangenen Schwangerschaft eine Schwangerschaftsanämie vorgelegen hat, empfehle ich dir bei einer neuerlichen Schwangerschaft bereits ganz zu Beginn die TT-Blutaufbau-Mineralstoffmischung (füllt die Mineralstoffe innerhalb der Zellen auf) in Kombination mit einem pflanzlichen Eisensaft (Kräuterblutsaft oder-dragees *wie **Kräuterblut® Floradix® mit Eisen** oder **Florabio® Kräuterblut® Saft**) einzunehmen. Um eine starke Blutarmut dauerhaft in den Griff zu bekommen, solltest du die Mineralstoffmischung und gleichzeitig den Kräuterblutsaft auch nach der Geburt einnehmen. Wenn du diese Produkte in der richtigen Dosierung über mindestens zwei bis drei Monate zu dir nimmst, dann werden sich deine Blutwerte dauerhaft stabilisieren. Selbstverständlich sollte durch regelmäßige Blutbildkontrollen die Wirksamkeit der Behandlung nachgewiesen werden können, anderenfalls muss vom Arzt/einer Ärztin ein anderes Therapiekonzept erstellt werden. Wenn bereits 70 Stück der TT-Energie LANGZEIT-Mineralstoffmischung eingenommen werden, dann empfehle ich lediglich 25 Stück von der Blutaufbau-Mineralstoffmischung dazu einzunehmen. Oder täglich im Wechsel einmal 70 Stück von der TT-Energie LANGZEIT-Mineralstoffmischung und am nächsten Tag 70 Stück von der TT-Blutaufbau-Mineralstoffmischung.*

TT-TCM-Kräuter für die Kraftsuppe: Diese bewährten TCM-Kräuter sind in großen Papier-Teefiltern verpackt und du brauchst sie nur mit einer Geflügel-, Rinds- oder Kalbssuppe oder mit 1 kg Gemüse der Saison (vegane Kraftsuppe) mitköcheln lassen. Iss über vier Wochen täglich ein bis zwei Suppenteller davon. Diese Kraftsuppe ist sehr gut für den Aufbau des Blutes und anderer Körpersäfte (Kochanleitung siehe Kapitel 4.9).

6.7 Erkältungen (Husten, Schnupfen, Heiserkeit, Halsschmerzen)

Der Körper einer schwangeren Frau muss innerhalb der 40 Schwangerschaftswochen täglich Höchstleistungen erbringen und läuft dadurch „leichter Gefahr", sich eine Erkältung einzufangen. Vor diesem Hintergrund ist auch die Tatsache zu sehen, dass viele Frauen unter einem Bewegungs- und Frischluftmangel leiden.

Mein Tipp: *Ich empfehle dir bei jedem Wetter als „Abhärtung" 30 Minuten an der frischen Luft spazieren zu gehen. Es gibt übrigens kein schlechtes Wetter, sondern nur schlechte Kleidung!*

Ernährung: *Jetzt ist es besonders wichtig, sämtliches tierisches Eiweiß aus der Ernährung zu streichen, da sie die Lunge stark verschleimen. Sojamilch ist etwas weniger verschleimend. Die beste Alternative zur Kuhmilch ist Reismilch. Birnendirektsaft (ohne Zucker) und Birnenkompott haben eine abwehrstärkende und befeuchtende Wirkung auf die Lunge. Ingwertee wird oft bei beginnender Verkühlung empfohlen und bewirkt oft „kleine" Wunder. Wenn du ein hitziger Typ bist (immer sehr warme Füße, Hitzeunverträglichkeit), solltest du Ingwer (vor der 36. SSW) eher vorsichtig dosieren, da er stark erwärmend ist und eventuell wehenauslösend wirken kann.*

Ätherische Öle *wie Anis, Fenchel, Fichtennadel, Latschenkiefer und Ysop in Form von Ganzkörperbädern, Raumsprays und als Körperbalsam öffnen wieder die Atemwege und einem guten Durchatmen steht kaum mehr etwas im Wege.*

„Feinstoffliche" Mineralstoffe: *Calcium Phosphoricum (Schüßler-Salz Nr. 2) hilft wunderbar bei bellendem Husten, Kalium Chloratum (Nr. 4) bei schleimigem Husten, Magnesium Phosphoricum (Nr. 7) bei Krampfhusten. Ferrum phosphoricum (Nr. 3) ist eines der wichtigsten Mineralstoffe, um die körpereigene Abwehr anzukurbeln und hilft bei sämtlichen Schmerzzuständen.*

Jin Shin Jyutsu *(japanische Energiearbeit): Umschließe den Ringfinger der einen Hand mit deiner anderen Hand. Halte dir deine Ringfinger jedes Mal, wenn du daran denkst – eine gute Abwehr sowie Fröhlichkeit und Freude sind dir sodann nahezu gewiss. Der Ringfinger ist dem Lungenstrom zugeordnet. Bei einer guten Lungenenergie ist auch die körpereigene Abwehr ideal. Sich den Ringfinger zu halten hilft auch sehr gut, wenn man traurig ist, denn die Emotion Trauer ist der Lunge zugeordnet.*

__Kräuter:__ Anis, Breitwegerich, Fenchel, Süßholzwurzel und Thymian wirken reduzierend auf Keime und Bakterien und beruhigen die Lungen und Bronchien.

__Propolis-Tropfen:__ Propolis ist das sogenannte Bienenharz, das gegen Bakterien und Pilze hilft und auch wunderbar wundheilend ist. Die Propolis-Tropfen erhältst du in Apotheken, Reformhäusern oder in Naturkostläden. Sie schmecken sehr intensiv und bereits bei der Einnahme kannst du spüren, wie gut sie alle deine Keime „verjagen". Wenn dir der Geschmack zu intensiv ist, kannst du anschließend einen kleinen Löffel Maismalzsirup oder Birkenzucker essen. In der Akutphase kannst du stündlich 5 Tropfen einnehmen. Sobald du eine Besserung verspürst, genügen 3-mal täglich 10 Tropfen.

Das TT-Atem RUH & WOHL-Spezialöl besteht aus Olivenöl mit Bienenwachs und schleimlösenden und beruhigenden ätherischen Ölen (Eukalyptus citriodora, Fichtennadel, Teebaum u.v.m). Auf Brust und Rücken aufgetragen, unterstützt es deine Atmung, löst den zähen Schleim und wirkt zugleich auswurffördernd. Nach dem Auftragen kannst du dir anschließend einen Topfen-/Quark- oder Zwiebelwickel auflegen (Wickelanwendung siehe unter Kapitel 6.8). Das TT-Atem RUH & WOHL-Badesalz für die ganze Familie enthält ähnliche ätherische Öle wie der TT-Atem RUH & WOHL-Balsam (anwendbar wie das TT-Atem RUH & WOHL-Spezialöl, jedoch schon ab 0 Jahren, ohne Eukalyptus), die Basis bildet Originalsalz aus dem Toten Meer. Du kannst dir zusätzlich 4 EL des TT-3 in 1-Tee in 3 Liter kaltem Wasser zustellen, 15 Minuten zugedeckt köcheln lassen, abseihen und dann dem Badewasser zugeben. Anschließend gibst du, kurz bevor du dich in die Wanne setzt, das TT-Atem RUH & WOHL-Badesalz dazu. Der TT-Atem RUH & WOHL-Sirup hat eine schleimlösende, auswurffördernde und beruhigende Wirkung und hilft bei Husten sowie bei „beanspruchter" Stimme bzw. Stimmbändern. Er lindert auf hervorragende Weise beginnende Halsschmerzen und Hustenreiz. Die Basis ist hochwertiger Maismalzsirup und schleimlösende ätherische Öle aus kontrolliert biologischem Anbau. Solltest du sehr geschmackssensibel sein, so kannst du dir den TT-Atem RUH & WOHL-Sirup mit einem Birnensaft (ohne Zucker) vermischen oder einfach den Birnensaft nachtrinken. Das TT-Spezial-Nasenspray (ab 0 Jahren) enthält Totes Meersalz, mit Grander Wasser verdünnt zu einer einprozentigen Lösung. Die enthaltenen ätherischen Öle (u. a. Cajeput, Niauli, Ravensara) sind hoch verdünnt in Aloe Vera-Öl gelöst und befeuchten und beruhigen die sensible Nasenschleimhaut. Mit Hilfe des klärenden und befreienden TT-Atem RUH & WOHL-Raumsprays (mit Cajeput, Latschenkiefer, Niauli u. a.) kannst du einerseits die Raumluft desinfizieren und andererseits die Atemwege frei machen. Dieses Spray ist praktisch für unterwegs, ideal fürs Kinderzimmer und ist eine wunderbare und vor allem eine „ungefährliche" Alternative zur Duftlampe, den man benötigt weder eine Duftlampe selbst noch ein Teelicht und Wasser sowie ätherische Öle. Eine andere Möglichkeit bildet das TT-Bald Gesund-Raumspray, das aus den ätherischen Ölen Angelikawurzel, Salbei, Zitrone u.v.m. besteht, die das Immunsystem und nachweislich die eigene Körperabwehr stärken und mobilisieren. Es ist sehr zu empfehlen, es bereits dann anzuwenden, wenn es eine Grippewelle im Umfeld gibt. Die TT-Atem RUH & WOHL-Mineralstoffmischung hilft bei bellendem als auch trockenem Husten. Selbst ein Krampfhusten und auch der allergische Husten können damit wesentlich gelindert werden. Bei schleimigem Husten helfen sie den Schleim zu verflüssigen, um ihn besser abhusten zu können. Im akuten Stadium ist es sehr sinnvoll, die Dosierung über 3 bis 5 Tage zu verdoppeln und sie dann innerhalb der nächsten 10 Tage wieder auf die normale Dosierung zu reduzieren. Wenn du bereits die TT-Energie LANGZEIT-Mineralstoffmischung nimmst, empfehle ich dir, sie während des Infektes abzusetzen und auf die TT-Atem RUH & WOHL-Mineralstoffmischung umzusteigen. Sobald der Infekt gut überwunden ist, kannst du wieder auf die Energie LANGZEIT-Mineralstoffmischung zurückgehen. Der TT-Atem RUH & WOHL-Tee kann in der Husten-Schnupfenzeit gerne vorbeugend getrunken werden. Die Zusammensetzung dieser Heilkräutermischung (Fichtennadel, Spitzwegerich, Ysop, Himmelschlüssel etc.) stammt von meiner Großmutter. Seit meiner Kindheit bis heute hat mir der Atem RUH & WOHL-Tee gute

Dienste geleistet. Wenn du ihn zu einem Drittel mit Birnensaft (ohne Zuckerzusatz) „verdünnst", dann wird er dir noch besser schmecken und zusätzlich auch deine Lunge stärken. Maximale Tagesdosis ist 1 Liter.

6.8 Halsschmerzen

*Bei Halsschmerzen bringt ein **Topfen-/Quark- oder ein Zwiebelwickel** nahezu immer eine Linderung. Für den **Topfen-/Quarkwickel** benötigst du 200 bis 250 Gramm Magertopfen/-quark, den du „daumendick" auf eine doppelt gelegte Küchenrolle streichst. Diese „Packung" legst du dann auf eine mehrmals gefaltete Stoffwindel (ca. die Breite von deinem Hals) Jetzt wärmst du diese Packung mit einem Föhn an, sodass dieser Wickel angenehm warm am Hals zum Liegen kommt. Schließe die Stoffwindel um deinen Hals und befestige die Enden mit Kreppklebeband. Bevor du den Wickel anlegst, empfehle ich dir deinen Hals und dein Dekolleté mit dem TT-Atem RUH & WOHL-Spezialöl einzureiben. Um den Wickel warmzuhalten, schlage einen Wollschal (kein Synthetik!) um den Wickel und befestige ihn. Für den **Zwiebelwickel** verwendest du eine große Zwiebel, hackst sie fein oder schneidest Zwiebelringe (eventuell in wenig Olivenöl leicht glasig anrösten) und verfährst dann so wie beim Topfen-/Quarkwickel.*

Außerdem hilft der TT-Hals RUH & WOHL-Sirup aus hochwertigem Maismalzsirup und mit ätherischen Ölen aus kontrolliert biologischem Anbau (Thymian, Zitrone usw.). Durch das Beimengen von Propolis-Tropfen können die Keime noch besser verringert und die Schmerzen ideal gelindert werden. Am besten hilft der Sirup, wenn man ihn bereits beim ersten Halskratzen einnimmt. Die Wirkung kann in Kombination mit einem Halswickel nochmals verstärkt werden.

6.9 Fieber

Fieber beginnt laut Definition ab 38,5°C. Bis 38,4°C spricht man von erhöhter Temperatur, ab 39,5°C von hohem Fieber. Grundsätzlich zur Information: Die Körpertemperatur bei Kindern ist durchschnittlich höher als bei Erwachsenen, vor allem abends und nach körperlicher Aktivität sind Temperaturen von 38°C nicht ungewöhnlich; hier empfiehlt sich eine Kontrollmessung nach 30 Minuten Ruhe. Die genannten Werte beziehen sich auf eine Messung im After, bei der Messung unter der Zunge im geschlossenem Mund gilt plus 0,3°C, bei einer Messung im Ohr bzw. unter der Achsel – die ungenaueste Methode – plus 0,5°C.

***Bitte beachte:** Hinter hohem Fieber steckt oft eine Harnwegsinfektion und gehört auf jeden Fall vom Arzt/einer Ärztin abgeklärt!*

Grundsätzlich kannst du Fieber mit der Hilfe der Natur (siehe meine folgenden Tipps) sehr gut in den Griff bekommen. Solltest du jedoch innerhalb von drei Tagen keine wesentliche Besserung verspüren, empfehle ich dir, ebenfalls zum Arzt/zur Ärztin zu gehen. Dabei bitte den CRP-Wert im Blut bestimmen lassen, um bakterielle Infektion ausschließen zu können (CRP ist die Abkürzung für C-Reaktives Protein: diesen Eiweißstoff bildet der Körper in größeren Mengen immer dann, wenn eine Infektion in einem Körperteil eine Entzündung ausgelöst hat und das Immunsystem aktiviert ist; in der Medizin gilt der CRP-Wert als wichtiger Entzündungsparameter).

Im Volksmund werden fiebrige Erkältungen, die ich hier anspreche, aufgrund der ähnlichen Symptome fälschlicherweise oft als Grippe bezeichnet. Die echte Grippe wird durch extrem hartnäckige Viren verursacht und nimmt jedoch meist einen sehr schweren Verlauf und gehört auf jeden Fall von ärztlicher Seite betreut. Sogenannte grippale Infekte, also fiebrige Erkältungen, von denen wir hier sprechen, werden meist immer von Fieber begleitet. Mit den hohen Temperaturen wehrt sich der Körper gegen die Krankheitserreger und der Stoffwechsel läuft auf Hochtouren (hoher Puls, Herzrasen etc.). Wichtig ist, Naturheilmittel richtig und frühzeitig anzuwenden! Das bedeutet z. B. auch zu wissen, dass man bei kalten Füßen niemals „Essig-Socken"(Wadenwickel) machen darf. Bei kalten Füßen, die meist auch mit Schüttelfrost einhergehen, immer zuerst ein ansteigendes Fußbad oder ein ansteigendes Ganzkörperbad machen (Anwendung siehe weiter unten unter dem Punkt „Anwendungen mit dem TT-3 in 1-Tee").

Ernährung: *In der Zeit eines grippalen Infekts ist es am besten, so wenig wie möglich zu essen, um den Körper nicht noch zusätzlich mit „harter", anstrengender Verdauungsarbeit zu belasten. Meist wirst du ohnehin keinen Hunger haben. Dein Körper weiß genau, was für ihn gut ist. Wenn du wirklich Hunger verspürst, dann nimm nur „leichte" Kost zu dir: gedünstetes Gemüse, Obst in Form von Kompotten. Auf jeden Fall rate ich dir in der akuten Krankheitsphase und auch noch zehn Tage danach, sämtliches tierisches Eiweiß aus deiner Ernährung zu streichen. Es belastet nur unnötig deinen ohnehin geschwächten Körper. Ganz wichtig ist, dass du bei Fieber auf eine ausreichende Flüssigkeitszufuhr achtest (mindestens 2, besser noch 3 bis 4 Liter Wasser am Tag).*

Ätherische Öle: *Vollbäder, Wickel sowie Raumsprays mit Angelikawurzel, Salbei und Zitrone unterstützen die Selbstheilungskräfte des Körpers und helfen dem Körper, mit dem Fieber besser zurechtzukommen.*

„Feinstoffliche" Mineralstoffe: *Ferrum Phosphoricum (Schüßler-Salz Nr. 3) ist der „Erste-Hilfe"-Mineralstoff, er lindert Schmerzen und hilft dem Körper, eine erhöhte Temperatur zu senken. Kalium Phosphoricum (Nr. 5) ist der „Power"-Mineralstoff, er hilft bei Erschöpfung und ist in der Lage, reguläres bis hohes Fieber zu senken. Er schenkt dir die Kraft, die Krankheit gut zu überstehen. Natrium Chloratum (Nr. 8) reguliert den Wärme-*

und den Flüssigkeitshaushalt. Er hilft auch, deine Schleimhäute (Schnupfen, Bronchien) wieder zu beruhigen.

Homöopathische Mittel bei Fieber:

Aconitum C 30 *(Blauer Sturmhut), bei einer klassischen Verkühlung (ausgelöst durch zu dünne Kleidung und einen kalten Fußboden ohne wärmende Schuhe oder Socken). Symptome: das Fieber setzt plötzlich und heftig ein, der Kopf ist brennend heiß, das Gesicht eher blass und „trocken". Sobald man aufsteht, klopft das Herz schnell und man hat eher Durst. Unruhe und Angst sind meist ebenfalls vorhanden.*

Belladonna C 30 *(Tollkirsche), wenn das Fieber heftig und plötzlich einsetzt. Der Kopf und das Gesicht sind heiß und eher „dampfig" und vor allem gerötet. Hände und Füße sind im Vergleich zum Rest des Körpers eher „kühler". Ein Belladonna-Typ zeigt kaum Durstgefühl.*

Ferrum phosphoricum C30 *(Eisenphosphat) bei erhöhter Temperatur, mit Schüttelfrost sowie großer Erschöpfung und Energielosigkeit. Hände und Füße sind eher kalt. Die Farbe des Gesichts schwankt zwischen blass und gerötet.*

Gelsemium C30 *(Wilder Jasmin) bei Fieber mit Schüttelfrost und ohne Durst und mit einem intensiven Zerschlagenheitsgefühl. Die Müdigkeit sitzt in allen Gliedern. Man ist entkräftet, matt, fühlt sich wie betäubt und zittert. Arme und Beine sind kalt. Verschlimmerung erfährt man bei jeder Erregung, bei Angst, bei Schreck, durch Wärme und Bewegung. Nicht selten wird hier das Fieber mit intensiven Kopfschmerzen begleitet. Ein wesentliches Merkmal: hängende Augenlider („Schlafzimmeraugen").*

Rhus toxicodendron C 30 *(Giftsumach) bei Fieber mit starkem Durstgefühl und großer Schwäche. Unerträgliches Jucken der Beine nachts im Bett. Man ist extrem unruhig und ändert dauernd seine Lage im Bett. Nachts verschlimmern sich psychische Symptome: Besorgnis, Ängstlichkeit. Man hat das Bedürfnis nach Süßem und kalter Milch. Es besteht eine große Druckempfindlichkeit. Wärme und Bewegung bessern, kalte Luft und Schlaf verschlimmern die Beschwerden.*

Jin Shin Jyutsu *(japanische Energiearbeit): Umschließe deinen Ringfinger der einen Hand mit der anderen Hand. Halte dir deine Ringfinger jedes Mal, wenn du daran denkst – eine gute Abwehr und Fröhlichkeit und Freude sind dir sodann nahezu gewiss. Der Ringfinger ist dem Lungenstrom zugeordnet. Bei einer guten Lungenenergie ist auch die körpereigene Abwehr ideal. Sich den Ringfinger zu halten hilft auch sehr gut, wenn man traurig ist, da die Emotion Trauer der Lunge zugeordnet ist.*

Sorge dafür, dass dir eine liebe Person ***Wadenwickel*** *macht und dir zugleich die Waden hält – auch das senkt wunderbar das Fieber.*

Kräuter: *Holunderblüten und Lindenblüten sind in erster Linie fiebersenkend und in zweiter Linie abwehrstärkend. Häufig wird Fieber mit Unruhe begleitet und in diesem Fall wirken Lavendelblüten ideal.*

Anwendungen mit dem TT-3 in 1-Tee : *Dieser Tee besteht aus den drei „Power"-Heilkräutern Holunderblüten, Lavendelblüten und Lindenblüten. Ich kenne zwar nicht die Zusammensetzung des „Miraculix"-Zaubertranks aus den Asterix-Geschichten, jedoch vermute ich, dass zumindest eines der drei Kräuter darin zu finden ist. Die Lindenblüten wirken schweißtreibend, abwehrstärkend, schlaffördernd, fiebersenkend und krampflösend. Die Holunderblüten sind den Lindenblüten in ihrer fiebersenkenden und abwehrstärkenden Wirkung auf jeden Fall ebenbürtig. Die Lavendelblüten wirken wie ein Katalysator und sind in erster Linie beruhigend auf die Psyche.*
Vollbad: *4 EL des TT-3 in 1-Tees mit 3 Liter kaltem Wasser zustellen, 10 Minuten köcheln lassen, abseihen und dem Badewasser zufügen. Im Falle einer Erkältung kannst du noch zusätzlich 1,5 EL des TT-Atem RUH & WOHL-Badesalzes beimengen.*
Erwärmungsbad *(bei max. Körpertemperatur von 38°C): Das Anfangsstadium eines grippalen Infektes (Körpertemperatur liegt hier meist knapp unter 38° C) ist meist gekennzeichnet durch einen unangenehmen Schüttelfrost, wobei die Füße und Hände im Vergleich zum Körper wesentlich*

kühler sind. Der Körper versucht überall auf die gleiche Temperatur zu kommen, in diesem Stadium ist ein Erwärmungsbad angebracht. Ich empfehle dir, deine Körpertemperatur mittels Fieberthermometer zu ermitteln und das Badewasser deiner aktuellen Körpertemperatur anzupassen, danach innerhalb von 15 Minuten durch langsames Zulassen von heißem Wasser die Badeetemperatur um 2 bis 3°C erhöhen.

Abkühlungsbad: *Bei bereits hohem Fieber (39,5°C und mehr) hat sich das Abkühlungsbad sehr bewährt, sofern dein Kreislauf relativ stabil ist. Das Badewasser auf deine aktuelle Körpertemperatur einlassen und dann innerhalb von 15 Minuten durch ganz langsames Zulassen von kaltem Wasser die Badeetemperatur um 2 bis max. 3°C senken (das heißt, wenn du 39,5° C Körpertemperatur hast, lässt du das Badewasser mit gleicher Temperatur ein und senkst es innerhalb von 15 Minuten auf 36,5°C.)*

Fußbad: *2 EL des TT-3 in 1-Tee mit 1 Liter kaltem Wasser zustellen, 10 Minuten köcheln lassen, in einen Behälter abseihen und mit 4 Liter kaltem Wasser auf eine lauwarme Temperatur herunterkühlen. Die Füße hineingeben und immer wieder langsam und vorsichtig heißes Wasser hinzugeben, so lange, wie es von der Temperatur her für dich gerade noch auszuhalten ist. Im Falle einer Erkältung kannst du noch zusätzlich 1,5 EL des TT-Atem RUH & WOHL-Badesalzes beimengen. Dauer ca. 15 Minuten. Das Fußbad hat den Vorteil, dass es dir die Hitze vom Kopf in die Füße zieht.*

Einlauf: *2 EL des TT-3 in 1-Tee mit 1 Liter kaltem Wasser zustellen, 10 Minuten köcheln lassen, auf Raumtemperatur abkühlen lassen, in ein Einlaufgerät füllen. Das Ansatzstück des Einlaufgerätes gut einfetten, langsam in drehenden Bewegungen in den After einführen (bei Hämorrhoiden besondere Vorsicht!). Die Flüssigkeit ganz langsam (mindestens 5 Minuten) in den Körper fließen lassen. Dieser Einlauf kann auch noch zwei- bis dreimal pro Tag wiederholt werden. Wer bereits einmal die wohltuende und schnelle Wirkung eines Einlaufes bei Fieber erlebt hat, will diese Form der Naturheilmethode sicherlich nicht mehr missen.*

Tee zum Trinken: *2 EL des TT-3 in 1-Tee mit 1 Liter kochendem Wasser übergießen und 10 Minuten zugedeckt ziehen lassen. Die Tagesdosis kann bei 1,5 Litern liegen.*

Der TT-Bald Gesund-Tee, dessen Rezeptur ebenfalls von meiner kräuterkundigen Großmutter stammt, enthält Holunderbeeren und Hagebutten mit wohlschmeckenden Apfelschalen. Gesundes, das auch noch gut schmeckt! Der Tee ist durch seine Zutaten sehr Vitamin-C-haltig und stärkt bei regelmäßigem Genuss deine körpereigene Abwehr. Du kannst ihn mit dem Saft einer halben unbehandelten Zitrone und 1 EL Maismalzsirup vermengen.

Die TT-Zahn & Wachstum-Mineralstoffmischung inklusive -Immun Fit enthält jene Mineralstoffe, welche die körpereigene Abwehr ideal stärken. Im Akutstadium (innerhalb der ersten 3 bis 5 Tage) der Erkrankung beträgt die Tagesdosis dieser Mineralstoffmischung 120 Stück, danach kann sie in den folgenden 10 Tagen auf 80 reduziert werden. Ich empfehle diese Mineralstoffmischung danach noch zusätzlich 14 Tage in der Höhe von 60 Stück einzunehmen (insgesamt vier Wochen).

6.10 Fieberblasen (Herpes simplex)

Diese Bläschen, die an den Lippen, in den Mundwinkeln, in den Nasenfalten, jedoch auch an den Geschlechtsorganen auftreten können, werden durch einen Virus (über Tröpfcheninfektion) übertragen. Die Ansteckung erfolgt meist in der Kindheit und man bleibt zeitlebens Virusträger. In Zeiten von Stress, Überforderung, zu viel Sonneneinstrahlung etc. macht sich dann der im Körper „schlummernde" Virus wieder bemerkbar. Sehr häufig geht ein grippaler Infekt mit einer Fieberblase einher. Die Fieberblase zeigt immer eine Abwehrschwäche und „Überforderung" des Körpers an.

Achtung: Fieberblasen können Neugeborenen und Säuglingen sehr gefährlich werden, deshalb bitte bei einer Fieberblase strikt vermeiden, das Baby zu küssen. Die übertragenen Viren können die Augen (insbesondere die Hornhaut) des Babys stark reizen.

Ätherische Öle: *Lavendel extra (ein besonders hochwertiger Lavendel), Melisse, Teebaum und Rose haben sich bei Fieberblasen sehr bewährt. Sie dürfen hier ausnahmsweise auch pur angewandt werden.*

„Feinstoffliche" Mineralstoffe: *Kalium Chloratum (Schüßler-Salz Nr. 4) und Natrium Sulfuricum (Nr. 10) sind die wichtigsten Mineralstoffe, um Fieberblasen in den Griff zu bekommen.*

Kräuter: *In der Volksheilkunde werden frische Minze- oder Melissenblätter zwischen den Fingern zerrieben und anschließend wird der dadurch entstandenen Saft direkt auf die Fieberblase aufgetragen. Die Pflanzen Kreuzblättrige Wolfsmilch und Schöllkraut werden verwendet, um Warzen in den Griff zu bekommen.*

TT-F & W-Mineralstoffcremegel: *Dieses spezielle Cremegel gegen Fieberblasen und Warzen mehrmals täglich auftragen und der Juckreiz und die intensive Spannung werden schnell gelindert. Es beinhaltet die Schüßler-Salben Nr. 4 und Nr. 10 und duftet in Kombination mit den entzündungshemmenden, kühlenden, abwehrstärkenden und beruhigenden ätherischen Ölen (Lavendel, Nelkenblätter, Zitrone u.v.m.) angenehm und zeigt schnell seine Wirkung. Bei den ersten Anzeichen auftragen, dann kommt es oft gar nicht zum „Erscheinen" der Fieberblase.*

6.11 Hämorrhoiden (Krampfadern am After)

Aufgrund der hormonellen Situation in der Schwangerschaft werden die Venenklappen, die das Blut durch die Venen zurück ins Herz leiten, etwas weicher. Zusätzlich wird innerhalb der 40 Schwangerschaftswochen ein Liter mehr an Blutvolumen in das Blutgefäßsystem „gepresst". Dadurch ist manchmal das ganze System überfordert und es kommt zum „Blutstau“ und zum Anschwellen der Venen. Hämorrhoiden sind auch immer ein Zeichen von einer gewissen Beckenbodenschwäche (siehe Kapitel 5.1 zum Beckenboden). Aus Sicht der chinesischen Lehre der fünf Elemente (Holz, Feuer, Metall, Wasser, Erde) stellen Hämorrhoiden eine Schwäche des Erdelements dar. Meist trifft dies Frauen, welche die Geschmacksrichtung „süß“ bevorzugen und starke Probleme mit Cellulitis haben. Die Gier nach Süßem ist auch immer das Zeichen eines Mineralstoffmangels: Liebhaber und Liebhaberinnen der süßen Mehlspeisenküche fehlt es an Natrium Sulfuricum (Schüßler-Salz Nr. 9), „Schokoladensüchtigen“ mangelt es an Magnesium Sulfuricum (Nr. 7).

Ernährung: *„Getreidesüße“ nährt und stärkt das Erdelement. Hämorrhoiden treten bei Frauen mit einer konstitutionellen Venenschwäche auf, jedoch ist sie auch meist gekoppelt mit Bewegungsmangel und Verstopfung. Verstopfung wird durch faserarme und nicht vollwertige Ernährung sowie durch zu geringe Flüssigkeitsaufnahme verursacht, denn wenn der Stuhl auch noch hart ist, dann sind Hämorrhoiden nahezu vorprogrammiert. Oft treten die Hämorrhoiden bei Erstgebärenden erst nach der Geburt auf (kann durch falsches Anleiten in der Schlussphase – bei zu intensivem Pressen, anstatt das Baby hinauszuschieben – verursacht werden).*

Ätherische Öle: *Schafgarbe, Wacholder, Zitrone und Zypresse zählen zu jenen Ölen, die in der Lage sind das Gewebe zu straffen und elastisch zu halten. Ich empfehle, sie in einem Basisöl (Johanniskraut-, Ringelblumenöl) zu verdünnen und anschließend direkt aufzutragen oder gemischt mit 1 TL Salz dem Sitzbadewasser beizumengen.*

„Feinstoffliche“ Mineralstoffe: *Die wichtigsten Gewebsmineralstoffe sind Calcium Fluoratum (Schüßler-Salz Nr. 1), Silicea (Nr. 11) und Calcium Sulfuricum (Nr. 10).*

Jin Shin Jyutsu (japanische Energiearbeit): *Umschließe den Daumen der einen Hand mit der anderen Hand. Halte dir deine Daumen jedes Mal, wenn du daran denkst – Sorge und Kummer gehören bald der Vergangenheit an. Die Daumen harmonisieren einerseits den Magen-Darm-Trakt und helfen andererseits den Organen, an ihrem Platz zu bleiben.*

Kräuter *wie Arnika, Eichenrindenextrakt und Ringelblüten wirken zusammenziehend und zugleich wundheilend. In Form von Sitzbädern und vor allem in Kombination mit den oben genannten ätherischen Ölen helfen sie optimal.*

Anwendungen mit dem TT-Venen RUH & WOHL-Spezialöl: *Nach dem Stuhlgang mit kaltem Waschlappen waschen (noch effektiver: vorher lauwarm und dann kalt abwaschen, sogenanntes Kneippen) und dann das TT-Venen RUH & WOHL-Spezialöl direkt auftragen: die enthaltenen ätherischen Öle Schafgarbe, Zypresse, Wacholder u.v.m. wirken abschwellend, juckreizstillend und entzündungshemmend.*

Mein Tipp: *Das Öl an einem Platz auf deiner Toilette aufbewahren, so denkst du auch daran, es aufzutragen, und es ist gleich griffbereit.*

Kühlendes Päckchen: *250 Gramm Magertopfen/-Quark mit 3 EL TT-Spezial-Tinktur und 1 EL TT-Venen RUH & WOHL-Spezialöl gut vermengen. Je 1,5 EL dieser Mischung auf eine doppelt gelegte Küchenrolle geben und ca. 10 kleine Päckchen formen. Die fertigen Päckchen im Kühlschrank aufbewahren. Nachdem du dir deine Hämorrhoiden direkt mit dem TT-Venen RUH & WOHL-Spezialöl bestrichen hast, legst du dir ein Päckchen direkt aus dem Kühlschrank für mind. 30 Minuten auf die Hämorrhoiden (darf jedoch auch einige Stunden dort verbleiben, z. B. über Nacht).*

Sehr bewährt haben sich auch ***lauwarme bis kühle Sitzbäder:*** *1 TL TT-Spezial-Salz in Kombination mit 1 EL TT-Venen RUH & WOHL-Spezialöl und 3 EL TT-Spezial-Tinktur dem Wasser zugeben.*

***TT-Venen RUH & WOHL-Mineralstoffcremegel:** In diesem Cremegel sind spezielle gewebestärkende „feinstoffliche" Mineralstoffe mit gewebsstraffenden und entzündungshemmenden ätherischen Ölen (Schafgarbe, Wacholder, Zitrone, Zypresse u.v.m.) kombiniert. Damit wird die Elastizität der Gefäßwände und des gesamten Gewebes gestärkt. Dieses Cremegel mehrmals täglich dünn auftragen. Ich empfehle dir, das TT-Venen RUH & WOHL-Mineralstoffcremegel im Kühlschrank aufzubewahren, denn wenn du es kühl aufträgst, wird durch den Kältereiz auch eine zusätzliche Schmerzlinderung erreicht.*

6.12 Ischias und Kreuzschmerzen

Oft kommt es meist im zweiten Drittel der Schwangerschaft zu diesen spezifischen Kreuzbeschwerden. Das Kind und die Gebärmutter werden immer größer und verschieben alle Organe im Körper. Oft drücken diese verschobenen Organe oder auch direkt das Kind auf die Nerven, die längs der Wirbelsäule verlaufen und im Kreuzbein-Darmbein-Gelenk enden. Im Weiteren kommt es auch oft aufgrund der Auflockerung des Bandapparates durch die Schwangerschaftshormone (macht erfreulicherweise das Becken für die Geburt größer) zum „Einklemmen" des Ischiasnervs im Kreuzbein-Darmbein-Gelenk. Es kann auch durch Blockaden (z. B. Fehlstellungen) im Beckenbereich zu Ischiasbeschwerden kommen. Der Ischiasschmerz geht vom Kreuzbeinbereich aus und zieht sich manchmal wie ein elektrischer „Stromstoß" hinunter ins Bein, oft bis zu den Zehen. Die Schmerzen können spontan oder auch erst nach einer „ungeschickten" Bewegung einsetzen. Manchmal berichten die Schwangeren auch, dass sie sich richtig „steif" fühlen.

***Homöopathische Mittel: Formica Rufa C 30** (Rote Ameise) oder **Rhus toxicodendron C 30** (Giftsumach), 1- bis 3-mal täglich über 3 Tage je 3*

Globuli auf die Zunge oder in Form der Wasserglasmethode (siehe Kapitel 6.5) eingenommen, können gute Linderung bringen.

Traditionelle Chinesische Medizin: *Mit Hilfe der Akupunktur und der Schröpfköpfe (hierbei wird mit Glasköpfen ein Unterdruck an speziellen Akupunkturpunkten erzeugt) sowie der Ohrkugeldruckmethode lassen sich Ischiasbeschwerden sehr gut lindern.*

Craniosakrale Impulsregulation *hilft, die Blockaden und Fehlstellungen im Becken in den Griff zu bekommen. Meist kann innerhalb von wenigen Sitzungen der Schmerz gut gelindert werden.*

Bauchtanz *lockert durch die kreisenden Beckenbewegungen dein Becken generell und die Blockaden können sich langsam lösen. Du fühlst dich nach wenigen Kurseinheiten viel beweglicher und deine Rückenbeschwerden werden immer weniger.*

„Feinstoffliche" Mineralstoffe *wie Magnesium Phosphoricum (Schüßler-Salz Nr. 7), Silicea (Nr. 11) und Ferrum Phosphoricum (Nr. 3) bringen sehr gute Linderung bei Ischiasschmerzen, speziell wenn sie in heißem Wasser gelöst schluckweise getrunken werden (sogenannte „Heiße Sieben").*

Der TT-Nacken & Wirbelsäulen-Spezialbalsam beinhaltet spezielle „feinstoffliche" Mineralstoffe in einer Lotion mit Kampfer und Menthol. Dem sind muskelentspannende ätherische Öle wie Kamille, Lavendel und Majoran beigefügt. Die Kombination aller Zutaten sorgt für eine gute Durchblutung und durchwärmt deine Muskulatur, dadurch werden deine Schmerzen wunderbar gelindert. Trage diesen Spezialbalsam mehrmals täglich auf die schmerzenden Stellen auf. Danach bitte gut Hände waschen, damit es nicht versehentlich in die Augen gelangt. In den letzten 4 Wochen vor der Geburt kannst du auch gerne das TT-Geburt-Spezialöl mit dem TT-Nacken & Wirbelsäulen-Spezialbalsam kombinieren: Du lässt dir am besten eine wun-

derbare Kreuzbeinmassage mit dem TT-Geburt-Spezialöl machen und trägst anschließend den Nacken & Wirbelsäulen Spezialbalsam auf.
Achtung: Wenn es sich um eine wirkliche Entzündung des Ischiasnervs handelt, wird dir Kälte wesentlich besser bekommen als Wärme. In diesem Fall würde ich diesen Balsam nicht verwenden.

TT-Energie AKUT-Mineralstoffmischung: *Der Ischiasschmerz kann auch durch einen intensiven Mineralstoffmangel ausgelöst werden.*
Die Kombination der Mineralstoffe in dieser Mischung kann den Ischiasschmerz gut lindern und hilft besonders dann ideal, wenn sie gelöst in heißem Wasser schluckweise getrunken werden.

6.13 Karies

Vor allem während der Wachstumsschübe entzieht dir dein Kind reichlich an Calcium. Ich empfehle dir daher, täglich die sehr calciumreichen Sojaprodukte (0,5 Liter Sojamilch, jeden zweiten Tag Tofu = Sojabohnentopfen/-quark) sowie Sesam, der achtmal so viel Calcium wie Kuhmilch enthält, in deine Ernährung einzubauen. Nimm 2 EL schwarzen Sesam zu dir, indem du ihn langsam zerkaust. Wenn du dich mit Sojaprodukten (es gibt mittlerweile auch Sojamilch mit verschiedenen Geschmacksrichtungen) gar nicht anfreunden kannst, dann empfehle ich dir täglich ein Komplexpräparat aus Kieselerde und Calcium einzunehmen.

Mein Tipp: *Die Volksweisheit behauptet, dass jede Schwangerschaft der werdenden Mutter einen Zahn koste. Wenn du jedoch meine Tipps wirklich genau befolgst, dann brauchst du keine Sorge haben, dass diese Aussage auch auf dich zutrifft.*

Die Traditionelle Chinesische Medizin besagt, dass die Schwangeren in ihrem Wasserelement sehr gefordert und durchaus auch geschwächt werden. Dem Wasserelement ist der Funktionskreislauf der Niere (für die Fortpflanzung zuständig) zugeordnet, der wiederum der Körperschicht Kopfhaare, Knochen und Zähne zugeordnet ist. Jede Schwangerschaft geht an die Essenz, der Substanz der Frau, deshalb ist es extrem wichtig, dass du dich mit energiereicher, hochwertiger Ernährung versorgst und dir auch noch zusätzliche Mineralstoffe zuführst. In der Traditionellen Chinesischen Medizin wird in diesem Zusammenhang auch von der 90-Tage-Regel gesprochen. Die besagt, dass der Mensch Situationen, in denen er viel Qì (Lebensenergie) und Blut verliert, den Verlust bzw. Mangel maximal 90 Tage kompensieren kann. Wenn der Mensch den Körper nicht gleichzeitig mit energetisch hochwertiger Nahrung auffüllt und darauf achtet, dass er genügend Mineralstoffe zuführt, reagiert er nach dieser Zeit mit Haarausfall, lockeren Zähnen, Zahnfleischbluten und läuft Gefahr, an Osteoporose zu erkranken.

***Mineralstoffe** wie Calcium Fluoratum (Schüßler-Salz Nr. 1) sorgen dafür, dass dein Zahnschmelz gut gehärtet bleibt und du somit weniger anfällig für Karies bist. Calcium Phosphoricum (Nr. 2) ist dafür zuständig, dass sich dein Zahnbein nicht zu sehr abbaut und du nicht Gefahr läufst, einen deiner Zähne zu verlieren.*

*In der **TT-Zahn & Wachstums-Mineralstoffmischung inkl. -Immun-Fit** ist feinstoffliches Calcium Fluoratum und Calcium Phosphoricum enthalten. Die Kombination von grobstofflichem Calcium (schwarzer Sesam, Quinoa, Chiasamen u.v.m.) und feinstofflichem Calcium schützen deine Zähne vor „gefürchteten" Karies. Das **TT-Zahnung -Spezialöl** hat als Grundbasis hochwertiges Ringelblumen- und Sonnenblumenöl, das mit schmerzlindernden ätherischen Ölen (Cajeput, Römische Kamille, Nelkenblätter u.a.) angereichert ist. Dieses Zahnungsöl hilft nicht nur den Kleinen, sondern hat sich auch bei Erwachsenen mit Zahnschmerzen bewährt.*

6.14 Kopfschmerzen/Wetterfühligkeit

Kopfschmerzen können die verschiedensten Ursachen haben. Einerseits kann es sich aufgrund der verspannten Nacken- und Schultermuskeln um einen **Spannungskopfschmerz** handeln (Welche Angst sitzt dir im Nacken, wie viel Verantwortung liegt auf deinen Schultern?), andererseits kann es sich um **wetterbedingte Kopfschmerzen** (Föhnwetter, Wetterfühligkeit) oder um einen **Vergiftungskopfschmerz** (Medikamente, Narkose, zu viel an Alkohol-, Nikotinkonsum) handeln. Oft wird der Kopfschmerz durch einen „labilen“ Kreislauf (Kreislaufschwäche) bzw. durch einen niedrigen Blutdruck verursacht. **Chronische Kopfschmerzen** werden meist durch ernst zu nehmende innere Erkrankungen verursacht (Bluthochdruck, Epilepsie, Kopftumor etc.). Solltest du außerhalb deiner Schwangerschaft bereits unter Kopfschmerzen, Wetterfühligkeit oder Migräne gelitten haben, brauchst du keine Sorgen zu haben, dass sich diese Probleme in der Schwangerschaft verstärken. Gerade Migräne geplagte Frauen berichten von der Schwangerschaft als eine angenehme, „anfallsfreie“ Zeit. Der **Spannungskopfschmerz** kommt hingegen relativ häufig in der Schwangerschaft vor.

Wichtig ist es, bei jeder Art von Kopfschmerzen **auf die Bedürfnisse deines eigenen Körpers zu hören und deinen Lebensrhythmus zu verändern** (delegieren lernen, bewusst Pausen einlegen, für ausreichend Schlaf sorgen, dich und dein Baby verwöhnen, viel Zeit an frischer Luft spazieren gehen etc.).

Wichtig ist es, **für ausreichende Flüssigkeitszufuhr zu sorgen!** Das Gehirn ist eingebettet in die Gehirnflüssigkeit und braucht genügend Flüssigkeit bzw. Wasser. Trinke nicht nur dann, wenn du Durst verspürst, denn das Durstgefühl signalisiert bereits den akuten Flüssigkeitsbedarf. Der Tagesbedarf einer Schwangeren beträgt mindestens 2 Liter (im Sommer oder nach Anstrengung mehr). Bedenke auch die

„versteckten“ Flüssigkeitsräuber wie Kaffee, Schwarztee, Fertiggerichte (aus der Konserve oder als „Pulver“-Zubereitung), Salzgebäck etc.

Das TT-Nacken & Wirbelsäulen-Spezialbalsam beinhaltet Mineralstoffe in einer Lotion mit Kampfer und Menthol und einer Kombination von entspannenden ätherischen Ölen wie Kamille, Lavendel und Majoran. Sie sorgen für eine gute Durchblutung und durchwärmen deine Muskulatur und lindern dadurch hervorragend deine Schmerzen. Wenn du dich sehr „ausgepowert“ fühlst, kannst du dir zuvor eine angenehme Nackenmassage mit dem TT-Energie-Massageöl (s. u.) machen lassen und danach den TT-Nacken & Wirbelsäulen-Spezialbalsam auftragen.

Der TT-Kopf klar & wohl-Tee beinhaltet mit Gänsefingerkraut, Lavendelblüten, Stiefmütterchenkraut u.v.m. bei Kopfschmerzen sehr bewährte Kräuter. Die Kräuter im Einzelnen haben bereits eine gute Wirkung, durch die Kombination ergibt sich jedoch eine gesteigerte, gute Synergiewirkung.

Sehr bewährt bei Kopfschmerzen hat sich auch der TT-Erfrischung-Körperspray: Direkt in den Nacken oder auf die Finger aufgesprüht und anschließend auf die Schläfen aufgetragen entfaltet sich seine kühlende Wirkung optimal.

Durch die kreislaufaktivierenden ätherischen Öle wie Zitrone, Pfefferminze, Rosmarin u.v.m. ist das TT-Energie-Massageöl ideal geeignet, um Frauen mit niedrigem Blutdruck „auf die Beine zu helfen“. Hilfreich ist das Massageöl auch bei schwangerschaftsbedingten Ermüdungserscheinungen und Spannungskopfschmerz. Bitte beachten: Es ist nicht geeignet für Frauen mit Bluthochdruck! Es eignet sich perfekt für eine energetisierende Rückenmassage bei einem Tief in der Schwangerschaft, während der Geburt oder im Wochenbett. Bei Konzentrationsschwäche einen halben TL des Öles auf die Hände geben, gut verreiben und den Duft einige Male tief einatmen, um die aktivierenden Öle „inhalieren“ zu können, anschließend auf das gesamte Brustbein auftragen und 20-mal sanft auf die Thymusdrüse (auf Höhe des Schlüsselbeingrübchens) klopfen.

TT-Energie AKUT-Mineralstoffmischung: 100 Stück Tagesdosis, wobei im Idealfall 40 Stück über den Tag verteilt gelutscht werden. Den Rest, 3-mal 20 Stück (60 Stück), übergießt du mit siedendem Wasser, lässt es etwas abkühlen und trinkst es dann schluckweise so heiß wie möglich.

Mit Hilfe der ***Akupunktur*** *und der Ohrkugeldruckmethode kann besonders der Verspannungskopfschmerz gut gelindert werden. Meist reichen ein bis zwei Sitzungen beim TCM-Therapeuten/der TCM-Therapeutin aus, um eine gute Linderung zu erzielen. Chronischer Kopfschmerz verlangt natürlich nach mehreren Behandlungen.*

Mit ***Craniosakraler Impulsregulation*** *können Fehlstellungen der Wirbeln, Blockaden im Becken, Probleme mit den Gehirnhäuten u.v.m. wunderbar korrigiert und die Schmerzen innerhalb weniger Sitzungen erfolgreich behoben werden.*

Kopfschmerzen, *die trotz meiner Tipps und Tricks länger als zwei Tage andauern oder in ihrer Intensität zunehmen, bitte von ärztlicher Seite abklären lassen. Kopfschmerzen, die mit Schwindel, Augenflimmern und Sehstörungen auftreten, bitte sofort ärztlich abklären lassen.*

6.15 Kreislaufbeschwerden (niedriger Blutdruck)

Der Körper einer schwangeren Frau muss in der Schwangerschaft Gigantisches leisten und dadurch wird unter anderem auch der Kreislauf sehr gefordert. Schwindelgefühl und niedriger Blutdruck und damit oft einhergehende Kopfschmerzen sind die Folge. Sehr gut helfen *Cardiodoron® Tropfen* von Weleda. Ich empfehle dir, auch Wechselbäder für den ganzen Körper nach Pfarrer Kneipp oder Handbäder und Fußbäder (lauwarm-kühl-lauwarm).

Akupressur: Akupressurpunkt P 9 *(Perikad, Herzbeutel): Drücke jeweils mit dem Daumennagel auf deine Mittelfingerkuppe. Halte den Druck für 5 Sekunden, dann wieder für 5 Sekunden lockern. Wiederhole dies 10-mal.* ***Akupressurpunkt REN 26*** *(Konzeptionsgefäß): Drücke mit deinem Zeigefingernagel (in einem 45°C-Winkel) fest in das Grübchen direkt unterhalb deiner Nase. Halte den Druck für 5 Sekunden, dann wieder für 5 Sekunden lockern. Wiederhole dies 10-mal.* ***Akupressurpunkt N 1*** *(Niere): Dieser Punkt befindet sich an den Fußsohlen im ersten Drittel auf Höhe des zweiten Zehen. Du findest ihn, indem du dich auf den Bereich zwischen großer Zehe und zweiter Zehe konzentrierst: Wenn du jetzt deine Zehen „einrollst", so als ob du mit ihnen ein Taschentuch aufhebst, dann entsteht zwischen großer Zehe und zweiter Zehe ein kleines Grübchen. Stimuliere diesen Punkt wie unter P 9 beschrieben.*

Ätherische Öle: *Grapefruit, Pfefferminze, Rosmarin, Thymian und Zitrone zählen zu jenen Ölen, die in der Lage sind, den Kreislauf anzukurbeln und den Blutdruck anzuregen. Anzuwenden verdünnt und in Form von Massageölen, als Badezusatz, Raumspray und/oder Körperspray.*

Tägliche Bewegung *an frischer Luft für 30 Minuten: Gönne dir und deinem Baby den guten Sauerstoff! Denke immer daran, dass du die Sauerstoffflasche für den Taucher, dein Baby, in dir bist. Noch dazu wird sich deine Kondition bis zur Geburt optimieren und du wirst alle Herausforderungen gut meistern.*

„Feinstoffliche" Mineralstoffe: *Die wichtigsten „feinstofflichen" Gewebsmineralstoffe sind Ferrum Phosphoricum (Schüßler-Salz Nr. 3), Natrium Chloratum (Nr. 8), Magnesium Phosphoricum (Nr. 7) und Manganum Sulfuricum (Nr. 17).*

Jin Shin Jyutsu *(japanische Energiearbeit): Umschließe den kleinen Finger der einen Hand mit der anderen Hand, halte dir deine kleinen Finger* *jedes Mal, wenn du daran denkst – dann gehören Kreislaufprobleme bald der Vergangenheit an. Die kleinen Finger harmonisieren den Herzstrom, der wiederum den Kreislauf unterstützt. Umschließe mit deiner rechten Hand dein linkes Handgelenk. Hier wird das Sicherheitsenergieschloss 17 stimuliert, das wunderbar den Kreislauf pusht.*

***Kräuter:** Tee aus Rosmarin und Thymian oder auch Grüntees wirken sehr anregend und stabilisierend auf den Kreislauf.*

Nimm ein lauwarmes Vollbad mit 1 EL Meersalz und 1 EL TT-Energie-Massageöl oder öle dich nach dem Duschen – trockne dich vorher nur wenig ab – am ganzen Körper mit dem TT-Energie-Massageöl ein. Durch die kreislaufaktivierenden ätherischen Öle (Pfefferminze, Rosmarin, Zitrone u.v.m.) ist das Öl ideal geeignet, um Frauen mit niedrigem Blutdruck „auf die Beine zu helfen". Ideal für eine energetisierende Rückenmassage bei einem Tief in der Schwangerschaft, während der Geburt oder im Wochenbett. Gib bei Konzentrationsschwäche einen halben TL Öl auf die Hände, verreib es gut und atme einige Male tief davon ein, um die aktivierenden Öle „inhalieren" zu können; anschließend auf die Thymusdrüse (Höhe Schlüsselbeingrübchen) und Sonnengeflecht auftragen, 20-mal sanft auf die Thymusdrüse klopfen. – Sehr bewährt hat sich auch, mehrmals täglich das TT-Erfrischung-Körperspray aufzutragen.

***„Feinstoffliche" Mineralstoffe:** Die TT-Energie AKUT-Mineralstoffmischung enthält alle wichtigen Mineralstoffe, die den Kreislauf stabilisieren und zusätzlich eine Portion Energie geben.*

6.16 Nasenbluten

Zum Nasenbluten kommt es einerseits aufgrund des wesentlich höheren Hormonspiegels und der Blutfülle (in ein Vier-Liter-Gefäßsystem wird nun bis Ende der Schwangerschaft ein weiterer Liter hineingepresst) und durch eventuell verstopfte Venen. Andererseits liegt auch hier ein intensiver Mineralstoffmangel vor: Beim Nasenbluten besteht ein großer Mangel an Calcium Phosphoricum (Schüßler-Salz Nr. 2, der „Hauptmineralstoff" für den Blutaufbau). Gerade wenn dein Kind intensiv wächst (Wachstumsschübe in der 20., 24., 28., 32. und 36. SSW) holt es sich von dir viel an diesem Mineralstoff, was eben das Nasenbluten zur Folge haben kann.

Akupressur: Akupressurpunkt Du 16 *(Du-Mai-Meridian, dem Konzeptionsgefäß zugeordnet): Drücke einerseits mit dem Mittelfinger direkt in der Mitte unter dem knöchernen Hinterkopf (Du 16-Punkt).* ***Akupressurpunkt Du 25:*** *Drücke andererseits mit dem Zeigefingernagel der anderen Hand auf die Mitte der Nasenspitze (Du 25), dabei drückst du mit dem Daumen und dem Mittelfinger deine Nasenlöcher sanft zueinander. Halte den Druck für 5 Sekunden, dann für 5 Sekunden wieder lockern. Wiederhole dies 10-mal. Kopf unbedingt nach vorne beugen.*

Ätherische Öle: *Schafgarbe, Zypresse, Wacholder wirken blutstillend; verdünnt in einem Basisöl auf die Akupressurpunkte und auf dem Nacken auftragen. Das TT-Venen RUH & WOHL-Spezialöl enthält Zypresse, Wacholder, Schafgarbe u.v.m.: Ich empfehle den Nacken damit einzureiben und ein kaltes, nasses Tuch oder einen in ein nasses Tuch eingewickelten Coldpack aufzulegen.*

„Feinstoffliche" Mineralstoffe: *Die wichtigsten „feinstoffliche" Blutaufbau-Mineralstoffe sind Ferrum Phosphoricum (Schüßler-Salz Nr. 3), Cal-*

cium Phosphoricum (Nr. 2), Natrium Chloratum (Nr. 8), Magnesium Phosphoricum (Nr. 7) und Manganum Sulfuricum (Nr. 17). Eine ideale Zusammenstellung bietet die TT-Zahnung & Wachstum + Immun-Fit-Mineralstoffmischung, die ich empfehle, vorbeugend ab der 20. SSW einzunehmen. Wenn Zahnfleischbluten bereits häufiger vorgekommen ist, dann bitte auf die TT-Blutaufbau-Mineralstoffmischung umsteigen.

Kräuter: *Vor allem chinesische Kräuter wie die Chinesische bzw. Rote Dattel und auch die chinesische Angelikawurzel helfen beim Blutaufbau. Hier empfehle ich in jedem Fall meine TT-Kraftsuppe mit den TT-TCM-Kräutern, Rezept siehe Kapitel 4.9: sie hilft ideal, Blut und Säfte aufzubauen.*

6.17 Müdigkeit/Erschöpfung/Energielosigkeit

Dein Körper muss in der Schwangerschaft nahezu „Übermenschliches" leisten, dein Stoffwechsel ist enormen Veränderungen ausgesetzt: Immerhin musst du jetzt für zwei Menschen atmen, sie ernähren und die Stoffwechselprodukte, Schlacken und Gifte von euch beiden ausscheiden. Gerade innerhalb der ersten 16 Schwangerschaftswochen, in denen die gesamte Organanlage deines Babys durch dich geschaffen wird, fühlst du dich öfters müde und erschöpft. Gönne deinem Körper die ganz wichtigen Pausen! Er zeigt dir seine Erschöpfung ohnehin an. Und bedenke: **Du musst in deiner Schwangerschaft nicht 100%ig funktionieren!**

Wenn du bereits ein oder mehrere größere Kinder hast, dann führe eine „offizielle" Mittagsruhe ein. In diesen 1,5 Stunden wird entweder geschlafen oder die Kinder lernen, alleine einer ruhigen Beschäftigung nachzugehen (Bücher anschauen, Puzzle machen, Märchen-CD's hören etc.). Der Mensch ist ein Gewohnheitstier: spätestens nach 4 Wochen hat es dein Kind bzw. deine Kinder akzeptiert. Es lohnt sich hartnäckig und konsequent zu sein! Organisiere dir im Haushalt und bei der Kinderbetreuung Hilfe, gönne dir einmal pro Woche eine Putzhilfe. Bitte eine Freundin oder Nachbarin, zwei- bis dreimal pro Woche für je eine Stunde, deine Kinder abzunehmen, vor allem wenn sie noch nicht in den Kindergarten gehen.

Viele Frauen reagieren mit **vermehrter Übelkeit**, wenn sie sich die wichtigen Pausen nicht gönnen.

Ich empfehle dir ***Wechselbäder nach Pfarrer Kneipp*** *für den ganzen Körper oder auch Handbäder und Fußbäder (lauwarm-kühl-lauwarm).*

Ätherische Öle: *Grapefruit, Pfefferminze, Rosmarin, Thymian, Zitrone zählen zu jenen Ölen, die in der Lage sind den Kreislauf anzukurbeln und den Blutdruck zu harmonisieren und wirken vor allem auch stimmungsaufhellend. Sie sind verdünnt und in Form von Massageölen, als Badezusatz, als Raumspray und/oder als Körperspray anzuwenden.*

Tägliche Bewegung an frischer Luft für 30 Minuten: *Gönne dir und deinem Baby den guten Sauerstoff! Denke immer daran, dass du die Sauerstoffflasche für den Taucher, dein Baby, in dir bist.*

„Feinstoffliche" Mineralstoffe: *Die wichtigsten „feinstofflichen" Mineralstoffe für mehr Energie sind Ferrum Phosphoricum (Schüßler-Salz Nr. 3), Natrium Chloratum (Nr. 8), Kalium Phosphoricum (Nr. 5), Magnesium Phosphoricum (Nr. 7) und Manganum Sulfuricum (Nr. 17). Ich empfehle dir, in anstrengenden Zeiten von der TT-Energie LANGZEIT-Mineralstoffmischung auf die TT-Energie AKUT-Mineralstoffmischung umzusteigen oder sie im täglichen Wechsel einzunehmen: an einem Tag 80 Stück von der einen Mischung, am nächsten Tag 80 Stück von der anderen Mischung.*

Kräuter: *Tee aus Rosmarin und Thymian oder auch Grüntees wirken sehr anregend und stabilisierend auf den Kreislauf. Chinesische bzw. Rote Datteln* *und die chinesische Angelikawurzel wirken ebenfalls kräfteaufbauend und belebend. Hier helfen dir beispielsweise – regelmäßig genossen – die TT-TCM-Kräuter für die Kraftsuppe, langsam wieder Qì (Lebensenergie) aufzubauen.*

Nimm ein lauwarmes Vollbad mit 1 EL Meersalz und 1 EL TT-Energie-Massageöl oder öle dich nach dem Duschen – trockne dich nur wenig ab – am ganzen Körper mit dem TT-Energie-Massageöl ein. Durch die kreislaufaktivierenden ätherischen Öle (Pfefferminze, Rosmarin, Zitrone u.v.m.) ist das Öl ideal geeignet, um Frauen mit niedrigem Blutdruck „auf die Beine zu helfen". Ideal für eine energetisierende Rückenmassage bei einem Tief in der Schwangerschaft, während der Geburt oder im Wochenbett. Gib bei Konzentrationsschwäche einen halben TL Öl auf die Hände, verreib es gut und atme einige Male tief davon ein, um die aktivierenden Öle „inhalieren" zu können; anschließend auf die Thymusdrüse (Höhe Schlüsselbeingrübchen) und Sonnengeflecht auftragen, 20-mal sanft auf die Thymusdrüse klopfen.

6.18 Ohrenschmerzen

Auch wenn Ohrschmerzen in der Schwangerschaft nur selten auftreten, ist es doch wichtig zu wissen, wie du in diesem Fall die intensiven Schmerzen lindern kannst. Ohrenschmerzen können jedoch auch durch Erkrankungen an anderer Stelle (Weisheitszahn, Mandelentzündung, Kiefergelenkserkrankungen u.v.m.) bedingt sein. Deshalb ist es wichtig, wenn Ohrschmerzen länger als drei Tage und/oder wenn Fieber über 39° C auftreten oder ggf. noch ein „Ohrenfluss" hinzukommt, sich durch einen Arzt/eine Ärztin untersuchen zu lassen.

Bitte streiche mindestens 10 bis 14 Tage jegliches tierisches Eiweiß aus deiner Ernährung, damit die Ohrschmerzen schneller abklingen und dein Körper nicht unnötig belastet wird.

Nach der chinesischen Lehre der fünf Elemente (Holz, Feuer, Metall, Wasser, Erde) wird das Ohr dem Wasserelement zugeordnet, der Nierenmeridian öffnet sich im Ohr: Ständige Ohrenentzündungen deuten darauf hin, dass der Mensch sich selbst sehr überfordert und ihm der Alltag an die Substanz („an die Nieren") geht. Diese Menschen haben ein schwaches Nieren-Qì.

Sehr schmerzlindernd und heilend ist auf jeden Fall ein sogenannter ***Ohr-Zwiebelwickel:*** *Dazu nimmst du eine kleine rote Zwiebel, schälst und zerhackst sie ganz klein. Anschließend verpackst du die gehackte Zwiebel in eine doppelt gelegte Küchenrolle und machst ein kleines Päckchen daraus oder du füllst die gehackte Zwiebel in einen Papier-Teefilter und verknotest ihn. Trage jetzt vor dem Auflegen des Wickels das TT-Ohr Fit-Spezialöl sanft mit dem Zeigefinger im Bereich des äußeren Gehörganges und auch hinter dem Ohr auf (Achtung: Das Öl* ***nie direkt*** *in den Gehörgang träufeln!). Dieses spezielle Öl besteht aus Ringelblumenöl und den schmerzlindernden ätherischen Ölen (Zitrone, Nelkenblätter, Römische Kamille u.v.m.). Wenn man Ohrenschmerzen rechtzeitig mit diesem Spezialöl behandelt, kann sehr oft eine Mittelohrentzündung verhindert werden, besonders dann, wenn du es mit einem Ohr-Zwiebelwickel kombinierst. Jetzt legst du vorsichtig den Wickel auf, den du mit einem Tuch oder einem Stirnband befestigst. Zusätzlich kannst du noch ein heißes Kirschkernsäckchen auflegen. Den Wickel mindestens eine Stunde oben lassen und währenddessen nicht ins Freie gehen. Solltest du keine rote Zwiebel haben, geht auch eine gelbe/weiße Zwiebel, jedoch ist die rote Zwiebel wirkungsvoller. Du kannst die Zwiebel auch kurz anrösten, da die Wärme angenehm am Ohr ist. Vermeide innerhalb der nächsten Tage und Wochen einen Zug und gehe vorbeugend mit einem Stirnband oder einer Haube/Mütze ins Freie.*

„Feinstoffliche" Mineralstoffe: *Der Hauptmineralstoff bei Ohrenschmerzen ist das Ferrum Phosphoricum (Schüßler-Salz Nr. 3). Er wirkt sehr schmerzlindernd und zugleich leicht fiebersenkend. Gerade diese pulsierenden,* *klopfenden Schmerzen können damit gut gelindert werden. Im Akutfall kann die TT-Zahnung & Wachstum + Immun-Fit-Mineralstoffmischung mit 100 bis 150 Stück täglich und dann bei Abklingen der Schmerzen mit 60 bis 80 Stück für weitere fünf Tage eingenommen werden.*

6.19 Ödeme (Wasseransammlungen in Armen/Beinen/Gesicht)

In den letzten 5 Wochen der Schwangerschaft ist es in Ordnung, wenn man Wassereinlagerungen bekommt. Biochemisch gesehen ist die ständig steigende Hormonproduktion für diese vermehrte Wassereinlagerung verantwortlich. Es handelt sich auch um ein sogenanntes „Sicherheitssystem" des Körpers: Er lagert Wasser im Gewebe ein, sodass er im Falle eines starken Blutverlustes (mit 500 ml normal, 800 ml mittel, ab 1000 ml stark) regulieren kann. In diesem Fall drückt er dann das Wasser vom Gewebe in die Blutbahn, somit kann der Kreislauf wieder besser funktionieren. Ein Zuviel an Wassereinlagerung (beispielsweise bei extremer Anschwellung der Finger, sodass dir deine Ringe an den Fingern einschneiden oder du in keine Schuhe mehr hineinpasst; ggf. Anschwellung des Gesichtes etc.) ist meist ein Zeichen, dass deine Niere überfordert ist. In diesem Fall empfehle ich dringend regelmäßige Harn- und Blutdruckkontrollen!

In den letzten Wochen ist dein Baby praktisch schon fertig und legt jetzt nur noch an Gewicht zu. Durch diesen intensiven Gewebsaufbau nimmt es sich von dir große Mengen an Kalium Phosphoricum (Schüßler-Salz Nr. 5) und Natrium Chloratum (Nr. 8). Ein Mangel an Letzterem zeigt sich bei intensiven Ödemen: Natrium Chloratum (entspricht feinstofflichem Kochsalz) ist der Hauptmineralstoff der Niere und für den gesamten Wärme- und Wasserhaushalt zuständig. Für völlig unsinnig halte ich es, jenen Frauen das Salz völlig zu streichen: Frauen mit massiven Ödemen haben einen intensiven Mangel an Kochsalz.

__Ernährungstipps:__ Ich empfehle dir im Falle von starken Ödemen, tierisches Eiweiß vollständig zu streichen. Sojadrink hilft optimal das Gewebswasser zu reduzieren. Rohkost und Tiefkühlkost kühlen dir deinen Körper zu stark herunter, Frauen mit Ödemen haben ohnehin meist kalte Füße und Hände: diese Produkte bitte ebenfalls aus deiner Ernährung streichen. Ein __warmes Frühstück__ (siehe Kapitel 4.8) hilft sehr gut gegen Ödeme, vor allem wenn du Hirse verwendest. Ich empfehle dir, __jeden dritten Tag eine Mahlzeit mit Hirse__ zuzubereiten, wie etwa Aufläufe mit Hirse, Hirseknödel als Suppeneinlage, Hirseknödeln mit Fruchtsauce (Marille /Aprikose, Erdbeeren, schwarze Holunderbeeren, Heidelbeeren), pikante Hirselaibchen etc. Wichtig ist es, die Hirse zuerst mit kochendem Wasser zu übergießen, damit die ganzen Bitterstoffe ausgeschwemmt werden, dann die nasse Hirse in einem Topf unter ständigem Rühren trocken rösten, bis bis sie leicht „nussig“ duftet. Gieße dann mit der doppelten bis dreifachen Menge Wasser auf (je mehr Wasser desto breiiger), lasse das ganze ca. 10 Minuten leicht köcheln und anschließend noch 5 Minuten quellen. Anschließend die fertige Hirse zu Knödeln, Laibchen etc. weiterverarbeiten. Durch den vermehrten Einsatz von Hirse bekommst du nicht nur deine Ödeme in den Griff, sondern führst dir im grobstofflichen Bereich auch genügend Kieselerde zu. Die Kieselerde ist besonders wichtig für ein elastisches Gewebe, beugt den Schwangerschaftsstreifen vor und ist besonders gut für die Nerven. – __Einmal pro Woche einen Kartoffeltag__ einzulegen, ist ebenfalls sehr sinnvoll: Dadurch kommt es zu einer Regulierung des Natrium-Kalium-Gleichgewichtes innerhalb und außerhalb der Zellen und zu einer automatischen Ausschwemmung des Zuviel an Gewebswassers. Du kannst und sollst an diesem „Kartoffel-Tag“ die Kartoffeln auch ganz normal salzen (Butterkartoffel, Kartoffelpüree mit Sojamilch, Kartoffel mit viel frischen Kräutern, Kartoffelsuppe etc.).

__Mein Tipp:__ Von dem immer wieder empfohlenen reinen Obsttagen kann ich durch meine Ausbildung in der Ernährung nach den fünf Elementen nur dringend abraten! Gerade Frauen mit Ödemen haben ein Problem in ihrem

Erdelement, welches nicht nur für den gesamten Stoffwechsel, sondern auch für den Wasserhaushalt zuständig ist. Das geschwächte Erdelement muss die Rohkost durch einen intensiven Energieaufwand erstmals aufschließen (dabei geht viel Magen-Qì verloren), um es überhaupt verdauen zu können.

In Folge dessen sind die Kraftsuppen (siehe Kapitel 4.9) ideal für alle jene, die eine Schwäche im Erdelement haben (Ödeme, Venenprobleme, Schwangerschaftsstreifen, Orangenhaut, Organsenkungen, extreme Lust auf Süßes etc.). Durch diese Zubereitung wird ihnen viel an der aufwendigen Verdauungsarbeit abgenommen. Viele Frauen, die versuchen, diesen Obsttag durchzuführen, scheitern meist ohnehin daran: Ihnen bleibt das Obst im Magen liegen, das zu Magendrücken o. Ä. führt. Wenn Frauen gegen ihr Gefühl diese Obsttage weiterhin einlegen und auch zusätzlich die leider noch immer wieder empfohlenen Milchprodukte zu sich nehmen, dann werden die Ödeme sicherlich mehr statt weniger werden.

Gegen Wasseransammlungen empfehle ich generell allen Schwangeren, in den letzten 3 bis 4 Schwangerschaftswochen von der TT-Energie LANGZEIT-Mineralstoffmischung auf die TT-Energie AKUT-Mineralstoffmischung umzusteigen. Diese Mischung enthält besonders viel Natrium Chloratum im feinstofflichen Bereich (Schüßler-Salz Nr. 8), das den gesamten Wasserhaushalt regelt.

Trinke täglich 0,5 bis 1 Liter vom ***Maisgriffel-Tee*** *(4 EL Maisgriffel in 1 Liter kaltem Wasser zustellen und 5 Minuten köcheln lassen).*

„Kneippen" in der Badewanne: *Lasse die Badewanne oder einen großen Kübel (20 Liter) mit viel kaltem Wasser einlaufen. Gehe mindestens 5 Minuten im sogenannten „Storchengang": Du stehst abwechselnd immer auf einem Bein, das andere hebst du aus dem Wasser und lässt es „abtropfen". Trockne anschließend deine Füße und Beine nicht ganz ab und trage sanft das TT-Venen RUH & WOHL-Spezialöl oder das TT-Venen RUH &*

WOHL-Mineralstoffcremegel auf: Beide Produkte enthalten unter anderem die entwässernden und gewebsstraffenden ätherischen Öle Zypresse und Wacholder. Ich empfehle dir außerdem, mehrmals täglich deine Beine hochzulagern, dir Ruhe zu gönnen und dir auch das Bettende höher zu stellen. Wenn du keinen verstellbaren Lattenrost hast, dann gib unter deine Matratze eine zusammengerollte Decke.

6.21 Schlafstörungen

Meide negative Nachrichten aus den Medien, verzichte auf Actionfilme, Psychothriller und alle anderen Filme mit Gewaltszenen. Wie wäre es wieder einmal mit einem romantischen Liebesfilm oder einer Komödie? Ich empfehle dir täglich einige Minuten positives Denken!

Wenn du am Abend 30 Minuten an der frischen Luft spazieren gehst, kommst du zu deiner wichtigen Bewegung, zu dem notwendigen Sauerstoff und du kannst alle belastenden Situationen vom Tag „ausatmen".

Mein Tipp: *Einen „hektischen" Tag kannst du wie folgt ausklingen lassen. Beim Einatmen denkst du dir, dass du Ruhe und Gelassenheit einatmest und beim Ausatmen durch den Mund, dass du alles, was dich belastet (Kummer, Sorgen, Beschwerden und alle Zweifel), mit dem Ausatmen loslässt.*

Solltest du ein eher hitziger Typ sein (immer sehr warme Füße, Hitzeunverträglichkeit), dann eignet sich ein sogenannter ***Weizentee:*** *2 EL biologisch angebaute Weizenkörner in 0,5 Liter kaltem Wasser zustellen und nicht zugedeckt 30 Minuten köcheln lassen, abseihen (Körner aufbewahren und als Suppeneinlage verwenden) und abends mindestens 0,25 Liter davon trinken.*

Ätherische Öle: *Lavendel, Römische Kamille, Rosengeranie, Honigwabe, Neroli (Orangenblüte) und Melisse wirken sehr beruhigend auf die Psyche* *und sorgen dadurch auch für einen erholsameren Schlaf. Du kannst sie entweder verdünnt in einem Basisöl direkt auf das Sonnengeflecht oder auf deine Fußsohlen auftragen oder dir diese mit einem Emulgator (Meersalz, Schlagobers) vermengt ins lauwarme Badewasser zugeben. Auch in Form eines Raumsprays entfalten diese Öle eine wunderbare Atmosphäre, die für einen guten Schlaf sorgt: mit Hilfe der Düfte lässt deine Seele sich vielleicht leichter „überreden", um in den wohlverdienten Schlaf zu sinken. Sprühe kurz vor dem Schlafengehen auch das TT-Erfrischung-Körperspray auf die Fußsohlen auf und deine Gedankenspirale wird über die Füße „abgeleitet".*

Bachblüten: *Diese „Schwingungsmedizin" hilft besonders, die Psyche zu harmonisieren. Zum Beispiel Mimulus (Gefleckte Gauklerblume) für konkret benennbare Ängste; Red Chestnut (Rote Kastanienblüte) bei intensiver Sorge um andere; White Chestnut (Weiße Kastanienblüte), um die „Gedankenspirale" zu stoppen; Genitan (Enzian), wenn man Probleme schon im Vorhinein erwartet; Olive (Olivenblüte) bei völliger körperlicher und geistiger Erschöpfung. Die TT-Gute Hoffnung-Blütenessenzen-Globuli sind eine Kombination aus Bachblüten, Kalifornischen Blütenessenzen und Rostock-Essenzen. Sie helfen dir, mit deinen Ängsten und den ambivalenten Gefühlen besser umgehen zu können und schenken dir so eine ruhige Nacht. Es wird dir mit Hilfe der Blütenmischung möglich sein, mehr Ruhe und Gelassenheit zu finden.*

Jin Shin Jyutsu *(japanische Energiearbeit): Umschließe den Zeigefinger der einen Hand mit der anderen Hand. Halte dir deine Zeigefinger jedes Mal, wenn Angst in dir hochkommt – Mut und Zuversicht sind dir sodann nahezu gewiss. Damit kannst du die Emotion Angst wunderbar in den Griff bekommen. Dieser Finger ist dem Nierenstrom zugeordnet. Und dieser Strom ist gerade in der Schwangerschaft sehr wichtig. Wenn du ständig am Grübeln bist, dann halte dir bitte immer wieder beide Daumen, denn dann gehören Sorge und Kummer bald der Vergangenheit an. Ich empfehle dir,* *auch deinen Kopf zu „sandwichen": eine Hand an den Hinterkopf, eine Hand auf deine Stirn zu legen, somit wird sich deine Gedankenspirale zwischen deinen Händen einfach auflösen.*

Kräuter: *Nimm ein TT-3 in 1-Tee-Vollbad (mit schlaffördernden Lindenblüten, abwehrstärkenden Holunderblüten und den beruhigenden Lavendelblüten). Stell dabei 3 bis 4 EL des 3 in 1 Tee in 3 Liter kaltem Wasser zu, 15 Minuten zugedeckt köcheln lassen und anschließend ins Badewasser abseihen. Eine besondere Wirkung erzielst du, wenn du einen halben Becher Schlagobers/Schlagsahne (als Emulgator) sowie 1 EL TT-Sandmännchen-Spezialöl gut vermengst und dem Badewasser zusätzlich beifügst. Auf Wunsch kannst du natürlich entspannende Musik hören oder auch bei beruhigendem Kerzenlicht baden. Lasse deine Seele einfach baumeln! Gleichzeitig kannst du auch den TT-Sandmännchen-Tee oder den TT-Nervenbalsam-Tee genießen: Diese wohlschmeckenden Kräuterkombinationen helfen dir, den Alltag mit Ruhe und Gelassenheit zu bestehen. Regelmäßig getrunken gehören schlaflose Nächte bald der Vergangenheit an.*

„Feinstoffliche" Mineralstoffe: *Die TT-Sandmännchen-Mineralstoffmischung (enthält die Schüßler-Salze Nr. 2 Calcium Phosphoricum, Nr. 7 Magnesium Phosphoricum und Nr. 8 Natrium Chloratum) hilft dir, den ersehnten und erholsamen Schlaf zu finden. Du kannst die Hälfte der Sandmännchen-Mineralstoffmischung über den Tag verteilt zu dir nehmen und die andere Hälfte am Abend in kochendem Wasser auflösen und so heiß wie möglich „schlürfen". Dabei denkst du dir bei jedem Schluck, den du auch etwas in deinem Mund behältst:*

Ich bin ruhig und ausgeglichen, mein Körper ist angenehm schwer und warm. Alle Alltagssorgen, Wehwehchen und negative Gedanken verlassen nun bei jedem Ausatmen meinen Körper.

6.22 Schwangerschafts-/Dehnungsstreifen vorbeugen

Durch die vermehrte Produktion an Östrogenen wird das Gewebe weicher und nachgiebiger. Wenn du jedoch innerhalb kürzester Zeit sehr viel an Gewicht (18 kg und mehr) zunimmst, dann wird deine Haut diese extreme Dehnung nicht mehr ohne Risse schaffen. Bist du bereits mit einer konstitutionellen Bindegewebsschwäche (Cellulite, Dehnungsstreifen aus der Zeit der Pubertät oder nach rascher Gewichtszu- bzw. -abnahme) in die Schwangerschaft hineingegangen, läufst du eher Gefahr, diese „gefürchteten" Schwangerschaftsstreifen zu bekommen. Bei einer richtigen Ernährung, einer nicht zu extremen Gewichtszunahme (unter 15 kg), einer „hingebungsvollen" Hautpflege und einer idealen Mineralstoffversorgung können diese Schwangerschaftsstreifen auf ein Minimum reduziert werden.

Ernährungstipps: *Gerade jene Frauen, die die süße Geschmacksrichtung sehr lieben, laufen Gefahr, Dehnungsstreifen und Dammrisse zu bekommen. Der Zucker schädigt den Gewebskern und macht das Gewebe dadurch brüchig:* ***Zucker ist ein Energie-, Mineralstoff- und Nährstoffräuber sowie ein Gewebekiller!*** *Sorge dafür, dass du drei- bis viermal in der Woche ein Getreidegericht zu dir nimmst, denn das ist genau die „Süße", die das Erdelement benötigt, um das Gewebe elastisch zu halten und dehnbar zu machen.*

„Feinstoffliche" Mineralstoffe: *Hier hilft dir die TT-Gewebe fit-Mineralstoffmischung, um ein intensives Bedürfnis nach Süßem in den Griff zu bekommen. Diese Mineralstoffmischung enthält alle für das Gewebe wichtigen Mineralstoffe: Calcium Fluoratum (Schüßler-Salz Nr. 1) ist für die verbesserte Elastizität des gesamten Gewebes und fördert die Spannkraft der Haut; Natrium Chloratum (Nr. 8) sorgt dafür, dass die Haut genug Feuchtigkeit erhält, ist für den idealen Aufbau von Gewebe zuständig und sorgt auch für den guten Aufbau der Schleimhäute; Silicea (Nr. 11, Kieselsäure)* *unterstützt den idealen Aufbau des Bindegewebes, macht es „fülliger" und beugt so vor allem der Brüchigkeit vor; Calcium Sulfuricum (Nr. 12) sorgt für eine gute Bindegewebsdurchlässigkeit, da es den Stoffwechseltransport im Gewebe wieder zum Fließen bringt. – Besonders sinnvoll ist es, die äußeren und inneren Anwendungen der Mineralstoffe nach Dr. Schüßler zu kombinieren. Deshalb empfehle ich dir, zweimal täglich auch zusätzlich die TT-Gewebe fit-Lotion aufzutragen: Diese Lotion besteht aus einer speziellen Mineralstoffmischung, strafft und stärkt das Bindegewebe, verbessert die Elastizität der Haut, sorgt für mehr Feuchtigkeit im Gewebe und erhöht dadurch die Spannkraft deiner Haut. Zusätzlich wird der Abtransport der belastenden Substanzen aus dem Gewebe gefördert. Die gewebsstraffenden und stimmungsaufhellenden ätherischen Öle (Bergamotte, Orange, Zypresse u.v.m.) sorgen nicht nur für gute Laune, sondern beleben und durchbluten die Haut. Ideal ist diese Lotion als Vorbeugung der „gefürchteten" Dehnungsstreifen in der Schwangerschaft. Beste Resultate ergeben sich dann, wenn sofort ab Bekanntwerden der Schwangerschaft mit dem Eincremen begonnen wird. Ja sogar bereits bestehende Streifen werden bei mehrmals täglicher Anwendung wesentlich heller und schmäler und lassen sich dadurch deutlich verringern. Idealerweise werden während des Duschens der Bauch (nicht bei vorzeitigen Wehen!), die Oberschenkel und die Brüste sanft mit einem Massagehandschuh oder einer weichen Bürste in kreisenden Bewegungen massiert, dies regt die Hautdurchblutung an. Danach empfehle ich die Lotion in die noch feuchte Haut einzumassieren, dadurch ist eine sparsame Verwendung der Lotion gewährleistet.* ***Dein Baby liebt diese tägliche sanfte intrauterine Babymassage!***

Das TT-Gewebe Fit-Spezialöl hat als Grundbasis Nachtkerzen-, Macadamianuss- und Olivenöl. Es ist daher sehr hautpflegend und durch den Zusatz von hochwertigen ätherischen Ölen gewebsstraffend, verbessert die Elastizität der Haut und wirkt zugleich stimmungsaufhellend. Beugt bei regelmäßiger Anwendung (ca. ab der 20. SSW) Schwangerschaftsstreifen bzw. Dehnungsstreifen vor. Du kannst deinem lauwarmen Vollbad eine Mischung aus 1 EL Gewebe-Fit Spezialöl und 2 bis 3 EL Meersalz beimengen. Ein weitere Möglichkeit ist, nach dem Baden oder Duschen das Spezialöl in die noch feuchte Haut einzumassieren; die Haut nimmt es dann besonders gut auf.

6.23 Sodbrennen

Dein Baby wächst ab der 30. SSW förmlich in alle Richtungen. Dadurch wird vor allem auch dein Magen ziemlich nach oben gedrückt. Deshalb ist es auch angenehmer, öfters und dafür kleinere Mahlzeiten zu sich zu nehmen: Der Mageneingang schließt aufgrund der „auflockernden" Schwangerschaftshormone nicht mehr so ideal und so kommt es häufig zu einem Rückfluss der Magensäure in die Speiseröhre. Bei diesen Beschwerden sollte auch die psychische Komponente bedacht werden: Was stößt dir als (werdende) Mutter „sauer" auf, was du vor der Schwangerschaft vielleicht verdrängt hast und du dir jetzt auch nicht wirklich eingestehen kannst oder möchtest?

***Ernährungstipps:** Ich empfehle dir Süßigkeiten insgesamt und Mehlspeisen im Speziellen stark zu reduzieren. Zucker, Kaffee und alle „sauren" Getränke (Fruchtsäfte wie von der Orange) erhöhen die Magensäure und verstärken das Sodbrennen. Trinke täglich 0,5 bis 1 Liter vom Maisgriffel-Tee (4 EL Maisgriffel in 1 Liter kaltem Wasser zustellen und 5 Minuten köcheln lassen). Der oft vernommene Ratschlag, Milch, Wasser mit Zitronensaft oder rohen Kartoffelsaft zu trinken, kann ich nicht weiter empfehlen! Gut gegen Sodbrennen hilft auch, ungeschälte Mandeln zu essen: In den Schalen der Mandeln befinden sich Substanzen, die in der Lage sind, die Säuren zu binden; wichtig ist die Tagesdosis von zehn Stück nicht zu überschreiten (Mandeln sind blausäurehaltig!) und sie ganz langsam zu kauen und dabei gut einzuspeicheln.*

***Akupressur:** Der **Akupressurpunkt REN 22** (Ren Mai) befindet sich im Grübchen am Beginn des Brustbeins, wo sich die beiden Schlüsselbeine treffen. Drücke mit deinem Zeige- oder Mittelfinger unter mittelfesten Druck 10- bis 15-mal hinunter in Richtung Magen. **Akupressurpunkt REN 17** (Ren Mai): Wenn du die Strecke von REN 22 (Grübchen am Beginn des Brustbeins) bis zum Ende des Brustbeins halbierst, findest du REN 17. Dieser Punkt befindet sich also in der Brustbein-Mitte auf Höhe zwischen beiden Brustwarzen (bei nicht „hängenden" Brüsten). Auch diesen Punkt zwischen 10- und 15-mal – gemeinsam mit dem Zeige- und Mittelfinger – mittelfest in Richtung Nabel drücken. Die Ohrkugeldruckmethode hilft ebenfalls sehr gut bei Sodbrennen: Eine in traditioneller chinesischer Medizin ausgebildete Hebamme kann dir Hirse- oder Mohnkörner direkt auf den Magen- und Milzpunkt am Ohr kleben. Diese Punkte stimulierst du dir dann selbst mehrmals täglich. Vor allem, wenn das Sodbrennen akut auftritt, drückst du diese Punkte, was dein Sodbrennen lindern wird.*

***Jin Shin Jyutsu** (japanische Energiearbeit): Umschließe den Daumen der einen Hand mit der anderen Hand. Halte dir deine Daumen jedes Mal, wenn du daran denkst – Sorge und Kummer gehören dann bald der Vergangenheit an. Außerdem empfehle ich dir, über mehrere Minuten die Innenseite beider Knie und Waden zu halten. Folgende Griffe harmonisieren den gesamten **Darm-Magen-Strom:** Für 5 Minuten die rechte Hand auf das linke Jochbein, die linke Hand unterhalb der linken Schlüsselbeinhälfte legen und langsam und bewusst in den Bauch atmen. Dann für weitere 5 Minuten linke Hand auf das rechte Jochbein, rechte Hand unterhalb der rechten Schlüsselbeinhälfte legen und langsam und bewusst in den Bauch atmen. Positiv auf den **Milzstrom** wirkt folgender Griff: Für 5 Minuten die rechte Hand auf den Bereich zwischen rechtem Innenknöchel und Achillessehne – diagonal zur Ferse – die linke Hand aufs Steißbein legen und langsam und bewusst in den Bauch atmen. Dann für weitere 5 Minuten die linke Hand auf den Bereich zwischen linkem Innenknöchel – diagonal zur Ferse – die rechte Hand auf das Steißbein geben und langsam und bewusst in den Bauch atmen.*

*„**Feinstoffliche“ Mineralstoffe:** Vorbeugend empfehle ich die TT-Energie LANGZEIT -Mineralstoffmischung regelmäßig einzunehmen, denn dadurch wird es meist gar nicht zum Problem des Sodbrennens kommen. Bis zu 95 % aller Schwangeren haben ein sogenanntes Schlundbrennen: Das bedeutet, es brennt nicht direkt unten im Magen, sondern die gesamte Speiseröhre hinauf. In diesen Fällen herrscht ein akuter Mangel an Natrium Chloratum (Schüßler-Salz Nr. 8) vor. Besonders in den Zeiten, in denen dein Baby wächst (Wachstumsschübe in der 20., 24., 28., 32. und 36. SSW), „entzieht“ es dir viel an Natrium Chloratum (Nr. 8) und Kalium Phosphoricum (Nr. 5). Im akuten Fall des Schlundbrennens empfehle ich dir zusätzlich zur Energie LANGZEIT Mineralstoffmischung 10 bis 20 Stück von dem Schüßler-Salz Natrium Chloratum (Nr. 8) einzunehmen und vor allem ganz langsam zu lutschen (die Mineralstoffe werden über die Schleimhäute aufgenommen!). Wenn es direkt im Magen unten drückt (das „wirkliche“ Sodbrennen), das wesentlich seltener auftritt wie das Schlundbrennen, herrscht ein Mangel an Natrium Sulfuricum (Nr. 9): In diesem Fall empfehle ich dir im akuten Fall zusätzlich zur Energie LANGZEIT Mineralstoffmischung 10 bis 20 Stück von diesem Mineralstoff langsam zu lutschen. In der TT-Säure-Ade-Mineralstoffmischung sind alle säureregulierenden Mineralstoffe enthalten. Du kannst auch nur diese spezielle Mischung einnehmen (die Tagedosis von 30 bis 40 Stück langsam lutschen).*

6.24 Soorpilz-Infektionen

Durch die Hormonumstellung verändert sich auch das Scheidenmilieu. Es ist nicht mehr so „sauer“, dadurch kommt es zu einem vermehrten physiologischen Ausfluss. Das Scheidenmilieu in der Schwangerschaft (herrlich durchblutet, weniger sauer, wärmer als sonst) begünstigt Scheideninfektionen. *Candida albicans* (weißer Hefepilz) ist ein Pilz, der normalerweise als Teil der Körperflora mit uns in einer symbiotischen Verbindung lebt. In Zeiten starker Belastung kann er sich unverhältnismäßig stark vermehren und sich in der Scheide sowie im Darm ansiedeln. Besonders gefährdet sind „süße" Frauen: Zucker und Hefe (Süßspeisen aus Hefeteig) sind ein wunderbarer „Nährstoff" für Pilze. Als erstes macht sich diese Pilzinfektion durch Juckreiz und eine intensive Rötung in und um die Scheide bemerkbar. Danach kommt es meist zu einem weißen bis gelben Ausfluss; anfänglich ist er noch eher flüssig und wird im fortgeschrittenen Stadium „bröckelig".

Wichtig ist auch zu wissen, dass sich auch dein Partner unbedingt „mitbehandeln" soll: Hier hilft das TT-Gutes Milieu-Spezialöl. Ansonsten riskiert ihr durch Sex einen „Ping-Pong-Effek". Ich würde in der Zeit der akuten Pilzinfektion auf Sex verzichten und danach vorbeugend mit Kondom schlafen, damit ihr euch nicht wieder gegenseitig ansteckt. Es stellt sich bei Soorpilz-Infektionen auch immer wieder die Frage, warum sich das Tor zur Lust „entzündet": Ist es vielleicht ein Protest? Fühlt man sich vom eigenen Partner „sexuell" überfordert oder einfach auch nur zu wenig beachtet? Diese Frage kannst nur du dir beantworten. Das Tragen von ***Seidenunterwäsche*** *hilft dir ebenfalls, die „Pilze" gut in den Griff zu bekommen.*

Ernährungstipp: *Gerade bei Pilzinfektionen ist eine Ernährungsumstellung unumgänglich. Das Streichen von Weißmehlprodukten, Zucker und Hefe aus der Ernährung ist zwingend notwendig, da sie den Soorpilz begünstigen. Achtet man darauf, entzieht man dem Pilz den Nährboden.*

Mein Tipp: Bitte reduziere deinen Stress, gönne dir genügend Pausen, denn Stress greift dein Immunsystem an und begünstigt Soorpilzinfektionen.

Ätherische Öle: *Lavendel extra, Manuka, Patchouli und Rose sind ätherische Öle, die optimal gegen Pilzinfektionen wirken; verdünnt und in Form von Massageölen, als Badezusatz, Raumspray und/oder Körperspray anzuwenden.*

*„**Feinstoffliche“ Mineralstoffe:** Wenn du gerne Mehlspeisen isst, empfehle ich dir vom Natrium Sulfuricum (Schüßler-Salz Nr. 9) täglich 20 Stück einzunehmen. Würdest du dich eher als Schokoliebhaber bezeichnen, dann empfehle ich dir täglich 20 Stück Magnesium Phosphoricum (Nr. 7). Ich bin mir sicher, dass dir diese Mineralstoffe helfen, die Gier nach Süßem in den Griff zu bekommen.*

***Kräuter:** Ich empfehle dir ein **Sitzbad aus den Kräutern Eichenrinde, Kamille, Kapuzinerkresse, Salbei, Schafgarbe, Zinnkraut** (zu gleichen Teilen). Stell einen Sud her, indem du 3 EL von dieser Mischung in 1 Liter kaltes Wasser gibst und 10 Minuten köcheln lässt. Anschließend den abgeseihten Sud in einen Toiletteneinsatz aus Kunststoff (Sitzbadewanne) geben und mit kaltem Wasser aufgießen, bis es angenehm lauwarm bis kühl ist. Oder füge dem Sitzbad 1 EL der TT-Spezialtinktur und 1 TL Spezialsalz zu. Gönne dir jeden zweiten Tag für 10 bis 15 Minuten ein solches Sitzbad. Anschließend einen Tampon mit reichlich probiotischem Naturjoghurt benetzen und in die Scheide einführen bzw. den Joghurt auch reichlich außen auf die Scheide auftragen. Das wirkt kühlend und juckreizlindernd, und das vor allem schnell.*

*Während des Urinierens empfehle ich dir, mit einer **Spüllösung** (1 Liter Wasser mit 3 EL Bio-Apfelessig) zu arbeiten. Optimal ist es auch,wenn du täglich 0,5 Liter Wasser mit 3 EL Bio-Apfelessig vermengst und schluckweise trinkst.*

***Jin Shin Jyutsu** (japanische Energiearbeit): Umschließe den Daumen der einen Hand mit der anderen Hand. Halte dir deine Daumen jedes Mal, wenn du daran denkst – Sorge und Kummer gehören dann bald der Vergangenheit an. Außerdem empfehle ich dir, über mehrere Minuten die Innenseite beider Knie und Waden zu halten. Folgende Griffe harmonisieren den gesamten **Darm-Magen-Strom:** Für 5 Minuten die rechte Hand auf das linke Jochbein, die linke Hand unterhalb der linken Schlüsselbeinhälfte legen und* *langsam und bewusst in den Bauch atmen. Dann für weitere 5 Minuten linke Hand auf das rechte Jochbein, rechte Hand unterhalb der rechten Schlüsselbeinhälfte legen und langsam und bewusst in den Bauch atmen.*

***Ätherische Öle:** Ich empfehle dir, mehrmals täglich das TT-Gutes Milieu-Spezialöl in und um deine Scheide herum aufzutragen. Es besteht aus reinem Ringelblumenöl mit pilzabtötenden, desinfizierenden und juckreizlindernden ätherischen Ölen (Lavendel extra, Rose u.v.m.). **Wichtig:** Auch wenn keine Pilze mehr sichtbar sind, mindestens noch eine Woche, besser noch zwei Wochen weiterbehandeln, um Pilzinfektionen, die immer sehr hartnäckig ist, endgültig in den Griff zu bekommen.*

6.25 Übelkeit/Erbrechen

In der Frühschwangerschaft sind ganz viele Frauen sehr geruchssensibel. Immerhin ist es jetzt auch deine Aufgabe als werdende Mutter, einen guten „Riecher" für deine eigenen Bedürfnisse und auch für die Bedürfnisse deines Kindes zu entwickeln. Lebst du in der Schwangerschaft immer deiner Nase nach, dann bist du einerseits sehr geschützt, da du die Gefahren bereits „riechst" (verdorbenes Essen, chemische Duftstoffe etc.) und andererseits lernst du mehr, deiner Intuition zu vertrauen. Deine „überempfindliche" Nase ist jedoch auch oft die Ursache der „typischen" Morgenübelkeit.

***Ernährungstipps:** Sorge dafür, dass dein Magen immer mit leichtverdaulicher Nahrung beschäftigt ist und du zu keiner Zeit unterzuckerst. Stelle dir abends auf dein Nachtkästchen einen Teller mit Reis-, Maiswaffeln oder Hirsestangerl, die du noch vor dem Aufstehen sehr langsam isst (gut einspeicheln!).*

Besorge dir auch sogenannte ***Sea-Bänder*** *aus der Apotheke (Strickbündchen mit eingewebten Plastikkügelchen). Du legst die Sea-Bänder so an, dass das Plastikkügelchen 3 Fingerbreit von der dicksten Handgelenksfalte, zwischen beiden Sehnen (wenn du eine leichte Faust machst, heben sich die Sehnen ganz deutlich ab), zum Liegen kommt. Die Sea-Bänder maximal für 2 Stunden tragen und dann wieder 1 bis 2 Stunden abnehmen; über Nacht die Bänder nicht auf den Handgelenken belassen.*

Akupunktur: *In hartnäckigen Fällen von Übelkeit in der Schwangerschaft hilft nach meiner Erfahrung am effektivsten Akupunktur in Kombination mit der Ohrkugeldruckmethode. Meist reichen 1 bis 2 Sitzungen und die Übelkeit ist so gut wie weg.*

Ätherische Öle: *Fenchel, Koriander, Kreuzkümmel und Römische Kamille – verdünnt in wärmendem Ringelblumenöl – im Bereich des Magens sanft einmassieren, lindert Magenbeschwerden und Übelkeit. Du kannst diese Mischung auch auf deine Handgelenke auftragen, bevor du die Sea-Bänder anlegst, sofern du nicht zu geruchssensibel bist. Diese Mischung auf die Fußsohlen einzumassieren, ist ebenfalls sehr effektiv. Auch das TT-Bäuchlein RUH & WOHL-Spezialöl auf Magen, Handgelenke und Füße aufgetragen als auch mehrmals täglich den TT-Bäuchlein RUH & WOHL-Sirup eingenommen, hilft, die Übelkeit in den Griff zu bekommen.*

Kräuter: *Wenn du eher ein hitziger Typ bist (immer sehr warme Füße, Hitzeunverträglichkeit), dann trinke Pfefferminztee mit Zitrone und Maismalzsirup oder, wenn du zum Gegenteil neigst (eher fröstelnd), Fenchel-, Kümmel- und/oder Anis-Tee. Gleich nach dem Aufwachen 1 Tasse davon schluckweise getrunken und bei Bedarf auch noch 1 bis 2 Tassen untertags helfen dir, deine Übelkeit in den Griff zu bekommen. Der TT-Magen RUH & WOHL-Tee besteht aus Kräutern wie Gänsefingerkraut, Kamille, Pfefferminze u.v.m. Er lindert die Übelkeit und wirkt harmonisierend auf den gesamten Magen-Darm-Trakt. Wenn du kein hitziger und ein eher* *frostelnder Typ bist und dir Wärme sehr gut tut, dann wird dir mein wärmender TT-Bäuchlein RUH & WOHL-Tee gute Dienste leisten.*

***Jin Shin Jyutsu** (japanische Energiearbeit): Umschließe den Daumen der einen Hand mit der anderen Hand. Halte dir deine Daumen jedes Mal, wenn du daran denkst – Sorge und Kummer gehören dann bald der Vergangenheit an. Außerdem empfehle ich dir, über mehrere Minuten die Innenseite beider Knie und Waden zu halten. Folgende Griffe harmonisieren den gesamten **Darm-Magen-Strom:** Für 5 Minuten die rechte Hand auf das linke Jochbein, die linke Hand unterhalb der linken Schlüsselbeinhälfte legen und langsam und bewusst in den Bauch atmen. Dann für weitere 5 Minuten linke Hand auf das rechte Jochbein, rechte Hand unterhalb der rechten Schlüsselbeinhälfte legen und langsam und bewusst in den Bauch atmen.*

***Bachblüten:** Die TT-Gute Hoffnung-Blütenessenzen-Globuli haben schon vielen Schwangeren in der Frühschwangerschaft geholfen. Im Idealfall begleiten sie dich vom positiven Schwangerschaftstest an, über die Geburt bis nach dem Wochenbett. Sie wirken vorwiegend beruhigend auf deine Psyche. Sie helfen ideal, deine Gefühlsschwankungen zu harmonisieren. Bei regelmäßiger und konsequenter Anwendung lindern sie dir auch deine Schwangerschaftsübelkeit. Sie helfen dir auch, deine Ängste in den Griff zu bekommen und geben dir vor allem Mut zum Durchhalten.*

***„Feinstoffliche" Mineralstoffe:** Aufgrund einer möglichen geringen Nahrungsaufnahme während der Übelkeitsphase empfehle ich dir TT-Energie LANGZEIT-Mineralstoffmischung, um dem „feinstofflichen" Mineralstoffbedarf gerecht zu werden.*

6.26 Venenprobleme/Krampfadern/müde, schwere Beine

Keine Schwangere sollte lange stehen oder mit übereinander geschlagenen Beinen lange sitzen. Immer wieder werden von Ärzten und Ärztinnen Stützstrümpfe empfohlen: Wichtig ist hier, dass du sie bereits im Bett vor dem Aufstehen anziehst, damit nicht das Blut in die Beine absackt.

Mein Tipp: *Ich empfehle dir mehrmals täglich deine Beine hochzulagern, dir Ruhe zu gönnen und dir das Bettende hochzustellen. Wenn du keinen verstellbaren Lattenrost hast, dann gib unter deine Matratze eine zusammengerollte Decke.*

*Sehr hilfreich ist das **„Kneippen" in der Badewanne:** Lasse die Badewanne oder einen großen Kübel (20 Liter) mit ziemlich viel kaltem Wasser einlaufen. Gehe mindestens 5 Minuten im sogenannten „Storchengang": Du stehst abwechselnd immer auf einem Bein, das andere hebst du aus dem Wasser und lässt es „abtropfen". Trockne anschließend deine Füße und Beine nicht ganz ab und trage sanft das TT-Venen RUH & WOHL-Spezialöl oder das TT-Venen RUH & WOHL-Mineralstoffcremegel auf: Beide Produkte enthalten unter anderem die entwässernden, gewebsstraffenden und entzündungshemmenden ätherischen Ölen Schafgarbe, Wacholder, Zitrone, Zypresse u.v.m. Dadurch wird die Elastizität der Gefäßwände von außen gestärkt und die Fließfähigkeit des Blutes positiv beeinflusst.*

Die TT-Gewebe fit-Mineralstoffmischung hilft, das Gewebe von innen heraus elastisch zu machen. Bei konsequenter Anwendung in der richtigen Dosierung können Venenprobleme innerhalb von 8 bis 12 Wochen gut gelindert werden.

***Großflächige Topfen-/Quarkauflagen** entziehen (durch die Milchsäure) dem Körper Gift- und Entzündungsstoffe. Nimm pro Bein 250 Gramm*

Magertopfen/-quark, verrühre ihn gut in einer Schüssel und verpacke ihn daumendick in eine doppelt gelegte Küchenrolle. Diese Packung mit einer Bandage am betroffenen Bein fixieren. Diesen Wickel mindestens 60 Minuten, besser noch einige Stunden wirken lassen.

6.27 Verstopfung/Durchfall

Die Schwangerschaftshormone wirken auf die glatte Muskulatur der Gebärmutter „ruhigstellend". Die glatte Muskulatur ist eine nicht willkürlich steuerbare Art von Muskulatur, die durch ihr Wirken unter anderem die Funktion, Anspannung und Form der inneren Organe beeinflusst. Da der Darm ebenfalls aus einer glatten Muskulatur besteht, wird er durch diese Hormone ebenfalls beeinflusst. In Folge heißt das, dass die gesamte Magen-Darm-Passage verlangsamt wird, weshalb es bei vielen Frauen zu einer Verstopfung kommt. Das heißt, der Stuhl ist eher hart und wird nicht mehr jeden Tag abgesetzt. Da jedoch über den Darm auch sehr viele Gift- und Schlackenstoffe ausgeschieden werden, ist es wichtig, diese Gifte täglich loszuwerden und nicht über Tage im Darm zu behalten. Dieser notwendige Reinigungsprozess ist praktisch täglich nötig! In diesem Zusammenhang ist vor allem wichtig: **Eine regelmäßige Verdauung ohne regelmäßige Bewegung ist kaum möglich.** Gönne dir täglich 30 Minuten Bewegung an frischer Luft.

Verstopfung

Ernährung: *Ein träger Darm wird nur durch die ausreichende Menge an Flüssigkeit (2 bis 3 Liter pro Tag) und mit einer ballaststoffreichen Ernährung bereit sein, seine tägliche „Pflicht" zu erfüllen. Im Weiteren hilft, in 0,5 Liter kaltem Wasser* ***3 Dörrpflaumen oder 3 getrocknete Feigen*** *über 10 Minuten köcheln lassen. Danach diese „Spezialmischung" etwas abkühlen* *lassen und in ein dickwandiges Glas oder einen anderen Behälter füllen. Stelle diesen „Pflaumen- bzw. Feigensaft" auf dein Nachtkästchen und trinke ihn in der Früh auf nüchternen Magen. Anschließend zerkaue die Dörrpflaumen oder Feigen ganz langsam (1 Minute pro Pflaume bzw. Feige). Täglich 1 Liter an ungezuckertem* ***Birnensaft*** *(verdünnt) oder eine große Schale Birnenkompott wirken ebenfalls sehr stuhlerweichend und verdauungsanregend. Nimm* ***täglich 2 EL Leinsamen*** *(ungeschrotet) in Apfel- bzw. Birnenmus ein (der Leinsamen macht dir auch noch zusätzlich den Geburtsweg „rutschiger"); den Leinsamen nicht zerkauen. Du kannst auch 2 bis 3 EL* ***Sauerkrautsaft*** *zu dir nehmen (bitte nicht höher dosieren, denn damit kannst du sogar Durchfall verursachen). Eine Handvoll* ***frischer Heidelbeeren*** *bewährt sich ebenfalls sehr, um den Stuhl aufzulockern.*

Mein Tipp: Bitte versuche nur eine der o g. „Verstopfung-Ade-Tipps" nach dem anderen umzusetzen, nicht alle gleichzeitig, denn ansonsten wird dein Darm unnötig intensiv „durchgeputzt".

Bitte nimm dir das Thema Ernährung in meinem Buch zu Herzen: Mit einem warmen Frühstück und den Kraftsuppen wirst du grundsätzlich eine sehr gute Verdauung haben!

Kräuter: *Der TT-Magen RUH & WOHL-Tee besteht aus Kräutern wie Gänsefingerkraut, Kamille, Pfefferminze u.v.m. und harmonisiert Magen und Darm, wenn du ein eher hitziger Typ bist (immer sehr warme Füße, Hitzeunverträglichkeit). Bist du eher das Gegenteil (fröstelnd), dann wird dir mein TT-Bäuchlein RUH & WOHL-Tee gute Dienste leisten. Ich empfehle dir, auch das TT-Bäuchlein RUH & WOHL-Spezialöl im Uhrzeigersinn auf den Bauch einzumassieren, und auch auf deine Füße – speziell das mittlere Drittel des Fußes (dem Dünndarm und Dickdarm zugeordnet).*

Ätherische Öle: *Der TT-Bäuchlein RUH & WOHL-Sirup regelmäßig eingenommen, wirkt leicht abführend.*

„Feinstoffliche" Mineralstoffe: *Konsequente Einnahme der TT-Energie LANGZEIT-Mineralstoffmischung wirkt ebenfalls stuhlerweichend, besonders, wenn sie im Wechsel mit der TT-Energie AKUT-Mineralstoffmischung eingenommen wird. Der darin in großer Menge enthaltene Mineralstoff Magnesium Phosphoricum (Schüßler-Salz Nr. 7) kurbelt die Verdauung an und erhöht die Darmperistaltik.*

Durchfall

Durchfall kommt in der Schwangerschaft nicht häufiger als sonst vor. Manche Frauen haben jedoch einen sehr weichen bis dünnflüssigen Stuhl: Dies deutet (nach der chinesischen Lehre der fünf Elemente Holz, Feuer, Metall, Wasser, Erde) auf eine Schwäche im Erdelement hin. Das Erdelement mit den Funktionskreisläufen Magen und Milz ist für den ganzen Stoffwechsel zuständig. Da die Mutter nun nicht nur ihren eigenen Stoffwechsel, sondern auch den ihres Kindes zu „schaukeln" hat, reagiert ihre „Mitte" (ihr ganzer Magen-Darm-Trakt) beleidigt.

Ernährung: *Wichtig ist für eine* ***ausreichende Flüssigkeitszufuhr*** *zu sorgen. Ich empfehle dir, mindestens für 1 Tag, besser noch für 2 Tage zu* ***fasten.*** *Konsumiere in diesen Tagen ausschließlich die unten angeführten* ***Tees und gesalzene Reiswaffeln.*** *Sämtliches tierisches Eiweiß über mindestens 7 Tage völlig aus deiner Ernährung streichen, denn sie belasten nur deinen Darm. Die bekannte „Durchfall-Diät" Cola und Salzstangen ist absolut nicht zu empfehlen!* ***Getrocknete Heidelbeeren*** *haben – im Gegensatz zu den frischen Heidelbeeren, die stuhlauflockernd wirken – genau die gegenteilige Wirkung: Sie helfen dem Körper den breiigen, dünnflüssigen Stuhl wieder „in Form" zu bringen. Täglich alle 2 Stunden jeweils 5 bis 10 Stück der getrockneten Heidelbeeren (2 bis 3 EL insgesamt) ganz langsam zerkauen und gut einspeicheln.*

An Tees helfen: ***Tee aus getrockneten Heidelbeeren und/oder Heidelbeerblätter****, wobei du 1 EL in 1 Liter kaltem Wasser zustellst und es 15 Minuten köcheln lässt. Auch* ***Blutwurz-Tee*** *hat sich bewährt: 1 TL Blutwurz in 0,5 Liter kaltem Wasser für 8 Stunden „ansetzen" und dann auf Trinktemperatur erwärmen (nicht aufkochen!). Der Tee verfärbt sich rot, dadurch hat er seinen Namen bekommen. Gib 1 TL Gomasio (gerösteter Sesam mit Meersalz) dazu: Dadurch schmeckt dieser Tee pikant, ähnlich einer Suppe, und hilft, wieder die Elektrolyte aufzubauen. Auch der TT-Bäuchlein RUH & WOHL-Tee leistet wunderbare Dienste: Aufgrund seiner entblähenden ätherischen Öle (Kreuzkümmel, Koriander, Fenchel u.v.m.) hilft er – besonders in Kombination mit einer sanften Bauchmassage mit dem TT-Bäuchlein RUH & WOHL-Spezialöl – den „unruhigen" Bauch zu beruhigen.*

6.28 Vorzeitige Wehen/Wachstumswehen/ Mutterbandschmerzen

Wachstumswehen sind physischer Natur und helfen deiner Gebärmutter beim Wachsen. Deine Gebärmutter steigert ihr Ausgangsgewicht innerhalb der 40 Schwangerschaftswochen um das 20-fache. Das ist nur mit Hilfe der Schwangerschaftswehen bzw. Wachstumswehen möglich. Ab der 20. SSW sind sie für fast alle Schwangere als ein intensives Hartwerden des Bauches (Dauer 15 bis 20 Sekunden) und/oder als ein sehr intensives und meist auch sehr unangenehmes Ziehen in den Mutterbändern und im Kreuzbeinbereich spürbar. Dein Baby wächst nicht kontinuierlich in deiner Gebärmutter, sondern macht so ca. alle 4 Wochen einen „Schub" (20., 24., 28., 32. und 36. SSW). So ab der 25. bis 30. SSW, wenn der Bauch schon sehr beindruckt und sich bei längerem Gehen oder bei Tätigkeiten im Haushalt deine Mutterbänder unangenehm bemerkbar machen, kannst du durch einen elastischen Schwangerschaftsbauchgürtel (z. B. *Babybelt®* von Anita Maternity) deine Mutterbänder beim Halten deines Babys unterstützen und das verringert in vielen Fällen diese Mutterbandschmerzen.

Im Normalfall haben diese Schwangerschafts- bzw. Wachstumswehen keine öffnende Auswirkung auf den Muttermund. Durch das Zusammenziehen der Gebärmutter in diesen intensiven Wachstumsphasen verkürzt sich der Gebärmutterhals manchmal fast um 1 bis 2 cm (bitte lass dich durch die Kontrolle mittels Vaginalultraschalls bei einem Gynäkologen oder einer Gynäkologin nicht verunsichern). Nach dieser Wachstumsphase deines Kindes, wenn sich deine Gebärmutter wieder beruhigt hat, geht der Gebärmutterhals jedoch fast immer wieder in seine Ausgangslänge zurück.

Deine Gebärmutter wird sich in den Wachstumsschüben so ca. ein- bis zweimal pro Stunde (bei Mehrgebärenden sogar noch öfter – vor allem ab der 36. SSW, wenn die Wachstumswehen fließend in die Senkwehen übergehen) kontrahieren, was du als Hartwerden deines Bauches bzw. Ziehen in den Mutterbändern (bis in die Schamlippen oder in die Innenseite der Oberschenkel) oder im Kreuz spüren wirst. Am Ende des letzten Schwangerschaftsdrittels verzieht sich dein Bauch dann während der Wachstumswehen bzw. der Senkwehen oft zur Seite, sodass er ganz „schief" aussieht. Das ist völlig okay: Sobald sich die Gebärmutter wieder entspannt, bekommt dein Bauch wieder seine Ursprungsform.

Nähere Infos zu den Wehenarten kannst du in Kapitel 8 nachlesen.

Mein Tipp: *Dein Körper erbringt in den Wachstumsphasen deines Kindes eine Hochleistung – gönne dir bitte ausreichend Pausen! Wenn deine Gebärmutter derart „unruhig" ist, will sie dir zeigen, dass dein Körper einen Gang zurückschalten sollte.*

Wenn du in diesen intensiven Zeiten die Zeichen deines Körpers ignorierst, können sich diese Wachstumswehen oft in wirkliche vorzeitige Wehen entwickeln und du kannst damit eine Frühgeburt riskieren.

__Ätherische Öle__ wie Lavendel, Majoran, Melisse, Rosengeranie und Orangenblüte wirken sehr beruhigend auf die Gebärmuttermuskulatur und auf die Psyche der Schwangeren. Verdünnt in einem Basisöl kann das Auftragen auf der Leiste, dem Bauch und Kreuzbeinbereich gute Linderung bei Wachstums-, Senk- oder Einstellungswehen bewirken. In Kombination mit Meersalz oder Schlagobers/Schlagsahne (als Emulgator) kannst du diese Öle einem lauwarmen Vollbad beimengen; durch die verringerte Schwerkraft im Wasser kannst du dich vielleicht noch besser entspannen. Das TT-Gebärmutter RUH & WOHL-Spezialöl, wohl duftend und einhüllend, besteht aus Johanniskraut- und Ringelblumenöl. Beide Basisöle wirken sehr beruhigend auf die Psyche und durch die Kombination mit den krampflösenden und „einhüllenden" ätherischen Ölen Narde, Nerdi, Melisse, Majoran u.v.a. wird sich deine „unruhige" Gebärmutter wieder beruhigen.

__Kräuter__ wie Gänsefingerkraut, Melisse, Hopfen, Schafgarbe gehören zu jenen Kräutern, die entspannend auf die glatte Muskulatur und beruhigend auf die Psyche wirken. Du kannst diese Kräuter als Tee trinken (mit kochendem Wasser aufgießen, zugedeckt 5 bis 10 Minuten ziehen lassen) oder sie dem Badewasser (in kaltem Wasser zustellen, 10 Minuten köcheln lassen) beimengen. Der TT-Gebärmutter RUH & WOHL-Tee besteht aus der Kombination von o. g. speziellen Heilkräutern. Diese Teemischung stellt eine ideale Ergänzung zum TT-Gebärmutter RUH & WOHL-Spezialöl dar.

__„Feinstoffliche Mineralstoffe"__ wie Calcium Phosphoricum (Schüßler-Salz Nr. 2) und Magnesium Phosphoricum (Nr. 7) helfen optimal, diese Wachstumswehen und Mutterbandschmerzen zu lindern: sie reduzieren die Spannung und beruhigen vor allem die Nerven. Im Falle von intensiven Wachstumswehen bzw. wenn diese zu intensiv werden und in vorzeitige Wehen übergehen, dann empfehle ich dir im täglichen Wechsel an einem Tag die TT-Energie LANGZEIT-Mineralstoffmischung und am nächsten Tag die TT-Zahnung & Wachstum + Immun-Fit-Mineralstoffmischung einzunehmen. Damit ist gewährleistet, dass du und dein Baby ideal mit den wichtigen, *notwendigen Mineralstoffen versorgt werden und sich auch deine Gebärmutter wieder beruhigt. Besonders gut wirken sie, wenn du sie in heißem Wasser auflöst (je 10 Stück) und schluckweise trinkst.*

Jin Shin Jyutsu *(japanische Energiearbeit): Wenn du dir eine 30-minütige Pause gönnst, nutze gleichzeitig die Möglichkeit, deine Hände in deine Leiste zu legen (was ohnehin viele Schwangere mit Wachstumswehen oder vorzeitigen Wehen intuitiv machen). Damit stimulierst du die Sicherheitsenergieschlösser 15, die dir deine verspannte Muskulatur wieder entspannen und dir somit Freude und Sonnenschein in dein Leben bringen. In der Seitenlage kannst du dir die eine Hand entlang des Schambeinknochens und deine andere Hand auf dein Kreuzbein (Sicherheitsenergieschloss 2) legen. Ganz besonders gut wirkt dieses „Beckensandwichen", wenn du es von deinem Partner oder einer lieben Freundin bekommst.*
Du kannst die Wirkung der oben beschriebenen ätherischen Öle wunderbar verstärken, wenn du nach dem Einölen die Jin-Shin-Jyutsu-Griffe machst. – Siehe Genaueres zu Jin Shin Jyutsu in Kapitel 7.7.

Die TT-Gute Hoffnung-Blütenessenzen-Globuli helfen sehr gut, wenn du Sorge hast, dass dein Baby zu früh zur Welt kommt. Es ist verständlich, dass du keine „ruhige" Minute mehr hast. Die Blütenessenzen-Globuli beruhigen vor allem deine Psyche und helfen dir, deine Ängste in den Griff zu bekommen.

Wenn die Wehen mit Hilfe von schulmedizinischen Mitteln gehemmt werden müssen, dann empfiehlt sich als Begleittherapie mindestens 1 Liter TT-Gebärmutter RUH & WOHL-Tee täglich und drei- bis viermal täglich das Auftragen des TT-Gebärmutter RUH & WOHL-Spezialöl auf den Bauch und im Kreuzbeinbereich. Die Wirkung dieser beiden Produkte lässt sich nochmals steigern, wenn zusätzlich die TT-Energie LANGZEIT-Mineralstoffmischung in Abwechslung mit der TT-Zahnung & Wachstum + Immun-Fit-Mineralstoffmischung eingenommen wird. Oft ist es dadurch möglich, die vom Arzt/der Ärztin verordneten

„Wehenhemmer" in ihrer Dosierung zu reduzieren (nur nach Rücksprache mit dem Arzt/der Ärztin!) und dadurch erfreulicherweise auch deren Nebenwirkungen zu reduzieren.

6.29 Wadenkrämpfe

Die Wadenkrämpfe werden durch einen akuten Mineralstoffmangel verursacht. Dein Kind „raubt" dir besonders während seiner Wachstumsschübe (20., 24., 28., 32. und 36. SSW) große Mengen von dem Hauptmineralstoff Calcium Phosphoricum (Schüßler-Salz Nr. 2) und auch kleinere Mengen an Magnesium Phosphoricum (Nr. 7). Das ist auch der Grund, warum eine alleinige Gabe an Magnesiumpräparaten selten zum Erfolg führt.

Mein Tipp: *Versuche während des Krampfes deine Zehen zum Körper zu ziehen! Atme gut durch den Mund aus und schicke positive Energie in diesen Bereich!*

Akupressur: *Wenn du deine Wade theoretisch längs- und quer halbierst, findest du einen Punkt (Blase 57), der zwischen den beiden Muskelbäuchen des Wadenmuskels liegt und sehr druckempfindlich ist. Dieser Punkt wirkt schmerzlindernd und vor allem krampflösend auf Muskeln und Sehnen: drücke mit deinem Daumen – deine anderen vier Finger liegen auf deinem Schienbein – fest auf diesen Punkt, bis sich der Krampf löst.*

Ätherische Öle: *Lavendel, Majoran und Römische Kamille, verdünnt in Johanniskrautöl, wirken wunderbar krampflösend auf die Muskulatur.*

„Feinstoffliche" Mineralstoffe: *Magnesium Phosphoricum (Schüßler-Salz Nr. 7) und Calcium Phosphoricum (Nr. 2) helfen optimal, Waden-*

krämpfe zu lindern; besonders gut wirken sie, wenn du sie in heißem Wasser auflöst (je 10 Stück) und schluckweise trinkst. Das kannst du gerne mehrmals täglich wiederholen. „Feinstoffliche" Mineralstoffe können nicht überdosiert werden! Frauen, die ab der 20. SSW regelmäßig die TT-Energie LANGZEIT-Mineralstoffmischung mit der TT-Zahnung & Wachstum + Immun-Fit-Mineralstoffmischung einnehmen, haben äußerst selten Wadenkrämpfe. Wenn dennoch Wadenkrämpfe auftreten, dann empfehle ich täglich 100 Stück von der TT-Zahnung & Wachstum + Immun-Fit-Mineralstoffmischung einzunehmen oder zu den 70 Stück zusätzlich 15 Stück vom Calcium Phosphoricum einzunehmen.

Bei Wadenkrämpfen sehr angenehm und lindernd wirkt auch eine sanfte Beinmassage mit dem TT-Venen RUH & WOHL-Spezialöl oder dem TT-Venen RUH & WOHL-Mineralstoffcremegel bzw. dem TT-Nacken & Wirbelsäulen-Balsam (enthält viel an feinstofflichen Calcium).

6.30 Zahnfleischbluten

Im Falle von Zahnfleischbluten läufst du Gefahr, durch den „Blutverlust" wertvolle Lebensenergie zu verlieren. Gerade in den Phasen, in denen dein Baby wächst und somit neues Gewebe aufgebaut werden muss, braucht der Körper **extrem viel an Kalium Phosphoricum (Schüßler-Salz Nr. 5) und Natrium Chloratum (Nr. 8)**. Wenn du bereits sehr ausgepowert in deine Schwangerschaft hineingehst (Schwangerschaften knapp hintereinander, sehr viel Stress im Beruf etc.), dann hast du ohnehin schon einen Mangel an den beiden Schüßler-Salzen. Da du jedoch bereits an einem Mangel dieser beiden Mineralstoffe leidest, beginnst du langsam, aber sicher mit einem Gewebsabbau bei dir selbst, um damit die Bedürfnisse deines Babys stillen zu können.

Ich empfehle, dir täglich ***4 Stück Walnüsse*** *zu gönnen, denn die sind sehr reich an Kalium Phosphoricum und stärken zusätzlich noch deine Nierenenergie. Bitte langsam kauen und gut einspeicheln! Wenn du deinen erhöhten Vitamin-C-Bedarf in der Schwangerschaft nicht ausreichend deckst, kann es ebenfalls zu Zahnfleischbluten kommen. Bitte bereits vorbeugend sehr* ***Vitamin-C-haltige Nahrungsmittel*** *in deine Ernährung einbauen: Obst wie Äpfel, Hagebutten, rote und schwarze Ribiseln/Johannisbeeren, Kiwi und Stachelbeeren sowie Gemüse wie Blattspinat, Brokkoli, Karfiol/Blumenkohl, Kohlrabi, Kohlsprossen, grüner Paprika, Rotkohl und Wirsing sind die Spitzenreiter in Bezug auf Vitamin C.*

Achtung: *Vitamine sind grundsätzlich sehr temperatursensibel und sollten deshalb – wenn möglich – „roh" genossen werden. Durch deine intensive Blutfülle (bis zur 40. SSW ein Liter mehr als vor der Schwangerschaft) ist dein Zahnfleisch besonders sensibel und reagiert auf Druck manchmal mit Zahnfleischbluten. Bitte sanft und sorgfältig die Zähne putzen, am besten mit einer elektrischen Zahnbürste: Zahnhygiene ist jetzt besonders wichtig. Ich empfehle dir auch, nach dem Essen die Zahnzwischenräume zusätzlich mit Zahnseide zu reinigen.*

Ätherische Öle: *Römische Kamille, Myrrhe, Salbei, Teebaumöl, Zitrone (alle Öle bitte aus kontrolliert biologischem Anbau!) wirken desinfizierend und beruhigend auf das Zahnfleisch. Du kannst dir selbst eine Gurgellösung herstellen, indem du 1 TL Salz mit 1 Tropfen eines der erwähnten Öle vermischst, in 0,25 Liter Wasser vermengst und damit mehrmals täglich sanft gurgelst. Das TT-Zahnung-Spezialöl hat zur Grundbasis Ringelblumenöl kombiniert mit den desinfizierenden und schleimhautberuhigenden ätherischen Ölen Römische Kamille, Myrrhe, Nelkenblätter u.v.m.*
Ich empfehle dir, mehrmals täglich damit dein Zahnfleisch einzuölen.
Du kannst dir aus diesem Spezialöl auch eine Gurgellösung zubereiten, indem du einen halben TL Zahnungsöl mit einem halben TL Salz vermischst und in 0,5 Liter Wasser auflöst.

***Kräuter:** Mehrmals täglich ein frisches Salbeiblatt ganz fein zerkauen: es beruhigt das Zahnfleisch und vermindert das Zahnfleischbluten. Achtung: Salbei wirkt stark milchreduzierend in der Stillzeit. Du kannst dir aus Kamillenblüten, Salbeiblättern, Schafgarbenblüten, Gänsefingerkraut und Blutwurz auch eine Gurgellösung herstellen. Du nimmst vom getrockneten Kraut 1 EL, stellst diesen in kaltem Wasser zu und lässt es dann 15 Minuten köcheln. Anschließend gut abkühlen lassen und gurgeln. Viele Frauen empfinden folgende Gurgellösung direkt aus dem Kühlschrank als noch angenehmer: von der Blutwurz 1 EL in 0,5 Liter kaltem Wasser zustellen, über Nacht stehen lassen und dann abseihen.*

***„Ölziehen“:** Zweimal täglich 1 TL biologisch angebautes und kaltgepresstes Olivenöl oder helles Sesamöl (sehr calciumreich) für 7 Minuten ganz langsam und bedacht durch die Zähne „ziehen“. Bitte dabei ganz konzentriert bleiben, denn dieses Gemisch darf auf gar keinen Fall geschluckt werden! Über das Zahnfleisch entzieht es deinem Körper alle Gift- und Schadstoffe: deshalb nach dem Ausspucken gewissenhaft die Zähne und Zunge putzen.*

***„Feinstoffliche“ Mineralstoffe:** Den hohen Mineralstoffbedarf kannst du mit der TT-Zahnung & Wachstum + Immun-Fit-Mineralstoffmischung (100 Stück am Tag) optimal decken. Damit wirst wieder gut zu Kräften kommen und dein Zahnfleischbluten wird sich bessern. Schwangere, die bereits ab der Frühschwangerschaft regelmäßig und in der richtigen Dosierung die TT-Energie LANGZEIT-Mineralstoffmischung einnehmen, haben so gut wie nie Zahnfleischbluten.*

7. Möglichkeiten, sich auf die Geburt vorzubereiten

Meine Gebärmutter ist die Heimat meines Kindes.
Sie ist der Ort, an dem mein Kind
jederzeit optimal versorgt wird und sich wohl
und geborgen fühlt.

Nachfolgende alternative Heilmethoden, konsequent angewandt, bereiten dich optimal auf die Geburt deines Kindes vor und helfen dir, die Geburtszeit um 3 bis 5 Stunden zu verkürzen. Zu einem hohen Prozentsatz lassen sich damit Geburtsterminüberschreitungen, die oft eine schulmedizinische Einleitung zur Folge haben, verhindern. Es kommen nur ca. 6 % der Kinder am errechneten Geburtstermin (EGT) zur Welt. In der Geburtshilfe spricht man von einem Geburtszeitraum, der sich über 5 Wochen erstrecken kann – beginnend mit vollendeter 37. SSW bis zu 10 bis 14 Tagen nach dem errechneten Termin.

7.1 Aromatherapie

Ätherische Öle sind winzige Duftanteile, die in speziellen Gefäßen der Blätter, Blüten, Samen, Wurzeln oder Zweige aromatischer Pflanzen entstehen und enthalten sind. Jedes Öl ist eine einzigartige und hochkonzentrierte Zusammensetzung von natürlichen Chemikalien mit therapeutischer Wirkung (Haupt- und Nebenwirkungen), deshalb ist es wichtig, nicht „in Eigenregie“ zu experimentieren. Beim Einatmen der Düfte nehmen wir die Essenz auf zweierlei Weise auf: Während der Duft bestimmte Rezeptoren im Gehirn anspricht, wirkt die Chemie der Öle positiv auf den Körper.

***Mein Tipp:** Gerade bei Kleinkindern und Schwangeren ist es besonders wichtig, auf absolut beste Qualität der ätherischen Öle zu setzen. Ich empfehle, sie aus kontrolliert biologischem Anbau, am besten in Demeter-Qualität, zu verwenden. Deine sensible Haut als auch die Babyhaut deines Kindes werden es dir danken! Bitte bedenke: Gute Qualität hat ihren Preis!*

Anwendung der ätherischen Öle

Verwende ätherische Öle stets verdünnt, entweder in einem Basisöl oder in Kombination mit einem Emulgator. Zu den Basisölen zählen unter anderem: Johanniskraut-, Macadamianuss-, Mandel-, Nachtkerzen-, Oliven-, Ringelblumenöl u. a. Als Emulgator können Meersalz, Schlagobers/Schlagsahne und Honig verwendet werden. Durch diese wichtige Vorsichtsmaßnahme kannst du Hautreizungen vermeiden.

Die richtige Dosis und die stimmige Kombination der verschiedenen Öle sind von großer Wichtigkeit. Das erfordert fundierte Kenntnisse über die zahlreichen Eigenschaften der ätherischen Öle, denn es gibt unter anderem auch einige „bedenkliche" Öle, die weder in der Schwangerschaft noch im Kleinkindalter verwendet werden dürfen. Kampfer und Menthol sind für Kinder absolut tabu – stark wärmende Öle wie Zimt, Nelke und Eisenkraut wirken wehenanregend und dürfen erst ab der 36. SSW zur Anwendung kommen.

Aromatische Bäder

In der Badewanne zeigen sich die ätherischen Öle von ihrer wohltuendsten Seite. Ein Emulgator (3 bis 4 EL Honig, Meersalz oder Schlagobers/Schlagsahne) sorgt dafür, dass sich die ätherischen Öle mit dem Wasser verbinden und nicht am Badewannenrand haften bleiben. Aromatische Bäder sind hervorragend geeignet, um zu entspannen und Kraft zu tanken.

Kompressen mit ätherischen Ölen

Dabei wird 1 TL Meersalz mit dem ausgewählten ätherischen Öl oder mit einer Kombination von verschiedenen ätherischen Ölen (maximale Dosis: 10 Tropfen für Erwachsene, 5 Tropfen für Kinder, 3 Tropfen für Babys) in eine kleine Schüssel mit Wasser gegeben. Einen Waschlappen oder eine Windel in die Lösung tauchen, auswringen und auf die betroffene Körperstelle legen und für mindestens 15 bis max. 60 Minuten auf der Stelle belassen.

Raumsprays

Besonders bewährt hat sich der Einsatz von Raumsprays bei Schwangeren, Gebärenden und Kindern. In einem Alkoholwassergemisch werden entweder beruhigende oder aktivierende ätherische Öle gelöst und können je nach Bedarf mehrmals täglich gesprüht werden. Ihr Vorteil gegenüber der Duftlampe ist, dass keine Dauerduftberieselung stattfindet und weder eine Duftlampe selbst noch ein Teelicht oder ein Feuerzeug benötigt wird. Diese Tatsache ist besonders dann hilfreich, wenn man unterwegs ist oder keine offene Lichtquelle (Kinderzimmer, Kreißsaal, Krankenhaus) einsetzen darf oder sollte. Ich empfehle dir und deinem Partner, euch schon in den letzten Schwangerschaftswochen auf eure Raumsprays (ein beruhigendes und ein aktivierendes Raumspray) „einzuschwingen", sodass ihr es lediglich nur noch im Geburtsraum versprühen müsst, um euch wie zu Hause zu fühlen. Eine kleine Aktion mit großer Wirkung! So ein „Durchhaltespray" wird allen Beteiligten gut tun, gerade wenn ein bisschen die Luft – sprich Energie – „raus ist", die Kräfte zu schwinden scheinen und ein richtiger Energieschub notwendig ist.

Körpersprays

Die Körpersprays haben zur Grundbasis Hydrolate wie z. B. Rosen- oder Lavendelwasser, oft kombiniert mit Aloe vera-Öl, das meist mit anregenden und aktivierenden ätherischen Ölen vermischt wird. Da diese Körpersprays vordergründig dazu dienen, um einen Frische- und Energiekick zu erhalten, sind oft auch Menthol und Kampfer beigemengt. In diesem Fall sind sie weder für Babys noch bei gleichzeitiger Einnahme homöopathischer Mittel geeignet (ansonsten Aufhebung der homöopathischen Wirkung).

Während der Geburt kommen die meisten Gebärenden und auch deren Begleitung ziemlich ins Schwitzen. Das TT-Erfrischung-Körperspray hat sich wunderbar bewährt, um zu kühlen und um auch sämtliche „unangenehme“ Körpergerüche zu kaschieren. Im Weiteren hemmt die darin enthaltene Zitrone das Brechzentrum im Gehirn, was schon vielen Gebärenden in der ersten Phase der Schwangerschaft geholfen hat, ihre Übelkeit in den Griff zu bekommen.

7.2 Akupunktur

Grundlage der Akupunktur ist die Lehre von den Leitbahnen der Energie (Meridiane). Im Bereich der Geburtshilfe wird die Akupunktur im Rahmen der Geburtsvorbereitung oder auch während und nach der Geburt eingesetzt. Sie wirkt positiv auf die Psyche und den „weichen“ Geburtskanal wie Gebärmutter und Muttermund. Anwendungsgebiete sind:

- Beckenendlage (Steißgeburten), Wendungen
- Schwangerschaftserbrechen
- Muskelverspannungen, Ischias
- Verdauungsprobleme, Verstopfung, Sodbrennen

- das Karpaltunnelsyndrom
- Raucherentwöhnung
- vorzeitige Wehen
- Wasseransammlungen (Ödeme)
- Erkältungen, Bronchitis
- starken Kopfschmerzen, Migräne sowie
- Probleme mit Nachwehen, beim Harnlassen, beim Stillen u.v.m.

Im Idealfall wird die Akupunktur, nach einer genauen Befragung, individuell auf die Schwangere abgestimmt.

Mit der geburtsvorbereitenden Akupunktur beginne ich am Anfang der 36. SSW. Wenn sich dein Partner (oder auch eine andere Vertrauensperson) bereit erklärt, in den letzten 3 Wochen täglich Akupunktmassage (siehe Kapitel 7.6) zu machen und die Schwangere auch täglich mehrmals ihre Druckpunkte im Ohr drückt (Ohrkugeldruckmethode), sind in der Regel 4 Akupunktur-Sitzungen (wöchentlich eine Sitzung) ausreichend. Ansonsten sind vor allem bei Erstgebärenden oft 6 bis 7 Sitzungen notwendig.

Nach meiner Erfahrung ersparen sich „akupunktierte" Schwangere 4 bis 5 Stunden an Wehenarbeit und somit verkürzt sich die Eröffnungsperiode enorm. Frauen, die sich mit Hilfe der Akupunktur vorbereiten, wird die Schwangerschaft „erleichtert", die Geburt „verkürzt" und die wichtige Zeit danach „einfacher" gemacht.

Am besten findest du mit Hilfe der Mundpropaganda eine auf Akupunktur spezialisierte Hebamme, von der die behandelten Frauen über eine wesentliche Geburtszeitverkürzung berichten (www.hebammen.at); es ist empfehlenswert, dazu auch in den Foren nachzuforschen. Es lohnt sich durchaus, einen längeren Anfahrtsweg in Kauf zu nehmen.

7.3 Blütenessenzentherapie

Blütenessenzen zählen zur sogenannten Schwingungsmedizin und wirken in erster Linie auf den seelischen Bereich und sind somit ideal geeignet, um Gefühle wie Ängste, Unruhe, Zweifel, ambivalente Gefühle, wenig Selbstvertrauen etc. positiv zu transformieren. Die Wirkung kann mit sogenannter Kirlian-Fotografie (Aura-Fotografie) und Radiästhesie (Lehre von Strahlungsschwingungen auf Organismen) nachgewiesen werden.

Kritiker sprechen oft von angeblichen Placebo-Effekten solcher alternativer Anwendungen, d. h. sie kritisieren, dass eine möglicherweise positive Wirkung dieser alternativen Therapien auf Einbildung bzw. „Einreden" beruht. Babys, Kleinkinder und Tiere sind jedoch das beste Gegenbeispiel für die hervorragende Wirkung dieser Anwendungen, da sie noch keinen Placebo-Effekt bzw. keine mentale Beeinflussung erfahren können.

Die TT-Gute Hoffnung-Blütenessenzen-Globuli (Einnahmebeginn: Frühschwangerschaft, jedoch spätestens 4 Wochen vor dem EGT) bestehen aus ganz speziellen Bachblüten, Kalifornischen Blüten und Rostock-Essenzen. Enthalten sind z. B.

- Walnut (die Blüte des Walnussbaums): es hilft, besser mit den Veränderungen in der Schwangerschaft und nach der Geburt zurechtzukommen;
- Mimulus (Gefleckte Gauklerblume) ist in der Lage, konkrete Ängste zu minimieren;
- Cerato (Bleiwurz) hilft vor allem Erstgebärenden, ihrer eigenen Intuition und ihrem Bauchgefühl zu vertrauen;
- Olive (die Blüte des Olivenbaums) ist immer dann angesagt, wenn körperliche als auch geistige Erschöpfung ein Thema sind;
- Scleranthus (Einjähriger Knäuel) hat sich bei Schwangerschaftsübelkeit und bei intensiveren Stimmungsschwankungen sehr bewährt.

Blütenessenzen können aufgrund ihrer Feinstofflichkeit nicht überdosiert werden! Sie unterstützen dich, eine „stressfreie" Schwangerschaft, ein positives Geburtserlebnis und einen guten Start in ein neues Leben zu erreichen. Deine Sorgen und Ängste werden weniger und es wird Platz geschaffen für die Freude und die Neugier für diesen großartigen Lebensabschnitt.

7.4 Bauchtanz

Bauchtanz ist eine wunderbare Möglichkeit für eine werdende Mama sich optimal auf die Geburt vorzubereiten! Es werden die für die Schwangerschaft und Geburt so wichtigen **Bauch- und Rückenmuskeln und die Wirbelsäule optimal gestärkt**. Einerseits wird die **Entspannungsfähigkeit im Beckenbereich trainiert** und andererseits kommt es gleichzeitig zu einer **vermehrten Beweglichkeit der Hüftgelenke**.

Bauchtanz ist der Tanz der Frauen! Durch die Bauchtanzbewegungen des Beckens wird vor allem dein Unterleib gut durchblutet (dein Baby bekommt dadurch ideal Sauerstoff), entspannt und gelockert. Die kreisenden, schiebenden und kippenden Beckenbewegungen lockern das Becken wunderbar auf und bereiten alles ideal auf die Geburt vor. Wenn Schwangere bereits in ihrer Schwangerschaft mit den Bauchtanz beginnen (Geburtstanz), dann führen sie auch während der Geburt fast automatisch Beckenbewegungen durch und können damit ihrem Kind helfen, leichter auf die Welt zu kommen.

In den letzten 20 Jahren durfte ich auch immer wieder miterleben, wie Schwangere sich im Bauchtanz auf eine ganz besondere Weise ihren Babys zuwenden. Durch das bewusste mit dem „Baby inside"-Tanzen wird neben der körperlichen auch die **seelische Bindung zum Ungeborenen gestärkt**. Deine Beckenknochen bilden für das heranwachsende Kind eine „Wiege", die es in alle Richtungen schaukelt. Durch die ruhigen und schaukelnden Bewegungen wird das Ungeborene zu sanften Klängen hin und her bewegt – **auf diese Weise wird das Baby im Bauch der Mutter „gestreichelt"**. Somit kannst du als Mutter im Bauchtanz mit deinem Sonnenschein in einen sehr intensiven Kontakt kommen und mit ihm auf eine ausgesprochen „bewegende" Art kommunizieren.

Du bindest dir während des Tanzens ein Tuch um deine Hüften, knapp an der Kante deines Schambeins. Im Idealfall ein Bauchtanztuch, auf dem ganz viele Münzen aufgenäht sind – dieses spezielle Tuch reagiert auf jede Bewegung mit zarten Klängen. Das fest um die Hüften gebundene Tuch verstärkt die Wahrnehmung deines Beckens.

Die orientalische Musik mit ihrem typischen Trommelrhythmus lockt dein Becken in die Bewegung, lockert deine Knie und trägt dich förmlich durch den Raum. Die beliebten Beckenkreise symbolisieren den Kreislauf des Lebens. Viele Schwangere lieben es dabei, die Augen zu schließen, ihre Hände auf den Bauch zu legen, um ihr Baby liebevoll zu halten. Sie lassen alles fließen und lasen sich im Fluss ihrer Beckenkreise treiben.

Dieses Beckenwiegen und Beckenschaukeln kann im Bauchtanz auch wunderbar mit der Atmung kombiniert werden. Einerseits wird durch den Bauchtanz der Geburtsweg für dein Baby ideal vorbereitet und andererseits macht es dich als werdende Mutter in Bezug auf deine Atmung fit.

Mein Tipp: *Gönne dir und deinem Baby täglich 10 Minuten Zeit für Bauchtanz, am besten zu deiner Lieblingsmusik. Dabei ist spezielle Bauchtanzmusik sehr hilfreich, doch es lässt sich auch zu vielen anderen Musikrichtungen wie Reggae und klassischer Musik Bauchtanzen. Wenn du keine Musik, sondern nur deine eigene Stimme verwenden möchtest, dann starte doch einmal den Versuch zu tönen (auf A – O – U langsam und lange ausatmen), während du langsam dein Becken rhythmisch bewegst. Wenn du* *diesen Tipp konsequent bis zum Schluss deiner Schwangerschaft ausführst, wirst du nicht nur die optimale Kondition für die Geburt aufbauen, sondern auch den berüchtigten Kreuzschmerzen und Kniebeschwerden vorbeugen.*

7.5 Craniosakrale Impulsregulation/Osteopathie

Die reine „klassische" Osteopathie ist eine Ausbildung von über 6 Jahren und in Österreich ausschließlich den Ärzten und Ärztinnen sowie Physiotherapeuten und -therapeutinnen vorbehalten. Die Craniosakrale Impulsregulation (CSIR) ist ein Teilbereich der Osteopathie und stellt eine besonders sanfte Heilmethode dar, die auch von „Nichtärzten und -ärztinnen" angewendet werden darf. Die sanften Griffe bei der CSIR wurden in Amerika speziell für Kinder entwickelt, da die reine „klassische" Osteopathie mit wesentlich „kräftigeren" Techniken arbeitet.

Wichtig für die Geburt ist, dass die **Beweglichkeit der einzelnen Beckenknochen gewährleistet** ist, damit dem Kind die Geburt durch den Geburtskanal erleichtert werden kann. Wenn keine wirklichen Beschwerden bzw. Funktionsstörungen bei der Schwangeren vorliegen, dann reicht zumeist eine Behandlung beim CSIR-Therapeuten/Therapeutin bzw. auch Osteopathen/Osteopathin. **Mit Hilfe dieser Therapie können jegliche Blockaden im Bereich des Beckens und der Wirbelsäule aufgelöst werden**.

Ich empfehle die CSIR den Schwangeren besonders dann, wenn auch schon vor der Schwangerschaft intensive Becken- oder Wirbelsäulenbeschwerden, Beckenschiefstand, Beinlängendifferenz ein Thema waren bzw. diese sich im Laufe der Schwangerschaft entwickelt haben.

Die Akupunktur wirkt positiv auf die Psyche und den „weichen" Geburtskanal wie Gebärmutter und Muttermund und hat aber auf den „knöchernen" Geburtskanal (untere Lendenwirbelsäule, Becken, Hüfte) bzw. Blockaden im Becken keinen direkten Einfluss. Deshalb ist es sehr

sinnvoll, im Falle von Wirbelsäulen- und Beckenproblemen die beiden Therapieformen Akupunktur und CSIR zu kombinieren.

Die CSIR reicht in den meisten Fällen aus. Sollte tatsächlich keine Linderung eintreten, kannst du immer noch eine osteopathische Behandlung in Anspruch nehmen. Bitte suche ausschließlich jemanden auf, der dir von einer Person deines Vertrauens empfohlen wurde.

7.6 Fußreflexzonen- bzw. Akupunktmassage (3 bis 4 Wochen vor dem EGT)

Eine spezielle Fußreflexzonenmassage für Schwangere in Kombination mit der Akupunktmassage lernen die Partner der Schwangeren bei mir im Geburtsvorbereitungskurs für Paare. Ich empfehle dem Paar, mit diese Art der Vorbereitung 3 Wochen vor der Geburt zu beginnen und sie bis zur Geburt täglich durchzuführen. Die Massageeinheit dauert zwischen 30 und 45 Minuten. Immer wenn die Punkte gedrückt werden, atmet die Frau durch den Mund aus. So lernt sie allmählich, ihrem eigenen Atemrhythmus zu vertrauen. Da die Fußreflexzonenmassage meist als nicht wirklich angenehm empfunden wird, ist die Schwangere gefordert, ihre Atmung bewusst einzusetzen und dieses unangenehme Druckgefühl zu „veratmen“. Somit wird sie von Tag zu Tag zuversichtlicher, dass sie auch die Wehen mit Hilfe ihrer Atmung wunderbar in den Griff bekommen wird. Im Weiteren fördert die tägliche gemeinsame Vorbereitung auf die Geburt das Teamgefühl und die Zuversicht, die Geburt gemeinsam mit Bravour zu meistern.

Wenn eine Frau während der Geburt eine Wehenschwäche hat oder ihre Geburt mit einem Blasensprung – ohne Wehen – beginnt, dann kann oft auf ein schulmedizinisches Wehenmittel verzichtet werden, wenn die wehenanregenden Punkte konsequent gedrückt werden.

7.7 Jin Shin Jyutsu (japanische Energiearbeit)

Grundlage von Jin Shin Jyutsu ist die Philosophie des Ostens, die den Menschen in die Gesetze der Natur eingebettet sieht. Laut deren Lehren durchzieht den menschlichen Körper ein System von Energiebahnen, das Leben in jede Zelle bringt. Stress und eine negative mentale Haltung kann diese Lebensenergie blockieren und zu körperliche Beschwerden führen. Durch das Auflegen deiner Hände auf bestimmte Punkte (Sicherheitsenergieschlösser) kannst du die Blockaden lösen. Im Jin Shin Jyutsu werden meist zwei dieser Schlösser gemeinsam für eine bestimmte Zeit gehalten (bis eventuell ein leichtes Pulsieren spürbar wird). Auf diese Weise weckst du blockierte Energie wieder auf und bringst Harmonie in dein System. Über diese Energieschlösser können wir durch Berührung auf unser Energiefeld einwirken.

Praxisübung Zentralstrom

Der Zentralstrom ist der erste Energiestrom, der sich im Menschen bildet. Wie eine große Energiequelle versorgt er dich und auch dein Baby mit lebensspendender Kraft. Er hilft dir, deine Energiereserven aufzufüllen. Als Strom, der im Zentrum des Körpers fließt, bringt er dich und dein Baby geistig, emotional und körperlich in deine/eure Mitte.

Die Harmonisierung des Zentralstroms besteht aus insgesamt 8 Schritten, bei denen jeweils zwei Sicherheitsenergieschlösser gleichzeitig geströmt werden. Der erste und der letzte Schritt werden für 5 Minuten gehalten, die Zwischenschritte für jeweils 2 Minuten.

Vorbereitung: *Lege dich in eine bequeme Seitenlage, gut gestützt mit einem kleinen Kissen unter deinem Bauch, zwischen deinen Knien und unter dei-*

nem Kopf. Entspanne deine Schultern, lasse deine Alltagsgedanken mit dem Ausatmen los. Stütze auch deinen rechten Arm mit einem kleinen Polster.

1.Schritt: *Lege deinen rechten Zeige- und Mittelfinger (egal ob du Rechts- oder Linkshänder bist) gemeinsam auf die höchste Stelle deines Kopfes (Kronenpunkt). Die Finger der rechten Hand bleiben bis einschließlich des vorletzten Schrittes immer auf dem Kopf – nur Zeige- und Mittelfinger der linken Hand wandern weiter. Den Zeige- und Mittelfinger der linken Hand legst du auf die Mitte der Stirn zwischen die Augenbrauen,*

2. Schritt: *auf die Nasenspitze,*

3. Schritt: *auf dein Schlüsselbeingrübchen,*

4. Schritt: *auf Mitte Brustbein,*

5. Schritt: *auf das untere Endes des Brustbeins direkt oberhalb des Sonnengeflechts (Solarplexus),*

6. Schritt: *drei Fingerbreit über den Bauchnabel;*

7. Schritt: *lege deine linke Hand auf den oberen Rand des Schambeinknochens;*

8. Schritt: *bei diesem letzten Schritt bleibt die linke Hand am Schambein, während die rechte Hand nun vom Kopf zum Steißbein wandert. Du kannst an dieser Stelle entweder mit der Handinnenseite oder mit dem Handrücken halten. Dieser letzte Griff harmonisiert vom Kopf bis zu den Füßen.*

Einfache und effektive Übung: Finger halten

Finger halten ***harmonisiert die Gedanken!*** *Der Gedanke allein, also deine Einstellung, bestimmt bereits die Gefühle in dir und dein körperliches Wohlbefinden. Einstellungen sind Gedanken und Gefühlsmuster, die du durch ständige Wiederholung geprägt hast. Achte deshalb bitte auf die Kraft und zugleich auch die Macht deiner Gedanken.*

Jin Shin Jyutsu unterscheidet ***5 Haupteinstellungen:***

Sorge *1. Tiefe (Magen-Milz-Strom)*

Angst 4. Tiefe (Niere-Blase-Strom)
Wut 3. Tiefe (Leber-Gallenblase-Strom)
Trauer 2. Tiefe (Lunge-Dickdarm-Strom)
Bemühungen 5. Tiefe (Herz-Dünndarm-Strom)

Durch das einfache Halten deiner Finger kannst du dich von Einstellungen und alten Verhaltens- bzw. Denkmuster befreien. Das Fingerhalten kannst du im Sitzen, Liegen oder Stehen machen. Dabei umschließt du den jeweiligen Finger mit der anderen Hand. Spüre hinein, ob du lieber die Finger der rechten oder der linken Hand halten willst. Solltest du das Halten eines bestimmten Fingers als unangenehm empfinden, braucht er vielleicht ganz besonders deine Zuwendung. Du kannst auch einfach den Finger halten, der dir am angenehmsten ist. Am besten ist es, wenn du das ***Fingerhalten und generell das Strömen in dein Alltagsleben einbaust:*** *als Beifahrer im Auto, beim Lesen oder Fernsehen, im Kino oder bei einer Besprechung und immer, wenn du dich in einer „Warteposition" befindest (rote Ampel, geschlossene Bahnschranken, Warten an der Kasse oder auf den Bus etc.). Es kann fast überall die Zeit zum Fingerhalten genutzt werden.* ***Ich empfehle dir, das Fingerhalten zur Gewohnheit zu machen!***

a) Daumen halten
Schenkt dir mehr Selbstvertrauen und verringert deine Sorgen!
Das Halten des Daumens harmonisiert die Sorgen und das unnötige Grübeln. Gleichzeitig harmonisiert es Magen und Milz. Da sich Sorgen bekanntlich auf den Magen schlagen, hilft es dir dabei, die ***Nahrung und damit gleichzeitig die Eindrücke der Welt zu verdauen und deine Mitte zu stärken.*** *Interessant zu wissen: Kleine Babys lutschen gezielt den Daumen, damit unterstützen sie nicht nur die Nahrungsaufnahme, sondern harmonisieren auch die Sorgen der Eltern.*
Das Daumenhalten stärkt zudem dein ***Selbstbewusstsein*** *und hilft dir dabei,* ***Sympathie und Mitgefühl für andere*** *zu entwickeln.*

b) Zeigefinger halten

Schenkt dir mehr Mut und reduziert deine Angst! *Die Angst gilt als die Ursache aller anderen der fünf Haupteinstellungen nach Jin Shin Jyutsu.* ***Ängste blockieren die körperliche Heilung.*** *Bei angstfreien, frohen Menschen ist ein stabileres Immunsystem zu beobachten.*

Der Zeigefinger hilft uns, mit unserem Leben im Fluss zu sein und sich die Fülle des Lebens bewusst zu machen. Den Zeigefinger zu halten, ***hilft bei Ängsten, Unsicherheiten, Perfektionismus, Schüchternheit*** *und wenn anderen gerne die Schuld zugewiesen wird. Wenn Gefühle von Mangel in allen Lebensbereichen vorherrschen (Mangel an Wahrnehmung, Mangel an Energie, Mangel an Gesundheit, Mangel an materiellen Dingen und dergleichen mehr),* ***hilft das Zeigefingerhalten, jegliche Mängel auszugleichen und loszulassen.*** *Das Halten des Zeigefingers unterstützt die Nieren und Blasenfunktionsenergie und stärkt zusätzlich noch den Lebenswillen.*

c) Mittelfinger halten

Schenkt dir mehr Geduld, Ausgeglichenheit und Toleranz und reduziert Gefühle wie Ärger, Wut und Hass! *Genau genommen ist Wut eine angestaute, kreative Energie, die sich plötzlich und meist bei der falschen Person entlädt. Den Mittelfinger zu halten, macht gelassener und unterstützt die* ***Leber-*** *und* ***Gallenblasenenergie.*** *Den Mittelfinger zu halten hilft Kindern wunderbar im Trotzalter und in der Pubertät und selbstverständlich auch dem betroffenen Umfeld.*

d) Ringfinger halten

Schenkt dir mehr Fröhlichkeit und lindert deine Stimmungsschwankungen und traurigen Gefühle! *Das Halten des Ringfingers* ***hilft dir, loszulassen*** *– seien es aufgestaute Traurigkeit, überflüssige Kleider im Schrank oder eine Freundschaft, die nicht mehr stimmt. Loslassen heißt Abschied nehmen und trauern – und das ist sehr wichtig! Den Ringfinger zu halten, hilft dir, besser weinen und loslassen zu können. Auch Enttäuschungen und negatives Denken können durch das*

Halten des Ringfingers losgelassen werden; das Halten harmonisiert die Lungen und Dickdarmenergie.

e) Kleinen Finger halten

Schenkt dir das Gefühl, du selbst sein zu dürfen und keine Rolle spielen zu müssen. *Durch das Halten des kleinen Fingers kommt wieder* ***mehr Freude ins Leben.*** *Es gilt:* ***Ich liebe mich so, wie ich bin!*** *Zuviel Mühe und Stress belasten nämlich die Herzenergie. Eine ähnliche Situation entsteht beispielsweise, wenn wir uns zum Lachen zwingen, obwohl uns zum Weinen zumute ist, also „gute Miene zum bösen Spiel machen".*

Das Halten des kleinen Fingers lässt dich aus dem Herzen leben *und hilft dir, deiner eigenen Wahrheit treu zu bleiben. So entsteht Leichtigkeit und Gelassenheit – das Leben wird leicht. Das Strömen des kleinen Fingers harmonisiert Herz und Dünndarmenergie.*

7.8 Kräuterheilkunde (Phytotherapie)

Noch vor den Hoch-Zeiten des Antibiotikums waren die Menschen darauf angewiesen, Infektionen, Schmerzen und Verletzungen mit Hilfe der Pflanzenmedizin zu lindern. Heute kommen die meisten Medikamente aus dem Chemielabor, doch erfreulicherweise gibt es immer mehr ganzheitlich arbeitende Ärzte und Ärztinnen, die den pflanzlichen Arzneien den Vorzug geben. Das ist gerade in der Schwangerschaft von Vorteil, da ohnehin sehr viele Medikamente nicht für Schwangere und Stillende geeignet sind.

Kümmeldampfsitzbad (3 bis 4 Wochen vor dem EGT)

Zubereitung: *3 EL Kümmelsamen (Alternative zum Kümmel sind Heublumen, die jedoch für Pollenallergiker/innen nicht geeignet sind) andrücken und in 1 Liter kaltem Wasser zustellen, 10 bis 15 Minuten zugedeckt köcheln* *lassen. Anschließend vom Herd nehmen und 2 bis 3 Minuten abkühlen lassen (wichtig, sonst Verbrennungsgefahr). In der Zwischenzeit bitte die Blase entleeren! Nun das Gefäß ins WC stellen und auf die WC-Brille setzen. Solltest du keinen Flachspüler haben und deshalb den Topf nicht einfach ins WC hineinstellen können, dann empfehle ich dir den Topf (ohne Griff) seitlich mit Hilfe von zwei feuchten Geschirrlappen (um Beschädigungen am WC zu vermeiden und damit er besser sitzt) zu halten und in den WC-Abfluss zu versenken. Dauer des Sitzbades: 10 bis 20 Minuten*

Eine Damm-Massage nach einem Kümmeldampfsitzbad ist doppelt so effektiv: Kümmel lockert die Dammmuskulatur und macht sie dadurch weicher. Bei vorangegangenen Geburtsverletzungen macht sie die dadurch entstandenen Narben weich und geschmeidig. Bei sehr vernarbtem Gewebe oder bei Frauen, die jahrelang intensiven Leistungssport betrieben haben, empfehle ich, im täglichen Wechsel zum TT-Damm-Spezialöl das TT-Spezial-Narben- & Notfallöl zu verwenden.

Mein Tipp: Stimuliere dir innerhalb der letzten 3 Wochen während des Kümmeldampfsitzbades deine Brustwarzen mit dem TT-Geburt-Spezialöl oder mit der TT-Spezial-Turbocreme. Sanftes Zwirbeln der Warze und vorsichtiges Langziehen bereiten die Brustwarze ideal aufs Stillen vor. Du kannst dich dadurch schon geistig darauf einstellen, wie es ist, wenn später dann das Kind an den Warzen saugt. Die Stimulation der Brustwarzen ist wehenanregend. Bei täglicher Stimulation der Warzen ab der 37. SSW kannst du einer schulmedizinischen Einleitung wegen Geburtsterminüberschreitung meist vorbeugen.

Vollbad mit TT-3 in 1-Tee in Kombination mit dem TT-Geburt-Spezialöl (3 bis 4 Wochen vor dem EGT)

***Zubereitung:** 3 bis 4 EL des TT-3 in 1-Tee in 1 Liter kaltem Wasser zustellen, 10 bis 15 Minuten zugedeckt köcheln lassen und mit Hilfe eines Siebes ins Badewasser abseihen. Dann einen halben Becher Schlagobers/Schlagsahne mit 1 EL TT-Geburt-Spezialöl vermengen und dem Badewasser zugeben.*

Der 3 in 1-Tee besteht aus Lindenblüten, Holunderblüten und Lavendelblüten. Die Lindenblüten sind abwehrstärkend und beruhigend, Holunderblüten wirken abwehrstärkend, krampflösend und schlaffördernd. Die Lavendelblüten helfen dir, der Geburt mit Zuversicht entgegenzusehen.

Geburtsvorbereitungstee (6 Wochen vor dem EGT)

Der TT-Geburtsvorbereitungstee ist ein sehr wohlschmeckender Tee. Er enthält Heilkräuter (Schafgarbe, Frauenmantel, Himbeerblätter, Brennnessel u.v.m.), hat einen besonderen Bezug zu den Organen im kleinen Becken und ist dadurch in der Lage, die Gebärmuttermuskulatur und den Mutterkuchen ideal zu durchbluten. Durch die Durchblutung wird gewährleistet, dass das Kind bestens versorgt wird und die Gebärmutter genügend Kraft für die Geburt gewinnt. Ich persönlich finde die Methode, beispielsweise ausschließlich Himbeerblätter als Tee zu trinken, nicht so effektiv, denn gerade durch die Kombination der richtigen Kräuter kommt es zu einer optimalen Synergiewirkung zwischen den einzelnen Pflanzen und dadurch zu einer intensiven Wirkungssteigerung.

Mein Tipp: Nach 6 Wochen, wie bei jeder anderen Teemischung, bitte eine Woche Trinkpause einlegen, da sonst ein Gewöhnungseffekt eintreten kann.

Dieser Tee kann auch gerne noch im Wochenbett weiter getrunken werden. Manche der im Handel angebotenen „geburtserleichternden Tees" enthalten auch Wermutkraut und machen ihn dadurch für Nicht-Kräutertee-Freaks nahezu untrinkbar. Wenn es für dich eine absolute Qual ist, Kräutertee zu trinken, dann wähle bitte aus den vielen anderen Möglichkeiten eine für dich stimmigere Art der Geburtsvorbereitung auswählen.

Kraftsuppe mit TCM-Kräutern

Ich empfehle dir, schon ab der 37. SSW einmal pro Woche die Kraftsuppe zu kochen. Sie hilft dir schon im Vorfeld – wie es die Traditionelle Chinesische Medizin ausdrücken würde – Blut und Säfte aufzubauen. Alles, was du vorbeugend aufbaust, kannst du während der Geburt nützen und auch ein vermehrter Blutverlust (über 500 ml) und wird dich nicht aus der Bahn werfen. Mit dem regelmäßigen Genuss der Kraftsuppe beugst du zudem einem Milchmangel vor. Zubereitung siehe Kapitel 4.9.

7.9 Mentaltraining

Mein Tipp: *Die richtige Einstellung zur Geburt ist der ausschlaggebende Punkt, ob ein Geburtserlebnis positiv erlebt wird oder nicht.*

Mit der Kraft der positiven Gedanken, einem gut vorbereiteten Partner und einem engagierten Geburtshilfeteam wirst du ein positives Geburtserlebnis erfahren.

Jeder Mensch denkt unzählige Gedanken pro Minute. Jetzt ist es nur noch notwendig, dass er sein Gehirn mit positiven Gedanken und Botschaften füttert. Ob für jemanden das Glas halb voll oder halb leer ist, das zeigt schon viel von seiner Einstellung zum Leben.

Ich empfehle dir, in den letzten 4 Wochen vor dem EGT ein sogenanntes **Geburtsdrehbuch** zu schreiben. Du schreibst dir deine Wunschgeburt – in der Gegenwart und alles positiv formuliert – nieder. Die Aufmerksamkeit ist ganz darauf gerichtet, was dir alles während der Geburt wichtig ist. Dieses individuell auf dich maßgeschneiderte Geburtsdrehbuch liest du dann bitte jeden Abend, bevor du einschläfst, langsam und in Ruhe durch und lässt deinen Tag mit diesen zuversichtlichen Gedanken in Bezug auf die Geburt deines Kindes ausklingen.

Dieses Geburtsdrehbuch wird dir auch dann immer helfen, wenn du von negativen Geburtsberichten anderer Frauen verunsichert bist. Lies dir deine Wunschgeburt dann einfach erneut durch, um dich wieder positiv und zuversichtlich zu stimmen und vertraue darauf, dass sich deine intensive Vorbereitung lohnen wird.

Ich freue mich, wenn dir das hier aufgeführte „Muster-Geburtsdrehbuch“ Impulse für dein eigenes Geburtsdrehbuch gibt.

MUSTER-GEBURTSDREHBUCH

Die Geburt unseres Sonnenscheins

In den frühen Morgenstunden des 00.00.0000, kurz bevor Toms Wecker losgeht, werde ich durch ein intensives Ziehen meiner Gebärmutter geweckt. Mir ist relativ schnell bewusst, dass es sich um Wehen handelt und dass wir vermutlich noch heute unseren kleinen Sonnenschein begrüßen dürfen. Ich gehe zur Toilette, wie ich es jede Nacht mache, wenn ich wach werde, lege mich noch mal hin und versuche noch eine Runde zu schlafen.

Ich vertraue darauf, dass die Geburt mit effektiven, koordinierten Wehen beginnt, die meinen Muttermund leicht und einfach öffnen und die ich auch als solche identifizieren kann.

Als Toms Wecker losgeht, gebe ich ihm einen kurzen Lagebericht und sag ihm, dass er gerne noch in die Arbeit fahren kann, jedoch telefonisch für mich bitte jederzeit erreichbar bleiben soll. Ich weiß, dass er rechtzeitig bei mir ist, wenn ich seine Unterstützung brauche. Zu Beginn der Wehen fühle ich mich auch etwas besser, wenn er nicht sofort dabei ist und ich mich „alleine“ darauf einstellen kann.

Ich selbst versuche, noch ein wenig zu schlafen, und höre mir vor dem Aufstehen noch einmal Traudes CD mit den Meditationen an. Nun fühle ich mich entspannt und gut vorbereitet, um den Tag zu starten. Anschließend mache ich mir ein leckeres warmes Frühstück und eventuell ein paar Übungen am Ball; Beckenkreisen und auch das Tönen (auf A und auf U) darf nicht fehlen.

Die Wehen kann ich gut annehmen und lege mich deshalb noch einmal auf die Couch um ein wenig zu ruhen.

Um mir Klarheit zu verschaffen, ob es jetzt wirklich Eröffnungswehen sind, lasse ich mir nochmal ein Badewasser mit dem TT-3 in 1-Tee und dem TT-Geburt-Spezialöl ein. Die Wehen intensivieren sich durch das warme Wasser. Ich genieße die annähernde Schwerelosigkeit im Wasser und probiere verschiedene Stellungen in der Badewanne aus. Ich bin mir jetzt sicher, dass es sich um Eröffungswehen handelt, und stelle mir mit jeder Wehe vor, wie sich mein Muttermund ganz leicht und einfach öffnet. Inzwischen kontrolliere ich noch mal die Tasche, packe alle Öle, Globuli, das Erfrischungsspray und sonstigen Utensilien ein und bereite einen Snack für Tom vor. Da es bereits Mittag ist, gönne ich mir auch noch einen Teller der leckeren Kraftsuppe und fülle den Rest in die Thermoskanne, um sie auch unter der Geburt griffbereit zu haben.

Tom kommt genau zum richtigen Zeitpunkt nach Hause. Er gibt mir Feedback, wie gut ich meine nun schon eine Minute andauernden Wehen am Ball veratme. Ich denke immer daran, dass ich die Sauerstoffflasche für meinen Taucher – meinen Sonnenschein - bin und weiß, dass ich meinem Atemrhythmus vertrauen kann, da wir während der Damm-Massage und der Akupunktmassage die Atmung gemeinsam optimal geübt haben. Tom steht mir bei und es fühlt sich gut an, dass er nun als meine Stütze an meiner Seite ist. Er bietet mir auch immer wieder zu trinken an, macht mir noch eine herrliche Kreuzbeinmassage und coacht mich auch mental optimal – er ist mein Fels in der Brandung – wir sind ein gutes Team.

Als die Wehen schon um einiges intensiver geworden sind, sie meine vollständige Aufmerksamkeit erfordern und in einem Abstand von 4 bis 5 Minuten kommen, machen wir uns auf den Weg ins Krankenhaus. Auch im Auto finde ich eine noch relativ bequeme Position, um die Wehen gut veratmen zu können. Es ist kein Verkehr und deshalb sind wir innerhalb kürzester Zeit im Krankenhaus. Dort angekommen, werden wir von einem erfahrenen Geburtsteam (Hebamme ist sehr sympathisch und der Arzt macht einen netten und sehr beruhigenden Eindruck) begrüßt und erfahren, dass ich die einzig Gebärende bin und wir somit die Hebamme und auch den Kreißsaal ganz für uns alleine haben. Sie hat somit ganz viel Zeit für uns und wir können in aller Ruhe unsere Wünsche bezüglich des Geburtsablaufes und auch der unmittelbaren Zeit danach besprechen. Wir fühlen uns sehr gut betreut und vertrauen darauf, dass wir vom diensthabenden Team in jeder Hinsicht gut unterstützt werden und sie für all unsere Fragen offen sind.

Tom hat die Möglichkeit, mich während der gesamten Geburt aktiv zu begleiten und er macht seine Sache ausgezeichnet. Er ist meine Heimat im Kreißsaal, mein Fels in der Brandung.

Während meiner ersten Untersuchung beginnt Tom, den Kreißsaal ein wenig heimeliger zu machen und die mitgebrachten Sachen auszupacken. Er platziert mein Kraftortbild so, dass ich es immer sehen und mich in den Wehenpausen „hinbeamen" kann. Auch meine Kuscheldecke, mein Nackenhörnchen, mein Stillkissen und die zwei kleinen Polster liegen schon griffbereit. Die Globulis, Mineralstoffmischungen, Öle und das Erfrischungsspray hat Tom auch parat.

Er rollt auch schon mal den Ball aus der Ecke hervor, legt die Matte auf, damit wir genug Platz für die für mich passenden Gebärpositionen haben. Durch mein Lieblingsraumspray und durch die mitgebrachte Geburtsmusik (I-Tunes auf dem Handy) mit all meinen Lieblingsliedern zaubert er mir eine wunderschön heimelige Atmosphäre, in der es mir leicht gelingt, loszulassen, mich dem Geburtsgeschehen hinzugeben und mich für mein Baby zu öffnen.

Anschließend an die erste Untersuchung (der Muttermund ist bereits ein beachtliches Stück geöffnet), ziehe ich mein rotes Geburtsgewand an, in dem ich mich sehr wohl fühle. Wenn sich ein Hungergefühl bemerkbar macht, trinke ich immer einige Schlucke von meiner Kraftsuppe, die ich ja schon in weiser Voraussicht in der Thermoskanne mitgenommen habe. Ich fühle mich da-

durch stark und fit, um die Geburt unseres Sonnenscheins in einer für mich stimmigen Zeit zu meistern. Tom gibt mir Kraft und redet mir gut zu, sodass ich in vertikaler Geburtsposition bleibe und damit die Geburt für unseren Baby und mich einfacher mache. Ich vertraue darauf, in jeder Geburtsphase für mich und mein Baby die für uns stimmige Geburtsposition zu finden.

Tom erinnert mich daran, meine Harnblase stündlich zu entleeren, damit unser Sonnenschein genug Platz im Becken hat und optimal durch den Geburtskanal schlüpfen kann. Er fordert mich auch immer wieder auf, einen Schluck zu trinken und cremt mir meine Lippen bei Bedarf ein.

In der Übergangsphase gelingt es mir, meinen Kopf auszuschalten, ganz auf mein Gefühl zu vertrauen, mich an meine Urquelle anzudocken und meinem Sonnenschein das Tor zur Welt zu öffnen. Ich nutze jede Wehenpause, um mich zu entspannen, tanke Kraft von meinem Tom und mache mir immer wieder bewusst, dass mir jede Wehe die Geburtszeit verkürzt. Wir vertrauen darauf, in guten Händen zu sein und dass bei ungeplantem Verlauf rechtzeitig die richtigen Maßnahmen getroffen werden.

Am Höhepunkt jeder Wehe ist mir bewusst, dass ich meinem Sonnenschein wieder einen Schritt näher gekommen bin und diese Wehe niemals wiederkommt – und Tschüss – ich kann sie abhaken. Ich vertraue darauf, die für mich passende vertikale Geburtsposition in der Endphase der Geburt zu finden. Tom sitzt hinter mir und ist mir eine große mentale wie körperliche Stütze. Der Blick in den Spiegel zeigt mir, dass sich das Köpfchen meines Babys schon optimal durch meine Scheide schiebt. Ich weiß, dass wir es jetzt bald geschafft haben.

Die Zeit vergeht wie im Flug. Der Muttermund ist vollständig geöffnet, das Köpfchen in der richtigen Position und die Hebamme gibt mir das Okay, mitzuschieben, wenn ich den Drang dazu empfinde. Ich vertraue darauf, dass mein Kind sich gut und richtig im Geburtskanal einstellt und daher ganz leicht und einfach durch mein Becken rutscht. Durch das Mitschieben spüre ich, wie die Fruchtblase diesem Druck jetzt nicht mehr standhält und sich gerade rechtzeitig öffnet. Ich spüre, wie das warme, klare Fruchtwasser die Oberschenkel entlangrinnt.

Ich vertraue darauf, dass mein Damm, meine Scheide und meine Schamlippen heil bleiben; das ist die Belohnung dafür, dass ich mich seit Wochen gesund ernähre und konsequent auf Zucker verzichtet habe und Tom in den letzten 4 Wochen regelmäßig meinen Damm massiert hat.

Meine Atmung unterstützt mich und auch unser Baby, die letzte Phase der Geburt gut zu verkraften. Seine Herztöne sind ausgezeichnet und somit bleibt auch meinem Damm genügend Zeit, sich zu dehnen. Mit einigen wenigen kraftvollen Schiebewehen ist es geschafft und unser kleiner Sonnenschein erblickt das Licht der Welt. Er beginnt zeitgerecht zu schreien und ist wohlauf und gesund. Unser kleines Wunder wird mir auf den Bauch gelegt und blinzelt mich herzerweichend an. Er beginnt schon nach kurzer Zeit nach meinem Busen zu suchen, um sich dann wie selbstverständlich an meiner Brustwarze „anzudocken".

Nachdem die Nabelschnur auspulsiert hat, darf Tom sie durchschneiden. Die Nachgeburt, samt Eihäute, rutschen ganz einfach aus mir heraus, werden von der Hebamme untersucht und sie kann uns bestätigen, dass alles vollständig ist. Auch meine Gebärmutter ist gut kontrahiert und die Blutung ist im Normbereich. Erfreulicherweise bestätigt mir die Hebamme, dass der Geburtsweg, bis auf ein paar oberflächliche Schürfungen, heil geblieben ist.

Ich genieße es, Tom dabei zu beobachten, mit welcher Vorsicht und Hingabe er, mit Unterstützung der Hebamme, unser Baby badet. Unser Baby bekommt seine erste Papierwindel angezogen und darf sich ansonsten nackig an meine Haut kuscheln, um sich dann auch noch die zweite Brust zu gön-

nen, damit es sich beide Brüste gut einprägen und unsere glückliche Stillbeziehung starten kann. Ich produziere optimal Muttermilch, um meinen Sonnenschein gut satt und zufrieden machen zu können.

Wir fühlen uns auch in den ersten Stunden/Tagen nach der Geburt durch das Team engagiert und mit viel Geduld betreut. Es ist genug Zeit, auf all meine Fragen und Bedürfnisse einzugehen. Bald schon bin ich startklar, um zu Hause mein Wochenbett zu genießen. Mein Partner und ich sind ein gutes Team! Wir werden auch in Zukunft ein gutes Team sein und alle Herausforderungen gemeinsam meistern! Ich freue mich darauf!

Ich vertraue darauf, dass sich meine Wunschgeburt und ein hoher Prozentsatz meines Geburtsdrehbuches in die Tat umsetzen lässt und bleibe auch offen für einen anderen Ablauf, denn ich weiß, dass alles zu unserem Besten geschieht!

7.10 Mineralstofftherapie nach Dr. Schüßler

Es gibt zwei verschiedene Arten an Mineralstoffen: einerseits die **Mineralstoffe außerhalb der Zelle (grobstofflich, Makrobereich)**, andererseits die **Mineralstoffe innerhalb der Zelle (feinstofflich, Mikrobereich)**.

Die grobstofflichen Mineralstoffe außerhalb der Zelle können am besten mit einer mineralstoffreichen Ernährung (Bio-Getreide, viel grünes Bio-Gemüse, Bio-Obst und Algen) und mineralstoffhaltigen Getränken (stilles Mineralwasser) dem Körper zugeführt werden. Menschen, die sich vollwertig ernähren, haben eindeutig weniger Mängel innerhalb der Zellen! Weniger ideal können die grobstofflichen Mineralstoffe mit isolierten Mineralstoffpräparaten aus dem Chemielabor bzw. Elektrolytgetränken zugeführt werden.

Durch die Mineralstoffe nach Dr. Schüßler („feinstoffliche" Mineralstoffe) muss der Organismus keine aufwendigen chemischen Zerlegungs- und Verknüpfungsaufwendungen mehr leisten (die grobstofflichen Mineralstoffe in feinstoffliche Mineralstoffe zerlegen), um an die benötigten Mineralstoffkombinationen heranzukommen.

Bei der Biochemie nach Dr. Schüßler handelt es sich um eine sogenannte Substitutionstherapie (Auffülltherapie) und nicht, wie bei der Homöopathie, um eine Reizheilweise!

Schulmedizinische Eisenpräparate sind z. B. für den Körper relativ schwer aufzunehmen. Oft ist der Eisenwert nur während der Einnahme einigermaßen in Ordnung und sinkt nach Beendigung der Kur wieder ab. Wenn ausschließlich im Makrobereich (außerhalb der Zelle) Eisen aufgefüllt wird, ohne zugleich im Mikrobereich (innerhalb der Zelle) mit Hilfe von feinstofflichem Eisen – nach Dr. Schüßler Ferrum Phosphoricum D 12 – aufzufüllen, dann kann der Organismus das Eisen meist nicht „festhalten" und verliert es wieder.

Gerade in der Schwangerschaft spielt der Mineralstoff **Magnesium** eine ganz bedeutende Rolle. Viele Frauen bekommen wegen ihrer Muskelkrämpfe während der Schwangerschaft, die vor allem als Wadenkrämpfe auftreten, Magnesiumpräparate verordnet. Das verabreichte Magnesium lässt, was auch die Ärzte und Ärztinnen wissen, die Muskeln erschlaffen, wodurch die Muskelkrämpfe meistens abklingen. Es gibt allerdings genug Fälle, in denen es nicht hilft, was zu denken geben sollte! In meiner mehr als 25-jährigen Erfahrung als Hebamme hat es sich schon oft bestätigt, dass es bei Frauen, die über lange Zeit ein Magnesiumpräparat einnehmen mussten, zu Geburtsterminüberschreitungen bzw. auch zu einer Wehenschwäche während der Geburt gekommen ist. Das heißt, die dämpfende, erschlaffende Wirkung des grobstofflichen Magnesiums auf die Muskeln hatte auch seine Wirkung auf die Muskeln der Gebärmutter, wodurch die Wehen nicht eintreten können. **Deshalb**

empfehle ich, die grobstofflichen Magnesiumpräparate spätestens 5 Wochen vor dem errechneten Geburtstermin abzusetzen.

Krämpfe entstehen letztendlich durch einen Mangel an Calcium Phosphoricum (Schüßler-Salz Nr. 2), das für den Aufbau des heranwachsenden Kindes benötigt wird. Ein Mineralstoffmangel kann schon im Mutterleib beginnen, denn wovon die Mutter zu wenig besitzt, von dem kann sie auch dem Kind nicht viel abgeben. Auf diese Tatsache bezieht sich die Volksweisheit, dass jedes Kind einer Schwangeren einen Zahn kostet. Mängel verursachen Bedürfnisse! Wenn ein Organismus einen Mineralstoffmangel erleidet, dann verlangt der dringend benötigte Mineralstoff, aufgefüllt werden.

Ein **starker Mangel an Calcium Phosphoricum** zeigt sich durch ein sehr starkes Verlangen nach Geräuchertem, Senf oder Ketchup oder auch starkes Verlangen oder auch Ablehnung von Milchprodukten. Diese Gier wird durch die regelmäßige Einnahme dieses Mineralstoffes aus dem Mikrobereich wesentlich geringer.

Ein **starker Mangel an Magnesium Phosporicum (Nr.** 7) zeigt sich hingegen durch die Gier auf Schokolade. Je mehr Schokolade (entspricht dem Makrobereich) aber jemand isst, desto größer wird der Mangel des Mineralstoffes (entspricht dem Mikrobereich). Das führt so weit, dass der Betroffene/die Betroffene ohne die tägliche Tafel Schokolade nahezu nicht mehr leben kann. Durch die regelmäßige Einnahme von Magnesium Phosphoricum Nr. 7 (mindestens 30 bis 40 Stück pro Tag) verliert sich diese Sucht.

Einnahme: Die Tagesdosis an Mineralstoffen kann pur gelutscht oder in Wasser gelöst und über den Tag verteilt in kleinen Schlucken eingenommen werden.

Die Mineralstoffe werden nicht im Blut aufgefüllt, sondern direkt in die Zelle hineintransportiert. Da die Mineralstoffe dem Organismus fehlende Betriebsstoffe zuführen, können sie selbstverständlich neben allen Medikamenten, auch Homöopathie oder Blütenessenzen nach Dr. Bach, genommen werden.

Das Jahr 2004 war für mich persönlich das Jahr der Schüßler-Mineralstoffe! In einer 170-stündigen Ausbildung zur Mineralstoffberaterin bei der GBA (Gesellschaft für Biochemie nach Dr. Schüßler und Anlitzanalyse) und der anschließenden Schüßler-Referenten-Ausbildung war für mich klar, die Schüßler-Mineralstoffe in meine TT-Produktlinie aufzunehmen. Die zahlreichen Eigenversuche an mir und meiner Familie haben die positiven Wirkungen der Mineralstoffe immer wieder aufs Neue bestätigt und mich dadurch bestärkt, die TT-Produktlinie um einen weiteren Schatz aus der Ganzheitsmedizin zu erweitern. Auch wenn lediglich 12 Grundmineralstoffe und 15 Erweiterungsmittel zu kombinieren sind, so hat mich diese Tatsache in meiner Ausbildung ganz schön gefordert und dadurch habe ich die Idee geboren, fertige Mischungen für „meine Kunden und Kundinnen" zu kreieren, um ihnen den Einstieg in die Materie Schüßler-Mineralstoffe zu erleichtern.

Kleines Schüßler-Mineralstoff-Lexikon – Übersicht der 12 Grundmineralstoffe

***Nr. 1 Calcium Fluoratum** (Die Hülle)*
bei rissiger Haut, Krampfadern, Hämorrhoiden, Karies, brüchigen Fingernägeln, lockeren Zähnen
***Nr. 2 Calcium Phosphoricum** (Die Fülle)*
bei Blutarmut, Schlafstörungen, Muskelkrämpfen, Wetterempfindlichkeit, bellendem Husten bei Kindern, Nervosität, Überanstrengungskopfschmerz, Wachstumsschmerzen
***Nr. 3 Ferrum Phosphoricum** (Das Erste Hilfe-Mittel)*
bei Entzündungen aller Art, frischen Verletzungen, erhöhter Temperatur bis 38,5° C, Ohrenschmerzen, mangelnder Konzentrationsfähigkeit
***Nr. 4 Kalium Chloratum** (Der „Drüsen"-Mineralstoff)*
bei „dickem Blut", Schwerhörigkeit, Übergewicht, Drüsenschwellungen, schleimigem Husten, Äderchen im Gesicht, Hautgrieß, Besenreisern
***Nr. 5 Kalium Phosphoricum** (Power-Mineralstoff)*
bei Erschöpfung, Mutlosigkeit, Rekonvaleszenz, Zahnfleischbluten, hohem Fieber

***Nr. 6 Kalium Sulfuricum** (Die „Sauerstoffflasche")*
bei Lufthunger, Angst vor engen Räumen und Tunneln etc., klebrigen Schuppen auf der Haut, Hautkrankheiten, Pigmentflecken
***Nr. 7 Magnesium Phosphoricum** (Anti-Krampf-Mittel)*
bei Schokoladenhunger, Blähungen bzw. Koliken, Regelkrämpfen, Migräne im Anfangsstadium, blitzartigen Schmerzen, Schlafstörungen
***Nr. 8 Natrium Chloratum** (Kochsalz; Haupt-Allergie-Mineralstoff)*
bei Allergien, Fließschnupfen, Nebenhöhlenproblemen, Kälteempfindlichkeit, Bandscheiben- und Knorpelschäden, Brandverletzungen, Blasen- und Nierenentzündungen, Heißhunger auf salzige oder stark gewürzte Nahrung, Knacken der Gelenke, Sodbrennen (oben in der Speiseröhre, sogenanntes Schlundbrennen), Bluthochdruck
***Nr. 9 Natrium Phoshoricum** (Der „Pubertätsmineralstoff")*
bei Sodbrennen (wenn es direkt im Magen „unten" brennt), saurem Aufstoßen, Rheuma, Akne, fetten Haaren/Haut, chronischer Müdigkeit, Gier nach der „österreichischen Mehlspeisküche", Cellulite
***Nr. 10 Natrium Sulfuricum** (Der „Entschlackungsmineralstoff")*
bei stinkenden Winden, Durchfall, Zerschlagenheitsgefühl z. B. bei einer beginnenden Grippe oder Kater, geschwollenen Augen (Tränensäcken), hohen Zuckerwerten, Ohrdruck, offenen Beinen, Juckreiz auf der Haut, Fieberblasen und Herpes

7.11 Yoga als Geburtsvorbereitung

Wenn Yoga in der Schwangerschaft über die körperliche Komponente nicht hinausgeht, bleibt es lediglich bei einer Turnstunde. Yoga ist mehr! Unter Anleitung einer einfühlsamen Yoga-Lehrkraft **wird dir Yoga helfen, zu dir selbst zurückzufinden**. Es geht auch darum, aus dem hektischen Alltag auszusteigen sowie mit dir selbst und mit deinem Baby in Kontakt zu kommen.

Zuerst wird der Körper bewegt und diese Bewegungen werden mit dem Atem in Verbindung gebracht. Das ist extrem wichtig, denn erst der Atem bringt den Zauber in die Yoga-Praxis. Du lernst, speziell deinen Atem dorthin zu lenken, wo du ihn brauchst. Somit trainierst du, deine Lebenskraft dorthin zu schicken, wo deine Verspannungen und gegebenenfalls Schmerzen sind, und verschaffst dir dadurch immense Erleichterung. **Einerseits helfen dir spezielle Atemübungen, dich und dein Baby ideal mit Sauerstoff zu versorgen** (Du bist die Sauerstoffflasche für den Taucher – dein Baby!), **andererseits lernst du auch deinen eigenen Atemrhythmus gut kennen**, kannst ihn vertiefen, ihm vertrauen und mit ihm deine Grenzen ausweiten. Dadurch wirst du deine Atmung während der Geburt wirklich als hilfreich empfinden können.

Über die körperlichen und mentalen Übungen wirst du deinen inneren Schatz entdecken und dich mit deiner Urkraft verbinden können. Vor allem lernst du auch wieder, deiner inneren Weisheit zu vertrauen. Regelmäßig praktiziertes Yoga in der Schwangerschaft **steigert dein Wohlbefinden und bereitet sowohl deinen Körper als auch deinen Geist auf eine leichte Geburt vor**.

Viele der Yoga-Haltungen, die praktiziert werden, ähneln Positionen, die Gebärende während der Geburt – in den Wehen – oft instinktiv einnehmen, sofern ihnen eine Atmosphäre geboten wird, in der sie sich wohlfühlen, und es ihnen erleichtert wird, loszulassen. Dann ist es ganz einfach, Mut zu haben, dem eigenen Körper zu vertrauen.

Das **regelmäßige Üben macht dir diese Positionen vertraut** und du wirst dann wie selbstverständlich die Schwerkraft während der Geburt nutzen, diese Gebärhaltungen spontan einnehmen und somit eine größtmögliche Öffnung deines Beckens erreichen. Bei einer aktiven Geburt arbeitet vorwiegend die Gebärmutter, während der Rest des Körpers so gut wie möglich entspannt bleibt.

8. Die verschiedenen Arten von Wehen und die richtige Wehenatmung

Die Geburtswehen sind die Schritte auf dem Weg zu meinem Kind.
Jede Wehe bringt mich meinem Kind näher.
Je intensiver die Wehe, desto größer der Schritt zu meinem Kind.
Sobald der Höhepunkt der Wehe geschafft ist, kann ich diese Wehe „abhaken" – sie kommt niemals wieder.
Jede Wehe ist ein guter Freund und eine gigantische Naturkraft.
Jede Wehe verkürzt die Geburtszeit!

Es werden sieben verschiedene Arten von Wehen unterschieden.

8.1 Schwangerschafts- bzw. Wachstumswehen

Diese Wehenart ist notwendig, um der Gebärmutter zu helfen, ihr Gewicht innerhalb der Schwangerschaft um das 20-fache, von 50 auf 1000 Gramm, zu steigern. Das sind in 40 Wochen 950 Gramm und diese Meisterleistung ist nur mit Hilfe der Schwangerschaftswehen möglich. Einerseits helfen sie, die Gebärmuttermuskulatur gut zu durchbluten, andererseits sorgen sie für eine intensive Muskelfaserzunahme.

Die Schwangerschaftswehen bzw. Wachstumswehen kommen meist ab der 20. SSW und zeigen sich bis 4 Wochen vor der Geburt. Sie dauern ca. 15 bis 40 Sekunden. Dein Baby wächst nicht kontinuierlich, sondern in ca. Vier-Wochen-Schüben (20., 24., 28., 32., 36. SSW) und deshalb ist deine Gebärmutter gefordert, mitzuhalten und mitzuwachsen.

Wenn der Bauch in dieser Zeit mehr als zweimal pro Stunde hart wird, dann empfehle ich dir, sowohl die regelmäßige Verwendung des TT-Gebärmutter RUH & WOHL-Tees als auch des TT-Gebärmutter RUH & WOHL-Spezialöls. Beides ergänzt sich hervorragend. Ich empfehle dir, deinen Bauch, die Leisten und dein Kreuzbein mit diesem Spezialöl sanft einzuölen. Die Kombination von ausgewählten Heilkräutern (Gänsefingerkraut, Schafgarbe u.v.m.) beruhigt die „unruhige“ Gebärmutter und hat sich bei intensiven Schwangerschaftswehen, vorzeitigen Wehen, Senkwehen und Nachwehen sehr bewährt.

Mehrgebärende werden bereits so um die 16. bis 18. SSW mit Wachstumswehen – oft empfunden als ein intensives, sehr unangenehmes Ziehen in den Mutterbändern und im Kreuzbeinbereich – konfrontiert.

Auch ich hatte ab der 25. SSW vorzeitige Wehen, die den Gebärmutterhals verkürzt und den Muttermund auch schon leicht geöffnet haben, und trotzdem konnte ich sie erfolgreich mit meinem TT-Gebärmutter RUH & WOHL-Tee in Kombination mit meinem TT-Gebärmutter RUH & WOHL-Spezialöl stoppen und somit meine Zwillinge bis zur 39. SSW austragen.

Sollte nach 3 Tagen konsequenter Anwendung der Teemischung in Kombination mit dem Öl keine wesentliche Linderung eintreten, dann umgehend den betreuenden Frauenarzt/die betreuende Frauenärztin informieren.

Bei tatsächlichen vorzeitigen Wehen, die mit schulmedizinischen Medikamenten behandelt werden müssen, empfehle ich dir, mehrmals täglich dieses sehr beruhigende und krampflösende Öl aufzutragen oder, wenn erlaubt, einmal täglich darin zu baden. Trinke zusätzlich noch mindestens 1 Liter vom TT-Gebärmutter RUH & WOHL-Tee und nimm 100 Stück der TT-Energie AKUT-Mineralstoffmischung (sie enthält viel feinstoffliches Magnesium) ein. Oft ist es dadurch möglich, die Wehenhemmer in ihrer Dosierung zu reduzieren (nur nach Rücksprache mit dem Arzt/der Ärztin!) und dadurch erfreulicherweise auch deren Nebenwirkungen.

Grundsätzlich gilt: Eine Teemischung sollte maximal 6 Wochen lang getrunken werden. Anschließend ist eine Trinkpause von 1 Woche einzulegen, damit kein Gewöhnungseffekt eintritt.

8.2 Senkwehen

Die Senkwehen treten ca. 3 bis 4 Wochen vor der Geburt auf und dauern zwischen ca. 30 und 50 Sekunden. Sie helfen dem vorangehenden Kindsteil (Bitte visualisiere: es handelt sich natürlich um den Kopf!) mit dem Beckeneingang Kontakt aufzunehmen.

Mehrgebärende sind durch die Senkwehen wesentlich mehr gefordert als die Erstgebärenden: Meine Schätzung ist, dass ca. 70 % der Mehrgebärenden, jedoch nur max. 30 % der Erstgebärenden mit Senkwehen konfrontiert werden. Die Gebärmuttermuskulatur einer Mehrgebärenden wurde bereits durch die vorherige/n Schwangerschaft/en und die Geburt/en gedehnt. Sie verhilft sich durch die Senkwehen wieder zu einer guten Grundspannung (wie sie eine „Erstgebärende-Gebärmutter" besitzt). Mehrgebärende haben dadurch immer wieder einmal einen „Fehlalarm". Sie werden häufig mit regelmäßigen Wehen konfrontiert, die jedoch keine 60 Sekunden erreichen. Sehr oft hören diese Wehen wieder auf, was natürlich auch eine kleine Enttäuschung mit sich bringt.

Eine Badewannen-Probe hilft, Senkwehen von Geburtswehen zu unterscheiden (3 bis 4 Wochen vor dem EGT): 4 EL Lindenblüten oder 4 EL vom TT-3 in 1-Tee in 1 Liter kaltem Wasser zustellen, 10 bis 15 Minuten zugedeckt köcheln lassen, ins Badewasser abseihen. Einen Emulgator (z. B. einen halben Becher Schlagobers/Schlagsahne) mit 1 EL TT-Geburt-Spezialöl vermengen und dem Badewasser zugeben. – **Bei Senkwehen verschafft dieses Vollbad Linderung. Sollte es nicht helfen, dann geht's in Richtung Geburt**. Denke bitte immer daran: Jede Wehe bringt dich deinem Kind einen Schritt näher! Je mehr Senkwehen du hast, desto kürzer dauert die tatsächliche Geburt.

8.3 Einstellungswehen

Diese Wehenart tritt ca. 1 bis 3 Tage vor der Geburt auf und hält zwischen 40 und 55 Sekunden an. Hier ist das Verhältnis genau umgekehrt: 70 % der Erstgebärenden sind mit Einstellungswehen konfrontiert, denn die Mehrgebärenden „erledigen" die Einstellungswehen quasi durch die Senkwehen.

Diese Wehen sind dazu da, um das Köpfchen, das sich mit Hilfe der Senkwehen bereits in Kontakt mit dem Beckeneingang begeben hat, präzise in den Beckeneingang einzustellen. Sie helfen dem kindlichen Köpfchen somit, sich in die optimale Startposition – „die Poleposition" – zu begeben. Die Einstellungswehen verkürzen den Gebärmutterhals und öffnen den Muttermund minimal bis zu 2 cm, sie machen den Muttermund weich. Die Einstellungswehen können auch fließend in die Eröffnungswehen (siehe dazu nächstes Kapitel 8.4) übergehen.

> ***Mein Tipp:*** *Zur Linderung der Einstellungswehen das TT-Geburt-Spezialöl auf das Kreuzbein und in die Leiste auftragen, heiße Kompresse drauf, zusätzlich noch eine Wärmflasche oder ein heißes Kirschkernsäckchen auflegen. Eine Alternative ist ein TT-3 in 1-Tee-Vollbad mit dem TT-Geburt-Spezialöl. Sollten dich diese Einstellungswehen trotz meiner Tipps noch „stören", dann empfehle ich dir, diese Wehen so gut wie möglich zu ignorieren bzw. zu veratmen.*

8.4 Eröffnungswehen/Übergangsphase

Die Eröffungswehen „eröffnen" den Muttermund auf ca. 10 cm und dauern 60 Sekunden. Bei 10 cm spricht man davon, dass der Muttermund vollständig eröffnet ist.

Wenn du zu den Erstgebärenden zählst und nicht länger als 30 Minuten ins Krankenhaus brauchst, dann empfehle ich dir bei regelmäßigen, 60 Sekunden dauernden und mit einem Abstand von 3 bis 5 Minuten eintretenden Eröffnungswehen, die deine volle Aufmerksamkeit erfordern und währenddessen du kaum mehr reden kannst, loszufahren. Der Muttermund ist dann meist ca. 3 bis 4 cm geöffnet. Bei Mehrgebärenden empfiehlt es sich, schon ein bisschen früher, mit einem Wehenabstand von 7 bis 10 Minuten, aufzubrechen. Spätestens wenn du einen leichten Druck am Mastdarm spürst, solltest du dich auf den Weg ins Krankenhaus machen, denn dann hat sich der Muttermund auf ca. 8 bis 9 cm geöffnet und die Endphase beginnt.

Die Eröffnungswehen von Gebärenden, die ab der 36. SSW geburtsvorbereitende Akupunktur-Sitzungen genossen haben, dauern oft keine 60 Sekunden. Mit Hilfe der Akupunktur wirken auch kürzer andauernde Wehen. Bereits 45-Sekunden-Wehen sind schon sehr effektiv!

Die sogenannte Übergangsphase beginnt, wenn der Muttermund noch nicht vollständig eröffnet ist (8 bis 9 cm), das kindliche Köpfchen jedoch schon – Richtung Ausgang – zu schieben beginnt. Wenn das Köpfchen an eine bestimmte Stelle im Becken kommt, wird reflektorisch der Pressdrang ausgelöst (so wie du auch spürst, wenn du „groß" auf die Toilette musst). Diese Übergangsphase ist für viele Frauen eine große Herausforderung, da sie dadurch an ihre physische wie psychische Grenze gebracht werden. Doch erst dieser Zustand ermöglicht eine Endorphin-Ausschüttung und schenkt *euch beiden* eine gute Schmerzlinderung. Schulmedizinische Schmerzmittel lindern leider lediglich die Schmerzen der Gebärenden!

In der Übergangsphase ist der Partner als Coach seiner Frau immens wichtig, denn der Mann ist die Heimat seiner Frau im Geburtsraum und ihr Fels in der Brandung!

Laut dem Geburtshilfelehrbuch brauchen Frauen ab einer regelmäßigen Wehentätigkeit von 5-Minuten-Abständen ca. 15 Stunden für die Geburt ihres Babys. Schwangere, die meine Tipps und Tricks bezüglich einer **idealen Geburtsvorbereitung** in den letzten 3 bis 4 Wochen konsequent befolgen (siehe Kapitel 7) und sich während der gesamten Geburtsdauer die Schwerkraft zunutze machen (vertikal – am Ball sitzend, im Vierfüßlerstand, hüftkreisend im Stand am Bett abgestützt), brauchen **im Durchschnitt ab den regelmäßigen Wehen lediglich 5 bis 8 Stunden**, bis sie ihren Sonnenschein im Arm halten. Dies setzt voraus, dass sie das Bett wirklich nur in Ausnahmefällen „hüten", also dann, wenn die Erschöpfung während der Geburt sehr groß und der Kreislauf sehr labil ist. Eine weitere Voraussetzung für diese großartige Geburtszeit ist, dass keine Einstellungsprobleme des Köpfchens auftreten. Der kürzeste Wehenabstand bei natürlichen und nicht mit Schulmedizin eingeleiteten Wehen liegt bei 2 Minuten, d. h. 60 Sekunden Wehe – 2 Minuten Pause – 60 Sekunden Wehe. Das dauert dann maximal 2 Stunden an und dann hast du alles geschafft und hältst dein/euer Baby im Arm.

Mein Tipp: *Stell dir die Geburtswehen nicht als einen stundenlangen Dauerschmerz vor, denn das entspricht nicht den Tatsachen. Mache dir bewusst, dass du wirklich nur am Höhepunkt der Wehe (max. 15 Sekunden) sehr intensiv gefordert bist. Ab dem Höhepunkt wird die Wehe pro Ausatmungszug immer leichter. In den Pausen haben du und dein Baby wieder genug Zeit, um Energie zu tanken, damit dir für die nächste Wehe wieder genug Kraft zur Verfügung steht.*

8.5 Schiebewehen (ehemals Presswehen)

Die Dauer der Schiebewehen kann 60, max. 90 Sekunden oder auch unter 60 Sekunden betragen. Sie ist abhängig vom Energiepotenzial von

Mutter und Kind. Je länger die einzelne Dauer der Schiebewehe, desto weniger wirst du von dieser Art der Wehen brauchen. Zum Schluss werden die Wehen in ihrer Dauer meist etwas kürzer und oft verlängern sich auch die Abstände zwischen den Wehen. Dadurch bekommen die Mutter und das Baby die Möglichkeit, noch Kraft vor der tatsächlichen Geburt zu tanken. Für dich wird es dadurch leichter möglich sein, dich von deinem Kind im Bauch, das du 9 Monate mit dir getragen hast, zu verabschieden. Auch wenn sich ganz viele Erstgebärende vor dieser letzten Geburtsphase meist fürchten, so empfinden sie dann diese Phase im Endeffekt eher „angenehmer" als die Eröffnungsphase, da sie nun endlich nicht mehr ausschließlich am Wehen-Veratmen sind, sondern endlich aktiv mitschieben können.

Sollten sich in der Schlussphase die Abstände zwischen den Wehen auf 5 Minuten und mehr verlängern und/oder diese „Wehenschwäche" länger als 1 Stunde andauern, dann ist es sinnvoll, die Hilfe eines Wehenmittels in Anspruch zu nehmen. Ansonsten würde sich die Schlussphase übermäßig in die Länge ziehen.

Mein Tipp: *Wenn die Hebamme während der Geburt „nicht pressen" sagt und es meldet sich ein „Schiebewehe" an, dann auf „SCH" (wie schieben) oder auf ein scharfes „F" (wie faszinierend) ausatmen oder „langsam Hecheln wie ein Hund". Somit ist gewährleistet, dass das Köpfchen ganz langsam geboren und der Damm mehr Zeit zum Dehnen hat und möglichst unverletzt bleibt.*

8.6 Nachgeburtswehen

Die Nachgeburtswehen werden von den meisten Frauen nur noch als ein unangenehmes und intensives Ziehen in der Gebärmutter und in der Leiste empfunden.

Nachgeburtswehen haben die Aufgabe, die Nachgeburt (Plazenta) von der Gebärmutterwand zu lösen und sie nach draußen zu befördern. Die Plazenta wird meist ca. 30 bis 40 Minuten nach der Geburt des Kindes geboren, sollte jedoch nach spätestens 60 Minuten da sein.

***Mein Tipp:** Ist deine Nachgeburt 30 Minuten nach der Geburt noch nicht geboren, dann empfehle ich dir, hockend über der „Bett-Schüssel" zu urinieren und anschließend gleich dein Baby an die Brust zu legen. Wenn du nicht vorhast, dein Baby zu stillen, dann stimuliere dir selbst über einige Minuten beide Brustwarzen. Durch das Saugen des Babys bzw. die Stimulation der Brustwarzen wird zusätzlich das Wehenhormon Oxytozin freigesetzt, das die Gebärmutter stimuliert, um die Nachgeburt endlich herzugeben.*

8.7 Nachwehen

Die Nachwehen dauern maximal 3 bis 5 Tage und sind dafür zuständig, dass die Gebärmutter wieder ihre Normalgröße bekommt. Von 1000 auf 50 Gramm in 6 bis 8 Wochen! Auch helfen die Nachwehen, die Blutung so gering wie möglich zu halten und deinen Bauch wieder kleiner werden zu lassen. Nachwehen sind vor allem für die Mehrgebärenden eine Herausforderung! Erstgebärende spüren die Nachwehen meist nur dann, wenn sie ihr Baby an der Brust saugen lassen. In den ersten 2 Tagen nach der Geburt werden die Nachwehen als besonders intensiv empfunden. Atmen hilft wunderbar, um die Nachwehen besser tolerieren und annehmen zu können! Tipps, um Nachwehen zu lindern, findest du in Kapitel 12.4.

8.8 Wissenswertes über die Wehenatmung

Jeder Mensch ist mit der Fähigkeit zum richtigen Atmen geboren worden. Das bedeutet, dass ursprünglich jeder Mensch in der Lage war, aus dem Bauch zu atmen, wobei sich unser Zwerchfell und der Bauch sich voll ausdehnen durften. Was man einmal gekonnt und nur zwischenzeitlich verlernt hat, das kann man wieder zurückgewinnen bzw. wieder erlernen. Die Einatmung schenkt dir Energie und Kraft, die Ausatmung hilft dir, den Schmerz und dein Baby loszulassen. Richtig atmen heißt zulassen, dass der Bauch sich beim Einatmen ausdehnt und hebt und beim Ausatmen wieder senkt. Dadurch kannst du noch viel besser die Sauerstoffflasche für den Taucher in dir, dein Baby, sein.

Wenn du gestresst bist oder dir die Angst im Nacken sitzt, dann geht deine Bauchatmung in eine flache Brustatmung über. Du kommst dann in die sogenannte Hyperventilation, die einem Hundehecheln „gleicht". Die Sauerstoffversorgung deines Babys ist dann nicht mehr optimal gewährleistet. Die Hyperventilation führt dazu, dass es dir im Gesicht und in den Händen zu kribbeln beginnt. Im Extremfall verkrampfen sich deine Hände und es kommt zu einer „Pfötchen-Stellung". Ziel ist es, die Anzahl der Ausatmungen pro Minute (die Atemfrequenz) wieder herabzusetzen.

In der sogenannten **Entspannungsatmung** atmest du doppelt so lang aus wie ein (hier hilft zählen: Einatmen durch die Nase auf 1, 2, 3 – kurze Pause halten – Ausatmen durch die Nase auf 1, 2, 3, 4, 5, 6): Somit kannst du dein Zwerchfell entspannen und deinen Stress verringern. **Diese Entspannungsatmung wird zur Geburtsatmung, wenn du durch die Nase einatmest und durch den Mund ausatmest.** Ich empfehle dir, schon während der Damm-Massage und Akupunktmassage oder wenn du die Gebärstellungen trainierst oder spezielle Yoga-Stellungen einnimmst, diese Geburtsatmung anzuwenden, denn dann ist dir diese Atemtechnik schon vertraut bzw. nahezu automatisiert. So wird sie dir auch bei intensiven Wehen gute Dienste leisten. In diesem Fall wirst du deinen Atemrhythmus verkürzen, indem du auf 1, 2 durch die Nase einatmest – kurze Pause – und auf 1, 2, 3, 4 durch den Mund wieder ausatmest.

Mein Tipp: *Ich empfehle dir, dass du dich gerade beim Mentaltraining, wenn du mit positiven Suggestionen arbeitest, an eine intensivere und vor allem bewusstere Atmung gewöhnst. Wenn du die positiven Gedanken mit einer bewussten, langsamen Atmung kombinierst, dann hat der negative Stress keine Chance.*

Eine gute Übung und gutes Beispiel dafür ist **ein spezieller Griff aus Jin Shin Jyutsu: Große Umarmung**. Setze dich gemütlich auf einen Stuhl oder in einen bequemen Sitz (unterstützt mit einem Kissen) auf den Boden. Nimm dich selbst liebevoll in die Arme, greife mit den Händen in deine Achselhöhlen, richte deine Wirbelsäule auf und lasse deine Schultern ganz schwer werden. Beim Einatmen denkst du dir, dass du Ruhe und Gelassenheit und alles, was du im Moment noch zusätzlich benötigst (Abwehrkräfte, gute Nerven, Toleranz, Flexibilität etc.), durch die Nase einatmest. Beim Ausatmen durch den Mund lässt du alle negativen Gedanken, Emotionen, Ängste, Zweifel, Schmerzen und alles, was dich belastet, los und atmest es aus deinen Körper hinaus.

Damit erreichst du **eine tiefe Form der Entspannung**, du bist bereit, „weich" zu werden, dich ganz hinzugeben und alle Spannungen im Körper und in deinem Geist völlig loszulassen. Sobald du das Gefühl hast, dass du mit dieser Technik einen Großteil deiner negativen Gedanken und Schwingungen losgeworden bist, empfehle ich dir, dich selbst ganz herzlich und wohlwollend anzulächeln. Mit der Zeit stellen sich sodann nahezu automatisch tiefe Atemzüge ein. Schließlich wirst du von innerer Freude, Friede und Zufriedenheit erfüllt sein.

8.9 Effektive Wehenatmung: den eigenen Atemrhythmus finden und ihm vertrauen

Mein Tipp: *Begrüße die Wehe mit einem guten Ausatmungszug und heiße sie wie eine gute Freundin willkommen!*

Dann atme in deinem Rhythmus langsam durch die Nase ein, mach eine kurze Pause (2 bis 5 Sekunden) und atme wieder genussvoll doppelt so lange durch den Mund aus.

Es ist kein Problem, wenn du die Pause über den Höhepunkt nicht halten kannst. Während des Höhepunktes der Wehe (Dauer max. 15 Sekunden) denkst du vorwiegend an das gute Ausatmen und daran, dass du diese Wehe jetzt bereits abhaken kannst, denn diese Wehe kommt nie mehr wieder und sie wird von Ausatmungszug zu Ausatmungszug leichter.

Wenn die Wehe dann ganz vorbei ist, atmest du noch einmal bewusst und intensiv durch den Mund aus, damit du sie gut loslassen und ohne Anspannung in die Pause gehen kannst. Du begibst dich „geistig" mit diesem Ausatmungszug an deinen ganz speziellen „Kraftort", du „beamst" dich dorthin. Nimm dir unbedingt ein oder mehrere Kraftortbilder zur Geburt mit. Das können z. B. eine faszinierende Aufnahme aus der Natur (Sonnenuntergang, Sonnenaufgang, Wasserfall, Baum etc.), ein Foto von einem lieben Menschen, motivierende Erinnerungsbilder aus einem schönen Urlaub, Zieleinlauf-Bild bei einem Wettlauf etc. sein.

Mit Hilfe deiner Atmung kannst du aus eigener Kraft gebären! Die richtige Atmung während der Wehen gewährleistet, dass dein Baby immer genügend Sauerstoff bekommt. Du bist die Sauerstoffflasche für den Taucher – dein Baby! Es ist kein Problem, wenn du eine Wehe einmal „verpatzt" und es dir bei einer Wehe nicht gelingt, sie zu be- bzw. veratmen. Dann holst du diese intensive, konzentrierte Atmung in der Pause nach und verhilfst deinem Kind somit zu einer Extraportion Sauerstoff.

Sowohl bei der Akupunktmassage als auch bei der Damm-Massage lernst du, deinen eigenen Atemrhythmus zu finden und auch, ihm zu vertrauen: Denn nur wenn dir diese Atmung vertraut ist, wird sie dir während der Geburt wirklich effektiv helfen können. Kompliziert erlernte Atemtechniken werden spätestens bei intensiveren Wehen in der Übergangsphase über Bord geworfen.

Ich vertraue auf mich, meinen Körper und vor allem auf meinen bewährten Atemrhythmus, der mir gut hilft, mit den Wehen umzugehen.
Ich kann meine Wehen gut annehmen und auch wieder loslassen.
Mein Muttermund öffnet sich leicht und einfach!
Alles geschieht so, wie es die Natur vorgesehen hat!

Atmen mit Tönen

Bei Frauen, die sehr kontrolliert sind und unter keinen Umständen einen unkontrollierten Ton von sich geben wollen, ist das Atmen mit Tönen eine wunderbare Möglichkeit loszulassen.

Du atmest durch die Nase ein und atmest ganz langsam siebenmal auf „A", dann „O", dann „U" aus. Du stellst dir dabei vor, dass deine Scheide die Form dieses Selbstlautes annimmt. Ein großes Dach ohne Balken für das „A", dann eine kreisrunde Öffnung für das „O" und einen geräumigen Tunnel für das „U".

Jetzt als Gegensatz einmal auf „I" ausatmen. Nun wird dir klar, dass das schmale „I" (wenn Frauen hysterisch hoch schreien) nicht nur unangenehm in den Ohren klingt, sondern auch die Scheide unheimlich eng macht. Das erschwert es deinem Baby sehr, auf die Welt zu kommen. Ich bin mir sicher, dass sich das Kind am liebsten fest beide Ohren zuhalten würde, wenn seine Mutter während der Wehen laut und schrill schreit. Wenn schon unbedingt schreien, dann ganz tief röhren wie ein Hirsch.

Mein Tipp: *Ich empfehle dir, während der Geburt immer wieder auf „Ja" auszuatmen. Besonders dann, wenn du an einen Punkt gekommen bist, an dem du absolut nicht mehr weiter willst und es in dir tief drinnen nur noch Widerstand und Protest gibt. Eventuell schüttelst du sogar unbewusst verneinend deinen Kopf. Probiere das „Ja"-Atmen einfach aus. Es funktioniert ganz sicher! Versuche auch immer wieder, beim Ausatmen gut und tief zu seufzen.*

Ausatmen heißt loslassen und sich öffnen. Das Seufzen unterstützt diesen wichtigen Prozess.

Schreien kostet dir nicht nur unendlich viel Kraft, sondern nimmt deinem Baby den Sauerstoff! Stundenlanges Schreien während der Geburt führt früher oder später zu einem Herztonabfall des Kindes. Dadurch kann es notwendig werden, die Geburt mittles Saugglocke, Zangengeburt oder Kaiserschnitt zu beenden.

9. Geburt I: Es geht los!

Ich habe den Mut, meinem Körper zu vertrauen!
Ich fühle in meinem Inneren die Kraft,
die mir hilft, mein Kind ganz leicht und einfach zu gebären.
Ich bin bereit für ein positives Geburtserlebnis!

9.1 „Krankenhaus-Tasche" nach Traude Trieb

Denke bitte an den Mutter-Kind-Pass! Ab der 37. SSW bitte grundsätzlich in der Handtasche mitnehmen!

Hilfreiche Dinge für die Geburt

- ✔ *Wärmflasche und/oder Kirschkernsäckchen*
- ✔ *Geburtsvorbereitender Tee oder auch Wehentee (Zimt, Gewürznelken, Ingwer sowie Kräuter des geburtsvorbereitenden Tees) wie z. B. TT-Geburtsvorbereitung-Tee; siehe dazu Kapitel 9.7*
- ✔ *Thermoskanne mit der TCM-Kraftsuppe*
- ✔ *Plastikflasche mit praktischem Trinkaufsatz, ist auch ideal beim Stillen*
- ✔ *Kaugummi bei Übelkeit bzw. flauem Geschmack im Mund*
- ✔ *Haarbürste, -bänder, -reife, -spangen; auch bei mittellangen Haaren*
- ✔ *Sämtliche Produkte aus der TT-„Schatzkiste": Notfall-Globuli, Dammöl, Geburt-Spezialöl, Energie-Massageöl, Erfrischung-Körperspray, Raumsprays beruhigend und aktivierend, Gute Hoffnung-Blütenessenzen-Globuli, Energie AKUT-Mineralstoffmischung*
- ✔ *evtl.* Cardiodoron® Tropfen *von Weleda für den Kreislauf*
- ✔ *Jausenpaket für den Vater (nachts ist das Buffet geschlossen)*
- ✔ *Müsliriegel, die du bereits vorher getestet und als gut empfunden hast; von Traubenzucker rate ich ab, da er eher kontraproduktiv ist (ausgenommen in den letzten 30 Minuten der Geburt)*

- *farbenfrohes „Geburtsgewand" (am besten rot), bequemes Big-Shirt oder Hemd zum Knöpfen*
- *eigene Geburtsmusik (beruhigende als auch schwungvolle Richtung)*
- Babywell-Windeleinlagen: *preisgünstige Binden, erhältlich in großen Einkaufsmärkten oder in Drogeriemärkten (ideal beim Blasensprung und für die starken Blutungen der ersten Tage im Wochenbett)*
- *Morgenmantel, Weste, Hausschuhe oder rutschfeste Socken für dich und deinen Partner, warme Socken für die Gebärende (wenn möglich in der Farbe Rot, um dein Wurzelchakra zu stärken)*
- *evtl. Jogging-/Hausanzug, bequeme Kleidung für den Vater*
- *Necessaire/Kulturbeutel mit Zahnbürste, Zahnpasta, sonstigen Pflegeprodukten, pH-neutralem Duschgel, geruchsarmem Deodorant, Nagelfeile (wird später für das Kürzen der Fingernägel deines Babys benötigt)*
- *evtl. Kuscheldecke (bedenke die Klimaanlage im Kreißsaal)*
- *Kraftortbild/Fotos*
- *Stillkissen und/oder kleine Kissen, Nackenhörnchen*
- *buntes großes Badehandtuch*
- *interessantes Buch, Kartenspiel, Kreuzworträtsel etc.*
- *Fotoapparat, evtl. Videokamera samt Ladegerät bzw. Reservespeicherkarte*
- *Ladegerät fürs Handy (vor allem dann, wenn du die Geburtsmusik am Handy gespeichert hast)*

Hilfreiche Dinge für das Wochenbett

- *Eine Ein-Liter-Plastikflasche mit Trinkaufsatz für die Spülungen mit der TT-Spezial-Tinktur (Eichenrinden-, Arnika-, Ringelblumenextrakt) und dem TT-Spezial-Salz sowie das TT-Wochenbett-Spezialöl*
- *Arnica C30 für die Wundheilung*
- *TT-Baby Born-Bad, TT-Bäuchlein RUH & WOHL-Spezialöl, TT-Bäuchlein RUH & WOHL -Sirup und TT-Baby-Massageöl „Streichle*

mich" bei sehr trockener Haut des Babys bzw. als Zusatz zum Babybad

- ✔ *TT-Spezial-Spray für die Nabelpflege*
- ✔ *Haarföhn (hilft dem Baby hervorragend bei Blähungen sowie unruhigen Babys grundsätzlich; ggf. für deine Haarpflege)*
- ✔ *TT-Spezial-Turbo-Creme (für Brustwarzen-Pflege und für das Baby)*
- ✔ *bei einem trägem Darm: Dörrpflaumen (3 Stück über Nacht einweichen, in der Früh auf nüchternen Magen trinken und Dörrpflaume ganz langsam zerkauen)*
- ✔ *Kräuterblutsaft oder-dragees* (Kräuterblut® Floradix® mit Eisen *oder* Florabio® Kräuterblut® Saft) *für den Blutaufbau*
- ✔ *Babyfell, unbedingt 2 Paar ganz kleine Frotteesöckchen und ein kleines Baumwoll- oder Seidenhäubchen*
- ✔ *Still-BH (eine Größe mehr als vor der Schwangerschaft)*
- ✔ *Stilleinlagen – ideal sind waschbare Baumwolle/Seiden-Stilleinlagen, da sie sanfter zu Brustwarzen sind*
- ✔ *Mobiltelefon und/oder Kleingeld, wichtige Telefonnummern, Adressen*
- ✔ *Deinen Schwangerschafts-/Geburtsratgeber, ggf. TT-Produktleitfaden zum Nachlesen*

9.2 Die Geburt kündigt sich an!

Sieben von zehn Gebärenden beginnen die Geburt mit Wehen und nur ca. drei mit einem Blasensprung. Aus mentaler Sicht ist es wichtig, sich nicht auf den Blasensprung zu konzentrieren, sondern auf die Wehen.

Ich vertraue darauf, dass die Geburt mit effektiven,
koordinierten Wehen beginnt,
die den Muttermund gut und leicht öffnen.
Die Fruchtblase öffnet sich erst, wenn der Muttermund
fast vollständig eröffnet ist.

Massiver und hoher Blasensprung: Was ist jeweils zu tun?

Massiver Blasensprung

Beim massiven Blasensprung verlierst du reichlich von deinem rund einem Liter Fruchtwasser auf einmal. Solange sich das Köpfchen des Babys noch nicht ganz tief ins Becken hineinmanövriert hat und es somit noch nicht die Funktion eines „Flaschenkorken“ übernehmen kann, verlierst du immer wieder Fruchtwasser. Dein Arzt/deine Ärztin wird dir raten, dich mit der Rettung liegend ins Krankenhaus transportieren zu lassen, um einen Nabelschnurvorfall (extrem selten bei Termingeburten, 1 : 5.000) vorzubeugen.

Hoher Blasensprung

Der hohe Blasensprung wird durch einen kleinen Riss in der Fruchtblase verursacht. Im Gegensatz zum massiven Blasensprung tröpfelt nur eine geringe Menge an Fruchtwasser aus der Scheide. Es kann keiner kontrollieren, zu welchem Zeitpunkt sich dieser hohe Blasensprung ereignet hat. Du musst in diesem Fall nicht gleich ins Krankenhaus fahren, sofern das Fruchtwasser klar ist, du dich wohl fühlst und dein Baby gut spürst.

Informiere deinen Partner oder jene Person, die dich zur Geburt begleiten wird. Anschließend schalte dein Mobiltelefon aus und deinen Anrufbeantworter/deine Mailbox ein. Versuche dich nach einem hohen Blasensprung so gut wie möglich zu entspannen. Ich empfehle dir, zu Hause noch gemütlich auszuschlafen. Wenn das nicht möglich ist, empfehle ich dir das Programm unter Kapitel 9.7 (Natürliche Methoden der Geburtseinleitung) auszuprobieren (Ausnahme: Sex). Fahre erst zu einem späteren Zeitpunkt ins Krankenhaus, nachdem du dich auch noch kulinarisch gestärkt hast (spätestens jedoch nach 5 bis 8 Stunden).

Mein Tipp: *Wenn du sofort nach einem hohen Blasensprung ins Krankenhaus fährst, musst du damit rechnen, dass du zu keinem Schlaf mehr kommst!*

Zur Information: Nach einem hohen Blasensprung werden im Krankenhaus außer einer Herzkontrolle im Abstand von 3 bis 5 Stunden keine weiteren Maßnahmen durchgeführt. Meist wird 12 bis 24 Stunden abgewartet, bevor irgendwelche Einleitungsversuche gemacht werden. Solltest du noch „wehenlos" deine Zeit im Kreißsaal verbringen, dann ist es frustrierend, wenn Frauen, die sogar nach dir gekommen sind, ihr Kind vor dir in die Arme schließen können. Wenn du selbst noch keine Wehen hast, wird dich die Geräuschkulisse nerven oder ängstigen. Wenn kein Einzelzimmer frei ist, wirst du zu anderen Wöchnerinnen ins Zimmer gelegt. Dort ist es eher unwahrscheinlich, dass du zum Schlafen kommst, da die Wöchnerinnen mit ihren Babys beschäftigt sind (z. B. wickeln, weinende Babys trösten und herumtragen etc.). Hat sich dein Blasensprung in der Nacht ereignet und du dich entschlossen ohne Wehen ins Krankenhaus zu fahren, so wird dein Partner in den meisten Fällen wieder nach Hause geschickt. Gefühle wie Sich-Alleinefühlen, Verlassen- und manchmal Sich-im-Stich-gelassen-Fühlen sind keine Seltenheit.

Bitte mach immer das Beste aus der momentanen Situation und denke immer daran, dass du alle an dich gestellten Herausforderungen schaffst!

Farbe des Fruchtwassers

Im Normalfall ist das Fruchtwasser farblos. Bei Termingeburten können weiße Flöckchen im Fruchtwasser sein, die von der Käseschmiere kommen.

Wenn das Fruchtwasser grünlich bis bräunlich verfärbt ist, dann musst du sofort ins Krankenhaus! Dies ist ein Zeichen, dass dein Baby zwischenzeitlich nicht mehr ideal mit Sauerstoff versorgt wird und seinen ersten Stuhl (das Kindspech) ins Fruchtwasser abgesetzt hat. Dies ist ein Schutzmechanismus der Natur. Der Körper ist bemüht, bei einer Sauerstoffunterversorgung zuerst alle lebenswichtigen Organe zu versorgen, vor allem natürlich das Gehirn. Für den „unwichtigen Darm" bleibt somit kein Sauerstoff mehr übrig und dieser zieht sich daher aus Protest zusammen und gibt Stuhl ins Fruchtwasser ab. Dieses missfarbige Fruchtwasser verlangt vermehrte Herztonkontrollen, um reagieren zu können, wenn das Baby massiv gestresst ist (Saugglocke, Zange, Kaiserschnitt).

„Zeichnen"

Die letzten 3 bis 4 Wochen vor der Geburt, man spricht hier bereits vom sogenannten Geburtszeitraum, beginnt sich der Geburtsweg auf die Geburt vorzubereiten. Es kommt zu einer vermehrten Schleimbildung. Viele Frauen kommen sich in dieser Zeit ständig „feucht" vor, manche beschreiben das Gefühl als „schleimig".

Sobald sich der Muttermund zu öffnen beginnt, „platzen" mikrofeine Gefäße in diesem Bereich und es kommt zu einer Schmierblutung, die sich meist mit dem Schleim vermengt. Man spricht in diesem Fall davon, dass die Gebärende „zeichnet". Dieses Phänomen kann, muss aber nicht immer vorkommen. Durch das beginnende Öffnen des Muttermundes löst sich auch der Schleimpfropf. Du findest ihn dann als ein farbloses bis weißes Schleimhäufchen in deiner Unterwäsche vor, das auch leicht rötlich oder gelblich sein kann. Dieser Schleimpfropf ist bei manchen Frauen jedoch nicht ganz so zäh, sondern eher flüssig, der dann fälschlicherweise als ein hoher Blasensprung gedeutet wird.

Wenn dieses „Zeichnen" wesentlich mehr als eine Schmierblutung ist, sondern vielmehr einer normalen Regelblutung gleichen sollte, dann unbedingt sofort zur Kontrolle ins Krankenhaus fahren, denn dies kann ein Anzeichen für eine vorzeitige Plazentalösung sein, die eine große Gefahr für Mutter und Kind darstellt.

9.3 Der Geburtsschmerz: Sinn und Möglichkeiten der Linderung

Ich bin davon überzeugt, dass im tiefsten Herzen einer jeden Schwangeren der Wunsch vorhanden ist, bei der Geburt etwas zu fühlen und zu spüren. Durch eine gute Geburtsvorbereitung und ein entsprechendes Engagement ihres Umfeldes wird sie auch den Mut entwickeln, sich der Herausforderung „Schmerz" zu stellen.

Meine Erfahrung ist, dass eine Gebärende während der Geburt immer nur das erfährt, was für sie auch zu leisten ist.

Die Schwangere muss sich bewusst werden, dass sie selbst sehr viel dazu beitragen kann und es auch **in ihrer eigenen Verantwortung** liegt, **ein positives Geburtserlebnis zu erfahren**. So wird es möglich, die Schwangerschaft, die Geburt und die wichtige Zeit danach selbst- und nicht fremdbestimmt zu erleben. Voraussetzung ist, dass die Schwangere voll hinter ihrer Entscheidung steht: nur so gewinnt sie die Kraft, sich für ein natürliches Geburtserlebnis einzusetzen.

Jede Frau hat ein Recht auf ein positives Geburtserlebnis. **Doch ein positives Geburtserlebnis will erarbeitet werden und passiert nicht ohne ihr Zutun**. Nur so kann es ein unvergessliches, unbeschreiblich befriedigendes und einzigartiges Erlebnis im Leben eines Menschen werden.

Geburtsvorbereitung – eine Möglichkeit, gut mit dem Geburtsschmerz umzugehen und ihn anzunehmen lernen!

Ich sehe mich als Hebamme dazu berufen, den Frauen mit Hilfe meiner Geburtsvorbereitung eine Möglichkeit aufzuzeigen, wie sie aus eigener Kraft heraus mit Unterstützung ihres Partners ihr Kind gut und auf natürlichem Weg zur Welt bringen können. Die meisten meiner Schwangeren beginnen mit der Geburtsvorbereitung zwischen der 20. und 24. SSW und haben somit genügend Zeit, sich mit sich selbst, der Schwangerschaft, dem Kind, der Geburt und mit dem Geburtsschmerz aktiv auseinanderzusetzen. Das Ziel eines guten Geburtsvorbereitungskurses sollte sein, dass du als Schwangere dir selbst und deinem weiblichen Wissen, das in dir ruht, wieder näherkommst. Dabei wirst du gleichzeitig deinen Körper wieder gut spüren lernen.

Dabei helfen dir keine theoretischen Modelle! Was zählt, sind praktische Tipps und Tricks. Dadurch hast du in herausfordernden Grenzsituationen das sichere Gefühl, es aus eigener Kraft zu schaffen.

> ***Mein Tipp:*** *Ich empfehle dir meine ganzen Tipps und Tricks auf Stimmigkeit zu überprüfen. Spüre hinein, welche Maßnahmen jetzt für dich persönlich die richtigen sind.*

Es ist für mich immer wieder wunderbar zu beobachten, dass alle Frauen die für sie stimmigen Antworten auf ihre Fragen bereits in sich tragen. In Bezug auf den Geburtsschmerz bedeutet dies, dass durch die Hilfe von wertvollen Informationen von Seiten der Hebamme die Schwangere ihre Einstellung, mit der sie das Phänomen „Schmerz“ interpretiert, ändert. Dadurch kann sie den Schmerz besser annehmen, tolerieren und ihn dann wieder loslassen. Gleichzeit erhöht sich dadurch ihre Schmerztoleranz.

Der Wehenschmerz ist der einzig positive Schmerz in meinem Leben,
den es zu durchleben sich lohnt.
Durch diese Einstellung kann ich den Geburtsschmerz
mit der Zeit positiv sehen,
ihn annehmen, um ihn dann auch wieder loszulassen.

Du wirst durch dein eigenes Kind für diese anstrengende Arbeit ausreichend belohnt und beschenkt.

Der Partner ist die Heimat seiner Frau im Kreißsaal! In der heutigen Zeit ist es fast selbstverständlich, dass der werdende Papa bei der Geburt dabei ist. Wer leider nicht intuitiv weiß, womit er seine Frau während der Geburt unterstützen kann, ist in seiner Not meist lediglich zum „Händchenhalten" degradiert. Daher ist es **notwendig, dass sich dein Partner darüber informiert, was er persönlich zu seinem und deinem positiven Geburtserlebnis beitragen kann**.

Mein **Geburtsvorbereitungskurs für Paare** geht über 10 Stunden (ein Samstag-Intensivkurs). Er ist so ausgerichtet, dass sich der werdende Vater einerseits viele Tipps für die Schwangerschaft holen kann (Massagen für Kreuz- oder Mutterbandschmerzen, Geburtszeitverkürzung mit Hilfe der Akupunktmassage). Andererseits bekommt er viele praktische Tipps für die Geburt (Gebärstellungen und Gebärbewegungen, richtiges Coaching während der Geburt etc.). Mein **Ziel ist es, das Paar für die Geburt „fit zu machen"**. Das Paar lernt innerhalb dieser 10 Stunden Vertrauen in ihre Teamarbeit zu haben und stärkt es auch gleichzeitig. **Beide gehen aus eigener Kraft und vor allem gemeinsam durch die Geburt.** Dadurch steht einem positiven Geburtserlebnis nichts mehr im Wege.

Durch den Wehenschmerz wird die Frau momentan in eine akute Stresssituation gebracht. Ihre Drüsen scheiden dadurch eine hohe Menge an sogenannten Katecholaminen aus. Dadurch wiederum kommt es zu einer vermehrten Oxytozin-Ausschüttung (Oxytozin = Bindungs- und Sich-ineinander-Verlieben-Hormon). Oxytozin wird auch während und kurz nach dem Orgasmus ausgeschieden. Im Weiteren kommt es zu einer intensiven Endorphin-Ausschüttung (Endorphin = Bindungs- und Glückshormon). Durch die körpereigene Endorphin-Ausschüttung werden die Wehen verstärkt und der Geburtsvorgang beschleunigt. Gleichzeitig wird eine steigende Schmerztoleranz erreicht.

Je weiter die Geburt voranschreitet, desto höher wird die Toleranz gegenüber dem Schmerz, sofern man die Frauen nicht in die für die Geburt kontraproduktive Rückenlage zwingt. Die Frau erlebt einen ständigen Wechsel von akutem Stress während der Wehe und dann tiefer Entspannung während der Pause. In der Übergangsphase bewirkt die Ausschüttung der Endorphine eine gute Bewusstseinserweiterung. Die Gebärende kommt in einen tranceartigen Zustand, somit wird ihr rationales Denken gehemmt und sie kann ganz „Bauch werden", um ihr Kind gebären zu können.

Warum ist der Geburtsschmerz notwendig?

Der Schmerz kündigt die Geburt an. Schmerz heißt für den Körper immer: Achtung, jetzt passiert etwas Wichtiges! Der Schmerz dient auch heute noch als eine Art Warnsignal während der Geburt. Zuallererst teilen die Schmerzen der Einstellungswehen oder der Eröffnungswehen der Schwangeren mit, dass sie sich einen „sicheren Ort" („heimelige Höhle" = „Geburtshöhle") suchen soll, wo sie sich geborgen und wohlfühlt. Erst dann können während der Geburt die wichtigen Hormone wie Oxytozin und Endorphin ausgeschüttet werden.

Die Frau nimmt im Zustand des Schmerzes **instinktiv und intuitiv jene Haltungen** ein, die ihr **einerseits den Schmerz lindern und andererseits den möglicherweise zu großen Druck auf den Beckenboden vermindern** (siehe dazu auch Kapitel 10.2 und 10.3: Ideale Positionen für die Eröffnungsphase, die Übergangsphase und die Geburt). Durch diese Instinkte schützt sie sich selbst vor Schäden an ihrem knöchernen Becken und an ihren Weichteilen (Beckenboden, Gebärmutterhals, Scheide etc.). Ihr Kind schützt sie dadurch vor einem zu starken Druck auf seinem Kopf und verhindert damit zu einem hohen Prozentsatz Einstellungsanomalien.

Wenn die Gebärende in der Schiebephase nicht angehalten wird, gegen die Natur zu handeln (wie z. B. tief Luft holen und pressen), dann wird sie vom Schmerz angeleitet, genau das Richtige zu tun. Er zeigt ihr, nur soviel mitzuschieben, wie es ihr Beckenboden und ihr Damm gerade noch verkraften, und bewahrt sie somit vor gravierenden Schäden. **Der Schmerz hilft der Gebärenden, sich zu orientieren.** Sie kann selbst fühlen, wo sich ihr Kind gerade befindet und wie gut sie sich beide gegenseitig näherkommen.

Fakt ist, dass der Geburtsschmerz die Frau an ihre äußerste Grenze bringt und sie wirklich, so hart es auch klingen mag, zu einer Art Kapitulation und einer völligen Hingabe zwingt. **Doch aufgrund dieser intensiven Grenzerfahrung wächst eine wahre, eigene Stärke, die der Frau die notwendige Reife gibt, um ihrer Mutterrolle dann gewachsen zu sein.**

Der Geburtsschmerz hat einen anatomischen Grund

Wenn sich etwas Dickes durch was Enges hindurchzwängen muss und sich das Gewebe, der Muttermund und der Geburtskanal überdurchschnittlich dehnen müssen, so hat dies unweigerlich mit intensivem Druck bis Schmerz zu tun.

Der Geburtsschmerz ermöglicht ein intensiveres Bonding

Der Schmerz erinnert dich als werdende Mutter daran, dass dein Baby sich auch anstrengen muss und die Schmerzen mindestens gleich intensiv erlebt wie du! Euer gemeinsames Ziel darf es sein, durch dick und dünn zu gehen. Wenn durch die PDA der Gebärenden der Geburtsschmerz beinahe vollständig abgenommen wird, ist das Kind dem Schmerz völlig alleine ausgeliefert. Mütter, die den Geburtsschmerz erleben durften, haben ein wesentlich intensiveres Bonding-Gefühl (miteinander Beziehung aufnehmen und in Beziehung kommen) mit ihrem Kind. Sie sind mächtig stolz auf sich und auf ihr Kind, diese außergewöhnliche Leistung gemeinsam erbracht zu haben.

Der Geburtsschmerz ist auch ein „Wachstumsschmerz"

Wenn eine Frau durch den Geburtsschmerz gegangen ist, hat sie dadurch so viel Selbstvertrauen und Zuversicht gewonnen, dass sie automatisch in ihrer Persönlichkeit wächst und damit auch dem herausfordernden Alltag mit dem/der neuen Erdenbürger/in besser gewachsen ist.

Was erleichtert mir den Geburtsschmerz?

Es ist wichtig für eine Gebärende, sich in ihre kuschelige „Höhle" bzw. „Nest" zurückziehen zu können. Dort kann sie in Ruhe ihre Geburtsarbeit leisten und wird von keinem gestört bzw. sie lässt sich nicht von unwichtigen Dingen ablenken.

Für die Wohlfühlatmosphäre ist in erster Linie dein Partner und in zweiter Linie die betreuende Hebamme verantwortlich. Im Idealfall sorgen beide dafür, dass du dich wohl und geborgen und im Krankenhaus fast wie zu Hause fühlst.

- *Dafür kannst du beruhigende Raumsprays verwenden, z. B. TT-Raumspray-Willkommen, -Nervenbalsam, -Sandmännchen oder -Friede.*
- *Mit Hilfe einer speziellen Musik für die Geburt (z. B. selbst zusammengestellte CDs mit den gemeinsamen Lieblingsliedern: eine CD mit schwungvoller Musik, eine CD mit beruhigender Musik!) schaffst du dir eine „heimelige" Atmosphäre. Während der Akupunktmassage und der Damm-Massage zu Hause kannst du im Voraus testen, wie die ausgewählte beruhigende Musik auf dich wirkt. Wenn du in den frühen Morgenstunden oder in den herausfordernden Phasen während der Geburt Kraft brauchst, wird dir die schwungvolle Musik gute Dienste leisten.*
- *Auch eine von dir ausgesuchte „Geburtskleidung " hilft dir, dich wie zu Hause zu fühlen. Sie sollte gemütlich, kuschelig, pflegeleicht und dir vor allem vertraut sein (es riecht nach „zu Hause"). Ob diese Bedingungen auch von einem gewöhnlichen Krankenhaus-Nachthemd erfüllt werden,*

musst du selbst entscheiden. Im Idealfall sollte deine Geburtskleidung die Farbe Rot haben, um dein für die Geburt wichtiges Wurzelchakra zu stärken. Den gleichen Effekt erzielst du, wenn du dir im Bereich deines Beckens ein rotes Handtuch oder einen roten Pullover umbindest. Rot lackierte Zehennägel und/oder rote Socken wirken sehr gut wärmend auf deine Füße und gut erdend. Nur wenn deine Füße warm sind, öffnet sich dein Muttermund leicht und schnell!

- *Nimm dir sowohl eigene kleine Kissen, ein Stillkissen, ein Nackenhörnchen als auch eine Kuscheldecke mit. An diesen Sachen mangelt es so gut wie immer im Kreißsaal. Es lohnt sich, diese Utensilien fürs Krankenhaus einzupacken, denn damit kannst du dir nach der Geburt eine ideale „Stillecke" zaubern.*
- *Wenn es dir wichtig ist, kannst du dir einen Talisman, ein „Maskottchen" oder ein anderes für dich wichtiges Symbol mitnehmen, um dir den Geburtsraum so persönlich wie möglich zu gestalten.*
- *Auch hat sich das Mitnehmen eines Kraftortbildes sehr bewährt, wo du dich in deinen Wehenpausen „hinbeamen" kannst.*

Mein Tipp: Ich empfehle dir und deinem Partner, bereits in den letzten Wochen vor der Geburt über deine/eure Wünsche und Vorstellungen rund um die Geburt zu sprechen. Was braucht jeder einzelne, damit eine Wohlfühlatmosphäre entstehen kann? Welche Musik könnt ihr euch vorstellen? Welcher Duft würde für eine heimelige Atmosphäre sorgen?

9.4 Natürliche Schmerzlinderung bei der Geburt

In Kapitel 7 werden Optionen erläutert, sich **mit Hilfe von bewährten Ganzheitsmethoden** (Aromatherapie, Akupunktur, Blütenessenztherapie, Fußreflexzonenmassage, Kräutertherapie, Mentaltraining, Mineralstofftherapie, Yoga) auf die Geburt vorzubereiten. Du hast damit **die**

Möglichkeit, selbst dazu beizutragen, um dir die Geburt deines Kindes so leicht und einfach wie möglich zu machen.

Fairerweise muss ich erwähnen, dass diese Arten der Ganzheitsmethoden nur dann ihre volle Wirkung – ganz speziell auch im Bereich der Schmerzlinderung während der Geburt – entfalten, wenn du deinem Körper die Chance gibst, mit diesen Methoden schon Wochen vor der Geburt in Kontakt zu kommen.

Wenn du jene für dich stimmigen Ganzheitsmethoden kombinierst und mit diesen dann auch rechtzeitig startest, wird es dir möglich sein, die Geburtszeit um mindestens 4 bis 5 Stunden zu reduzieren und dadurch in Sachen Geburtsschmerz über einen wesentlich kürzeren Zeitraum gefordert zu sein. Du entscheidest somit, welche der „natürliche Schmerzmittel" du dir in der Vorbereitung schon vertraut machen und während der Geburt zum Einsatz bringen möchtest.

In Kapitel 9.6 kannst du dir in meinem „Schmerz-Bewältigungs-ABC" noch einige Tipps und Tricks zur natürlichen Schmerzlinderung während der Geburt holen.

Homöopathische Mittel

Wenn du dir mit Hilfe von Homöopathie die Geburt erleichtern willst, dann wende dich bitte an eine in Homöopathie gut ausgebildete Hebamme oder natürlich auch an einen Homöopathen oder eine Homöopathin, der/die das für dich passende homöopathische Mittel finden und dich über die Einnahme in Kenntnis setzen kann. Selbst wenn die diensthabende Hebamme in Homöopathie ausgebildet sein sollte (kommt leider sehr selten vor), so wird es meist aufgrund des Zeitmangels nicht möglich sein, das für dich richtige Mittel auszuwählen.

Vertikale Stellungen während der Eröffnungsphase und direkt während der Geburt

In Kapitel 10.2 und 10.3 werden die idealen Positionen während der Eröffnungsphase und direkt während der Geburt erläutert. Bitte wiederhole mit deinem Partner gemeinsam immer wieder die vertikalen Stellungen, damit sie dir in „Fleisch und Blut" übergehen, denn dann sind sie dir vertraut und du wirst diese Positionen dadurch souverän während der Geburt einsetzen und brauchst dann nicht mehr über die Technik nachzudenken. In diesem Fall werden dir diese Stellungen optimal helfen, den Geburtsschmerz zu lindern.

Die richtige Atmung

Wichtig ist es, den eigenen vertrauten Atemrhythmus anzuwenden, der schon vor der Geburt trainiert wurde. Intensives Ausatmen durch den Mund wird als sehr erleichternd empfunden. Sich an der Atmung festhalten hilft dir, jede Wehe gut anzunehmen und sie dann auch wieder gehen zu lassen. Meine Erfahrung ist, dass Frauen, die sich regelmäßig Yogaeinheiten für Schwangere gönnen (siehe dazu Kapitel 7.11) und die erlernten Körperstellungen kombiniert mit einer speziellen Atemtechnik auch zu Hause trainieren, wesentlich kürzere, leichtere und vor allem schmerzarme Geburten haben (spezielle Atemtechniken findest du in Kapitel 8.10).

Warmes Wasser

Warmes Wasser in der Dusche, in der Badewanne (Vollbad mit dem TT-Geburt-Spezialöl) oder auch in Form von heißen Kompressen ist schmerzlindernd und kann nahezu Wunder bewirken.

Mentaltraining: sich ein positives Bild vom Schmerz machen

Den Schmerz

- *als eine Herausforderung annehmen,*
- *als Kraftprobe einerseits und eine Kraftspende andererseits sehen,*
- *als Quell der Erkenntnis begreifen,*
- *als Notwendigkeit der Trennung vom eigenen Kind akzeptieren und*
- *als bedeutsames Erlebnis für die eigene Entwicklung und das eigene Wachstum anerkennen.*

Engagierter Partner
Vom eigenen Partner viel Lob und Anerkennung und „Vorschusslorbeeren" für die großartige Leistung sowie Zärtlichkeiten und Massagen zu erhalten, ist „Seelenbalsam". Wenn du keinen Partner hast, ist es besonders wichtig, eine gute Freundin zur Geburt mitzunehmen. Wenn ihr euch gemeinsam auf die Geburt vorbereitet, kann sie dich ideal während der Geburt unterstützen und dir ein engagierter Partner sein. Eine liebevolle, einfühlsame Betreuung während der Geburt wirkt optimal schmerzlindernd.

9.5 Schmerzerleichterung mit Hilfe der Schulmedizin

Es kann während der Geburt zu Situationen kommen, in denen die natürlichen Schmerzmittel nicht mehr ausreichen und man sich die schulmedizinischen Schmerzmittel zu Hilfe nehmen muss, soll und auch darf. Du und dein Partner werden mit Hilfe eures Betreuerteams den goldenen Mittelweg finden, den für euch stimmigen Weg.

Buscopan® *(Wirkstoff: Hyoscin-N-butylbromid) ist ein krampflösendes Mittel, das auch bei Regelkrämpfen eingesetzt wird. Es ist in der Lage, einen straffen Muttermund weicher zu machen; besonders dann, wenn es direkt in die Vene (intravenös) verabreicht wird. Schmerzlinderung mit Hilfe des warmen Wassers (1 Stunde in der Dusche bzw. in der Badewanne) entspricht ungefähr auch jener Schmerzlinderung, die mit Buscopan erreicht wird.*

Tramal® *(Wirkstoff: Tramadolhydrochlorid) ist ein mittelstarkes Schmerzmittel. Manche Frauen reagieren darauf mit Schwindel und Kreislaufproblemen und zwingen sich dadurch ins Bett.*

Nubain® *(Wirkstoff: Nalbuphinhydrochlorid) ist die Alternative zu dem Suchtgift Alodan. Es ist als „Vorstufe der PDA" zu sehen und ist ein starkes*

Schmerz- und Beruhigungsmittel, das in der Übergangsphase (geöffneter Muttermund von 7 bis 9 cm) nicht mehr gegeben werden darf, da es auch das Kind „beruhigen" würde, das unter Umständen mit Atemnot auf die Welt kommen würde. Es hilft den Frauen, die zu kopflastig sind und sich in den Wehenschmerz hineinsteigern. Sie wehren sich gegen den Schmerz mit Händen und Füßen und wollen alles immer kontrollieren. Nubain hat sich vor allem bei jenen Frauen bewährt, die bereits mit dem Schmerz der beginnenden Eröffnungswehen überfordert sind. Wenn sie bereits in dieser Anfangsphase nicht mehr mit ihrer Atmung zurechtkommen und als ganze Person nur noch Schmerz sind, hilft Nubain den Kreislauf von Angst, Spannung und Schmerz zu durchbrechen. Somit entspannt sich die Gebärmuttermuskulatur und verringert dadurch auch die Wehentätigkeit. Die Folge ist meistens der Einsatz eines künstlichen Wehenmittels. Wenn Nubain keinen Erfolg zeigt, bleibt nur noch die Regionalanästhesie in Form einer PDA, um der Mutter auf diesem Weg doch noch eine Spontangeburt zu ermöglichen.

*Bei einer **PDA (Periduralanästhesie, Kreuzstich)** wird der Frau mittels einer langen Kanüle ein Katheder in den Wirbelkanal geschoben. Über diesen Katheder wird dann ein Betäubungsmittel gespritzt. Der Katheder verbleibt im Wirbelkanal und das Betäubungsmittel wird im Optimalfall (leider selten) so dosiert, dass die Frau ihre Beine noch gut bewegen und alle Geburtspositionen einnehmen kann. Die Wehe wird bei gut gesetzter PDA vordergründig als intensiver Druck und kaum als schmerzhaft empfunden.*

***Mein Tipp:** Für mich persönlich hat eine PDA nur dann eine Berechtigung, wenn sie medizinisch streng indiziert ist, wie z. B. bei einer verzögerten, stundenlangen Geburt (ab 15 Stunden) mit Einstellungsproblemen des kindlichen Köpfchens oder bei einer sehr starken Erschöpfung der Mutter, infolgedessen große Verzweiflung besteht und die Geburt praktisch stagniert. In diesen Situationen ist die PDA sehr hilfreich, da sie erfreulicherweise der werdenden Mutter doch noch eine Geburt auf normalem Weg ermöglicht.*

9.6 Das Schmerz-Bewältigungs-ABC nach Traude Trieb auf einen Blick

A ***Atmung***

Sich auf die Atmung, im Speziellen auf die Ausatmung konzentrieren, um den Schmerz bei jedem Ausatmungszug hinauszulassen, loszulassen, ihn wegzupusten oder wegzublasen.

B ***Bedürfnisse***

Offen sein für die Bedürfnisse des eigenen Körpers, Bedürfnisse wahrnehmen und zugleich befriedigen.

C ***Coldpack***

Coldpacks oder kalte Kompressen, eingewickelt in eine Stoffwindel, auf die Stirn oder in den Nacken gelegt, helfen, deinen Kreislauf anzukurbeln.

D ***Druck auf schmerzende Stelle***

Festen Druck auf die schmerzende Stelle ausüben; eine gute Massage verschafft Linderung durch den Gegendruck.

E ***Einstellung***

Die positive Einstellung zum Schmerz hilft, ihn besser annehmen zu können. Die Wehe ist mein Freund, jede Wehe bringt mich meinem Kind einen Schritt näher und verkürzt die Geburtszeit.

F ***Frische Luft***

Das Fenster öffnen, frische Luft atmen oder wenn möglich sogar noch hinaus ins Freie gehen, um die Kraft der Mutter Erde unter den Füßen zu spüren.

G ***Gehalten werden***

In den Arm genommen und liebevoll gehalten und getröstet werden.

H ***Hand halten***

Die Hand des Partners oder der Hebamme halten, um dadurch deren Kraft, Sicherheit und Zuversicht zu spüren und sich energetisch aufzuladen.

I ***Innen***

Nach innen gehen, zum Schmerz hinatmen, in den Schmerz richtig hineinatmen, um ihn gut annehmen und dann auch loslassen zu können.

J ***Jammern***

Jammern, stöhnen, seufzen, singen. Alles, außer leise sein und sich auf die Zähne beißen oder die Hände zu Fäusten verkrampfen.

K ***Kirschkernsäckchen***

Heißes Kirschkernsäckchen oder eine heiße Wärmflasche auf die schmerzende Stelle auflegen.

L ***Liebe***

Liebevolle Zuwendung und Zuspruch von Seiten des Partners und der Hebamme.

M ***Massage***

Den Schmerz mit einer liebevollen Massage wegstreichen bzw. wegstreicheln.

N ***Nie mehr wieder***

Denke dir bei jeder Wehe: „Am Höhepunkt der Wehe, kann ich diese Wehe abhaken, diese Wehe kommt nie mehr wieder."

O ***Ohh***

Ausatmen auf Selbstlaute O – A – U oder JA.

P ***Positionswechsel***

Häufiger Positionswechsel! Sich vor allem bewegen, um eventuell die Schmerzstelle verändern zu können. Die Gelegenheit nützen und die Harnblase stündlich entleeren.

Q ***Quelle der Kraft***

Mit der richtigen Einstellung kann ich den Schmerz auch als Quelle der Kraft sehen, vor allem, wenn ich ihn annehme und nicht gegen ihn ankämpfe.

R ***Rhythmisches Bewegen***

Rhythmisches Bewegen, auf Wunsch auch nach Musik: Becken kippen, schieben, kreisen, wippen, schütteln oder auf eine andere Art lockern.

S	***Sinnhaftigkeit des Wehenschmerzes*** *Auf JA ausatmen, um sich die Sinnhaftigkeit und Notwendigkeit des Schmerzes immer wieder ins Gedächtnis zu rufen.*
T	***Tanken*** *Den Partner als energetische Tankstelle ansehen. Sich mit dem eigenen Rücken an den Rücken des Partners lehnen, um dadurch Rückendeckung und Rückenstärkung zu bekommen.*
U	***Urkraft*** *Die Gebärkraft ist eine Urkraft! Sich bewusst machen, dass diese Urkraft tief in dir verankert ist und nur wartet, genützt zu werden.*
V	***Vertikale Geburtspositionen*** *Mit Hilfe der Schwerkraft geht das Gebären viel leichter: hocken, stehen, knien etc.*
W	***Warmes Wasser*** *Warmes Wasser (Dusche, Badewanne) anwenden, sich vorstellen, dass sich der Schmerz im Wasser verteilt und gleichzeitig auch auflöst. Wasser erinnert auch an eine Welle. Sich die Wehen und die Schmerzen als Welle vorstellen, auf denen man reitet. Den Schmerz annehmen, akzeptieren und ihn vor allem nicht brechen wollen.*
X	***Ankreuzen und abhaken*** *Mit einem X die gegebene Situation ankreuzen und das Ganze abhaken und sich vor allem auf die Zeit freuen, wenn der Schmerz vorbei sein wird bzw. sich nach jeder Wehe denken: „Es ist herrlich, wenn der Schmerz nachlässt!“*
Z	***Zuspruch*** *Positiven Zuspruch wie „Du schaffst es!“ einfordern.*

9.7 Natürliche Methoden der Geburtseinleitung bei Terminüberschreitung

Heutzutage kommen trotz der modernen Ultraschalldiagnostik und der genauen Berechnungsverfahren nur rund 6 % der Kinder zu dem Termin, der vom Gynäkologen/der Gynäkologin errechnet wurde, zur Welt.

Meine folgenden Tipps für eine Geburtseinleitung mit natürlichen Methoden werden nur dann wirklich Erfolg haben, wenn dein Körper und auch dein Baby wirklich reif für die Geburt sind. Diese Mittel können nur dann ihre Wirkung voll entfalten, wenn sie lediglich das Tüpfelchen auf dem „i" bilden und ohnehin nur noch ein kleiner Kick gefehlt hat.

Mein Rezept für den „berühmten" Wehencocktail
0,25 Liter Orangensaft, 10 Gewürznelken und 1 Stange Zimt zusammen für 20 Minuten köcheln lassen, in den letzten 2 Minuten ein geschältes Ingwerknollenstück (2 cm lang) mitkochen lassen. Das Ganze abseihen und auf Trinktemperatur abkühlen lassen. Frauen bis 70 kg Körpergewicht geben 4 EL (> 70 kg 5 EL, > 100 kg 6 EL) Rizinusöl und 1 Schnapsglas Cognac (oder auch Rum) dazu, mit dem Pürierstab oder dem Schneebesen fein abmischen und dann relativ zügig trinken. Der Alkohol dient dazu, dieses relativ ölige Gemisch zu emulgieren und es besser trinkbar zu machen. Auch verhilft der Alkohol zu einer etwas gelockerten Stimmung. Der Cocktail kann natürlich auch ohne Alkohol zubereitet werden.

Folgende Reaktionen können auf den Wehencocktail auftreten
In sehr vielen Fällen kommt es nach 2 bis 4 Stunden, in seltenen Fällen erst nach 7 bis 8 Stunden zu einem Durchfall. Sehr selten wird den Frauen auf diesen Wehencocktail übel und sie erbrechen. Es gibt aber auch Frauen, die auf diesen Cocktail überhaupt nicht reagieren.

Wenn der Wehencocktail keine Reaktion zeigt, frühestens 3 Tage später neuerlich versuchen *(ansonsten provozierst du eine Dickdarmreizung). Ich empfehle, diesen Cocktail erst frühestens 6 Tage nach dem errechneten Geburtstermin einzunehmen, wenn der Muttermundbefund entsprechend ausfällt, d. h. der Gebärmutterhalskanal (Cervix) bereits verkürzt und der Muttermund auch schon 1 bis 2 cm geöffnet ist.*
Wenn die Frau und ihr Kind wirklich bereit zur Geburt sind und es sich auch um keinen falsch errechneten Geburtstermin handelt, beginnen meist parallel zum Durchfall nach einer gewissen Zeit regelmäßige Wehen.

TT-3 in 1-Tee-Vollbad mit dem TT-Geburt-Spezialöl
In 3 Liter kaltem Wasser 5 EL der Kräuter zustellen, 10 Minuten zugedeckt köcheln lassen und in das Badewasser abseihen (Badewassertemperatur max. 37,5 bis 38°C). In einem Gefäß 3 EL Honig und/oder einen halben Becher Schlagobers/Schlagsahne (besonders bei trockener Haut geeignet, jedoch nicht bei Kuhmilchallergie) als Emulgator und 3 EL des TT-Geburt-Spezialöls gut verrühren und dem Badewasser zugeben. Die Badedauer sollte 30 Minuten betragen.

Brustwarzenstimulation
Ich empfehle, bereits innerhalb der letzten 3 Wochen während des Kümmeldampfsitzbades die Brustwarzen mit dem TT-Geburt-Spezialöl oder mit der TT-Spezial-Turbocreme zu stimulieren. Erstens bereitet dies die Warzen ideal fürs Stillen vor und man kann sich schon geistig darauf einstellen, wie es ist, wenn später das Kind an den Warzen saugt. Zweitens ist die Stimulation der Brustwarzen auch wunderbar wehenanregend. Zwirble deine Brustwarzen mit Gefühl und ziehe sie sanft in die Länge, führe eine richtige „Melkbewegung" durch. Umfasse dabei deine Brust mit beiden Händen. (Wenn du dir symbolisch ein Zifferblatt auf deine Brust legst, dann liegen beide Daumen bei ca. 12 Uhr und die restlichen 4 Finger genau gegenüberliegend, unterhalb auf ca. 6 Uhr.) Gehe nun von oben kommend mit den Daumen zur Mitte zum Warzenhof, 1 bis 2 cm vor dem Warzenhof

drückst du mit deinem Daumen auf die darunter liegenden Finger und ziehst gleichzeitig nach vorne in Richtung Warzenhof. Durch diese melkende Bewegung wird sich wahrscheinlich auch bereits etwas Vormilch ausdrücken lassen. Regelmäßige Stimulation der Brustwarzen über ca. 10 Minuten innerhalb der letzten 3 Wochen vor dem errechneten Termin kann eine schulmedizinische Einleitung wegen Geburtsterminüberschreitung wahrscheinlich verhindern. Wenn du und dein Partner daran Gefallen finden, kann er natürlich auch deine Brustwarzen stimulieren, indem er daran mittelfest saugt oder er für dich diese melkende Stimulation durchführt.

Bauchmassage mit dem TT-Geburt-Spezialöl

Die Kombination einer mittelfesten Massage mit den wehenanregenden Ölen des TT-Geburt-Spezialöls kann deiner Gebärmutter einen idealen Kick geben, endlich mit ihrer Geburtsarbeit zu beginnen. Dazu machst du von oben beginnend, seitlich nach unten streichende, kreisende Massagebewegungen. Die Gebärmutter reagiert besonders gut oben, direkt unter dem Brustkorb auf diese Art der Stimulation. Am besten funktioniert diese Massage, wenn sie dein Partner oder eine gute Freundin durchführt. Diese Massage kann über eine Dauer von 10 bis 15 Minuten mehrmals täglich durchgeführt werden. Die meisten Frauen genießen diese Art der Massage und für dein Kind ist dies wie eine intrauterine Babymassage.

Die Massage darf auf keinen Fall Schmerzen bereiten. Wenn du wirklich bereit zur Geburt bist, dann wird deine Gebärmutter innerhalb kürzester Zeit mit intensivem Hartwerden des Bauches antworten.

Wehenanregender Tee (Wehentee)

In 0,25 Liter Orangensaft 1 Stange Zimt und 10 Gewürznelken für 20 Minuten zugedeckt köcheln lassen. Die letzten 2 Minuten eine ca. 2 cm große geschälte, frische Ingwerwurzel dazugeben. Diese Mischung zusammen mit 0,75 Liter kochendem Wasser über 4 EL von den Kräutern des geburtsvorbereitenden Tees gießen und für 10 Minuten zugedeckt ziehen lassen.

Der Orangensaft wird deshalb dem Wehentee beigegeben, damit die sehr erwärmenden Gewürze (Zimt, Nelke, Ingwer) dich nicht zu hitzig machen. Die Tagesdosis dieses Tees liegt bei 2 Litern. Dieser kann ab dem errechneten Termin täglich getrunken werden. Wenn er dir kalt besser schmeckt, dann kannst du ihn auch kalt trinken.

Akupunktmassage

Wenn dein Partner bereits in den letzten Wochen die Akupunktmassage gut durchgeführt hat, dann wird dein Körper auch jetzt sehr gut auf diese Stimulation reagieren. Bitte die zu massierenden Punkte nicht in Eigenregie aussuchen: Wende dich bitte an eine Hebamme oder Therapeuten/Therapeutin, der/die in Traditioneller Chinesischer Medizin ausgebildet ist und dir die Punkte ganz genau zeigen und auch mit einem nicht wasserlöslichen Stift anzeichnen kann. Ich empfehle deinem Partner, ab dem errechneten Geburtstermin zweimal täglich diese Massage plus Bauchmassage plus Brustwarzenstimulation durchzuführen.

Akupunktur und Schröpfkopfmassage

Mit Hilfe einer einleitenden Akupunktur und der Schröpfkopfmassage kann fast immer eine schulmedizinische Einleitung verhindert werden. Vor allem dann, wenn du alle anderen vorbereitenden Methoden (siehe Möglichkeiten der Geburtsvorbereitung in Kapitel 7) bereits einige Wochen lang regelmäßig durchgeführt hast. Dein Körper ist dann schon in „Hab-Acht-Stellung“ und weiß diese Art der Stimulation zu deuten. Wende dich dabei an eine Person deines Vertrauens und mit entsprechender Ausbildung (gegebenenfalls eine Hebamme, ein Gynäkologen/eine Gynäkologin, TCM-Arzt/Ärztin etc.)

Liebevoller Sex

Das Sperma deines Partners enthält eine Vorstufe eines natürlichen Wehenhormons (Prostaglandin), das um den Geburtstermin herum und vor allem bei einer geburtsbereiten Schwangeren wunderbar wehenanregend

wirkt. Dieses Prostaglandin macht den Muttermund ideal weich. Außerdem macht dir ein erregendes Zusammensein mit deinem Mann den Kopf frei: Bei jedem Orgasmus scheidet die Frau noch zusätzlich das natürliche Wehenhormon Oxytozin aus, das deine Scheidenmuskulatur als auch deine Gebärmuttermuskulatur zum Zusammenziehen anregt.
Wenn ihr beide Lust aufeinander habt und vor allem auch noch eine Stellung findet, in der dein Bauch nicht zu sehr gedrückt wird (im Vierfüßlerstand oder dein Mann liegt seitlich in Löffelstellung hinter dir oder du sitzt auf deinem Mann), dann ist Sex eine wunderbare natürliche Möglichkeit, die Geburt einzuleiten. Wenn dein Mann dir auch noch gleichzeitig deine Brustwarzen stimuliert, dann habt ihr sehr gute Chancen, die Geburt damit auf natürlichem Wege in Gang zu bringen.
Wichtig ist nur zu bedenken, dass du dich unmittelbar nach dem Sex in eine Seitenlage mit etwas erhöhtem Becken (Polster darunter legen) bringst, damit dieses „kostbare“ Sperma nicht gleich wieder aus deiner Scheide herausläuft, sondern die Möglichkeit hat, deinen Muttermund zu erreichen.
Wenn euch absolut nicht nach Sex ist, dann finden sich andere der vielen Tipps, die ich euch gebe und die euch auch ziemlich sicher zum „Erfolg“ führen.

Zur natürlichen Geburtseinleitung hat sich auch ein ***„relativer“ Fasttag*** *sehr bewährt. Dein Körper ist nicht mit Verdauungsarbeit beschäftigt und kann sich nahezu ausschließlich auf die Produktion von Wehen konzentrieren.* ***Ein 100%iger Fasttag ist für eine Schwangere nicht gut, da sie unterzuckern würde!*** *Deshalb empfehle ich dir an einem fastenorientierten Tag hartes Brot/ Knäckebrot oder Mais/Reiswaffeln und eine süße Obstsorte (wie Weintrauben, reife und frische Ananas, getrocknete Rosinen, anderes Trockenobst oder ein Apfel- oder Birnenkompott) zu essen. Iss langsam, kaue jeden Bissen 30-mal im Mund und speichle ihn gut ein.*
Du solltest nicht warten, bis dir flau im Magen wird. Trinke dazu mindestens 1 bis max. 2 Liter von dem Wehentee. Gerne darfst du dir auch die Kraftsuppe mit den TCM-Kräutern während des Fasttages gönnen. Nimm

dir ins Krankenhaus eine ganze Thermoskanne mit der Suppe samt den Karotten und dem Suppenfleisch (wenn du möchtest) mit, sodass du während der Geburt zumindest den Fond und gleich nach der Geburt dir eine Suppe samt Einlage gönnen kannst. Bitte am Herd und nicht in einer Mikrowelle aufwärmen!

Ein Tag mit der natürlichen Einleitungsmethode nach Traude Trieb

Am Vorabend ein TT-3 in 1-Tee-Bad (mit 2 EL TT-Geburt-Spezialöl, aufgelöst in einem halben Becher Schlagobers/Schlagsahne) nehmen, damit du gut schlafen kannst. Die Lindenblüten sind wunderbar schlaffördernd und der enthaltene Lavendel sorgt für Ruhe.

Wichtig ist, dass sich dein Mann für diesen Tag Urlaub nimmt, denn dann könnt ihr noch einen wunderschönen Tag in vertrauter Zweisamkeit verbringen.

Wenn ihr schon Kinder habt, empfehle ich euch, diese bei Oma/Opa oder guten Freunden unterzubringen. Besonders empfehlenswert ist es, mit deinem Partner lange auszuschlafen. Wenn du dann aufstehst, isst du ganz langsam ein Stück altes Brot, Knäckebrot oder Reis- oder Maiswaffeln und zusätzlich ein bisschen frisches Obst oder ein Apfel- oder Birnenkompott. Dazu trinkst du 0,25 bis 0,5 Liter vom Wehentee. Am Vormittag gehst du mit deinem Partner 1 Stunde lang zügig spazieren (so schnell wie es für dich jetzt noch geht), sodass du etwas außer Atem kommst. Wenn du dann nach Hause kommst, isst du einen Teller der Kraftsuppe oder ein bisschen etwas von der Fastenkost und trinkst 0,25 bis 0,5 Liter vom Wehentee. Anschließend lässt du dir von deinem Mann über 15 Minuten eine Bauchmassage und eine intensive Kreuzbeinmassage machen und dir liebevoll deine Brustwarzen stimulieren.

Wenn dein Partner die Fußreflexzonen- und Akupunktmassage von einer Fachkraft/Hebamme gezeigt bekommen hat, ist es sehr günstig, sie an diesem „Einleitungstag" einmal am Vormittag und einmal am Nachmittag durchzuführen. Kurz vorm Mittagsschlaf nimmst du den Wehencocktail ein. Dann legst du dich mit deinem Partner für mindestens 2 Stunden schlafen. Solltet ihr nicht schon am Vorabend miteinander geschlafen haben, wäre es sehr optimal, es euch jetzt zu gönnen. Denkt daran, dass ein sexuelles Zusammensein innerhalb der nächsten Wochen eher selten sein wird! Genießt eure Zweisamkeit und die Zeit, um euch gegenseitig zu verwöhnen. Denke daran, dein Becken nach dem Sex in der Seitenlage für 15 Minuten hochzulagern. Nachdem du aufgestanden bist, wieder eine Kleinigkeit von der Fastenkost essen und abermals 0,25 bis 0,5 Liter des Wehentees trinken; danach nochmals mit deinem Mann 1 Stunde lang zügig spazierengehen.

Zu Hause angekommen, lässt du dir wieder eine ausdauernde Bauch- und Kreuzbeinmassage machen. Wahrscheinlich wirst du 2 bis 5 Stunden nach der Einnahme des Wehencocktails mit Durchfall reagieren. In seltenen Fällen zeigen die Frauen darauf überhaupt keine Reaktion. Es wäre ideal, wenn dich deine Hebamme im Laufe dieses Tages, am besten nach dem Mittagsschlaf, einleitend akupunktiert und dir zusätzlich eine Schröpfkopfmassage macht. Das ist das Tüpfelchen auf dem „i": Dein Baby wird sich durch die breite Palette des „Delogierungsverfahrens" so beeindruckt zeigen, dass es gar nicht anders kann, als zu schlüpfen und sich diese großartigen Eltern, die es mit allen Mitteln und so entschlossen auf die Welt bitten, anzuschauen.

***Wichtig: Bitte bei den beginnenden Wehen in diesem Fall nicht den Badewannentest machen!** Wenn du dich jetzt in ein Vollbad legst oder lange warm duschst, ist es möglich, dass dir die beginnenden Wehen wieder „einschlafen". Das wäre schade, da du die Wehen so mühevoll angeregt hast. Später, wenn die Wehen wesentlich kräftiger sind, kannst du dich wieder gerne in die Badewanne legen.*

10. Geburt 2: die einzelnen Phasen der Geburt

Ich nehme die Herausforderung an
und öffne mich dem Schmerz
und der Freude, der Sorge und der Hoffnung,
der Liebe und dem Loslassen.
Ich freue mich auf den Tag deiner Geburt,
mein Sonnenschein,
und gehe ihm mit vollem Vertrauen
und Zuversicht entgegen.

10.1 Der Ablauf einer regulären Geburt

Die erste Phase der Geburt: die Eröffnungsperiode

Ab der 20. SSW hast du bereits in einem Abstand von ungefähr 4 Wochen die Wachstumswehen kennengelernt. Zählst du zu den Mehrgebärenden, dann sind dir sicherlich auch die Senkwehen (3 bis 4 Wochen vor der Geburt) ein Begriff. Manchmal wirst du dir dabei sogar gedacht haben, dass es jetzt losgehen würde, und dann war es doch „nur" ein Fehlalarm. **In den letzten Tagen rund um die Geburt wirst du jetzt mit den Einstellungswehen konfrontiert**, die dein Baby in die „Pole-Position" manövrieren. Es zieht dir eventuell im Kreuz, meist vorne in den Leisten, manchmal auch hinunter bis in deine Oberschenkel und dein Bauch wird jetzt sehr oft hart, länger als du es in den letzten Wochen gewohnt warst. Mehrgebärende werden auch häufig mit intensivem Druck bis Schmerz im Bereich des Schambeins konfrontiert.

Durch diese Wehen wird dein Muttermund ideal vorbereitet und vor allem weicher gemacht. Er kann sich dadurch durchaus schon ein bisschen öffnen. Meist wirst du einen vermehrten Schleimabgang mit ein bisschen Schmierblut registrieren. Hilfreich ist in dieser Zeit, die schmerzenden Stellen mit dem TT-Geburt-Spezialöl einzureiben und danach eine heiße, feuchte Stoffwindel und zusätzlich eine Wärmflasche oder ein heißes Kirschkernsäckchen aufzulegen. Vielleicht hast du eher Lust auf ein warmes TT-3 in 1-Tee-Vollbad mit dem TT-Geburt-Spezialöl.

Mit diesen effektiven Maßnahmen kannst du dir das unangenehme Ziehen und Spannen im Rücken als auch in der Leiste und das intensive Hartwerden deines Bauches, das durchaus schon mit Schmerzen verbunden sein kann, wesentlich mildern. Somit bist du in der Lage, dir noch genügend Schlaf- und Energiereserven für die Geburt anzusammeln.

Mein Tipp: *Nimm deine Anfangswehen (Einstellungswehen, beginnende Eröffnungswehen) erfreut wahr und versuche sie, vor allem nachts, so gut wie möglich zu „ignorieren". Nichts wird sich nämlich als wichtiger erweisen, als eine Geburt möglichst ausgeruht anzutreten. Wenn du „übernächtigt" die Geburt beginnst, hast du bald „subjektiv" das Gefühl, dass deine Wehen unerträglich stark und kaum auszuhalten sind.*

Der **Unterschied zwischen den Einstellungswehen und den Eröffnungswehen** liegt in der Dauer der Wehe insgesamt und der Dauer des Höhepunktes. Einstellungswehen bauen sich auf wie eine Welle, sie kommen langsam, schwellen kurz an und gehen dann wieder. Der Höhepunkt dieser Wehen ist kurz und spitz. Die Eröffnungswehen hingegen kommen, steigen an, und wenn sie am stärksten sind, dann bleiben sie für 10 bis 15 Sekunden auf diesem Niveau, um dann erst langsam wieder zu verebben. Sie dauern im Gegensatz zu den Einstellungswehen (40 bis 50 Sekunden) gute 60 Sekunden. – Ausnahmen bestätigen natürlich die Regel.

Während der Eröffnungswehen drücken die Gebärmutterwände dein Kind von allen Seiten und es verhält sich dabei meist ganz ruhig. Erst nach der Wehe wird es sich wieder zu strecken und zu bewegen versuchen. Die leichteren Eröffnungswehen empfindet dein Kind noch durchaus als angenehm, so wie eine zärtliche Massage. Erst wenn sie wesentlich stärker werden, sind sie nicht nur für dich, sondern auch für dein Kind herausfordernd.

Mein Tipp: *Wenn du dich durch die Senkwehen oder Anfangswehen gestört fühlst und dein Nachtschlaf dadurch immer wieder unterbrochen wird, denke immer daran: Keine Wehe ist umsonst, denn jede Wehe bringt dich deinem Kind einen Schritt näher und verkürzt die Geburtszeit!*

Sich mit Haushalt & Co. während der Anfangswehen abzulenken, ist okay. Doch bitte **vergeude nicht deine Energie**, z. B. durch das oft empfohlene Treppensteigen. Das verschlingt deine Kräfte, die du während der Geburt brauchen wirst.

Wenn deine Wehen regelmäßig so ca. alle 10 Minuten kommen und auch kontinuierlich an Stärke zunehmen, gute 60 Sekunden anhalten und vor allem deine volle Aufmerksamkeit fordern, empfehle ich dir, deine **Tasche fürs Krankenhaus auf Vollständigkeit zu überprüfen** (denke bitte an den Mutter-Kind-Pass!). Oft beginnen die Eröffnungswehen in den frühen Morgenstunden und du wirst vielleicht davon geweckt. Ich empfehle dir, richtig gemütlich zu frühstücken, dich kulinarisch zu stärken und dann einmal geduldig abzuwarten, was dieser Tag bringt.

Mein Tipp: *Du entscheidest, ob bei beginnender Wehentätigkeit dein Partner bereits zu Hause in deiner Nähe bleiben oder noch besser in die Arbeit fahren soll. Der Badewannentest im warmen TT-3 in 1-Tee-Vollbad in Kombination mit dem TT-Geburt-Spezialöl wird zeigen, ob es sich um einen Fehlalarm handelt oder nicht. Wenn deine Wehen trotz des warmen Wassers nicht schwächer, sondern eher stärker werden, dann kannst du dich schon einmal freudig darauf einstellen, dein Baby spätestens innerhalb der nächsten 24 Stunden begrüßen zu dürfen.*

Wenn deine Wehen dann alle 5 bis 10 Minuten kommen, dann vertraue darauf, dass du ganz genau spürst, was für dich und dein Baby gut ist. Vielleicht ist jetzt herumspazieren für dich angenehm oder auch das Kuscheln mit deinem Partner im Bett oder auf der Couch. Vielleicht leise Musik im Hintergrund, ein guter Duft und du wirst in den Wehenpausen sogar noch ein bisschen träumen können. Wenn du gerne badest, wirst du dir sicherlich die Wanne einlassen, um zu testen, ob es dir im warmen Wasser angenehmer ist. Auch Nicht-Badewannen-Freunde haben sich im Laufe einer Geburt oft zu solchen entwickelt. Warmes Wasser lindert wunderbar die Schmerzen und gibt dir das Gefühl von Geborgenheit und Getragensein. **Da das warme Wasser die Eröffnungswehen durchaus relativ schnell anregen kann, musst du dies in deine Planung bezüglich der Fahrtdauer ins Krankenhaus einbeziehen.**

Ich empfehle dir, ab einem Wehenabstand von 5 Minuten nicht mehr in die Wanne zu steigen, außer deine Hebamme ist bereits bei dir oder du bist schon im Krankenhaus. Zählst du zu den Erstgebärenden und brauchst nicht länger als 30 Minuten ins Krankenhaus bzw. deine Hebamme zu dir, dann kannst du ruhig abwarten, bis die Wehen in einem Abstand von 3 bis 4 Minuten kommen: Dann wirst du ungefähr einen Muttermundsbefund von 3 bis 5 cm „erarbeitet" haben. **Solange du dich zu Hause noch wohl fühlst und ein gutes Gefühl für dich und dein Baby hast, kannst du ohne Weiteres in deiner vertrauten Umgebung bleiben.** Denn: **My home is my castle**! Dies trifft vor allem für die Geburt zu. Zu Hause in deiner eigenen Umgebung kannst du nackt durch die Gegend laufen, die Dusche, die Toilette und die Badewanne gehören nur dir alleine. Du kannst essen und trinken, worauf du Lust hast und vor allem das, was dir schmeckt. Wenn es dir gut tut, kannst du jederzeit noch in der Natur Kraft tanken. Zu Hause kannst du tun und lassen, was dir gefällt. **In der vertrauten Umgebung ist es leichter für dich, deine eigenen Bedürfnisse zu erspüren und sie dann auch zu befriedigen.** Du kannst stöhnen und jammern, singen, lachen und weinen, mit deinem Mann kuscheln und schmusen und keinen wird es stören. Es ist wunderbar, wenn du deine Wehen so ausleben kannst, wie es für dich gut ist. Du fühlst dich unbeobachtet und vor allem ungestört und nicht einsam, sondern erlebst alles gemeinsam mit deinem Partner.

Ein **geburtsvorbereitender Tee oder auch ein Himbeerblättertee** wird dir jetzt gut tun. Sorge auch dafür, dass deine Füße schön warm sind.

> ***Mein Tipp:*** *Kalte Füße während der Geburt sind einerseits ein Zeichen von Angst und andererseits ein Zeichen von Kreislaufschwäche. Hole dir Kraft von deinem Partner und bitte ihn um eine Fußmassage mit dem TT-Geburt-Spezialöl und ziehe dir anschließend rote, dicke Socken an.*

Auch ein kalter Bauch (besser gesagt eine kalte Gebärmutter) gebärt nicht gut und gern. Wenn dieser wichtigste Muskel des Tages solche Höchstleistungen vollbringen muss, dann braucht er es richtig **kuschelig warm**. Wickle dir ein rotes Handtuch, einen roten Pullover oder eine rote Kuscheldecke um deinen Bauch und dein Becken.

Der Zeitpunkt, ins Krankenhaus zu fahren, ist dann richtig, wenn du dich in Anwesenheit einer Hebamme und eines Arztes/einer Ärztin wohler fühlen würdest. Die Empfehlung, bereits bei einem Wehenabstand von 10 bis 15 Minuten ins Krankenhaus zu fahren, bedeutet für eine Erstgebärende meist noch mindestens 8 bis 10 Stunden im Krankenhaus zu verbringen und somit nicht mehr alle „Heimvorteile“ nutzen zu können. Die ersten Kinder brauchen meist am längsten, oft doppelt so lang wie die zweiten. Mehrgebärenden empfehle ich, maximal einen Wehenabstand von 5 Minuten zu Hause abzuwarten, da sie meist in einer wesentlich kürzeren Zeit ihr Baby bekommen. In beiden Fällen gilt natürlich: Ausnahmen bestätigen die Regel.

Ich vertraue darauf, dass ich mit meinem Partner gemeinsam und zum genau richtigen Zeitpunkt ins Krankenhaus fahre.

Ich vertraue darauf, dass meine geburtsbegleitende Hebamme dann bei mir/uns eintrifft, wenn wir ihre Unterstützung benötigen.

Ungeplante Hausgeburten kommen wesentlich seltener vor, als die Tatsache, dass Frauen stundenlang im Krankenhaus auf- und ablaufen und es bereuen, bereits so früh losgefahren zu sein. Auch sind Geburten im Auto äußerst selten. Und wenn dies der Fall ist und es dein Baby wirklich so eilig hat, wird alles wunderbar klappen, denn Komplikationen warten immer bis zum Eintreffen im Krankenhaus. Du sollst jedoch nicht den Eindruck gewinnen, dass du nur dann großartig bist, wenn du am letzten Drücker losfährst: **Es muss für dich stimmig sein! Höre auf dein Bauchgefühl!**

Es kann sein, dass, im Krankenhaus angekommen, deine Wehen momentan abrupt aufhören. Sei nicht enttäuscht und erlaube dir diese 30 bis 60 Minuten Eingewöhnungszeit. Immerhin musst du dich erst an die veränderte Umgebung und an die fremden Gesichter gewöhnen. In den meisten Krankenhäusern ist es möglich, die private Kleidung auf Wunsch anzubehalten. Ich empfehle dir, ein **besonders kuscheliges und farbenfrohes, jedoch auch pflegeleichtes „Geburtsgewand"** anzuziehen. Es wird dich an zu Hause erinnern und dir Geborgenheit vermitteln. Wenn du dieses „Festtags-Gewand" dann später gewaschen in deinem Kleiderkasten siehst, wirst du mit Freude an dieses großartige Ereignis der Geburt deines Kindes zurückdenken. Wir Frauen überlegen uns oft für den kleinsten Anlass, was wir anziehen sollen: Und an einem so wichtigen Tag wie dem Geburtstag deines Kindes wird ein herkömmliches Krankenhausnachthemd (farblose, „sackähnliche" Einheitsmontur) kaum deine Stimmung heben.

Wundere dich nicht, wenn dir ab einer Muttermundsweite von 5 bis 7 cm furchtbar übel wird und du dich sogar übergeben musst. In dieser

Phase ist der Wehenschmerz manchmal einfach „zum Kotzen", im wahrsten Sinne des Wortes. Die Schmerzintensität ist so groß, dass der Kreislauf überfordert ist. Hier helfen meist homöopathische Kreislauftropfen (z. B. *Cardiodoron® Tropfen* von Weleda) oder auch die TT-Energie AKUT-Mineralstoffmischung.

Wenn die Wehen so stark sind, dass sie dir eine **intensive Übelkeit** bescheren oder dich sogar zum Erbrechen bringen, dann ist es nicht mehr weit zu deinem Kind. **Du hast es bald geschafft!**

Spüle dir deinen Mund mit Wasser aus. Das anschließende Zähneputzen und/oder Kauen eines Kaugummis verhilft dir wieder zu einem besseren Geschmack im Mund. Lege dir einen kalten Waschlappen oder eine Stoffwindel auf die Stirn und/oder in den Nacken und schnuppere an einem rein ätherischen Zitronenöl (Zitrone hemmt das Brechzentrum im Gehirn). Sehr wohltuend erfrischend und auch „Gerüche kaschierend" wirkt das TT-Erfrischung-Körperspray.

Mein Tipp: *Entleere stündliche deine Harnblase, denn dies gibt dir immer wieder die Möglichkeit, aufs Neue gut loszulassen, dich ideal zu öffnen. Dadurch schützt du deine Harnblase vor Verletzungen und bewahrst dich vor dem gefürchteten Harnverhalten im Wochenbett.*

Das „Harnverhalten" (oder Harnverhalt, Ischurie) ist ein Fachbegriff aus der Gynäkologie und bezeichnet das Bedürfnis Harn zu lassen, jedoch nicht zu können, weil die Nerven der Harnblase durch das schwangerschaftsbedingte Überdehnen „beleidigt" sind und nicht mehr richtig reagieren. In diesem Fall kann der Frau nur durch Entleeren der Blase mittels Einmalharnkatheter geholfen werden.

Der Lieblingsaufenthaltsort vieler Gebärender ist die Toilette. Immerhin hast du dort im Kleinkindalter viel Zeit verbracht. Bereits damals ging es um das Thema „Loslassen". In dieser frühen Zeit deiner Kindheit hast du gelernt, dich das erste Mal wirklich zu öffnen und gerade diese Fähigkeit kommt dir während der Geburt zugute.

Alles dreht sich bei der Geburt ums Loslassen!
Den Schmerz und die Verspannung loslassen, dein Baby loslassen,
dein „altes" Leben loslassen – und
dich schon jetzt auf die vielen neuen Erlebnisse mit deinem Kind freuen.

Ich empfehle dir, alle 30 Minuten deine Position zu verändern, denn das ermöglicht eine gleichmäßige und vor allem schnelle Öffnung deines Muttermundes. Wenn du dir, mindestens 3 Stunden Geburtszeit ersparen möchtest, empfehle ich dir, **die meiste Zeit der Eröffnungsphase in vertikalen Positionen zu verbringen** (am Ball sitzend, kniend, stehend, hockend ...).

Gerade wenn du zwischendurch ein **kurzes Tief** hast, gehe nach innen, **konzentriere dich auf deine Atmung**, denke intensiv an dein Baby und gib ihm zu verstehen, dass ihr zwei es jetzt bald geschafft habt. Nutze deine Ausatmung, um all deine Sorgen, Ängste, Zweifel und den Schmerz bewusst und aktiv loszulassen. Du spürst jede Wehe, die kommt und auch wieder geht, und heißt jede Wehe herzlich willkommen, denn du weißt, dass sie dir deinem Baby einen Schritt näherbringt. **Mit jeder Einatmung holst du dir Kraft, Energie und Zuversicht in deinen Körper.** Dadurch kannst du dich besser hingeben, wirst ganz weit und öffnest optimal „das Tor" für dein Baby.

Du spürst, dass das, was du hier erlebst, etwas Großartiges, Einzigartiges und gleichzeitig Vertrautes ist, da dein Körper tief in seinem Inneren genau weiß, was zu tun ist. **Lass deinen Körper diese Arbeit tun – unterstütze ihn mit deiner Atmung.** Bald wirst du die Schwelle zur Mutterschaft überschreiten. Du fühlst dich stark und sicher und du weißt, dass du alles in dir hast, um dein Baby ganz leicht und einfach zu gebären. **Du bist jetzt ganz Frau und damit ganz in deiner Kraft!**

Denke immer daran: Frauen haben seit Anbeginn aller Zeiten Babys gut zur Welt gebracht und wissen instinktiv, wie es funktioniert. Vertraue auf dein inneres Wissen und deine Kraft. Du kannst mit deiner Willenskraft, mit deinem Vertrauen in deine eigenen Fähigkeiten und im Ausleben deines Potenzials deine Ängste besiegen.

Die zweite Phase der Geburt: die Übergangsphase

Diese Phase ist eine zwar relativ kurze, jedoch oft eine sehr herausfordernde Phase. Dein Muttermund ist noch nicht ganz vollständig eröffnet (8 bis 9 cm). Es ist noch ein breiter Muttermundsaum zu tasten und trotzdem spürst du innerhalb der Wehe, wie dein Baby sich bereits auf den Weg macht. Wahrscheinlich wird dich diese Phase auf der Toilette überraschen. Du willst gerade wieder einmal eine Wehe veratmen und auf einmal spürst du, wie es nach unten schiebt. Es entsteht ein Drang mitzuschieben, ohne genau zu wissen, was vor sich geht.

Wenn das Köpfchen deines Kindes eine bestimmte Stelle im Becken erreicht hat, dann wird reflektorisch dieser „Pressdrang" (ich bezeichne ihn lieber als Schiebedrang) ausgelöst. Das ist ein Zeichen dafür, dass dein Baby die engste Stelle des Beckens mit seinem größten Umfang erfolgreich passiert hat. Somit kann dein Baby den normalen Weg durch die Scheide nehmen und einer spontanen Geburt steht zu einem hohen Prozentsatz nichts mehr im Wege.

In der Übergangsphase stellt die Gebärmutter ihre Arbeit vom Eröffnen des Muttermundes aufs Hinausschieben des Babys um. **Solange dein Muttermund nicht vollständig eröffnet ist, versuche bitte noch, so gut als möglich zu atmen, um den Schiebedrang zu kontrollieren**. Wenn du auf „SCH" (wie schieben) oder „F" (wie faszinierend) ausatmest, gelingt das sehr gut, ohne zu sehr aktiv mitzuschieben. Dies wäre momentan noch zu früh und vor allem zu stressig für das Baby.

Auch wenn mein Baby und ich in der Schiebephase sehr gefordert sind,
so vertraue ich weiterhin auf meine besondere Fähigkeiten
und meinen Willen, durchzuhalten.
Sobald mein Baby intensiv schiebt, weiß ich,
dass wir zwei es bald geschafft haben.
Wir geben einander Mut und Kraft
und meistern auch die tatsächliche Geburt mit Bravour.

Wundere dich nicht, wenn du jetzt abwechselnd frierst und dann im nächsten Augenblick wieder zu schwitzen beginnst. Deine Wangen sind möglicherweise vor Aufregung und auch wegen der Hitzewallungen gerötet und mit ziemlicher Sicherheit beginnen deine Augen strahlend zu leuchten. Es ist auch durchaus möglich, dass du jetzt aus Angst ganz kalte Füße bekommst. In diesem Fall hilft eine Massage mit dem TT-Geburt-Spezialöl, eine warme Dusche, ein sehr warmes Fußbad oder ganz einfach „ab in die Badewanne". Durch die ungewohnte, intensive körperliche Anstrengung kommt es sehr häufig vor, dass Frauen in der Übergangsphase richtig zu zittern beginnen. Lass es einfach zu und ärgere dich nicht darüber, wenn dein ganzes Nervensystem verrückt spielt und du keinen Einfluss darauf hast. Auch in diesem Fall bewirkt ein warmes Bad oft wahre Wunder.

Mein Tipp: *Du kennst sicherlich die Volksweisheit, dass bei Schluckauf eine Person ganz intensiv an dich denkt. Häufig haben Gebärende in dieser Schlussphase Schluckauf oder müssen Aufstoßen. Das ist ein gutes Zeichen! Während der Geburt ist es dein Kind, das dir indirekt zu verstehen gibt: „Bitte liebe Mama, halte für uns beide durch und hilf mir, dass ich gut auf die Welt kommen kann!"*

Vielleicht konzentrierst du dich momentan ausschließlich auf deine Atmung, nimmst um dich herum nichts mehr wirklich wahr und hoffst nur irgendwie mit diesen sehr intensiven Wehen klarzukommen. Deshalb kann es auch sein, dass du diese ganzen Signale, die Vorboten der nahenden Geburt, gar nicht bewusst wahrnimmst. Wenn sie dein Partner jedoch weiß, dann kann er sich orientieren. Er darf sich sicher sein, dass ihr euch jetzt bereits auf der Zielgeraden befindet und ihr es bald geschafft habt. **Dein Partner tut gut daran, dir tief in die Augen zu blicken und dir eindrücklich zu sagen, dass all diese Zeichen gut sind und ankündigen, dass die Geburt unmittelbar bevorsteht.**

Wahrscheinlich hast du aufgrund der **Endorphin-Ausschüttung** in der Übergangsphase überhaupt kein Zeitgefühl mehr. Das ist völlig okay und bewahrt dich vor Gefühlen wie Stress, Hektik und Ungeduld. Es macht sich in dir vielleicht jetzt auch ein Gefühl des „Ergebens" breit: **Die Hormone helfen dir loszulassen, dich zu öffnen** und auch den Schmerz innerhalb weniger Stunden nach der Geburt nahezu zu vergessen.

Mit verschiedenen vertikalen Positionen in Kombination mit Bewegung unterstützt du dein Baby, die notwendige Rotation um 90 Grad gut zu meistern. Dein Becken zu schaukeln, zu schieben und zu wiegen, lässt die Energie in deinem Körper gut fließen und beruhigt dein Baby und gibt auch ihm die Zuversicht, diese letzte Hürde gemeinsam mit dir und vor allem mit deiner Hilfe zu schaffen. Es trennen euch nur noch wenige Zentimeter. Es ist gut zu wissen, dass ihr einander sehr bald in die Arme schließen könnt und dürft. **Sag deinem Baby, dass es kommen soll.** Laut oder leise, was für dich gerade stimmig ist.

Mein Tipp: *Wenn du in der Übergangsphase mit den Emotionen kämpfst und das Gefühl in dir aufsteigt, es nicht mehr schaffen zu können, dass alles zu viel sei, nicht mehr zu wollen, nicht mehr zu können – denke bitte immer daran, dass dein Baby da jetzt genauso durch muss wie du! Es ist dir und der Situation vollkommen ausgeliefert. Nur durch deine Hilfe kann es die Wehen durchhalten. Dein Körper schenkt dir als Belohnung für den Hochleistungsakt eine gigantische Ladung an Glückshormonen.*

Es kann in der Übergangsphase auch vorkommen, dass deine **Wehen momentan schwächer** werden und sich die Abstände dazwischen verlängern. Dein Körper signalisiert dir dadurch, dass du und dein Baby eine kurze Pause brauchen. Es folgt die sogenannte **Ruhe vor dem Sturm**. Die natürliche „Wehenflaute" in der Übergangsphase fördert den seelischen Ablösungsprozess zwischen dir und deinem Kind. Nütze dieses Innehalten deines Körpers, um nochmals die letzten Energiereserven zu mobilisieren und dich mental auf den letzten Abschnitt der Geburt einzustellen. Gerade wenn du diese innige und vor allem unbeschreibliche Zweisamkeit und deine Schwangerschaft sehr genossen hast, wirst du jetzt vielleicht ein bisschen Wehmut empfinden, dein Kind jetzt definitiv aus deinem Körper hergeben zu müssen.

Die dritte Phase der Geburt: die Krönung

Diese Phase wird in der Fachsprache als Austreibungsphase bezeichnet. **Ich bezeichne die tatsächliche Geburt als die Krönung, denn die Stimmung in dieser Phase ist wirklich königlich**. Jetzt geht die sogenannte Übergangsphase in die Schiebephase (Pressphase) über. Wenn du zu den Erstgebärenden zählst, dann wird diese Phase im Normalfall meist zwischen 1 bis 2 Stunden dauern. Bist du eine Mehrgebärende, kann es durchaus sein, dass diese Phase nur eine knappe halbe Stunde dauert. Die Wehen kommen jetzt dicht hintereinander in einem Abstand von 1 bis 3 Minuten.

***Mein Tipp:** Ruhe dich aus und sei dankbar für jede Pause! Vergeude diese kostbaren Pausen nicht mit reden oder fragen, sondern konzentriere dich darauf, die Sauerstoffflasche für dein Kind zu sein. Dein Baby muss sich jetzt auch sehr anstrengen. Es muss einen immensen Kraftaufwand aufbringen, um sich diese letzten Zentimeter dem Ausgang entgegenzuschieben.*

Wenn dein **Muttermund nun vollständig eröffnet** und bei der Untersuchung nicht mehr tastbar ist, dann beginnt für dich eine wirklich aktive Phase. Deine Gebärmutter hat sich jetzt mit deiner Scheide zu einem einzigen Geburtskanal „zusammengeschmolzen" und hat sich zur Rutsche für dein Baby entwickelt. **Endlich musst du deine Wehen nicht mehr veratmen**. Du darfst jetzt diesen Schiebeimpuls richtig ausleben und, wenn dein Baby schiebt, ganz aktiv und bewusst mitschieben. In der Schiebephase spürst du eine in deinem Leben vorher noch nie dagewesene Kraft. Diese Kraft, die sogenannte weibliche Gebärkraft, fegt durch deinen Körper. Diese außergewöhnliche Anstrengung verleiht dir „Flügel" und treibt dich zu Hochleistungen. Denke daran: **Wer sein Baby liebt, der schiebt**!

Anfänglich wirst du ein- bis zweimal für ca. 3 bis 5 Sekunden diesem Schiebegefühl nachgeben. Innerhalb weniger Wehen steigert sich die Länge dieses Schiebegefühls und du wirst mit immer mehr Begeisterung mitschieben. Auch wenn diese Phase oft als reine Schinderei und Schwerstarbeit beschrieben wird, so wirst du sehnsüchtig darauf warten, jetzt endlich einmal den aktiven Part übernehmen zu dürfen. Dieser Schiebedrang ist urgewaltig und du spürst die Leidenschaft und die Intensität in dir und ein immenses Verlangen, dein Baby hinauszuschieben, um es endlich in die Armen schließen zu können.

Du als gebärende Frau bist eine „Hochleistungssportlerin" und hast einen **enormen Kalorien- und Mineralstoffverbrauch** und es ist für mich unverständlich, wenn dir untersagt wird, zu essen. – Im Zeitalter der Spinalanästhesie (Kreuzstich) ist nicht einmal mehr das Aspirationsrisiko (Gefahr des Verschluckens) bei Erbrechen im Falle eines Kaiserschnittes ein Argument, das diese unmenschliche Behandlung rechtfertigt.

***Mein Tipp:** Bei diesem Hochleistungsakt unterstützen dich 100 Stück der TT-Energie AKUT-Mineralstoffmischung, in 0,5 Liter Leitungswasser oder stillem Mineralwasser aufgelöst. Oder vielleicht möchtest du dir lieber einen Schluck von deiner Kraftsuppe gönnen, um deinen Endspurt mit Bra-*

vour hinzulegen. Denke bei jedem Schluck, dass du den Zaubertrank von Miraculix, dem sagenhaften Druiden, trinkst: von Schluck zu Schluck verleiht er dir mehr Kräfte und „beflügelt" dich.

Wenn du unbedingt Traubenzucker bevorzugst, dann wirklich nur ganz zum Schluss, da er nur ganz kurzfristig aufputscht und meist nur unnötig den Blutzucker durcheinanderbringt.

Sollten dir gerade in der Endphase der Geburt viele Ängste in deinem Kopf herumgeistern, dann kannst du dich mit Hilfe der TT-Gute Hoffnung-Blütenessenzen-Globuli unterstützen lassen: Gib nach jeder Wehe 3 Globuli davon auf deine Zunge.

Sorge dafür, dass du **deine Lippen regelmäßig eincremst**, denn durch die intensive Atmung trocknen sie sehr schnell aus.

Die Stresshormone Adrenalin und Noradrenalin schnellen bei dir und deinem Baby hoch und erreichen ein Niveau, das nie wieder im Leben so hoch sein wird. Es ist sogar außerordentlich wichtig, dass sich dein Sonnenschein so anstrengen muss, denn dadurch ist er für das Leben außerhalb der Gebärmutter optimal gerüstet ist. Übrigens: Auch dein Kind hilft in dieser Phase aktiv mit, indem es sich am Grund der Gebärmutterwand abstößt. Manche Kinder stoßen der Mutter sogar kräftig in die Rippen, um ihr zu signalisieren: „Ich will hier raus, schieb mich raus, bitte hilf mir und gib vor allem alles, du kannst es, ich glaub an dich."

Ich nutze mein gesamtes Potenzial
und vertraue auf meine besonderen Fähigkeiten,
um mein Kind leicht und einfach auf die Welt zu bringen.
Meine Wehen sind produktiv und kräftig genug,
um „mein Tor" für mein Kind zu öffnen.
Ich schaffe es! Ich kann aus eigener Kraft gebären!

Denke immer daran, dass dein Becken groß genug ist für dein Kind, denn auch bei dir passt „der Schlüssel" (das kindliche Köpfchen) „ins

Schlüsselloch“ (dein Becken). Wenn sich deine Gebärmutter effektiv zusammenzieht und gute Schiebewehen produziert, dann verleiht sie deinem Kind in Kombination mit der Schwerkraft auch die passende Form für seine einzigartige Reise durch den Geburtskanal. Deine Scheide steht fast rechtwinkelig zu deiner Gebärmutter. Das bedeutet, dass dein Baby diesen Knick erst einmal bewältigen muss. Auch hier **hilft euch beiden wieder eine aufrechte Position**: im Idealfall der Vierfüßlerstand, denn dadurch wird der Beckenausgang noch breiter und das Steißbein macht den Weg nach hinten für den Kopf frei.

Du wirst jetzt spüren, wie dich der Kopf deines Kindes vollkommen ausfüllt und sich auch ein starker Druck im Kreuzbein aufbaut. In diesem Fall ist ein intensiver Gegendruck deines Partners in Form einer Kreuzbeinmassage mit dem TT-Geburt-Spezialöl oft sehr wohltuend. Es wird dir vielleicht in diesem Stadium der Geburt schwerfallen, zu glauben, dass die Wehen jetzt eine andere Qualität bekommen, du sie anders spürst und sie dadurch leichter wirst empfinden können. Auch wenn du bis jetzt eine permanente Steigerung des Wehenschmerzes erlebt hast und du dir absolut nicht vorstellen kannst, in diesem „Zustand“ noch weitere Wehen aushalten zu können: **Die tatsächliche Geburt mit der intensiven Schiebephase wird von vielen Frauen als eher befreiend und absolut nicht als die schlimmste Phase der Geburt empfunden.**

Ich weiß, dass sich viele Erstgebärende gerade vor dieser Phase sehr ängstigen. Gewiss, es handelt sich um eine sehr intensive Phase, die dir als Frau viel Anstrengung und Konzentration abverlangt. Auch die Spannung am Damm ist für viele nur schwer erträglich, doch alleine der Gedanke, so viel Aufwand um die Damm-Massage betrieben zu haben (Kümmeldampfsitzbad, TT-3 in 1-Tee-Vollbad etc.), wird dich jetzt ungemein beruhigen. In dieser Phase hat es sich bewährt, wenn die Hebamme deinen Damm sanft mit reichlich TT-Damm-Spezialöl massiert und anschließend eine ganz warme Kaffee-Kompresse an deinen Damm hält. Denke bitte immer daran, dass die Geburt kein Ein-

Personen-Stück ist und der zweite Hauptdarsteller, dein Baby, mindestens so hart arbeiten muss wie du, um sich durch den engen Geburtskanal den Weg zum Licht zu „erkämpfen". **Geteilte Arbeit ist halbe Arbeit – du und dein Baby, ihr beide seid ein gutes Team!**

Das wichtigste in der Endphase der Geburt ist **Hingabe und Vertrauen**! Auch wenn dich dein Verstand vielleicht zwischendurch auffordert, Widerstand zu leisten, denke daran: **Wer sein Baby liebt, der schiebt.** Schiebe beginnend mit deiner Ausatmung und dem spürbaren Schiebe-Impuls (verursacht durch dein Baby) mit der Wehe nach unten, statt dich vor ihr zurückzuziehen. Du kannst das! Mach jetzt das, was sich für dich richtig anfühlt. Setzte deine Stimme (Tönen auf A –U – O – JA) und deine Atem-Achtsamkeit ein, um konzentriert und zentriert zu bleiben.

Mein Tipp: *Begrüße dein Kind mit deinen Fingern. Hab Mut und traue dich, mit den Fingern in deine Scheide zum Köpfchen deines Kindes zu gehen. Wenn du dir das alleine nicht zutraust, dann bitte deine Hebamme, dass sie es dir zeigt und ihr beide es gemeinsam macht. Diese Maßnahme wird dir einen solchen Kick geben, dass du extrem motiviert bist, durchzuhalten, nochmals deine ganzen Reserven „zu sammeln" und alles zu geben, um dein Baby aus dir herauszuschieben. Ich bin sogar überzeugt davon, dass du dir dadurch mindestens 5 bis 10 Wehen ersparst. Halte durch! In ein paar Wehen ist alles geschafft!*

Du wirst spüren, dass mitten im phasenweise auftretenden intensiven Schmerz **die Freude und die Neugier** überwiegen und du dich schon so darauf freust, dein/euer Baby endlich in deinen Armen zu halten, zu herzen und zu liebkosen. Wenn du dein Baby nicht berühren möchtest, hast du auch die Möglichkeit, dir mit Hilfe eines Handspiegels anzuschauen, wie viel von seinem Köpfchen bereits aus deiner Scheide ragt.

Sei jedoch nicht enttäuscht, wenn du das Gefühl hast, als rutsche das Köpfchen in der Wehenpause wieder etwas zurück. Dies kommt vorwiegend bei Erstgebärenden vor und ist vollkommen normal: Du verlierst keinen Zentimeter, denn in der nächsten Wehe ist es wieder an der gleichen Stelle und du hilfst ihm dann wieder mit deinem Schieben, noch weitere Millimeter voranzukommen.

Vielleicht hast du jetzt auch das Gefühl, dass dein Baby sich kaum von der Stelle bewegt. Dann habe den Mut, einfach noch fester und sogar länger zu schieben, als du den Impuls zu schieben hast. Selbst wenn dein Damm jetzt extrem spannt und es ziemlich brennt und du das Gefühl hast, dass dein Damm dem Druck nicht mehr standhalten kann: Du schaffst es!

Endlich ist es soweit: Nun werden sein Hinterkopf, seine Stirn, die Augen, die Nase und schließlich sein Kinn geboren. Vielleicht kommt dabei auch noch ein kleiner oder auch großer Schwall Fruchtwasser mit. **Sobald der Kopf deines Kindes geboren ist, kannst du deine Hand ausstrecken, um es zu streicheln und es zu begrüßen**. Frauen, die dies gemacht haben, berichten von einem gigantischen, nahezu mystischen Gefühl. Einerseits ist das Köpfchen bereits geboren und bereits auf dieser Welt angekommen, andererseits befindet sich sein Körper noch in einer „anderen Welt", der deiner Gebärmutter, die ihm in den letzten Monaten eine unvergessliche Heimat war. Wenn du das Köpfchen deines Babys sanft streichelst, hilft dir diese zärtliche Kontaktaufnahme, geduldig bis zur nächsten Wehe zu warten. Keine Sorge, die Nabelschnur pulsiert noch kräftig und versorgt dein Kind ideal mit Sauerstoff. Solange nur der Kopf geboren ist, kann dein Kind meist noch nicht schreien. Erst wenn es vollkommen aus dir herausgeglitten ist und seine Lungen endlich genug Platz haben, kann es seinen ersten wirklichen Atemzug machen. Der Kopf deines Babys kann auch mit Schleim, Käseschmiere und/oder Blut bedeckt sein.

Wenn der Kopf vollkommen geboren ist, macht er zu Beginn der nächsten Wehe eine rückläufige Bewegung und dreht sich zur Innenseite einer deiner Oberschenkel. Dadurch **können sich nun auch die**

Schultern deines Babys richtig in deinen Beckeneingang einstellen. Im Normalfall werden zuerst die vordere und dann die hintere Schulter geboren. Viele Frauen empfinden die Geburt der Schultern im Vergleich zur Geburt des Köpfchens als harmlos und beschreiben dies meist so: „Sobald das Köpfchen geboren war, ist es richtig aus mir herausgeflutscht." Weinen, Lachen, Schreien, es ist da – du hast es geschafft. Oder einfach nur staunen und still dasitzen – alles ist möglich.

> *In diesem Moment berührt – besser gesagt – küsst der Himmel die Erde und man hat sogar das Gefühl, dass die Zeit für ein paar Sekunden stillsteht.*
> ***Es ist, was es ist: ein Wunder!***

Dein Kind darf sich ruhig 60 Sekunden für den **ersten „Schrei"** Zeit lassen. Nimm Augenkontakt mit deinem Kind auf! Bitte die Hebamme bei Tageslicht, die Vorhänge zuzuziehen oder die Rollos herunterzulassen bzw. in der Nacht, die Lampe wegzudrehen, sobald das Köpfchen geboren ist. Wenn es nicht zu grell ist, wird es dir in die Augen schauen und du spürst spätestens jetzt, dass die Welt für einen Moment stillsteht.

Erschrecke nicht über die **Hautfarbe des Köpfchens/Körpers deines Babys**. Diese kann zwischen dunkelrosa, blau und violett variieren. Dies ist völlig normal! Auch haben die wenigsten Kinder ganz runde und nicht „verformte" Köpfe: Immerhin wurde es durch die Passage des Geburtskanals sehr gedrückt und sein **Köpfchen dadurch gegebenenfalls leicht verformt.** Vor allem bei Erstgebärenden ist der „weiche" Geburtskanal so eng, dass die kindliche Nase oft platt gedrückt wird und auch zwischen den Augen und auf den Augenlidern können sich diese Druckstellen durch kleine rote Flecken bemerkbar machen. Keine Sorge: Spätestens nach einigen Tagen sieht dein Kind ganz wunderhübsch aus und keiner sieht ihm mehr an, dass es durch diesen engen Kanal musste.

Plan-Kaiserschnittfrauen trösten sich oft damit, dass ihre Kinder so schöne runde Kopfformen haben und gar nicht zerdrückt aussehen.

Das ist der einzige Vorteil des geplanten Kaiserschnittes! Es gibt auch Kinder, die nach Geburten auf natürlichem Weg wie frisch gewaschen und so gar nicht „zerbeult“ aussehen. Dieses Phänomen ist bei Wassergeburten häufig zu beobachten.

Wenn du in einer aufrechten Geburtsposition geboren hast, kannst du nun gut beobachten, wie **dein Baby bereits seine Händchen und Füßchen bewegt**. Es **vermisst die enge Begrenzung der Gebärmutterwände** und auch die Schwerelosigkeit. Verwirrt durch die intensive Schwerkraft und auch durch den Temperaturschock und eventuell auch durch das grelle Licht wird es sich berechtigterweise furchtbar aufregen und ganz empört und zornig schreien. Die Hebamme lindert ihm sein Unwohlsein, indem sie dein Baby in vorgewärmte Tücher hüllt. Einerseits ist es ihm dann nicht mehr so kalt und andererseits fühlt es wieder eine gewohnte Begrenzung.

Für dein Kind selbst ist die Geburt kein sanftes, sondern ein ziemlich stürmisches Ereignis. Der Adrenalinstoß wirkt dem Sauerstoffmangel in der Endphase entgegen und bereitet die plötzliche Umstellung auf die Lungenatmung vor. Sobald du dich dazu bereit fühlst, **nimm dein Baby zu dir auf deinen Bauch**. Dein Kind hat es wirklich verdient, sich auf deinem warmen Bauch anzukuscheln und sich dort von der anstrengenden Reise auszuruhen. Oft hilft auch die Hebamme den Kontakt zu knüpfen, indem sie dich auffordert, dein Baby liebevoll mit deinen Händen zu begrüßen und es hier auf dieser Welt willkommen zu heißen.

Eine Frau nach einem Kaiserschnitt, einer Saugglocken- oder Zangengeburt ist meist körperlich als auch psychisch so fertig, dass sie sich gar nicht richtig freuen kann. Sie ist einfach nur erleichtert, dass sie diese unerträglichen Schmerzen los ist. Gefühle der Enttäuschung, der Wut und auch des Zorns können im Vordergrund stehen. Oft möchte sie sich dann am liebsten nur noch zurückziehen. In diesem Fall ist es besonders wichtig, dass diese Frau die Möglichkeit bekommt, sobald es dem Baby und ihr wieder gut geht, das Bonding (miteinander Beziehung aufnehmen und in Beziehung kommen) nachzuholen. Dazu ist es wichtig, dass sie ganz viel

Zeit bekommt, um sich selbst und ihrem Kind ausreichend Hautkontakt schenken zu können. Im Idealfall wird das Baby dann ganz nackt oder nur in eine Papierwindel eingehüllt auf den nackten Bauch der Mutter gelegt und anschließend mit einer Decke warm zugedeckt.

Viel Ruhe und vor allem viel Zeit, viel Hautkontakt und geduldige, einfühlsame Betreuungspersonen sorgen dafür, dass das beiderseitige Geburtstrauma nach einer geburtsoperativen Beendigung (Saugglocken-, Zangengeburt, Kaiserschnitt) wieder heilen kann.

Sofern mit dir und dem Baby alles in Ordnung ist, dürft ihr – im Idealfall – eure frischgebackene Familie für mindestens 30 Minuten „alleine" genießen. Ihr habt dabei die Möglichkeit, miteinander die unbeschreibliche Erfahrung dieses Wunders zu teilen. Es ist einfach großartig, sich unbeobachtet zu fühlen und ausreichend Zeit zu bekommen, um sein frisch geschlüpftes Baby bestaunen und beschnüffeln zu können.

Es ist jetzt innerhalb kürzester Zeit aus einer Frau eine Mutter, aus einem Mann ein Vater geworden und es wurde soeben eine einzigartige „kleine Familie" geboren. Diese Phase ist sehr prägend und es ist wirklich von großer Wichtigkeit, sich in Ruhe kennenzulernen, sich gegenseitig berühren zu dürfen, um sich gegenseitig auf- und annehmen zu können. Es gehört einfach Zeit, Ruhe und ein heimelige Atmosphäre dazu, um die Geburt der frischgebackenen Familie richtig zu würdigen und vor allem gebührend zu feiern. Diese **wichtige Bonding-Zeit** kann zu einem späteren Zeitpunkt wesentlich schwieriger nachgeholt werden.

Mein Tipp: *Bitte verschickt, du und dein Partner, SMS erst frühestens 2 bis 3 Stunden nach der Geburt, um diese kostbare Zeit nicht mit „Handy-Getippse" zu vergeuden bzw. um eure Aufmerksamkeit nicht auf störende „Antwort-SMS " zu lenken. Denkt daran, dass diese „heilige Zeit" nach der Geburt nicht nachgeholt werden kann. Ihr würdet genau diesen Moment, „wenn der Himmel gerade die Erde küsst", nicht spüren!*

Die vierte und letzte Phase der Geburt: die Nachgeburtsphase

Die Nachgeburtsphase sollte nach 60 Minuten abgeschlossen sein. Nach der Geburt deines Kindes produziert deine Gebärmutter die Nachgeburtswehen, die dann rund 20 bis 45 Minuten nach der Geburt die an der Gebärmutterschleimhaut anhaftende Nachgeburt löst. Meist wird innerhalb dieser Zeit dir dein Baby zu verstehen geben, dass es an deinen Brüsten saugen möchte. Es nuckelt am eigenen Finger, schmatzt und macht Sauggeräusche. Nutze diese Zeichen und bitte deine Hebamme, dir beim Anlegen deines Kindes behilflich zu sein. Das Saugen an den Brustwarzen führt zu einer neuerlichen Ausschüttung des Wehenhormons und verkürzt dir somit die Nachgeburtsperiode und sorgt dafür, dass der Mutterkuchen schneller geboren wird und du deshalb weniger stark blutest. Solltest du dich dazu entschieden haben, dein Kind nicht zu stillen, dann empfehle ich dir trotzdem, ca. 15 bis 20 Minuten nach der Geburt deines Kindes deine Brustwarzen zu stimulieren, damit auch deine Nachgeburtsperiode problemlos verläuft.

Durch ein sanftes Drücken knapp oberhalb des Schambeinknochens kann deine Hebamme feststellen, ob sich die Plazenta bereits gelöst hat. Zieht sich bei diesem Vorgang die Nabelschnur noch etwas in die Scheide zurück, dann ist sie noch nicht gelöst. Bleibt die Nabelschnur an gleicher Stelle oder wandert sogar ein bisschen nach vorne, dann ist sie gelöst. Manchmal wird dich die Hebamme auch bitten, auf einer Schüssel zu urinieren, damit du deine Harnblase gut entleeren kannst und somit der Geburt der Plazenta nichts im Wege steht. Ist dir dies jedoch nicht möglich, dann wird dir eventuell ein Einmalkatheter gelegt, damit dein Harn abfließen kann. Ich kann dich beruhigen: Es ist auf keinem Fall unangenehmer als eine vaginale Untersuchung. Die Geburt der Plazenta sollte in der gleichen Stellung erfolgen wie die Geburt deines Kindes. Solltest du jedoch im Liegen geboren haben und die Nachgeburt lässt auf sich warten, dann empfehle ich dir für die Geburt der Nachgeburt eine vertikale Position einzunehmen (am Hocker, kniend etc.). Du wirst sehen: Sobald die Plazenta geboren ist und eventuelle Verletzungen am Damm unter lokaler Betäubung gut versorgt worden sind, kannst du dich voll und ganz auf dich und dein Baby und eure kleine Familie konzentrieren.

10.2 Ideale Positionen für die Eröffnungsphase und Übergangsphase

Mit diesen Positionen kannst du dir einerseits die Schmerzen sowohl in der Eröffnungsphase als auch in der Übergangsphase erleichtern und somit natürlich auch lindern. Andererseits ist es dir möglich, deinem Baby soviel Platz wie möglich für seinen anstrengenden Weg durch den Geburtskanal zu schaffen. Zugleich kannst du mit diesen Positionen die Wehen und deren Kraft auch besser für dich nützen.

Dein erstes Versprechen an dein Kind: *Ich atme in den letzten Schwangerschaftswochen und vor allem während der Geburt wie eine Weltmeisterin für dich, denn ich bin die Sauerstoffflasche für dich, mein kleiner Taucher.*

Dein zweites Versprechen an dein Kind: *Liebes Baby, ich nehme alle möglichen Gebärpositionen ein, damit du so leicht und einfach wie möglich durch mein Becken hindurch schlüpfen kannst.*

Mein Tipp: *Für den gesamten Geburtsverlauf sind folgende Aspekte sehr wichtig. Bitte beachten:*

- *Stirn glatt*
- *Hände locker – Handflächen offen*
- *Schultern locker und entspannt*
- *Hüfte und Beine „schwer und locker"*
- *Dort, wo dich die Schwerkraft hinzieht, atmest du aus.*

- *Positionswechsel nach spätestens 30 Minuten*
- *Position zumindest 4 bis 5 Wehen halten*
- *Alle 60 Minuten Harnblase entleeren!*

Die **Aufgabe deines Partners** in der Eröffnungsperiode, in der Übergangsphase und während der tatsächlichen Geburt ist es, dich während aller Positionen **gut zu unterstützen**, dich in diesen Positionen zu bewegen und dir eine gute „Batterie" (Energieaufladestation) zu sein. Unter dem Motto: **Geteilte Arbeit ist die halbe Arbeit!** Wenn dein Partner versucht, das oben genannte so gut wie möglich umzusetzen, dann ist er nicht zum Händchenhalten degradiert, sondern kann dir viel Arbeit abnehmen. Du kannst dich dadurch wunderbar auf die Atmung konzentrieren und somit deinem Baby eine gute Sauerstoffflasche sein.

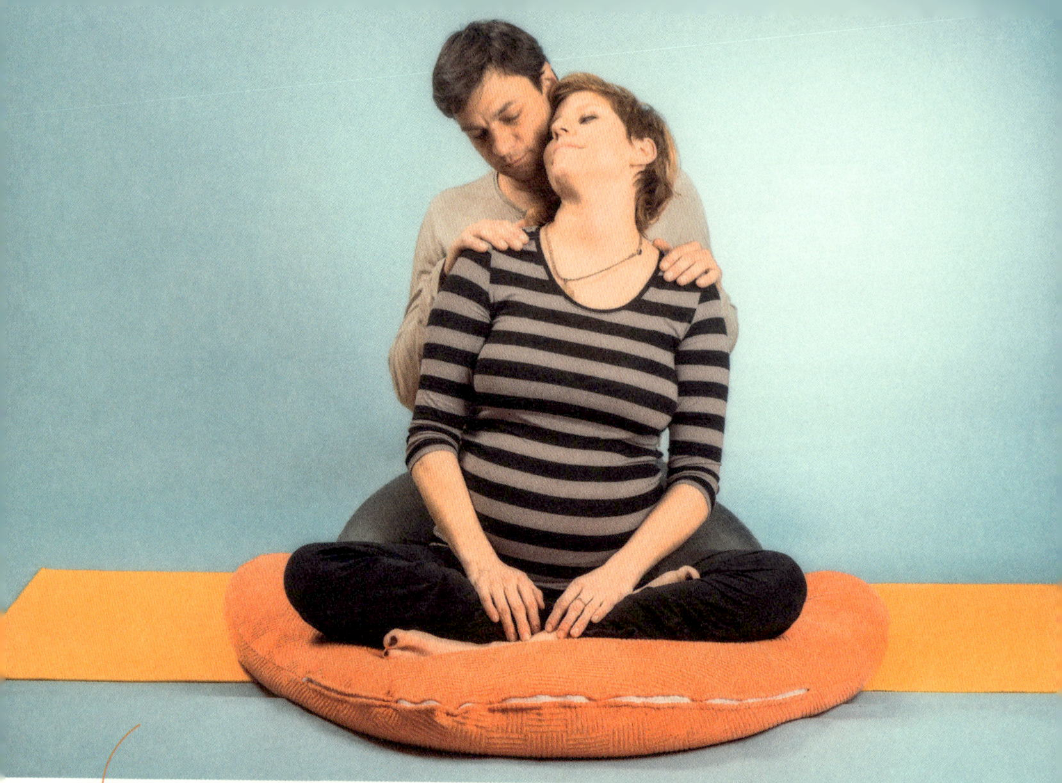

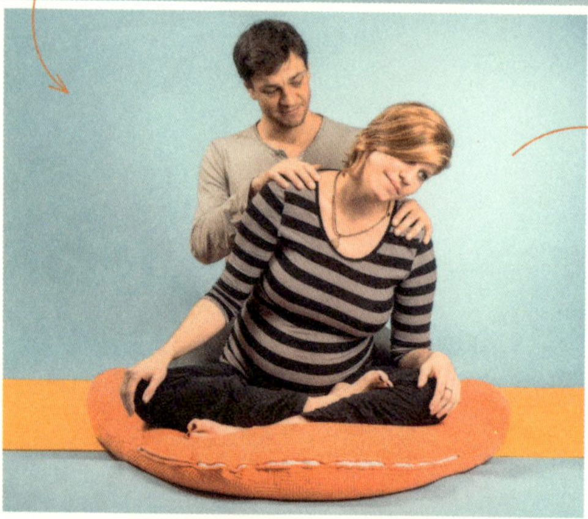

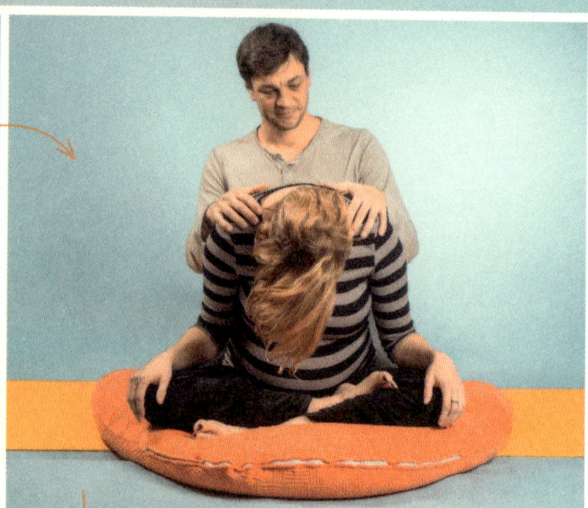

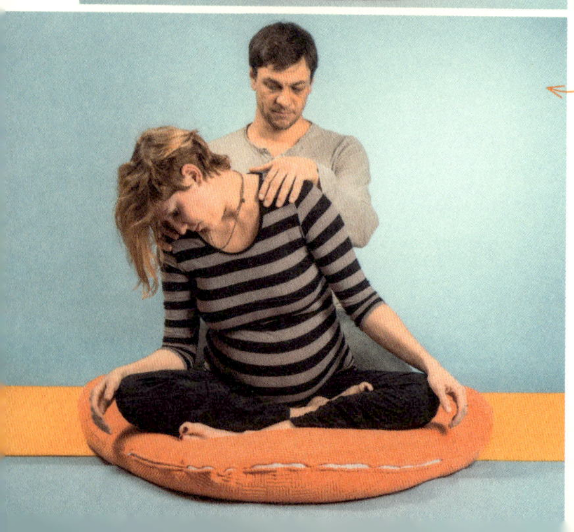

Schneidersitz:
Einatmen
Beginn des Ausatmens
Vollständig ausatmen
Beginn des Einatmens

Im Sitzen

Der klassische Schneidersitz

Diese Stellung ist theoretisch von der ersten bis zur letzten Wehe möglich, da sie nicht anstrengend ist. Dein Partner sitzt hinter dir. Du atmest und dein Partner „bewegt“ dich im Kreis. Halbkreis nach vorne – AUSATMEN (doppelt so lange ausatmen wie einatmen) – Halbkreis nach hinten – EINATMEN. Er passt sich deinem Atemrhythmus an. Nach dem Einatmen 2 bis 5 Sekunden der Atemfülle nachspüren. Bei jedem Ausatmen zieht dich die Schwerkraft nach vorne und bei jedem Einatmen hilft dir dein Partner wieder zurück, sodass du dich an seinem Oberkörper gut ankuscheln kannst. Du spürst jetzt seinen warmen Oberkörper in deinem Rücken. In der Pause nach dem Einatmen tankst du Energie und holst dir Kraft von deinem Partner, denn er ist während der Geburt deine Batterie bzw. energetische Tankstelle.

> ***Mein Tipp:*** *Stillkissen vor deine Unterschenkel hinlegen und deine Knie damit abstützen. Somit entspannt sich deine Muskulatur von den Oberschenkeln, über deine Scheide bis hinein zu deinem Beckenboden.*

Du kannst nach 3 bis 5 Wehen vom Schneidersitz in die Position mit weit geöffneten Beinen (siehe S. 306) übergehen.

Pendeluhr im Schneidersitz

Gleiche Position wie beim Schneidersitz. Atme in deinem Rhythmus und dein Partner führt dich gleich einem Pendel vorsichtig links und rechts zur Seite. Stell dir eine Pendeluhr mit einem ganz großen Pendel vor, auf das du dich konzentrierst. EINATMEN – auf die eine Seite pendeln – AUSATMEN (doppelt so lange ausatmen wie einatmen) – auf die andere Seite pendeln. Deinen Kopf lehnst du entspannt an den Brustkorb bzw. Hals deines Partners an, evtl. kleines Kissen unterlegen. (siehe S. 306)

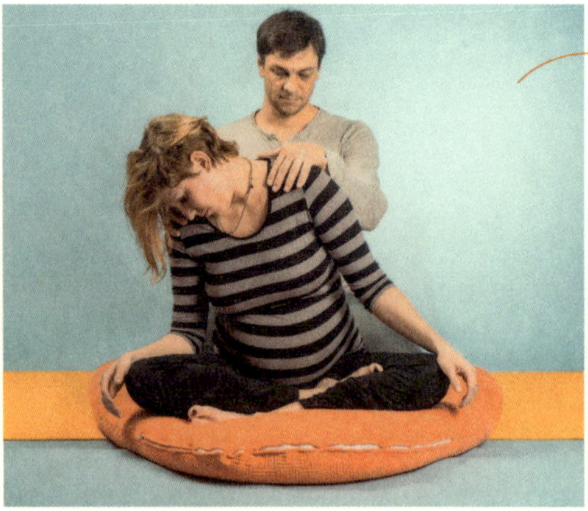

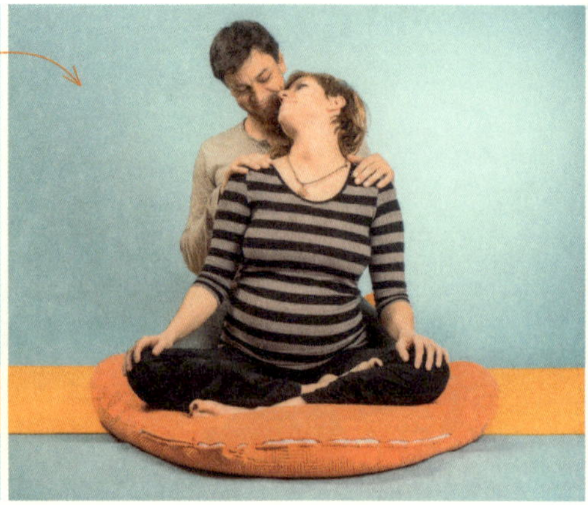

Pendeluhr: Einatmen

Ausatmen

Sitzen mit weit geöffneten Beinen

Du legst dir kleine Kissen oder auch ein Stillkissen unter deine Knie. Deine Beine können nun ganz bequem zur Seite „fallen", sind durch das Kissen leicht gebeugt und wunderbar gestützt – somit kann die Energie in den Beinen wunderbar fließen.

Diese Übung führst du gleich der Pendeluhr im Schneidersitz aus, nur dass du deine Beine in einer offeneren Stellung hältst; dadurch ist auch eine bessere Durchblutung möglich.

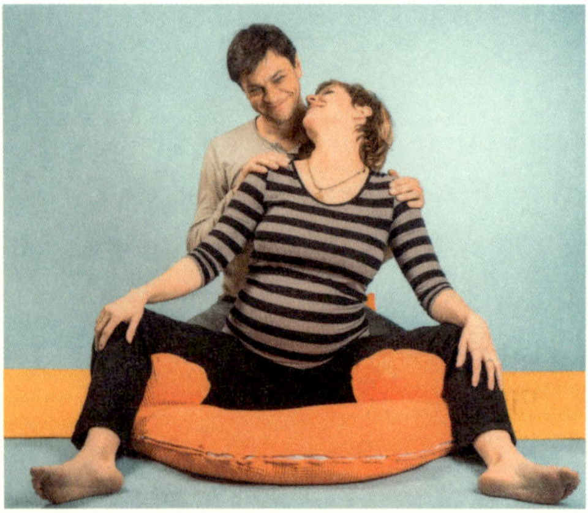

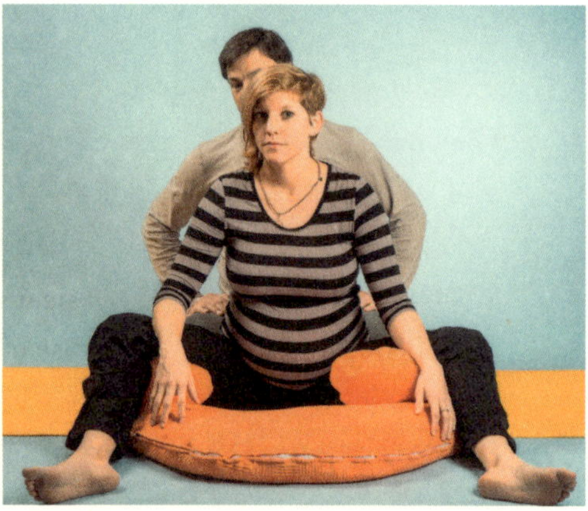

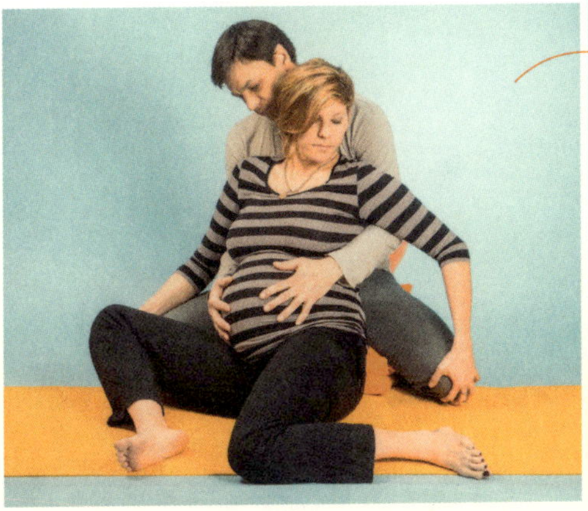

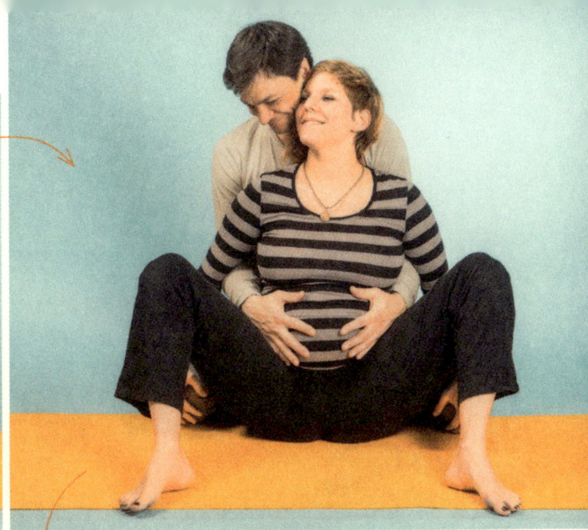

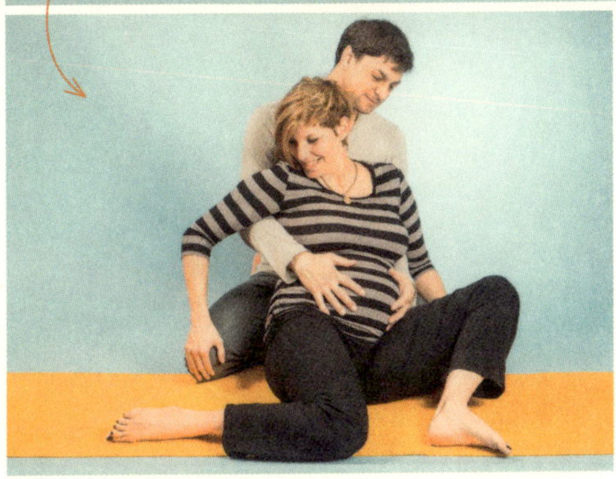

Adler: Ausatmen, Einatmen, Ausatmen

Adler

Diese Stellung ist optimal geeignet, wenn sich dein Baby nicht ideal in den Beckeneingang oder auch in den Beckenausgang hineindreht. Du sitzt – unterstützt mit kleinen Kissen oder Stillkissen – an deinen Partner oder an die Wand angelehnt. Deine Beine sind angewinkelt und hüftbreit geöffnet (bitte deinem Bauch genug Platz lassen). Beim Einatmen sind deine Beine in der Mitte und beim Ausatmen zieht die Schwerkraft beide Beine zu einer Seite. Du lässt dabei deine beiden Beine ganz vorsichtig zur Seite gleiten, legst ca. 2 bis 3 Sekunden Pause ein und beim nächsten Einatmen bringst du sie wieder in die Mitte zurück. Jetzt hältst du in der Mitte wieder eine Pause und lässt sie beim nächsten Ausatmen gemeinsam auf die andere Seite gleiten. Einatmen auf 1, 2 – kurze Pause – ausatmen auf 1, 2, 3, 4. Wahrscheinlich rutscht du bereits nach 3 bis 4 Wiederholungen tiefer, dann positionierst du dich einfach wieder neu.

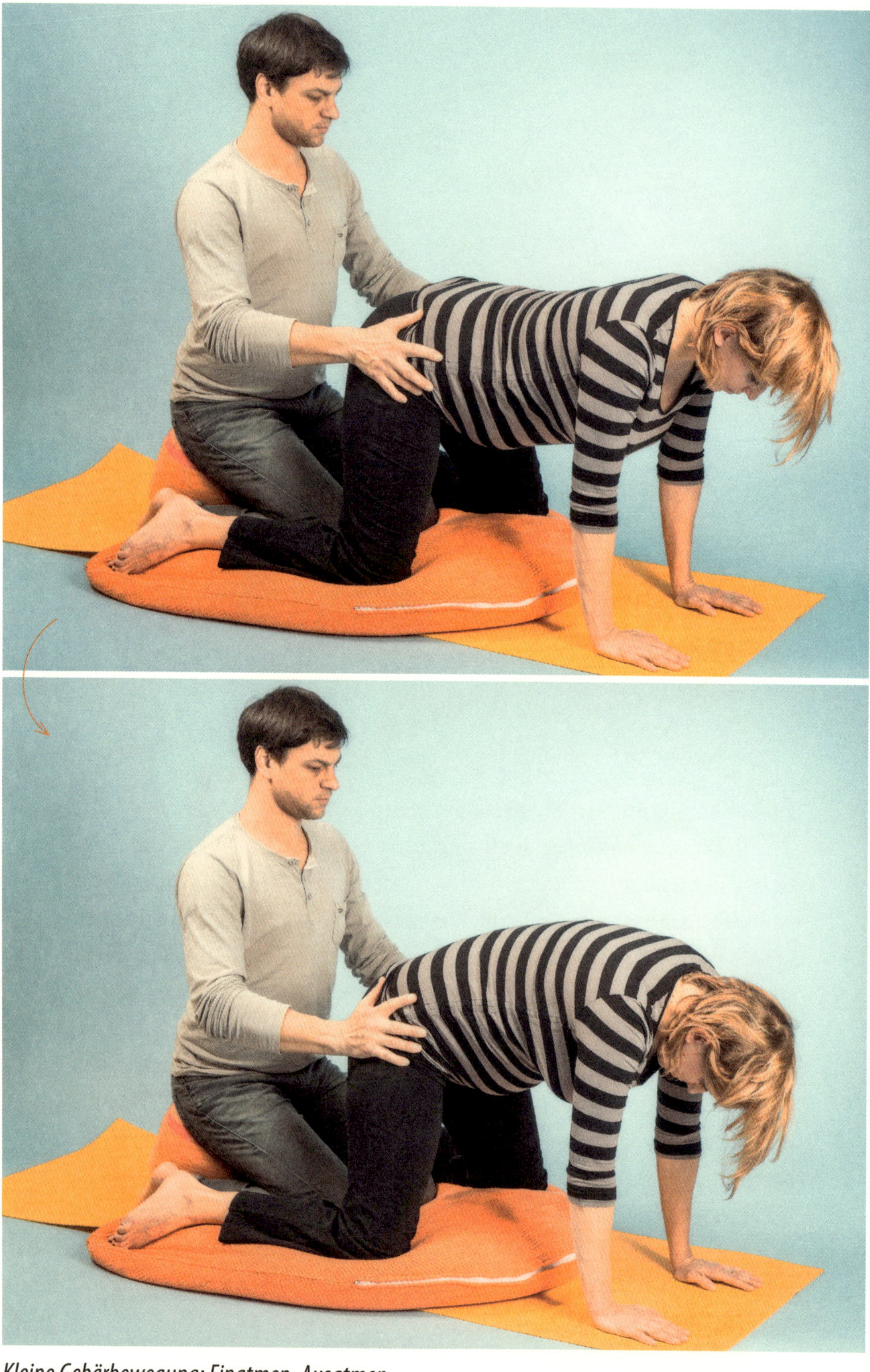

Kleine Gebärbewegung: Einatmen, Ausatmen

Im Vierfüßlerstand

In dieser Position kommt die Schwerkraft nur minimal zur Wirkung. Sie eignet sich daher **besonders gut, wenn die Gebärende einen vorzeitigen Pressdrang verspürt** (geöffneter Muttermund mit 5 cm) oder die Geburt zu rasch vorangeht. Diese Stellung hat sich auch sehr bewährt, wenn der Muttermund bis auf eine Muttermundslippe vorne vollständig eröffnet ist. In dieser Position kann diese Muttermundslippe leichter über den kindlichen Kopf drüber rutschen. Im Vierfüßlerstand weicht das Steißbein gut nach hinten aus und das Baby hat mehr Platz in deinem Becken. Gerade, wenn sich das kindliche Köpfchen noch nicht ganz richtig für die tatsächliche Geburt eingestellt hat, ist der Vierfüßlerstand sehr optimal.

Kleine Gebärbewegung im Vierfüßlerstand

Halte deinen Kopf ganz locker, dein Blick ist auf den Boden gerichtet, deine Beine sind in Beckenbreite geöffnet.

> ***Mein Tipp:*** *Achte im Vierfüßlerstand bitte darauf, dass du den richtigen Abstand zwischen deinen Armen und Beinen hast. Du läufst sonst Gefahr, ins Hohlkreuz zu fallen, und dadurch hätte dein Baby weniger Platz zum „Durchschlüpfen".*

Beim Einatmen gehst du ca. 10 cm nach vorne, um dir „Schwung" zu holen. Beim Ausatmen machst du einen leichten Katzenbuckel (nicht zu stark) und rollst dein Becken ein, so als ob du mit dem Steißbein deinem Baby einen Stupser in die richtige Richtung geben möchtest, und schiebst dann deinen Körper ca. 20 cm nach hinten zurück. Auch in dieser Stellung nach jedem Atemzug eine Pause von 2 bis 5 Sekunden einlegen, damit du nicht automatisch schneller wirst.

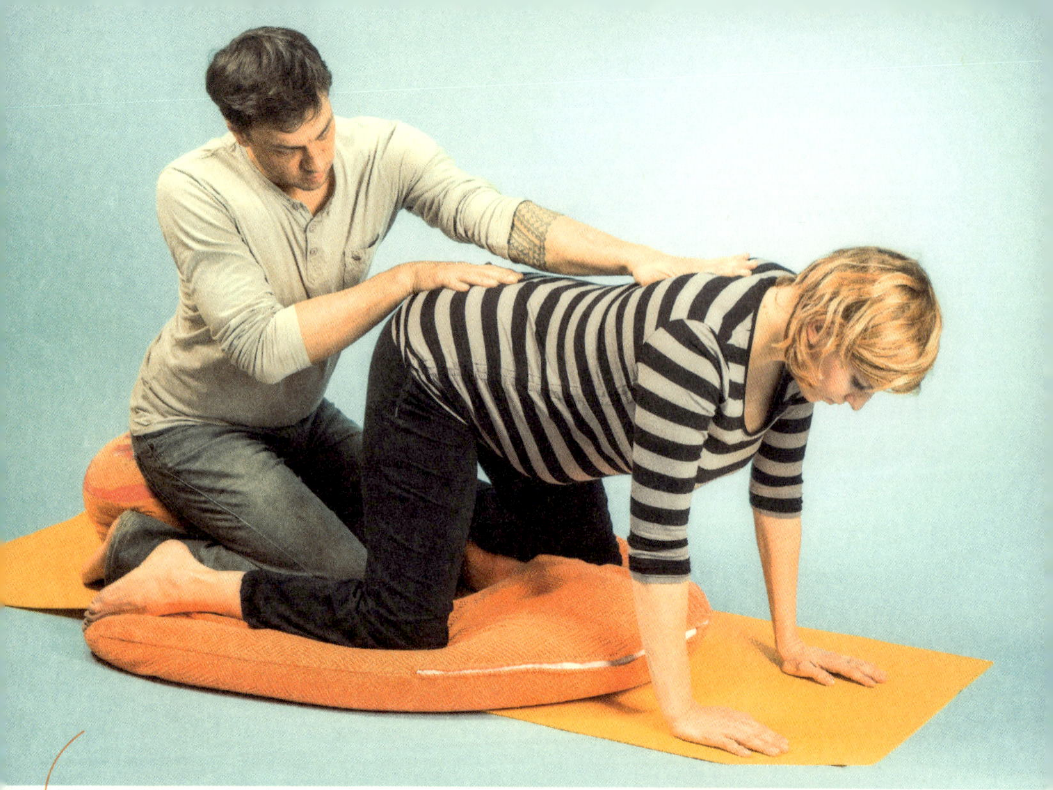

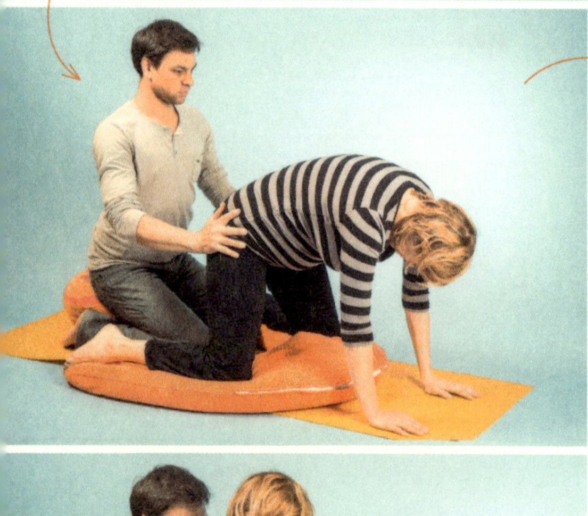

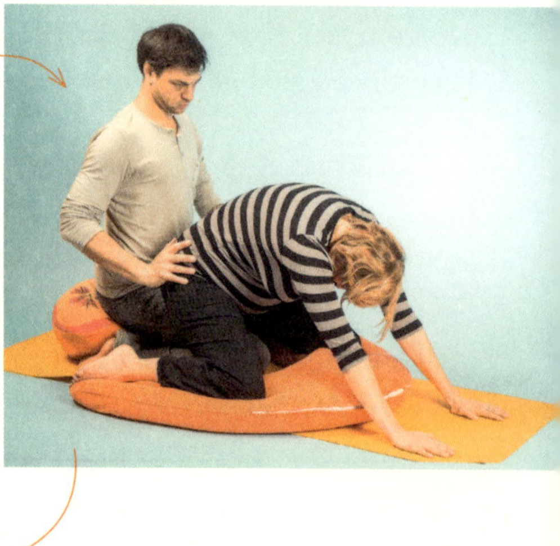

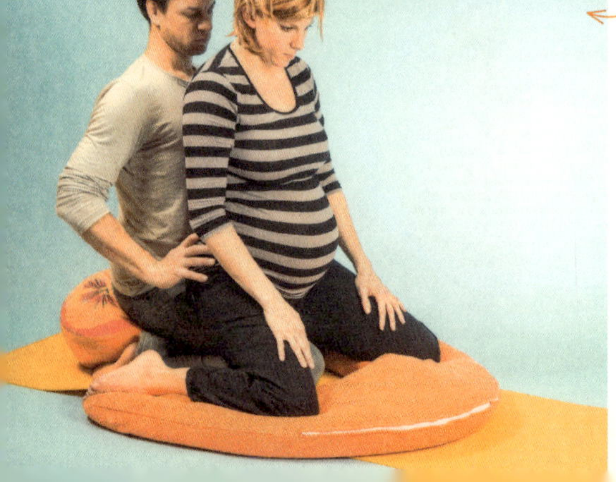

Große Gebärbewegung:
Einatmen
Ausatmen beim Zurückgehen
– solange bis du
auf den Oberschenkeln
des Partners sitzt

Große Gebärbewegung im Vierfüßlerstand

Beim Einatmen gleicht der Ablauf der kleinen Gebärbewegung. Beim Ausatmen gehst du dann weit nach hinten und nimmst beim Zurückgehen deine Arme mit. Du setzt dich mit deinem Popo auf das bereits vorbereitete Stillkissen oder den Oberschenkel deines Partners, der hinter dir kniet oder sitzt. Konzentriere dich dabei darauf, wie deine Sitzbeinknochen (sozusagen deine „Scheunentore") sich ganz weit öffnen, damit dein Baby leichter durchschlüpfen kann.

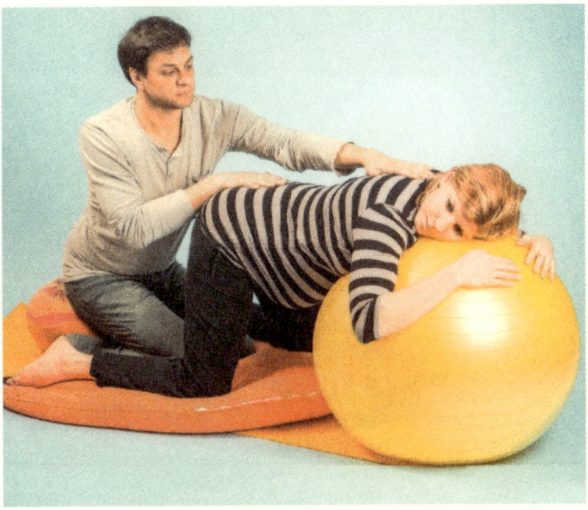

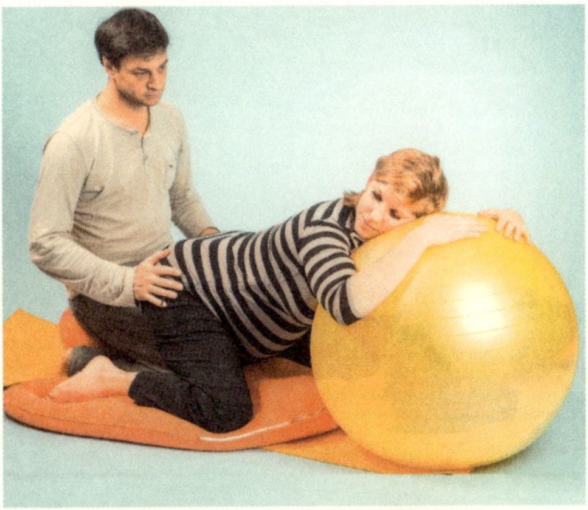

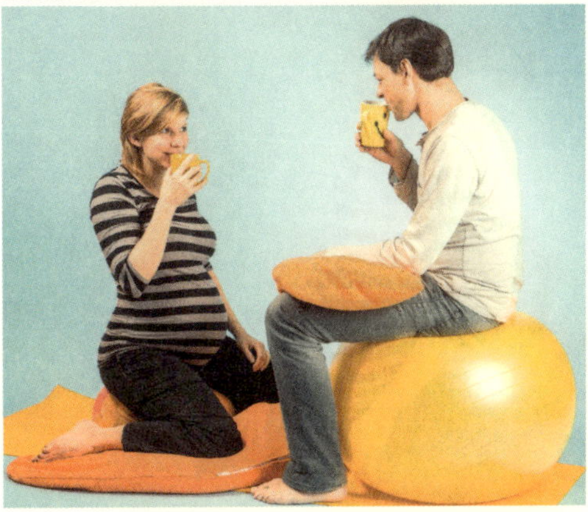

Vierfüßlerstand in Kombination mit dem Ball:
Einatmen
Ausatmen
Ganz wichtig – zwischendurch immer wieder Trinken!

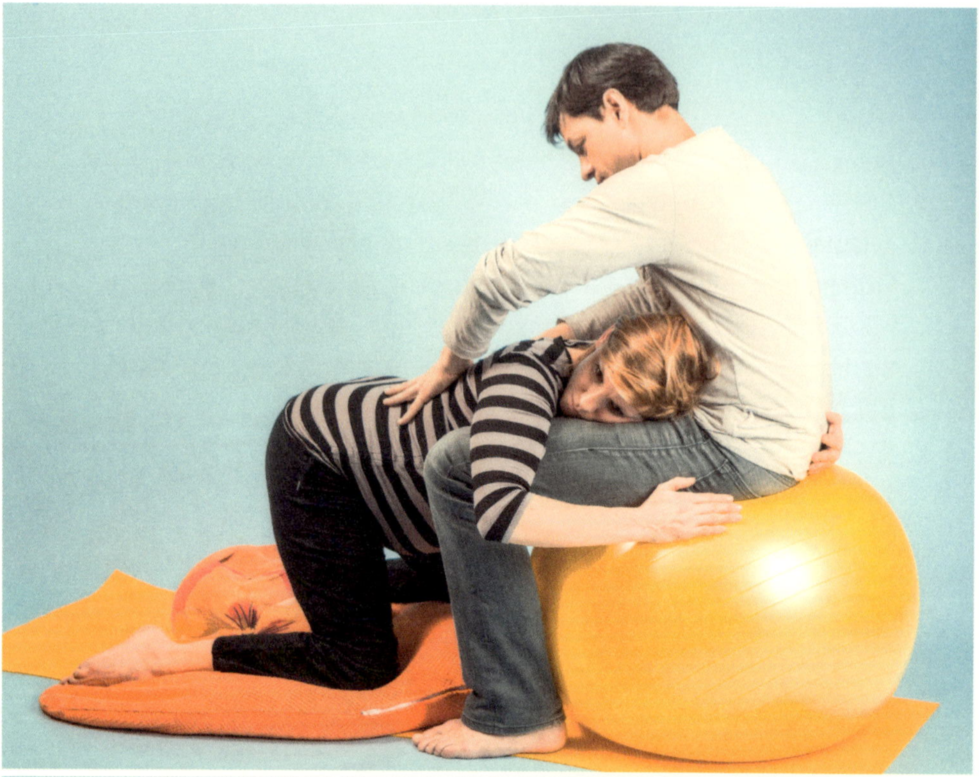

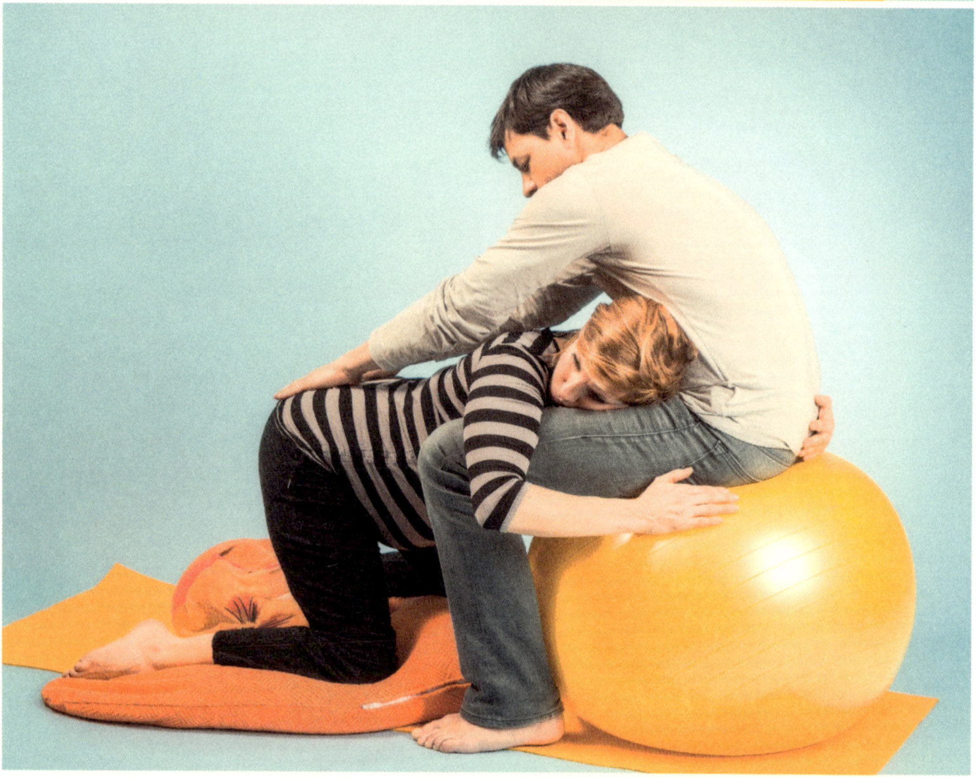

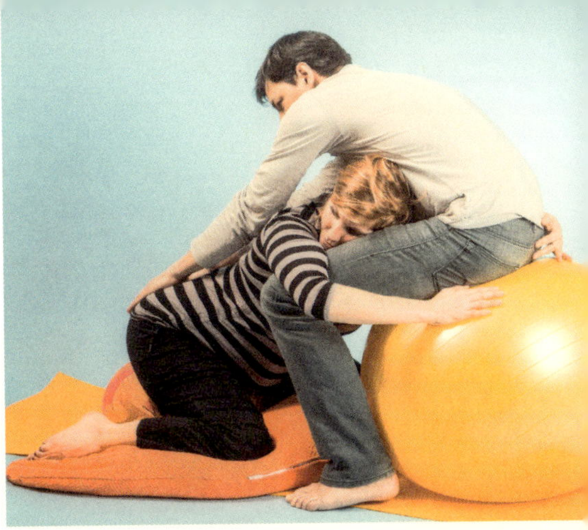

Einatmen
Zu Beginn des Ausatmens von der Brustwirbelsäule bis zum Becken alle Verspannungen wegstreichen!

Vierfüßlerstand in Kombination mit dem Ball

Du gehst in den Vierfüßlerstand und legst deine Arme über den Gymnastikball. Der Vorteil dieser Übung: sie belastet deine Handgelenke nicht! Deinen Kopf legst du zur Seite – somit ist dein Beckenboden locker. In dieser Position kannst du durchführen:

- die kleine Gebärbewegung – vor und zurück
- Pendeln
- Kreisen
- Dein Partner sitzt auf dem Ball, du umschlingst ihn im Vierfüßlerstand und kuschelst dich ganz nah an ihn heran, in seinen Schoß – und er kann dein Kreuzbein in dieser Position ideal massieren.

***Mein Tipp:** Wenn du dir den Ball mit in die Dusche nimmst und dich im Vierfüßlerstand „drüberlegst", dann kannst du die entspannende Wirkung des warmen Wassers noch zusätzlich zur Hilfe nehmen: Lass es dir auf dein Kreuzbein „prasseln".*

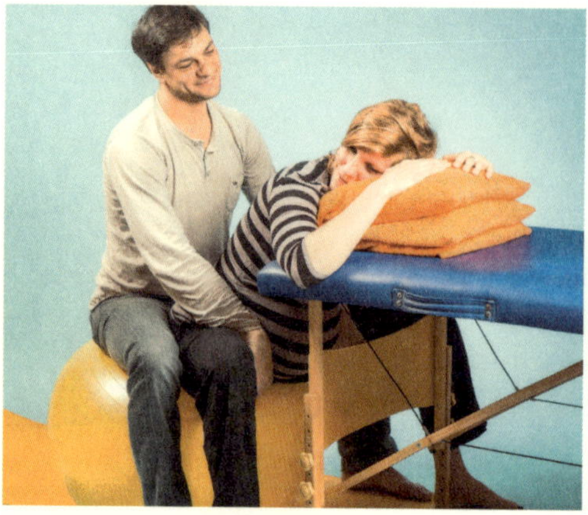
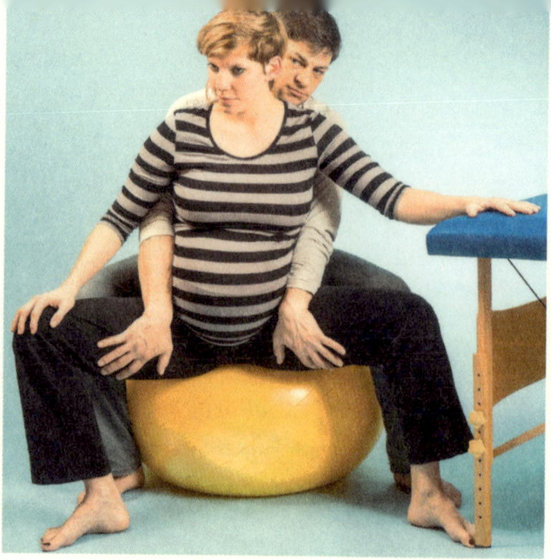

Am Ball sitzend

Mögliche Bewegungen sind:

- kreisen
- pendeln
- beim Ausatmen schütteln (leicht – mittel – stark), beim Einatmen innehalten: in dieser Position kannst du dein Baby „hinausschütteln". Es hat sich bewährt, die Stärke des Schüttelns der Wehenstärke anzupassen: je intensiver die Wehe, desto intensiver das Schütteln. Auch hier gilt: Du kannst diese sitzenden Übungen am Ball auch unter der Dusche machen und dir die schmerzlindernde Wirkung des warmen Wassers zunutze machen.

Wahrscheinlich wirst du dich wohler fühlen, wenn du den Ball so positionierst, dass du dich vorne an einem Bett oder anderem Möbelstück gemütlich abstützen kannst.

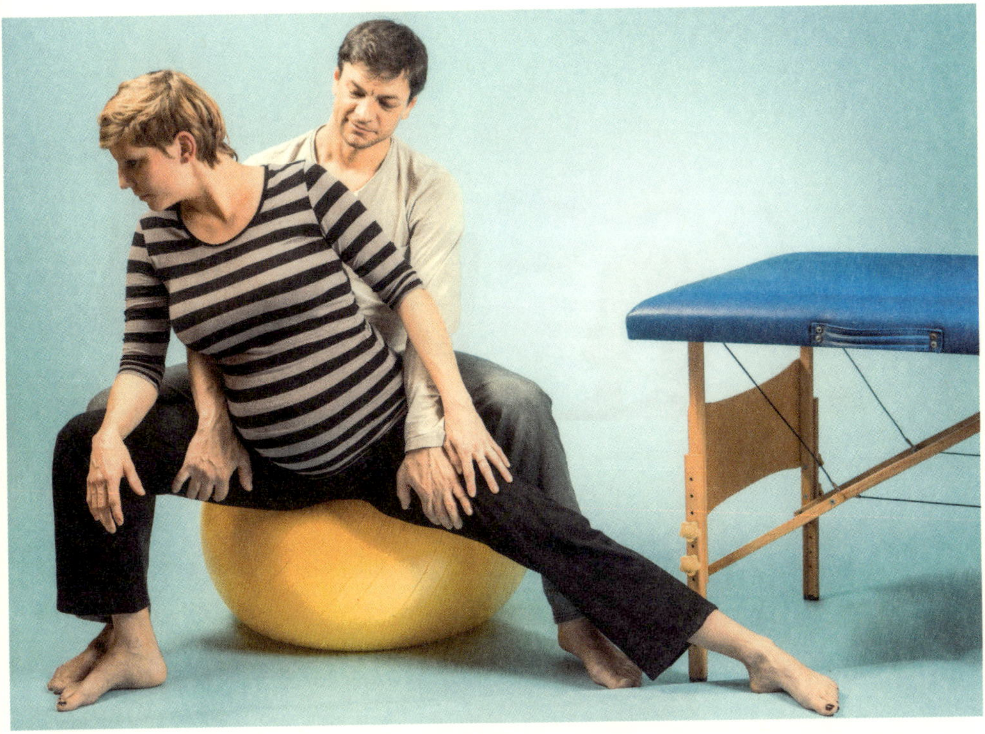

Einatmen

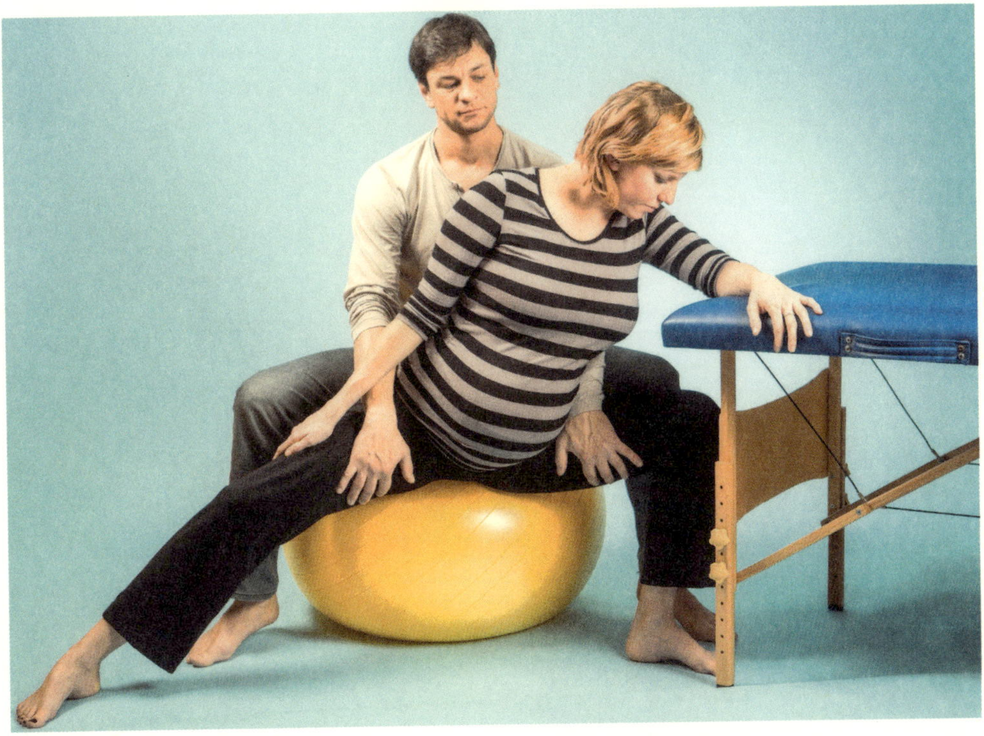

Ausatmen

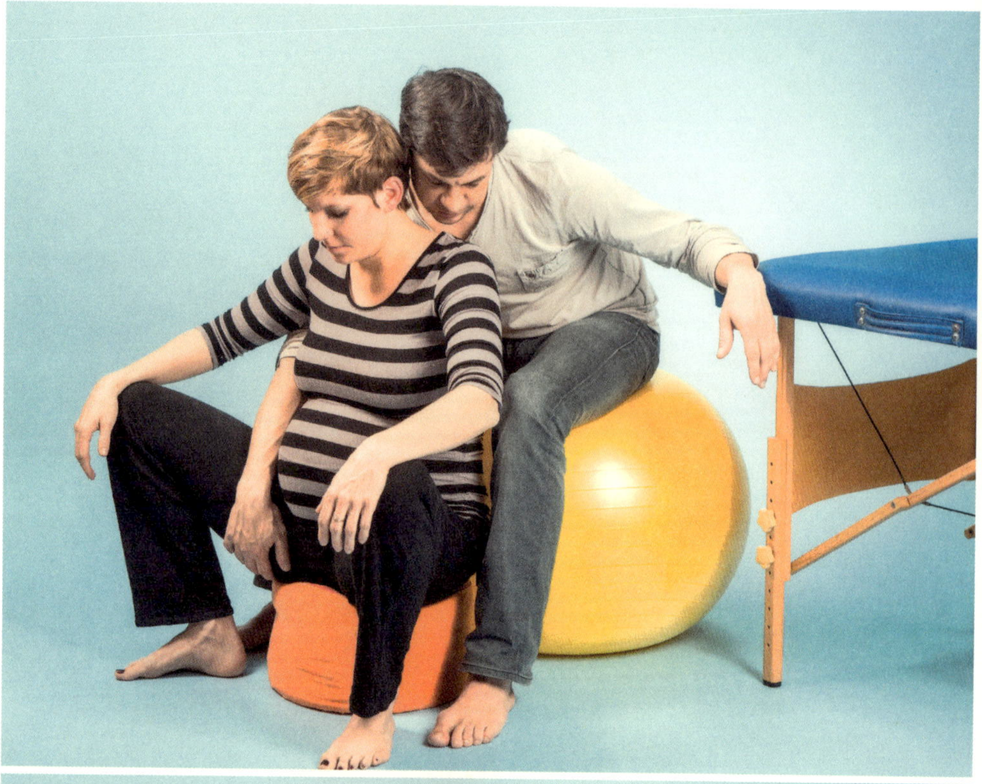

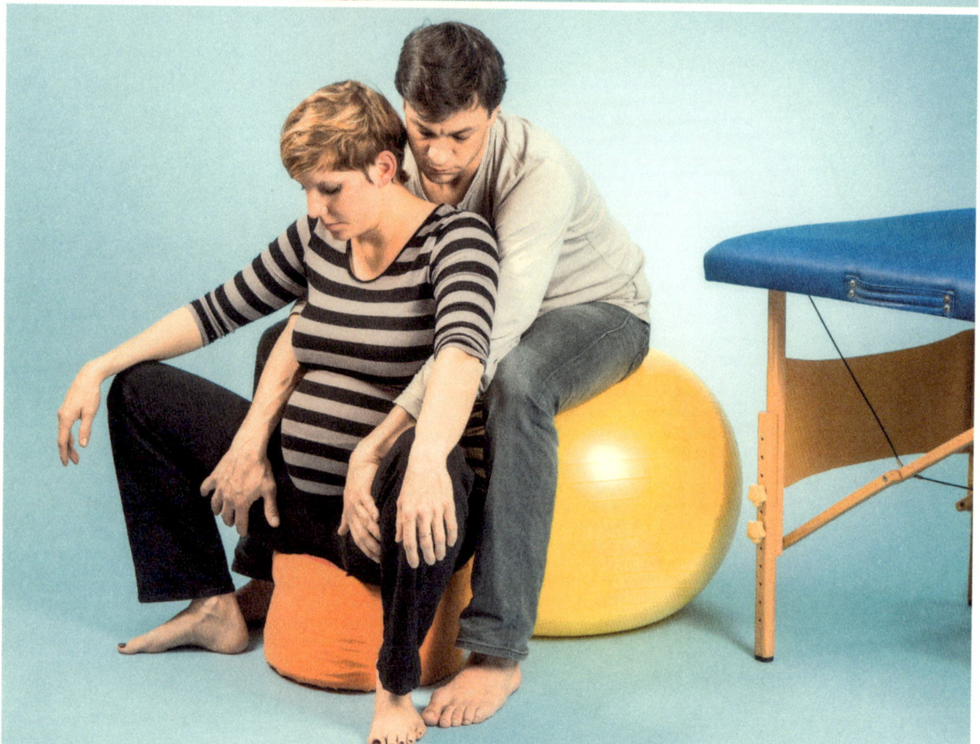

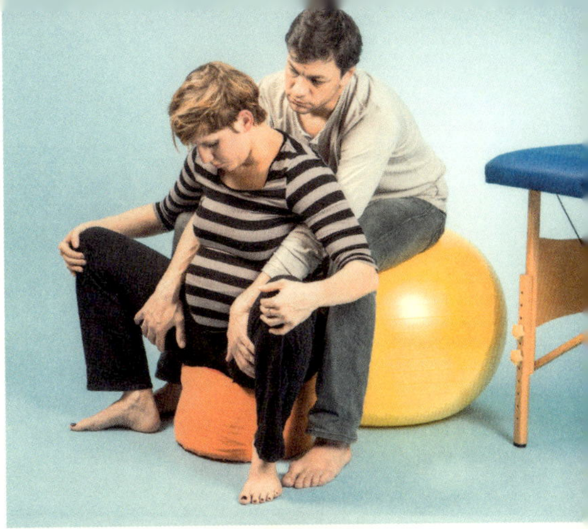

Ein feststehendes Möbelstück in der Nähe ist optimal, um sich bei Bedarf abstützen zu können.

Sitzende Hockposition

Am Mediationshocker oder Geburtshocker sitzend

Die tiefe Hocke – während der Wehen – **bitte erst dann einnehmen, wenn der Muttermund 8 cm offen und deine Hebamme in der Nähe ist**. In der tiefen Hocke wird die Schwerkraft maximal ausgenutzt. Wird diese Position zu einem früheren Zeitpunkt eingesetzt, könnte es sein, dass der Muttermund anschwillt oder dein Baby durch den intensiven Druck der maximalen Schwerkraft überfordert wird und darauf mit Herztonabfall reagiert.

Mögliche Variationen:

1) Dein Partner sitzt auf einem bequemen Hocker und du hockst dich vor ihm auf den Boden, so kann er dich unter deinen Achseln halten. Achte bitte darauf, deine Fußsohlen ganz auf dem Boden aufzustellen.
2) Dein Partner sitzt auf dem Ball und du setzt dich vor den Ball in die tiefe Hocke, dein unterer Rücken schmiegt sich an den Ball.

Bei beiden Varianten kannst du dich gerne auf ein Stillkissen setzen, wenn deine Sehnen noch ein bisschen verkürzt sind und diese Position für dich dadurch angenehmer wird.

In dieser Position kannst du

- kreisen,
- pendeln und
- schütteln beim Ausatmen (siehe oben unter „Am Ball sitzend“).

***Mein Tipp:** Bei Wassergeburten empfehle ich, die tiefe Hockposition einzunehmen. Die im Wasser nur minimal wirkende Schwerkraft wird somit besser ausgenützt!*

Im Stehen

Beine beckenbreit geöffnet und abgestützt

- am Bett (das in die für die Gebärende richtige Höhe positioniert wird),
- an der Fensterbank,
- am Treppengeländer,
- in den Knien („Sumo-Ringer-Stellung“),
- an einem stabilen Einrichtungsgegenstand (richtige Höhe beachten, z. B. Sprossenwand) oder
- an den Schultern deines Partners (du stehst deinem Partner gegenüber und schlingst deine Arme um seine Schultern bzw. um seinen Hals).

Mögliche Bewegungen:

- Becken kreisen lassen, die Knie sind leicht gebeugt
- Pendelbewegung
- beim Ausatmen noch tiefer in die Knie gehen, beim Einatmen wieder in die Ausgangsposition zurückkehren
- ein Bein höher als das andere Bein stellen (z. B. auf eine Stufe oder angewinkelt auf dem Bett abstellen)
- beim Ausatmen nach hinten und noch mehr in die Knie gehen

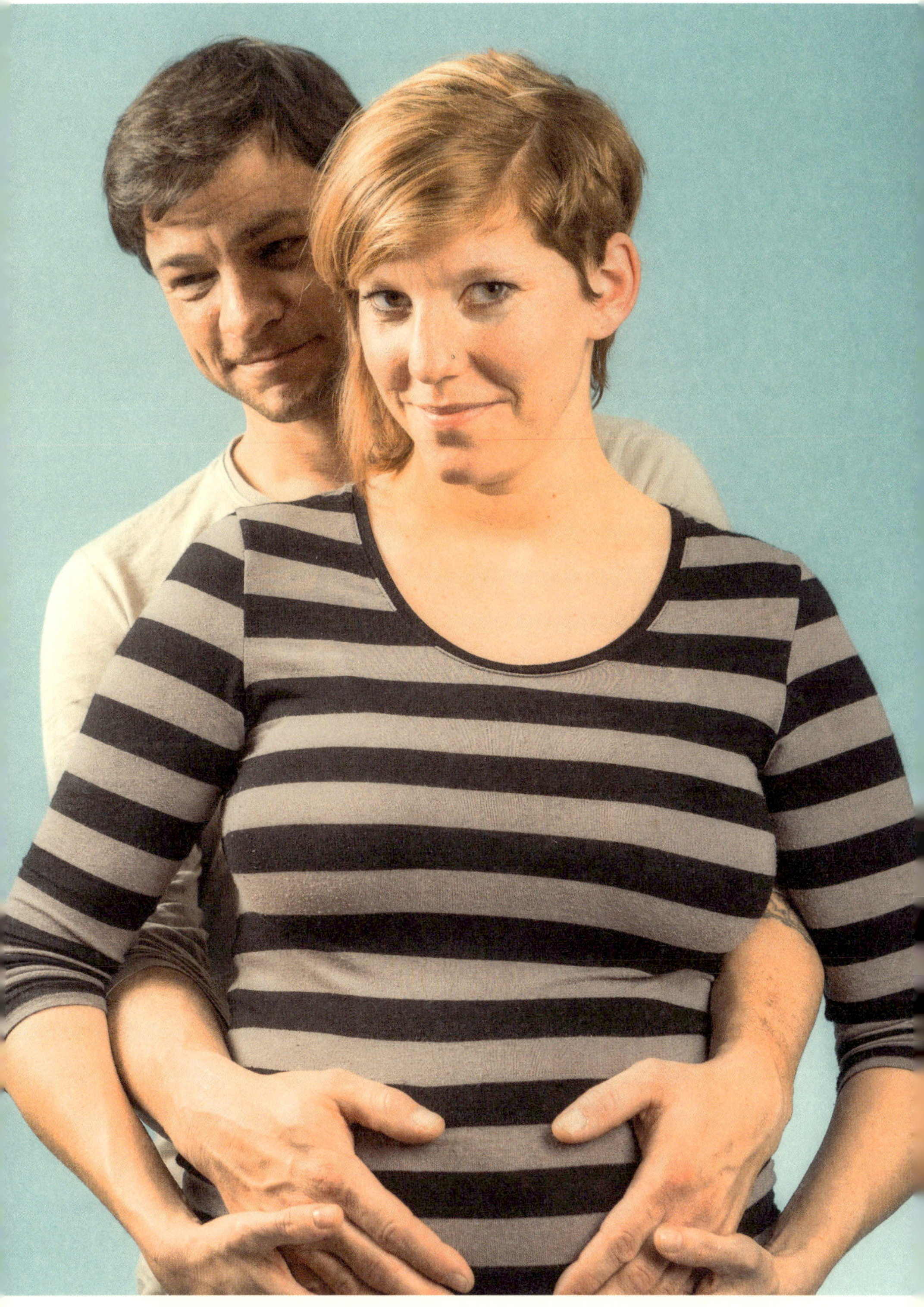

Der Partner ist die Heimat seiner Frau im Kreißsaal.

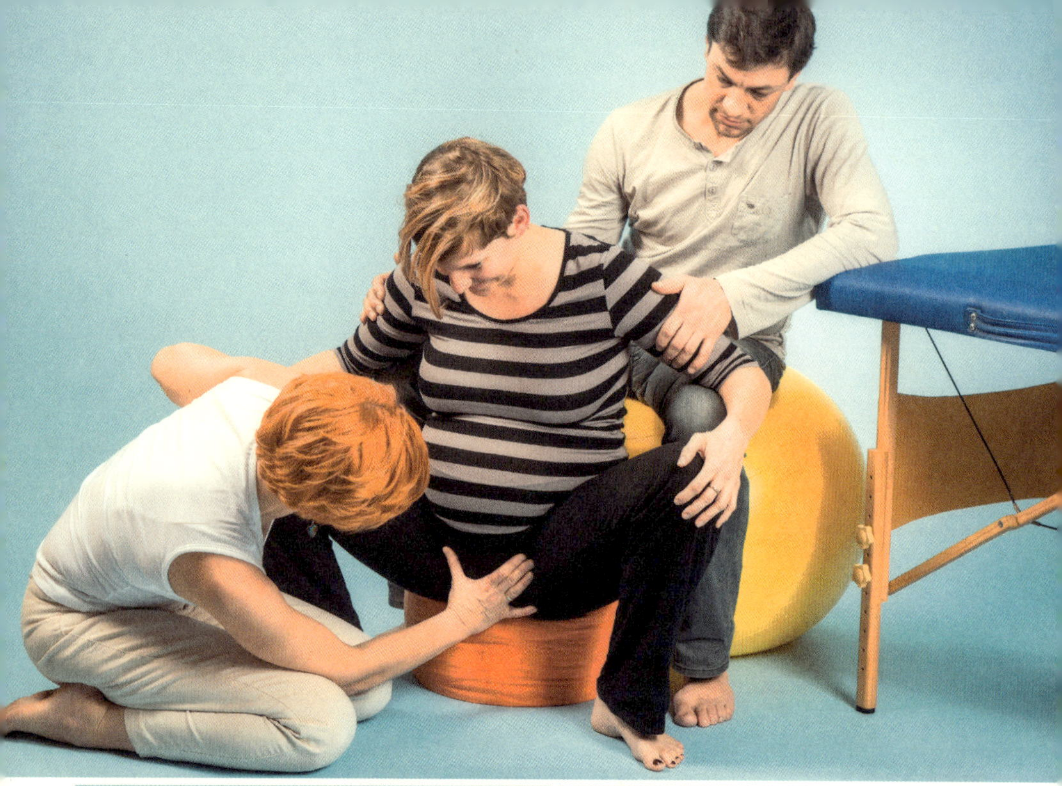

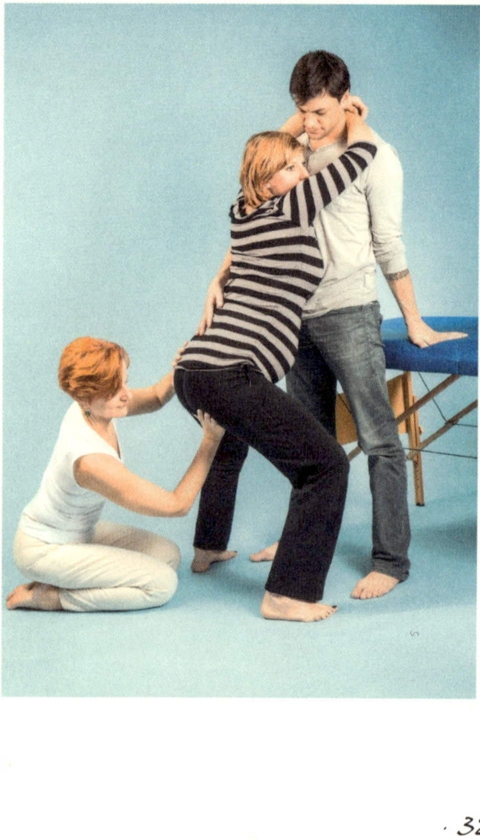

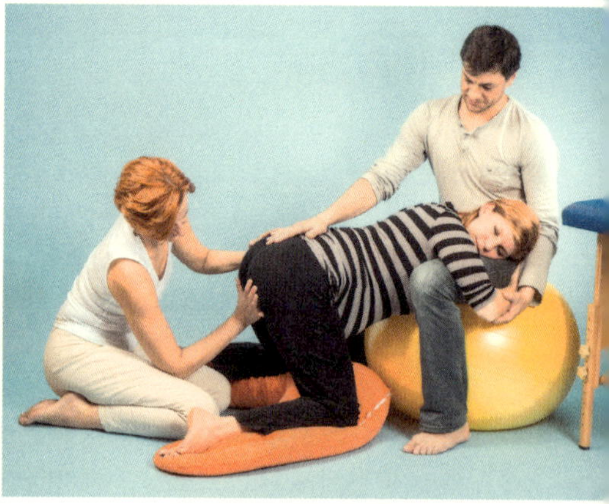

Mögliche Geburtspositionen: Am Hocker sitzend (ohne Bild), in der tiefen Hocke, im Stehen oder im Vierfüßler

10.3 Positionen für die tatsächliche Geburt

Manche Positionen, die für dich in der Eröffnungsphase (siehe Beginn des Kapitels 10.1) sehr hilfreich waren, sind unter der tatsächlichen Geburt eventuell unangenehm oder einfach nicht mehr durchführbar. Das hängt damit zusammen, dass sich dein Baby schon so tief im Geburtskanal befindet und Positionen am Ball oder am Boden (im Schneidersitz) kontraproduktiv wären, da du das Gefühl hättest, dich auf sein Köpfchen zu setzen.

Die möglichen verschiedenen Positionen während der tatsächlichen Geburt

Im Bett – aktiv unterstützt vom Partner

- Am **Gebärhocker** bzw. am Geburtshocker „sitzend"
- **Tiefe Hocke** (siehe Kapitel 10.2, auch in Kombination mit dem Gymnastikball; Bild linke Seite, oben)
- **Vierfüßlerstand** (siehe Kapitel 10.2, auch in Kombination mit dem Gymnastikball; Bild linke Seite, unten rechts)
- **Im Stehen** (am Seil hängend, am Bett, an deinem Partner oder an der Sprossenwand abgestützt oder wie ein Sumo-Ringer auf den eigenen Knien abgestützt, siehe Kapitel 10.2; Bild linke Seite, unten links)
- **Sitzende Position im Bett:** Sollte dein Partner sich nicht zu dir ins Bett setzen dürfen, dann empfehle ich, dafür zu sorgen, dass dir die Rückenlehne so hoch wie möglich gestellt wird. Im Idealfall solltest du die Möglichkeit bekommen, dass du dich an deinem Partner, der hinter dir im Bett sitzt, ankuschelst. In diesem Fall ist das Bett/die Lehne flachgestellt und dein Partner sitzt – abgestützt mit einem Kissen in seinem Rücken – hinter dir. Somit ist dein Oberkörper automatisch erhöht und dein Partner kann gut unter deine Kniekehlen greifen und dir helfen, deine Beine (mit beiden Fußsohlen fest auf der Matratze „verankert")

gut geöffnet zu halten. Die sitzende Position kann auch am Boden auf einer Gymnastikmatte gemacht werden (siehe Kapitel 10.2 unter „Sitzen mit weit geöffneten Beinen"; Bild rechte Seite, oben links)

- ***Seitenlage im Bett:*** mit hochgestellter Lehne oder besser noch an den Oberkörper deines Mannes, der hinter dir im Bett sitzt, angekuschelt. Unterstütze dabei deinen Bauch mit einem Kissen oder Polster. Diese Seitenlage kann auch am Boden auf der Gymnastikmatte durchgeführt werden: entweder bist du an einen Gymnastikball angelehnt (dieser muss so positioniert werden, dass er nicht wegrutschen kann) oder an deinem am Boden sitzenden Partner angekuschelt. (Bild rechte Seite, oben rechts)
- Die vollkommene Rückenlage ist leider noch immer sehr verbreitet und der Partner wird dadurch zum ausschließlichen Händchenhalten „degradiert" und kann seine Frau nicht wirklich tatkräftig unterstützen. Absolut nicht empfehlenswert! (Bild rechte Seite, unten)
- ***Im Wasser*** (im Vierfüßlerstand oder in der tiefen Hocke): Dein Partner sitzt dabei außerhalb der Badewanne auf dem Ball oder einem Hocker hinter dir: So kann er dich gut in deiner gewählten Position stützen. Die liegende Position im Wasser ist meiner Meinung nach noch ungünstiger als die liegende Position außerhalb der Badewanne, da nahezu keine Schwerkraft mehr mithelfen kann. – Du kannst dir dazu gerne ein Wassergeburtsvideo auf meiner Homepage ***www.traude-trieb.at*** anschauen (da es sich um einen Geburtsfilm handelt, musst du dich auf Youtube registrieren, um es ansehen zu können).

Mein Tipp: *Ich empfehle dir, sowohl in der Eröffnungs- und der Übergangsphase als auch während der tatsächlichen Geburt jeder Gebärstellung 3 bis 5 Wehen Zeit zu geben. Entscheide erst nach ca. 10 bis 15 Minuten, ob sie für dich die richtige Position ist. Oft ist der Positionswechsel so beschwerlich, dass du nicht nach nur einer Wehe realisieren kannst, ob dich der Positionswechsel gestresst hat oder dir die gewählte Position nicht behagt.*

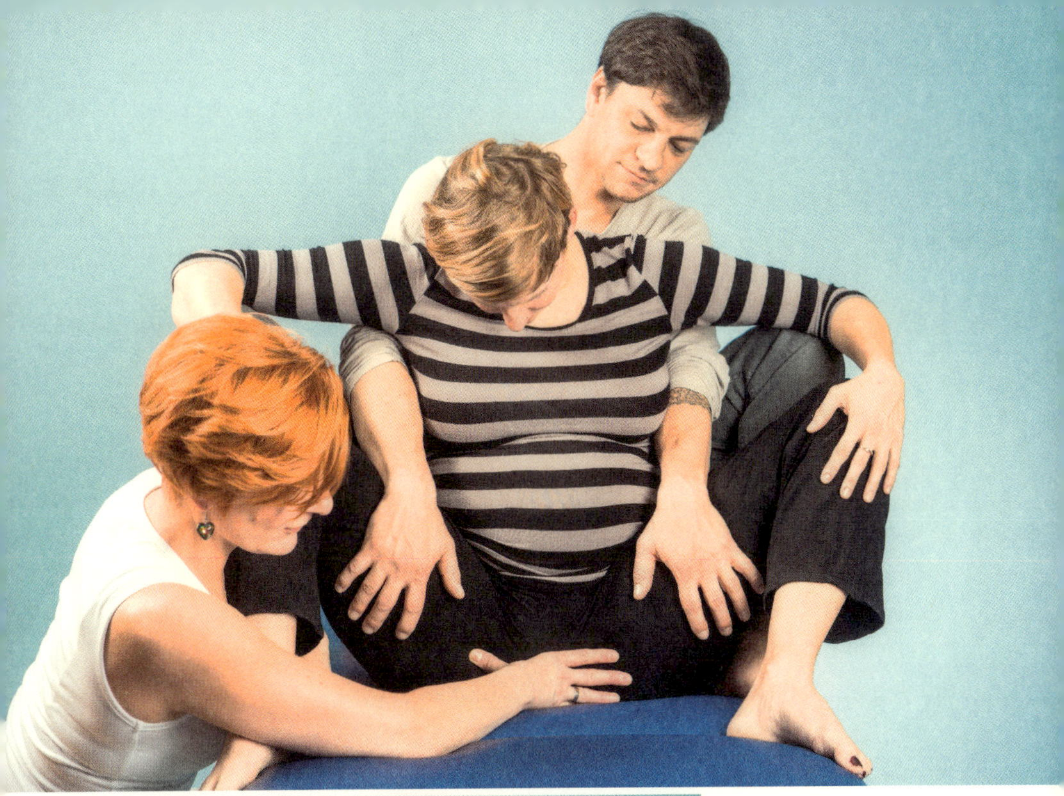

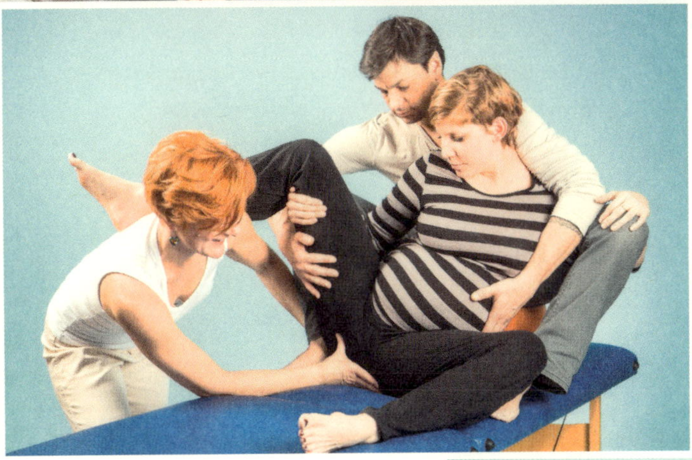

Im Bett sitzend mit aktiver Unterstützung des Partners.
Im Bett in Seitenlage (fast sitzend) mit aktiver Unterstützung des Partners.
Im Bett liegend ***ohne*** *aktive Unterstützung des Partners –* ***nicht zu empfehlen!***

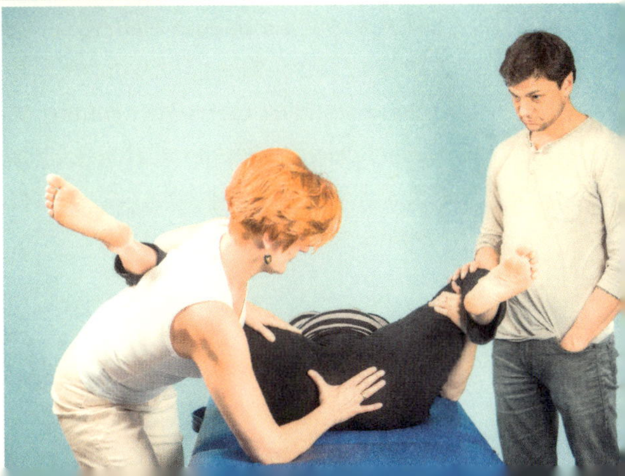

Wissenswertes über die vertikalen Geburtspositionen

Aufgrund des aufrechten Ganges des Menschen kam es zu einer relativen Verengung des Beckeneinganges und zu einem massiven Muskelfaseraufbau in der Beckenbodenmuskulatur. Verglichen mit der Tierwelt bedeutet das einen komplizierteren Geburtsmechanismus. In früheren Jahrhunderten waren sich die Frauen dieses Nachteils vielleicht nicht bewusst, doch sie haben ihn intuitiv ausgeglichen, indem sie sich beim Gebären in eine vertikale Geburtsposition gebracht haben. Trotz der „widrigen" naturgegebenen physischen Umstände konnten sie so durch das Zunutzen der Schwerkraft ihr Kind gut auf die Welt bringen.

Durch die aufrechte Körperhaltung vergrößert sich das Becken in seinem Beckeneingang um 0,5 cm und in seinem Beckenausgang um 1,5 cm. Das klingt momentan vielleicht nach sehr wenig, doch bei der Geburt entscheiden oft wenige Millimeter darüber, ob das Köpfchen durchkommt oder auch nicht. Durch das Kauern, Knien, Hocken etc. kann das kindliche Köpfchen wesentlich besser die notwendige Rotationsbewegung durchs Becken vollbringen.

Warum die Mehrzahl der Frauen noch immer in der Rückenlage gebärt

Argument 1: Wunsch der Ärzte und Ärztinnen nach einer kontinuierlichen Überwachung der kindlichen Herztöne

Argument 2: Aufrechte Gebärhaltungen werden seitens der Ärzteschaft und auch mancher Hebammen nur wenig akzeptiert.

Argument 3: Das Gebärbett steht meist so dominant im Raum, dass es beispielsweise durch den Gebärhocker für das Betreuungspersonal eng wird.

Argument 4: Die Frauen werden auch von den Medien geprägt. In nahezu allen Filmen, Reality-Shows als auch auf Abbildungen in Zeitschriften wird die Frau bei der Geburt in einer liegenden (völlig im Widerspruch zur Natur stehenden und somit paradoxen) Position gezeigt.

Die hohe Effektivität von und Argumente für vertikale Geburtspositionen

Zu Argument 1: Mit ein wenig Geschick und Willen der Betreuungspersonen kann die Kontrolle der Herztöne in jeder Lage gewährleistet werden. Da der begleitende Partner der Frau ohnehin immer von der Technik des CTG-Gerätes begeistert ist, leite ich ihn an, wie er den Schallkopf richtig positionieren muss, damit eine gute Aufzeichnung möglich ist.

> ***Mein Tipp:*** *Durch das Integrieren des Partners in Bezug auf die Herztonüberwachung ist die Frau in ihrer Bewegung nicht eingeschränkt. Ihr Partner fühlt sich gebraucht und die Hebamme ist entlastet.*

Will die Hebamme den Partner dabei nicht einbinden, dann muss es auch möglich sein, dass sich die Hebamme oder anderes Betreuungspersonal für diese wenigen Minuten (30 Minuten in einem Abstand von 1 bis 3 Stunden – abhängig von der Wehenintensität) zur Gebärenden setzt und im Falle einer nicht idealen Abnahme der Herztöne den Schallkopf persönlich hält. In manchen Krankenhäusern wird eine Herzton-Dauerüberwachung gefordert. Dies führt erwiesenermaßen zu ungerechtfertigt hohen Eingriffen (Saugglocke, Zange, Kaiserschnitt). Glücklicherweise ist die Technik in der heutigen Zeit soweit vorangeschritten, dass bessere Geräte entwickelt wurden, die nicht mehr ganz so sensibel darauf reagieren, wenn die Gebärende ihre Position verändert.

Zu Argument 2: Im Sinne der Frauen ist zu wünschen, dass dem Geburtshilfeteam alle Vorteile der vertikale Gebärpositionen bekannt sind und sie dadurch auch angewendet werden.

Zu Argument 3: Auch hier kann wieder nur betont werden: Wo ein Wille, da ein Weg. Ich kann mich noch gut erinnern, wie oft ich bereits Anfang der 1990er Jahre das Bett in einem Kreißsaal verschoben habe, um für die vertikale Geburtsposition mehr Platz und somit für die Gebärende, den Arzt/die Ärztin und mich mehr Raum zu schaffen.

Zu Argument 4: Ich bitte meine Frauen, sobald sie zu mir in die erste Geburtsvorbereitungsstunde kommen, dringend sämtliche Reality-Shows oder auch andere Dokumentationen über Geburten zu vermeiden, denn Bilder sagen mehr als tausend Worte und da wir sehr visuell veranlagt sind, prägen sich diese in unser Gedächtnis intensiv ein. Es ist für mich frustrierend, dass in diesen Filmen nahezu alle Geburten in Rückenlage gezeigt werden: Wen wundert es dann, dass ein ganz hoher Prozentsatz dieser Frauen einen Kreuzstich (PDA) braucht? Diese hohe Rate an Geburten in der liegenden Position ist mir völlig unverständlich, zumal 98 % der von mir betreuten Frauen in vertikalen Geburtspositionen gebären.

Die **Geburt im Liegen bereitet den Frauen unnötige Schmerzen** und Leiden und ist in meinen Augen eine massive Verdrängung der überzeugenden **Vorteile der vertikalen natürlichen Geburtspositionen**. In vielen Forschungsarbeiten wird immer wieder auf die positive Wirkung der Schwerkraft während der Geburt hingewiesen. **Die Schwerkraft hilft beiden, Mutter und Kind**. Die Geburtszeit wird verkürzt!

Wenn die Hebamme für die gebärende Frau eine sehr angenehme Atmosphäre schafft und ihr das Gefühl gibt, frei entscheiden zu dürfen, welche Position sie in der Eröffnungsperiode oder dann später während der tatsächlichen Geburt einnehmen will, dann wird sich die Gebärende kaum für eine liegende Position entscheiden.

Mein Tipp: Die Mehrzahl der Frauen empfindet bei der Geburtsarbeit die wechselnden Körperhaltungen als sehr angenehm. Der Wechsel der Stellungen ist für das Erreichen einer für die Frau stimmigen Geburtszeit sehr förderlich.

10.4 Möglichkeit und Vorteile einer Wassergeburt

Jeder hat wahrscheinlich schon einmal am eigenen Leib erfahren dürfen, **wie schmerzlindernd warmes Wasser** in Form einer heißer Dusche oder eines heißen Vollbades gewirkt hat. Sowohl Rücken-, Muskel- und Bauchschmerzen als auch alle Arten von Verspannungen lassen sich mit Hilfe der Anwendung von warmem bzw. auch heißem Wasser beinahe „wegzaubern". Fast jede Frau mit Menstruationsschmerzen hat das warme Wasser schätzen gelernt, um sich damit ihre Krämpfe zu lindern.

Interessanterweise bedeutet das indianische Wort fürs „gebären" übersetzt „ins Wasser gehen". Wassergeburten gehen zurück bis ins alte Ägypten, waren bei Ureinwohnern Mittelamerikas und Neuseelands üblich. Die erste bekannte europäische Wassergeburt wird 1803 erwähnt. Dann bleibt es still um sie und erst 1963 wird sie in der Sowjetunion wieder aktuell. In Westeuropa geht die Wassergeburt auf den französischen Arzt Michel Odent zurück, der in den 1970er Jahren ein aufblasbares Planschbecken einsetzte, um den Frauen während der Wehen eine Entspannung im warmen Wasser zu ermöglichen. Seit 1978 finden Wassergeburten in Frankreich statt, seit Anfang der 1980er Jahre in Deutschland und der Schweiz.

Die **positiven Auswirkungen des Wassers beim Gebären** hat immer mehr Mediziner überzeugt, sodass in vielen Zentren auf der ganzen Welt den Gebärenden Wasserbecken fürs Entspannen als auch für die tatsächliche Geburt zur Verfügung gestellt wurden. Inzwischen gehört die Gebärwanne beinahe in jedem Krankenhaus zur Standardausstattung. Natürlich reicht eine Gebärwanne noch nicht aus, um den

Frauen wirklich eine gute Wassergeburt zu ermöglichen. Es steht und fällt mit dem Engagement, dem persönlichen Einsatz und dem Können des Geburtshilfeteams. Deshalb empfehle ich den werdenden Müttern, sich nicht von der Ausstattung des Kreißsaales beeindrucken zu lassen, sondern sich nach konkreten Fakten (Jahresstatistik) zu erkundigen. Dadurch kann sich die Schwangere einen Eindruck verschaffen, ob in diesem Krankenhaus eine „frauenorientierte Geburtshilfe" gelebt wird (z. B. Angaben über die Höhe der Scheiden-Dammschnittrate bzw. der anderen Geburtsverletzungen, die möglichen Gebärpositionen, die Anzahl der Wassergeburten sowie der Steißgeburten insgesamt, die Kaiserschnittrate insgesamt sowie exklusive der Steißlagen etc.).

Mein Tipp: *Die Wassergeburt ermöglicht dem Ungeborenen einen sanften Übergang vom körperwarmen Fruchtwasser in das körperwarme Badewasser und somit ist das Geburtserlebnis nicht ganz so traumatisierend. Der Temperaturschock und der Schwerkraftschock fällt für das Baby so wesentlich sanfter aus bzw. der Übergang von drinnen nach draußen fühlt sich für das Baby weniger „dramatisch" an.*

Positive Wirkungen des Wassers während der Eröffnungsperiode

Das Verweilen im warmen Wasser (36°C bis max. 37,5°C) ist für die Gebärende nicht nur angenehm, sondern erhöht auch den Venendruck, verstärkt die Herztätigkeit, beruhigt den Puls, entspannt den Muttermund und führt gleichzeitig zu einer verstärkten Wehentätigkeit.

Da auch der Blutdruck leicht gesenkt wird, ist es wichtig, die Wassertemperatur auf maximal 37,5°C, also auf Körpertemperatur, einzulassen. Es darf nicht unterschätzt werden, dass Geburt, auch im Wasser, eine anstrengende Arbeit bedeutet und es aufgrund dessen der Gebärenden ohnehin sehr warm ist bzw. im Laufe der Zeit warm wird. Wenn jetzt das Badewasser mit den gewohnten 38 bis 39°C eingelassen würde, würde dies unweigerlich zu Kreislaufproblemen der Mutter und meist auch zu einem Anstieg der kindlichen Herztöne führen. Es kann ja jederzeit kaltes Wasser ausgelassen und warmes Wasser nachgefüllt werden. Nach meiner Erfahrung finden die meisten Frauen bei Wehenbeginn in der Eröffnungsperiode Temperaturen um 37,5°C angenehm. Dadurch lassen sich die Wehen anregen, ohne die Frau zu überfordern. Wenn zu Beginn der Übergangsphase die Wehen heftiger werden und in kürzeren Abständen kommen, ist es ratsam, die Wassertemperatur noch weiter zu senken.

Mein Tipp: *Je heftiger die Wehen werden und in kürzeren Abständen kommen, desto „kühler" sollte die Temperatur sein – jedoch nicht unter 36,5°.*

Nahezu alle Frauen genießen die **Bewegungsfreiheit im Wasser**. Durch die verminderte Schwerkraft ist ein **Stellungswechsel in der Wehenpause nahezu ohne Kraftaufwand möglich**. Einerseits sind die Gebärenden von der **schmerzlindernden Wirkung** als auch der „friedlichen Atmosphäre" im Wasser begeistert: Sie fühlen sich eingehüllt und geborgen im warmen Wasser. Durch das Gefühl des Getragenseins verstärkt sich andererseits das Körpergefühl der Gebärenden und sie ist damit noch besser in der Lage, in die Kraft ihres Körpers und auch in ihre Gebärfähigkeit zu vertrauen. **Das Wasser ermöglicht der Gebärenden eine „aktive Geburt"!**

Manchmal muss die Gebärende angeregt werden, zumindest **alle 30 Minuten einen Positionswechsel** vorzunehmen. Die reine Rücken- oder Seitenlage ist nur zwischendurch zu empfehlen. Oft genießen es die Frauen, in der Rückenlage eine sogenannte Schaukelbewegung (leichte Drehung zu beiden Seiten) zu machen. Dadurch beruhigen sich Mutter und Kind und auch die richtige Drehung des Köpfchens ins Becken wird gefördert. Der Vierfüßlerstand ist gerade in der Übergangsphase sehr beliebt. Bei Wassergeburten fällt auch der Pressdrang für die Gebärende nicht so stark aus, wie bei Nicht-Wasser-Geburten.

Auch wenn es viel Überredungskunst von Seiten der Hebamme erfordert, ist es wirklich wichtig, die Frau nach 60 bis spätestens 90 Minuten aus dem Wasser zu bitten, damit sie ihre Harnblase bzw. den Darm gut und „unbeobachtet" entleeren kann. Meiner Meinung nach ist es auch wichtig, die Gebärende von Zeit zu Zeit aus dem nahezu schwerelosen Zustand in der Badewanne herauszuholen, um ihr wieder Boden unter den Füßen zu geben, damit sie sich auch wieder „erden" kann.

Durch die wehenanregende und zugleich auch schmerzlindernde Wirkung des Wassers kann die Gebärende **häufig auf schulmedizinische Präparate** (Wehenmittel, Schmerzmittel) **verzichten**.

Mein Tipp: *Frauen, denen im Laufe der verschiedenen Geburtsphasen immer wieder eine „Auszeit" im warmen Wasser ermöglicht wird, ersparen sich bis zu 2 Stunden an Wehenarbeit.*

Durch das warme Wasser wird das Gewebe weich und elastisch, sogar Narbengewebe kann sich viel besser dehnen, der gesamte weiche Geburtskanal wird breiter und weitet sich, somit kommt es logischerweise viel **seltener zu Dammverletzungen**. Wenn doch einmal Verletzungen auftreten, dann sind sie nicht tief und eher harmlos.

Mein Tipp: *Ich empfehle besonders Frauen nach einem Kaiserschnitt eine Wassergeburt, sofern dies von der ärztlichen Betreuung erlaubt wird. Meine Erfahrung ist, dass sich durch die langen Wasseraufenthalte die Kaiserschnittnarbe ideal dehnt und somit keine Probleme verursacht.*

Ein Wassergeburtsbaby hat das Glück, **besonders „sanft" und „schonend" geboren** zu werden. Der sogenannte Tauchreflex gewährleistet, dass das Baby die „Luft anhält" und nicht das Wasser in seine Lungen aspiriert (hineinsaugt). Das Unterwasserbaby wird die ganze Zeit von der gut pulsierenden Nabelschnur mit dem notwendigen Sauerstoff versorgt. Solange die Herztöne des Babys unauffällig sind und somit keine Zeichen von intensivem Geburtsstress für das Baby vorliegen, wird dieser Tauchreflex aktiviert. Somit schwimmt das Baby wie ein Taucher an die Wasseroberfläche. Solange das Köpfchen vollständig unter Wasser ist, werden die Rezeptoren im Gesicht und um die Mundpartie weder durch Luft noch durch Kälte gereizt und erst zum Zeitpunkt, wenn das kindliche Gesicht an die Wasseroberfläche kommt und mit der Luft und dem intensiven Temperaturunterschied in Kontakt kommt, wird das Baby genüsslich das erste Mal die Luft dieser neuen Welt einatmen.

Die tatsächliche Geburt im Wasser

Ich persönlich habe in meiner Hebamenntätigkeit erst im Jahr 2001 mit Wassergeburten begonnen. Doch innerhalb kürzester Zeit sind mir diese Geburten besonders ans Herz gewachsen und mittlerweile führe ich fast nur noch Wassergeburten durch. Nach diesen Erfahrungen auf diesem Gebiet kann ich behaupten, dass auch während einer Wassergeburt die vertikale Geburtsposition die idealste Position sowohl für die Frau als auch für das Kind darstellt. Die meisten Frauen gebären bei mir in der Badewanne entweder in der tiefen Hocke (wichtig ist die Fußsohlen flach am Badewannenboden aufzustellen) oder im Vierfüßlerstand. In der tiefen Hocke muss ich natürlich einen kleinen Spiegel vor der Scheide der Frau positionieren, um genug Sicht auf den Damm bzw. das kindliche Köpfchen zu haben. Sofern die Badewanne mitten im Raum steht und von allen Seiten zugänglich ist, empfehle ich dem Mann sich außerhalb der Badewanne (an der gerade abfallenden Stelle der Badewanne, also meist gegenüber des Einstieges) auf einen Gymnastikball oder Hocker zu setzen, damit er seiner Frau nahe und ihr eine gute Stütze sein kann.

10.5 Die Steißgeburt (Beckenendlage)

Um die 30. SSW befindet sich in der Gebärmutter – im Verhältnis zum Baby – relativ viel Fruchtwasser. Das Baby fühlt sich wie ein Fisch im Wasser und schlägt, je nach Temperament, Purzelbäume. Zu diesem Zeitpunkt kann es nahezu täglich seine Lage verändern. Bis zur 25. SSW liegt rund ein Drittel der Babys in der Beckenendlage (BEL). Um die 30. SSW liegen noch 14 % der Kinder in der BEL. Fast alle Babys drehen sich zwischen der 30. und 35. SSW in eine Schädellage, denn sie wissen genau, dass sie mit dem Kopf voran leichter geboren werden. Nur 5 % der Kinder sind dazu nicht bereit und hocken wie kleine Buddhas mit dem Popo voran im Becken, damit sie alle Aufmerksamkeit auf sich ziehen.

War es in den 1990er Jahren noch selbstverständlich, jeder Gebärenden mit einem Baby in BEL die Chance einzuräumen, ihr Kind spontan durch die Scheide zu gebären, so hat eine spontane BEL-Geburt mittlerweile Seltenheitswert. Es gibt heutzutage leider kaum mehr Gynäkologen und Gynäkologinnen, die genug Erfahrung und Routine in der Betreuung mit Spontangeburten bei einer BEL haben. Somit geht „altes" Wissen leider verloren und kann nicht mehr an die auszubildenden Gynäkologen und Gynäkologinnen weitergegeben werden. In dem Krankenhaus, in welchem ich 16 Jahre im Angestelltenverhältnis gearbeitet hatte, wurde in den 1990er Jahren noch prinzipiell versucht, die BEL-Kinder auf normalem Weg kommen zu lassen. Dies galt auch für Erstgebärende. Viele Babys sind mit dem Popo voran geschlüpft und es gab äußerst selten Schwierigkeiten. Wenn sich während der Geburt ernsthafte Probleme ergaben, wurde dann selbstverständlich ein Kaiserschnitt durchgeführt.

Drei wichtige Voraussetzungen für eine Spontangeburt mit Beckenendlage

- *ein Geburtshelfer und eine Hebamme, die erfahren, routiniert und vor allem motiviert sind,*
- *eine gut vorbereitete und ihrem Körper vertrauende Gebärende und*
- *ein Kind, das ebenfalls bereit ist, mitzutun, und das während des gesamten Geburtsverlaufs stabile Herztöne hat.*

Mein damaliger „erster" Chef war ein absoluter Spezialist auf dem Gebiet der BEL-Geburten. Er hatte durch sein immenses Wissen und durch seine lange Berufserfahrung die notwendige Geduld, Ruhe und Gelassenheit. Nach meiner eigenen Erfahrung kündigen sich Probleme fast immer rechtzeitig an und treten kaum plötzlich auf. Das Argument vieler Gynäkologen und Gynäkologinnen für einen Kaiserschnitt ist die Horrorgeschichte, dass das „dicke Ende", sprich der Kopf, der erst am Schluss geboren wird, stecken bleiben könnte. Das habe ich in meiner ganzen über 25-jährigen Hebammenzeit noch nie erlebt! Immer seltener gibt es engagierte Geburtshelfer/Geburtshelferinnen, die noch das notwendige Know-how besitzen, um einer Schwangeren mit einer BEL zumindest den Versuch einer spontanen Geburt zu ermöglichen.

Mein Tipp: *Wenn eine Frau ihr BEL-Kind spontan gebären möchte, dann empfiehlt es sich, einen erfahrenen Geburtshelfer bzw. eine erfahrene Geburtshelferin privat zu engagieren, für den ein Baby in BEL einfach ein Kind ist, das anstelle mit dem Kopf mit dem Popo voran geboren wird, und nicht als „exotisches Ereignis" betrachtet wird.*

Hebammen können mit ihrer Erfahrung hier gut weiterhelfen und wissen, welche Krankenhäuser bzw. Geburtshelfer/Geburtshelferin noch die spontane BEL-Geburt beherrschen und werden die Frauen mit Babys in BEL entsprechend weitervermitteln. Da eine BEL-Geburt nicht mehr in den physiologischen Bereich fällt, darf eine Hebamme diese Geburt nur mit einem erfahrenen Geburtshilfeteam begleiten.

Wenn das Ärzteteam eines Krankenhauses spontane BEL-Geburten „erlaubt“, dann wird der Frau meist eine PDA (Kreuzstich) nahegelegt, damit im Falle eines notwendigen Kaiserschnittes kein Zeitverlust entsteht und sofort gehandelt werden kann. Diese Kompromisslösung ist in der heutigen Zeit ein durchaus akzeptabler Weg für alle Beteiligten.

Möglichkeiten, um ein Kind in Beckenendlage zum Drehen zu motivieren

Den Weg leuchten

Voraussetzung, um dem Baby den Weg – im wahrsten Sinne des Wortes – zu leuchten, ist eine stark leuchtende Taschenlampe (LED) und ein munteres Kind. Ist die Lichtquelle zu schwach oder schläft das Baby, wird man das Interesse des Kindes kaum wecken können.

Man beginnt knapp unterhalb der Rippen, in der Mitte unter dem Brustbein und wandert dann zu jener Seite hin, auf der die Frau die Kindesbewegungen deutlicher spürt. Das ist eben genau gegenüber dem Rücken. Der Kopf schaut in die Richtung der Kindesbewegungen. Dabei wird immer wieder von der Mitte aus zur Seite hin mit der Taschenlampe geleuchtet und das Baby zu diesem Spiel herzlich ein geladen. Das Kind wird gebeten, dem Licht zu folgen, und man erklärt ihm, dass ihm der richtige Weg jetzt geleuchtet wird. Ganz langsam geht man mit dieser flachen Zick-Zack-Bewegung hinunter in Richtung Schambeinknochen und verweilt dort noch 2 bis 4 Minuten lang. Insgesamt kann dieses „Spiel“ auf 10 Minuten ausgedehnt werden.

Den Weg akustisch ebnen

Auch hier ist es sehr sinnvoll, dieses „akustische Ritual“ dann zu machen, wenn das Baby munter ist, sich also mit sanften Tritten bemerkbar macht.

In der Gebärmutter ist es nie vollkommen still: die Darmgeräusche, der Herz- bzw. Pulsschlag und auch die Stimme der Mutter hinterlassen wichtige Eindrücke beim Baby. So ist es nicht verwunderlich, dass das neugierige Ungeborene auch mit Hilfe des Klanges dazu motiviert werden kann, sich zu drehen.

Ich empfehle, eine **Spieluhr** knapp oberhalb des Schambeinknochens – in Richtung des „korrekten" Ausgangs – zu legen und mehrmals aufzuziehen. Dieses Ritual kann mehrmals täglich durchgeführt werden. Das Baby wird diese immer wieder gehörte und dadurch vertraute Melodie auch nach seiner Geburt noch erkennen und sich vor allem daran erinnern. Erfreulicherweise lässt es sich durch das Aufziehen der Spieluhr nicht nur bei hektischen Bewegungen innerhalb des Bauches, sondern auch wenn es bereits geboren ist, beruhigen. Es besteht auch die Möglichkeit, einerseits mit einer hochwertigen **Klangschale** in einer höheren Tonlage (Herzschale) oder auch mit einer **Zimbel** (hat einen noch wesentlich höheren Ton) das Baby zu locken. Die Klangschale wird direkt auf den Schambeinknochen gestellt und danach wird die Schale mit einem Filzschlegel zum Klingen gebracht. Wichtig ist ein langsamer Rhythmus und den Ton beinahe immer ausklingen zu lassen. Auch dieses „Klangschalen-Ritual" kann mehrmals täglich durchgeführt werden.

Mein Tipp: *Der Ton der Klangschale berührt unser Innerstes, er bringt unsere eigene Seele und natürlich auch die des Kindes zum Schwingen. Der Klang der Klangschalen löst eventuelle Spannungen im Beckenbereich und macht dem Baby für die Drehung den notwendigen Platz.*

Den Weg visualisieren

Ich empfehle einer Gebärenden mit Baby in BEL, sich eine große Zeichnung oder ein Foto mit einem Ungeborenen, das mit dem Kopf voran in der Gebärmutter abgebildet ist, zu besorgen. Dieses Bild stellt man sich aufs Nachtkästchen direkt neben das Bett.

Diese **Visualisationsübung** ist besonders morgens kurz vor dem Aufstehen bzw. abends kurz vor dem Schlafengehen empfehlenswert, da man sich dann (noch bzw. bereits) annähernd im sogenannten Alpha-Zustand befindet. Im Alpha-Zustand sind die Gehirnwellen in einer idealen Frequenz, um Suggestionen und Affirmationen aufzunehmen und bei regelmäßiger Wiederholung die Vorstellungen in die Wirklichkeit umzusetzen.

Es empfiehlt sich, sich mit mehrmaligen (mindestens sieben) guten intensiven Ausatmungszügen auf diese Visualisationsübung einzustimmen. Vor allem abends ist es sehr sinnvoll, sich vom hektischen Alltag mit einigen guten Seufzern zu verabschieden. Nun kannst du dir mehrmals täglich die folgenden Sätze vorsagen oder vorlesen:

Beim Einatmen atme ich Ruhe, Gelassenheit und Zuversicht ein.
Beim Ausatmen durch den Mund lasse ich alle meine Sorgen, Ängste, Zweifel, Wehwehchen und negative Gedanken einfach los.
Ich vertraue darauf, dass mein Kind sich zum richtigen Zeitpunkt in eine Schädellage dreht. Mein Kind weiß, dass es in einer Schädellage leichter geboren werden kann und dass ihm als auch mir dadurch alle Gebärstellungen möglich sind.

Mein Tipp: *Nach einigen Minuten, wenn du dir das Kind – mit dem Kopf nach unten in der Gebärmutter liegend – gut eingeprägt hast, empfehle ich dir, dein Augen zu schließen. Jetzt prägst du dir dieses Bild als bereits eingetroffene Tatsache ein und versuchst dieses Bild in die Gebärmutter „hineinzukopieren". Durch dieses intensive Vor-Erleben und die intensive Vorstellung, hast du sehr gute Chancen, dieses Bild vom Bewussten ins Unterbewusstsein (in den Schlaf) mitzunehmen, um es dann zum richtigen Zeitpunkt Wirklichkeit werden zu lassen.*

Den Weg „vorwärmen": die Moxa-Therapie

Die Stimulation der beiden kleinen Zehen mit einer Moxazigarre ist bereits vielen Hebammen und auch Schwangeren bekannt. Diese Jahrtausende alte Heilmethode der **Moxa-Therapie** kommt aus der Traditionellen Chinesischen Medizin. Es wird dabei ein Punkt am Nagelfalzwinkel der kleinen Zehe mittels einer glühenden Beifußkraut-Zigarre stimuliert. Ich weise eindringlich darauf hin, dass diese Methode nicht in Eigenregie und ohne Anleitung einer kompetenten, erfahrenen Hebamme ausgeführt werden darf! Außerdem kann es bei nicht sachgemäßer Anwendung zu unerwünschten vorzeitigen Wehen kommen. Nach meiner Erfahrung ist die Moxa-Therapie eine effektive Möglichkeit (jedoch auch nur ein „Puzzelteil" in der Fülle der Möglichkeiten), zu versuchen, das Kind zu motivieren, sich von einer BEL in eine Schädellage zu drehen. Ich beginne mit dieser Therapie in der 35. SSW.

Drehen des Babys mittels Akupunktur und Akupressur (ab der 35. SSW)

Jeder Mensch ist unterschiedlich und deshalb ist es bezüglich der Akupunktur und Akupressur auch notwendig, mittels genauer Befragung zu ermitteln, welchem der nach der chinesischen Lehre fünf bestehenden Elemente (Holz, Feuer, Metall, Wasser, Erde) jemand zuzuordnen ist. Somit kann sowohl auf die Stärken als auch auf die Schwächen der Schwangeren im entsprechend zugeordneten Element ideal eingegangen werden. Das heißt in der Praxis auch, dass nicht jeder Frau die gleichen Akupunkturpunkte mit den Nadeln stimuliert werden. Ein hektischer „Leber-Typ" im Holzelement beispielsweise braucht andere Akupunkturpunkte als ein gern grübelnder und besorgter „Milz-Typ" im Erdelement oder ein eher ängstlicher „Nierentyp" im Wasserelement. Wenn der/die Therapeut/in alle Schwangeren „über einen Kamm schert", indem er/sie jeder Frau die gleichen Akupunkturpunkte „verpasst", wird er/sie nicht so beeindruckende Erfolge verbuchen können. Manchmal ist es auch notwendig, die Punktekombination zu verändern, vor allem dann, wenn die Frau berichtet, dass sich ihr Baby nicht wesentlich mehr bewegt hat als vor der Akupunktursitzung. Ich kombiniere prinzipiell die Akupunktur mit der Ohrkugeldruckmethode.

Der **Vorteil der Kombination von Akupunktur, Moxa-Therapie und Ohrkugeldruckmethode** ist, dass auch im Falle des Nichtdrehens des Kindes die Gebärmutter gestärkt wurde, um ausreichend Wehen produzieren zu können, und der Muttermund so weich wie möglich gemacht wurde, sodass die Gebärende ihr Baby ab einer regelmäßigen guten Wehentätigkeit in ca. 5 bis 8 Stunden gebären kann.

Ich betreue jährlich einige Frauen mit einem Baby in BEL, um mit Hilfe von Akupunktur, Homöopathie, Klangschalentherapie und Jin Shin Jyutsu (japanische Energiearbeit) ihr Baby zu motivieren, sich zu drehen. Jene 30 % der BEL-Kinder, die sich trotz all unserer gemeinsamer Bemühungen nicht drehen, können sich meiner Meinung auch nicht drehen und diese Tatsache muss einfach akzeptiert werden. Diese Frauen bringen in Begleitung von mir empfohlenen Hebammen und Geburtshilfeteams ihre BEL-Babys zu 90 % spontan zur Welt.

Tägliche Kommunikation mit dem Kind

Da ich persönlich seit dem Jahr 2000 rund 150 Frauen mit **Babys in BEL** betreut habe, bin ich aus dieser Erfahrung heraus zum Entschluss gekommen, dass nur ganz wenige Kinder aufgrund einer anatomischen Besonderheit in der Gebärmutter in diese Stellung gedrängt werden. Meistens spielen **äußere Umstände eine nicht zu unterschätzende Rolle**.

Hierbei geht es um seelischen bzw. emotionalen Stress mit

- dem eigenen Partner (Beziehungsstress), sehr häufig auch nach Trennungen, oder
- anderen Familienangehörigen,
- dem Chef oder anderen Arbeitskollegen bzw. -kolleginnen oder
- den Nachbarn.

Ebenso relevant sind körperlicher Stress und Überforderung, beispielsweise aufgrund

- eines Umbaus oder Umzugs,

- eines Ortswechsels,
- ständigen Herumschleppens des kleineren Geschwisterkindes,
- von Lernstress oder Einschulungsstress mit den Geschwisterkindern,
- einer noch zu absolvierenden großen Prüfung oder
- von Einarbeitungsstress mit der Nachfolgerin in der Firma.

Ein sensibles Ungeborenes, das sich durch diese ganze Hektik und den Stress gestört fühlt, **wählt nicht selten die BEL-Position, um damit die Familie zur Ruhe zu bitten** und um sie zum Nachdenken anzuregen. Natürlich ist ihm damit gelungen, mehr Aufmerksamkeit und mehr Zuwendung zu erhalten, denn selbst in vergangenen Zeiten, in denen die BEL-Geburt noch nicht „gefürchtet" war, haben die Gebärenden und das Betreuerteam einer bevorstehenden BEL-Geburt stets Respekt entgegengebracht.

Ich bitte grundsätzlich darum, dass der Partner/Mann seine Frau zu den Therapiesitzungen begleitet. Wenn dies nicht möglich ist, dann bitte ich die Schwangere eine gute Freundin mitzubringen. Bereits im Erstgespräch kläre ich über meine „Erfahrungen" bei BEL-Kindern auf. Ich hüte mich davor zu werten, doch erst wenn den Tatsachen ins Auge gesehen wird und man an Lösungen für belastende Dinge im Leben denkt, wird alles ein gutes Ende nehmen.

In der heutigen Zeit kommt es fast nicht mehr vor, dass die Eltern das Geschlecht ihres Kindes nicht kennen. Oft kommt hingegen vor, dass sie sich über Wochen nicht auf einen Namen einigen können. **In diesem Fall rate ich rasch zu einer Namensfindung, um das Baby mit dem liebevoll ausgesuchten Namen anzusprechen.** Ich bitte die Eltern, **viele positive und ermunternde Worte und Gedanken an das Baby zu schicken** und ihm viel Aufmerksamkeit und Zuwendung und vor allem viel Zärtlichkeit zukommen zu lassen.

Mein Tipp: Ich empfehle einer BEL-Frau ihrem Kind ehrlich zu erzählen, dass die Geburt durch die Scheide wahrscheinlich ganz schön anstrengend für sie beide werden wird, es jedoch nichts Schöneres auf der Welt gäbe, als sich nach seiner anstrengenden Reise bei gedämpften Licht mit einer schönen Hintergrundmusik und einem beruhigenden Duft am warmen Bauch der Mama zu erholen, um dann nahezu uneingeschränkt und ganz intensiv mit Mama und Papa kuscheln zu dürfen.

10.6 Das Bonding (Mutter-Kind-/Vater-Kind-Beziehung)

Die ersten Minuten und auch Stunden unmittelbar nach der Geburt sind sehr prägend für die Mutter, den Vater und das Kind. Diese **erste sensible Phase ist eine besonders wichtige Zeit für die Entstehung von Zuneigung zwischen den Familienmitgliedern**. Die Trennung der Mutter von ihrem Neugeborenen hat einen negativen Einfluss auf die Mutter-Kind-Beziehung. Diese Trennung von ihrem Kind kann von ihr nur eine kurze Zeit lang toleriert werden, ohne dabei die angeborenen Mutterinstinkte massiv zu verringern.

Die mütterliche Bindungsfähigkeit der Geburt wird durch die Ausschüttung von Hormonen (Oxytozin = Sich-ineinander-Verlieben-Hormon, Endorphin = Glückshormon) sehr günstig beeinflusst. Durch einen geplanten Kaiserschnitt fallen diese natürlichen Hormone weg und erschweren dadurch das Aufnehmen der Bindung. Die **Aufgabe der Hebamme und auch des begleitenden Partners ist es, eine private und persönliche Atmosphäre im Geburtsraum zu schaffen.** Damit ist gewährleistet, dass die erste sensible Phase nach der Geburt gut ablaufen kann. Eine ruhige, familiäre Stimmung als auch eine En-Face-Position (Gesicht an Gesicht) nach der Geburt fördert die Bindung zwischen Mutter und Kind. Das Baby sieht seine Mutter am besten in einen Abstand von 30 cm (entspricht dem Abstand zur Brust):

Bis zu dieser Entfernung ist das Baby in der Lage alles scharf begrenzt zu erkennen.

Das **intuitive Anheben der Stimme und das Sprechen** mit dem frisch geschlüpften Neugeborenen **in erhöhter Stimmlage** (das wirst du als Mutter nahezu automatisch machen) sind ebenfalls für einen guten Aufbau der Bindung von Vorteil. Ganz wichtig ist auch, dass Mutter und Kind und im Idealfall auch der Vater **ausreichend viel Hautkontakt** zu ihrem Neugeborenen haben können. Dadurch können sie ihr Baby nach Herzenslust berühren, liebkosen, kuscheln etc.

Diese **sensible Phase wird manchmal durch die Kreißsaalroutine erschwert**. Es verhält sich meist so, dass Eltern, die ihr gerade geborenes Kind berühren und zu ihm direkten Blickkontakt aufnehmen möchten, die Kontaktaufnahme sofort unterbrechen, sobald ein untersuchender oder auch beiläufiger Handgriff der Hebamme oder des Arztes/der Ärztin zu ihrem Kind erfolgt, denn sie wollen den Fachleuten den Vortritt lassen: **Das ist nicht nötig**. Mit Engagement aller Beteiligten kann eure Bonding-Phase auch sensibel gehandhabt werden. Wo ein Wille, da auch ein Weg! Sofern es dir und deinem Kind gut geht, wäre es ideal, euch **mindestens 15 bis 30 Minuten uneingeschränkten Körperkontakt bei gedämmtem Licht und einer warmen Raumtemperatur** (eventuell mit Hilfe zusätzlicher Strahler) zu ermöglichen. Und diese Zeit sollte nicht gestört werden.

Ich bitte dich und deinen Partner, mit den „Routinemaßnahmen" des Krankhauses nach der Geburt grundsätzlich gut überlegt umzugehen und zu bedenken:

- Das Absaugen nach der Geburt beeinträchtigt die orale Wahrnehmung beim Kind und kann häufig Probleme beim Stillen bereiten.
- Die Augentropfen oder Augensalben können den Blickkontakt über Stunden verzögern. Vor einigen Jahren wurde den Kindern noch eine Silbernitratlösung in die Augen getropft, heute ist es

„nur" noch eine spezielle Jodlösung oder eine antibiotische Augensalbe, die jedoch dem Baby die gute Sicht zu seinen Eltern verbaut. Diese Maßnahme wirkt auch noch 60 Minuten nach der Geburt! Bitte deine Hebamme bzw. Kinderschwester euch diese wertvollen Minuten klaren Blickkontaktes zu gönnen. Nur wenn du in den letzten 3 Wochen vor dem Geburtstermin intensiven brennenden Ausfluss hattest – vor allem, wenn nicht abgeklärt wurde, ob es sich dabei um eine Chlamydien-Infektion handelte – halte ich diese lokale Antibiotika-Gabe kurz nach der Geburt für gerechtfertigt.

Es wäre sinnvoll, dass dein Partner oder deine Geburtsbegleitung einen genauen und wachen Blick darauf hat, was genau bei dem Neugeborenen – ohne Rücksprache mit den Eltern, eben aus der Routine heraus – durchgeführt wird bzw. was ihm verabreicht wird. Du hast **immer die Möglichkeit, Routinemaßnahmen** wie die Augentropfen oder wie die Gabe von Vitaminen nach der Geburt **abzulehnen**, indem du einfach mit deiner Unterschrift bestätigst, diese Routinemaßnahme nicht zu akzeptieren.

Im Idealfall informieren sich werdende Eltern schon in der Schwangerschaft, wie sie die Gesundheit ihres Kindes optimal unterstützen können und ob sie alle empfohlenen Routinemaßnahmen auch wirklich durchführen lassen wollen. Zur Information empfehle ich die beiden folgenden Publikationen des Gynäkologen und Ganzheitsmediziners Dr. Friedrich Graf: *Kritik der Arzneiroutine bei Schwangeren und Kleinkindern* (2010) und *Nicht impfen – was dann?* (2008); beide Sprangsrade Verlag, Ascheberg.

Mein Tipp: *Die ersten zwei Stunden nach der Geburt sind die Entscheidenden für den Aufbau einer glücklichen Mutter-Kind/Vater-Kind-Bindung! Ihr könnt euch somit unsterblich in euren Sonnenschein verlieben und seid sodann viel toleranter, was den möglichen Schlafentzug der nächsten Wochen betrifft.*

Es gibt keine sanfte Geburt für das Kind. Deshalb ist es **besonders wichtig, das Baby auf unserer Welt sanft zu empfangen**. Unmittelbar nach der Geburt ist das Baby ungewöhnlich wach und aufmerksam, sofern die Mutter während der Geburt nicht starke Schmerzmittel erhalten hat. In dieser prägenden Phase ist es ganz „offen": der enge Kontakt mit der Mutter/den Eltern – von Angesicht zu Angesicht – im direkten Augenkontakt gibt ihm die Sicherheit, dass es beschützt ist und jetzt alles gut ist. **Nutze die ersten zwei Stunden nach der Geburt intensiv fürs Kennenlernen und für die ersten Stillversuche**, sofern du dich nicht für die Fütterung mit dem Fläschchen entschieden hast, denn danach wird dein Baby ziemlich sicher für einige Stunden in den wohlverdienten Schlaf fallen.

Es gibt bereits mehrere Studien, die belegen, dass Kinder, die innerhalb der ersten Stunde nach der Geburt an der Brust saugen durften und die Möglichkeit hatten, sich beide Brüste einzuprägen, später länger gestillt wurden, als Kinder, die erst nach 2 bis 6 Stunden nach der Geburt das erste Mal angelegt wurden.

***Mein Tipp:** Bitte denk daran, dass der Eindruck während der ersten Kontaktaufnahme von dir und deinem Baby niemals mehr vergessen wird. Für den ersten Eindruck bekommt man bekanntlich keine zweite Chance!*

11. Geburt 3: die unterschiedlichen Arten der Geburt

Ich verdiene es, ein positives Geburtserlebnis zu erfahren.
Ich habe Geduld mit mir, denn ich weiß:
Ich gebe mein Bestes, mit dem Wissen und Können,
über das ich gegenwärtig verfüge.

Ich vertraue darauf, die beste, kompetenteste
und einfühlsamste Betreuung
(engagiertes Geburtshilfeteam: Hebamme, Arzt/Ärztin, Krankenschwester)
für mich, mein Baby und meinen Partner zu bekommen!
Ich kann leicht und einfach gebären!

Die Geburt beginnt mit kräftigen, effektiven Wehen,
die meinen Muttermund leicht, einfach und vollständig öffnen.
Die Geburtszeit ist für mich und mein Kind stimmig!
Wir bekommen nur das aufgetragen, was wir auch schaffen.

11.1 Bedeutung und Wichtigkeit einer Spontangeburt für Mutter und Kind

Warum ist für das Kind eine Spontangeburt so wichtig?

Die Geburt durch die Scheide ermöglicht deinem Kind die **optimale Anpassung an sein Erdendasein**. Die „stundenlangen" Gebärmutterkontraktionen aktivieren und verstärken die Funktionen lebenswichtiger Systeme und bereiten dein Kind optimal auf das Leben außerhalb der Gebärmutter vor.

Für dein Baby bedeutet eine natürliche Geburt eine **Mitgabe von wichtigen Hormonen** (Stresshormone Adrenalin, Noradrenalin, Kortisol, Oxytozin, Endorphin), die **extrem hilfreich** sind, damit es der herausfordernden und teils durchaus schwierigen Zeit nach der Geburt gewachsen ist.

Psychologen und Psychologinnen, Kinderärzte und -ärztinnen sowie Sozialwissenschaftler und -wissenschaftlerinnen, die auch auf dem Gebiet der Ganzheitsmedizin versiert sind, bestätigen, dass **eine Spontangeburt und die dadurch optimale durchlebte Bonding-Phase** (Kontaktaufnahme des Kindes mit seinen Eltern) einen großen und vor allem **nachhaltigen Einfluss auf die Entwicklung des Menschen** hat.

Frauen, die einen Vergleich zwischen einer Spontangeburt und einer Kaiserschnittgeburt haben, sind sich einig, dass ein Kaiserschnitt für ihr Kind kein liebevoller und humaner Start ins Leben und für beide gewiss kein „sanftes" Erlebnis war. Im Weiteren stellt sich die Frage: Wer fragt danach, ob das Kind mit einem Plankaiserschnitt einverstanden ist? Vielleicht wünscht es sich ganz natürlich auf die Welt zu kommen! Im Idealfall ist der Weg genau so, wie ihn die Natur vorgesehen hat: heraus aus der Gebärmutter und hinein in den engen Tunnel der Scheide, um sich dann eigenständig den Weg „ins Freie" zu bahnen. Den Plankaiserschnitt-Kindern fehlt die Erfahrung von Kraft und Reaktionsfähigkeit, sie durften nicht den „Startschuss" zur Geburt geben und deshalb sind sich diese Kinder ihrer Geburt nicht wirklich bewusst.

Warum ist für eine Mutter eine Spontangeburt so wichtig?

Die Geburt ist ein natürlicher und ganz normaler Vorgang. Sie ist weder etwas Krankhaftes, noch Unsicheres oder Gefährliches. Gebären ist ein aktiver und vor allem auch schöpferischer Akt und somit ein einzigartiges Erlebnis im Leben einer Frau. Nimmt man der Frau diese Möglichkeit, so spricht der Begriff „Entbindung" wirklich Bände.

Durch einen Plankaiserschnitt wird die Frau gezwungen, passiv zu sein. Sie wird von ihrer Verantwortung „entbunden", sich eigenständig um dieses prägende Ereignis zu kümmern, was jedoch **auf Kosten ihrer**

Selbstbestimmung und auch ihrer Gesundheit gehen kann. Durch einen Plankaiserschnitt und durch das Nichtvorhandensein der Wehen **fehlt der Frau der wichtige Energiestoß der Geburt**, das Sich-Öffnen, um sich vom Kind zu trennen und um es danach als „frischgebackene" Mutter wieder annehmen zu können. Eine werdende Mutter wird so zur Passivität gedrängt, sie ist „statisch", kraft- und machtlos und **hat leider auch keine Wahlmöglichkeiten mehr**, denn andere entscheiden für sie. Die beiden sehr **wichtige Hormone** (Oxytozin = Wehen- und Bindungshormon, Endorphin = Glückshormon), die bei einer natürlichen Geburt ausgeschüttet werden und bei der Mutter eine euphorische Stimmung auslösen, die es ihr ermöglicht, sich so richtig in ihr Kind zu verlieben, **fehlen** somit.

Beim Plankaiserschnitt **fehlt** der Gebärenden auch das tief befriedigende **Gefühl von Stolz und unendlicher Dankbarkeit, diesen herausfordernden Weg aus eigener Kraft geschafft zu haben**. Oft berichten Mütter nach Plankaiserschnitten, dass sie sich um die Geburt betrogen fühlen und die „sinnlosen" Schmerzen nach dem Kaiserschnitt sie sehr prägten. **Es wird bei einer spontanen Geburt nicht nur ein Kind, sondern auch eine Mutter geboren.**

Eine glückliche Mutter-Kind-Beziehung muss sich bei einem Kaiserschnitt oft erst hart erkämpft werden. Angesichts der extrem hohen Kaiserschnittraten in manchen Ländern sollten wir uns ernsthaft fragen, ob diese Tatsache nicht zu einem intensiven Problem mit negativen Auswirkungen für die Entwicklung der folgenden Generationen werden könnte.

Mein Tipp: *Ich sehe mich als Hebamme dazu berufen, die Frauen über die Vor- und Nachteile eines Kaiserschnittes aufzuklären. Ideal ist ein Kontakt zwischen der Schwangeren und ihrer Hebamme bereits in der Frühschwangerschaft, denn durch eine gute Vorbereitung wird sie zu einem hohen Prozentsatz ihr Kind aus eigener Kraft gebären können.*

11.2 Die ambulante Geburt

Bei der ambulanten Geburt findet die Geburt im Krankenhaus statt. Die frischgebackene Familie (Mutter-Vater-Kind) verlässt das Krankenhaus innerhalb von 24 Stunden (frühestens nach 3 bis 6 Stunden) nach der Geburt und wird von einer freiberuflich tätigen Hebamme betreut.

Wissenswertes rund um die ambulante Geburt

Frauen, die sich für eine ambulante Geburt entscheiden, kombinieren die „Sicherheit" im Krankenhaus mit der privaten Atmosphäre des Wochenbettes in den eigenen vier Wänden und „feiern" ihr Wochenbett zu Hause. Die **Hausbesuche der Hebamme bieten eine individuelle Betreuung in der gewohnten Umgebung**. Die Hebamme ist zu Gast bei der Wöchnerin. Sie übernimmt dabei sowohl die Betreuung der Mutter (Eltern) als auch des Babys. Voraussetzungen für eine ambulante Geburt sind eine gesunde Wöchnerin und ein gesundes Baby sowie eine nachbetreuende Hebamme.

Auch wenn in Österreich die Rate der ambulanten Geburt nicht einmal 10 % beträgt, so ist sie – erfreulicherweise – langsam am Steigen. Für Frauen bzw. Paare, die sich für eine ambulante Geburt entscheiden, ist es wichtig, während der Schwangerschaft, eventuell auch während der Geburt (durch eine private Geburtsbegleitung) und später dann im Wochenbett **von der Hebamme ihres Vertrauens begleitet und betreut** zu werden. Die ambulante Geburt wird meist deshalb gewählt, weil die frischgebackenen Eltern so rasch wie möglich wieder nach Hause in die gewohnte Umgebung zu all den Menschen, die dazu gehören, zurückkehren wollen. **My home is my castle!**

Viele Mehrgebärende entscheiden sich deshalb für eine ambulante Geburt, da sie bei ihrem ersten Kind **keine gute Erfahrung mit dem Wochenbett im Krankenhaus** gemacht haben. Manche waren nicht zufrieden mit dem fremdbestimmten Zeitplan aufgrund der Krankenhausroutine (Essen, Besuchszeiten, Babybaden, Fiebermessen, Wochenbettgymnastik etc. zu bestimmten fixen Zeiten). Andere waren verunsichert durch die vielen unterschiedlichen Meinungen und Empfehlungen der diensthabenden Schwestern und Hebammen. Besonders am Milcheinschusstag (ich nenne ihn lieber den Milchfülle-Tag) sind dann diese Umstände einfach zu viel. Im Weiteren gibt es Frauen, die während des gesamten Krankenhausaufenthaltes kein einziges Mal Stuhl hatten, da sie prinzipiell auf fremden Toiletten nicht ihre große Notdurft verrichten können. Für solche Frauen ist es natürlich unangenehm, wenn sie zweimal täglich danach gefragt werden. Wenn sie länger als zwei Tage keinen Stuhl haben, wird ihnen oft ein Abführmittel „angekündigt". Andere Frauen berichten darüber, dass sie sich im Krankenhaus überhaupt nicht erholen konnten, da entweder die Babys oder die Gebärenden lauthals geschrieben haben und sie dadurch kein Auge zutun konnten. Erschöpft fallen sie dann zu Hause in einen mehrstündigen wohlverdienten Schlaf. Es gibt auch immer wieder Frauen, die berichten, dass sie die Nächte nicht im Bett zugebracht haben, sondern kilometerlang den Krankenhausgang entlang gewandert sind, da sie aufgrund schnarchender Zimmerkolleginnen nicht schlafen konnten oder die Bettnachbarinnen mit ihrem weinenden, unruhigen Kind nicht belästigen wollten.

Sollte zu Hause der Partner schnarchen, dann kann die Frau ihm einen liebevollen Stups gegeben. Wenn diese Maßnahme nichts nutzt, hat sie die Möglichkeit in ein anderes Zimmer auszuwandern. Wenn die Ursache ihres nächtlichen Schlafdefizits das weinende Baby wäre, würde sie den unruhigen Frischling dem Vater in die Hand drücken, mit der Bitte eine Runde mit ihm auf dem Gymnastikball zu „hoppeln" oder ihm mit der Pipette abgekochtes Wasser zu geben.

In meinen Geburtsvorbereitungskursen betone ich immer wieder, wie stressig und nervig zu viele Besucher und Besucherinnen sind. Es hilft nur wenig, die eigene Besuchsanzahl so niedrig wie möglich zu halten und sie zu bitten, nur kurz zu bleiben, wenn die Zimmernachbarinnen ganze Horden von Besuch empfangen, die stundenlang das Zimmer belagern. Zu Hause können die Eltern den Besuch viel besser einteilen.

Mein Tipp für Besucher und Besucherinnen: *Wer gutes energiereiches Essen in ausreichenden Mengen (ideal sind Suppen und Aufläufe) mitnimmt und nur so kurz wie möglich bleibt, ist nach Voranmeldung gerne willkommen und darf dafür ein bissen von der „heiligen" Wochenbettstimmung mitnaschen. Solche Besucher und Besucherinnen sind jederzeit gerne gesehen! – Sollten die Besucher und Besucherinnen zum engeren Freundes- oder Familienkreis gehören, ist es mehrmals erlaubt zu kommen, sofern sie die schmutzige Wäsche der frischgebackenen Familie mitnehmen und gewaschen und gebügelt wieder bringen. Diese Empfehlungen sind kein Scherz!!!*

Nach der Geburt eines Kindes im Krankenhaus können die Eltern meist noch für 2 bis 3 Stunden zusammen sein, sobald die Frau auf ihr Zimmer kommt, trennen sich ihre Wege. Der Vater fährt nach Hause, die Mutter und das Kind bleiben im Krankenhaus. Kaum Familie geworden, muss der Mann zumeist sehr stolz und doch auch sehr einsam, seine Frau und sein Kind schon wieder verlassen. Auch wenn er zu den Besuchszeiten wieder kommen darf, so ist es kaum möglich, dass die Eltern ihr Kind wirklich ungestört genießen können. Die Krankenhausatmosphäre, Krankenhausorganisation, das Kommen und Gehen von Personal und der Besuch der anderen Wöchnerinnen hemmen oft den Kontakt zueinander. In manchen Krankenhäusern gelten für die Männer nicht so strenge Besuchszeiten wie für die übrigen Besucher und Besucherinnen, jedoch spätestens in der Nacht wird die frischgebackene Familie getrennt.

Kosten einer ambulanten Geburt

Unter www.hebammen.at kannst du dir Informationen über die aktuellen Hebammentarife verschaffen. Es ist empfehlenswert, bis spätestens zur 20. SSW mit der nachbetreuenden Hebamme Kontakt aufzunehmen, um zu spüren, ob man mit der ausgewählten Hebamme auf der gleichen „Wehenlänge" ist.

Die Aufgaben als Hebamme bei einer ambulanten Nachbetreuung

Die Frau darf frühestens 3 Stunden nach der Geburt das Krankenhaus verlassen, da innerhalb der ersten 3 Stunden die Gefahr einer Nachblutung oder anderer Komplikationen (Anpassungsprobleme des Babys) am größten ist. Sobald die Mutter nach der Geburt gut gegessen und getrunken hat, wird ihr Kreislauf annähernd stabil sein und sie wird in der Lage sein, aus eigener Kraft zu duschen. Dies ist die Voraussetzung dafür, dass die Frau nach Hause darf. Wäre dies nicht der Fall, dann empfiehlt sich, eine Nacht im Krankenhaus zu bleiben. Bei länger anhaltenden Kreislaufproblemen rate ich auf jeden Fall ein Blutbild zu machen, damit ein eventuell zu starker Blutverlust nicht unentdeckt bleibt. Sollte eine Bluttransfusion notwendig sein, so ist dies auch kein Drama, denn **die frischgebackene Mutter kann auch im Rahmen einer „vorzeitigen Entlassung" von ihrer Hebamme zu Hause weiter betreut werden.**

Unter einer „vorzeitigen Entlassung" zählt eine Aufenthaltsdauer ab 24 Stunden bis 4 Tage nach der Geburt. Die **Kassen zahlen innerhalb der ersten 5 Tage 5 Hebammenbesuche** abzüglich jener Tage, welche die Frau im Krankenhaus nach der Geburt stationär aufgenommen war. Wenn die Frau zum Beispiel erst zu Mittag oder Nachmittag aus dem Krankenhaus entlassen wurde, mache ich als Hebamme an diesem Tag keinen Hausbesuch mehr. Ausnahme: Verstärkte Blutung, Fieber von Mutter und/oder Kind, Probleme mit dem Kind oder ausdrücklicher Wunsch des Paares. Wenn sie jedoch schon zeitig in der Früh nach Hause entlassen wurde, mache ich meistens am Abend meinen ersten Besuch.

Wenn ich ein Paar im Rahmen einer ambulanten Geburt betreue, bekommen sie bereits beim Vorgespräch (3 bis 4 Wochen vor dem errechneten Termin) meine Mobilnummer: Sie wissen, dass sie mich bei Problemen Tag und Nacht telefonisch erreichen können. **Bei diesem Vorgespräch wird der „theoretische Ablauf" des Wochenbettes besprochen**. Es wird auch eine Liste von den zu besorgenden Dingen erstellt. **Innerhalb der ersten 4 Tage nach der Geburt** komme ich **täglich einmal** (bei auftretenden Problemen auch zweimal) zum Hausbesuch. Beim ersten Hausbesuch lasse ich mir von den **Eltern berichten, wie die Geburt und die erste Nacht war**. Oft berichten die Eltern, dass sie kaum geschlafen haben, da sie ihr Baby immer mit voller Begeisterung anschauen mussten und noch sehr lange, ganz eng aneinander gekuschelt über das „aufwühlende" und wunderschöne Erlebnis der Geburt ihres Kindes reden mussten.

Durch das Gespräch erhalte ich sofort einen Eindruck bezüglich deren Stimmungslage und ihrer Sorgen und Ängste. Erst nach dem ausführlichen Gespräch kontrolliere ich **beim Baby die Körpertemperatur im Nacken, die Atmung, Hautfarbe, die Abheilung des Nabels, die Körperausscheidungen und seinen gesamten Allgemeinzustand**. Von der Mutter lasse ich mir berichten, ob sie sich in ihrer Haut wohlfühlt: wenn sie sich heiß anfühlt, kontrolliere ich die Körpertemperatur. Ich **befrage die Mutter auch täglich,** wie es ihr beim Harnlassen geht bzw. ob sie schon Stuhl gehabt hat, wie es ihr mit dem Kreislauf und den Blutungen geht und wie sie die Nachwehen empfindet. Ich kontrolliere auch täglich die Brüste auf eventuelle Verhärtungen bzw. die Brustwarzen auf wunde Stellen oder andere Verletzungen. Wenn Frauen in der Schwangerschaft einen Bluthochdruck oder einen sehr niedrigen Blutdruck hatten, dann führe ich auch im Wochenbett Blutdruckkontrollen durch. Im Weiteren erkundige ich mich, ob sie zu ihrer täglichen Kraftsuppe und guter energiereicher Ernährung kommt. Während ich täglich beobachte, ob die Rückbildung der Gebärmutter in der Norm verläuft (jeden zweiten Tag einen Fingerbreit in Richtung Schambeinknochen), mache ich der Wöchnerin täglich eine sanfte Massage mit dem TT-Wochenbett-Spezialöl oder (bei intensiveren Nachwehen) mit dem TT-Gebärmutter RUH & WOHL-Spezialöl.

„Meine" Wöchnerinnen genießen diese **Zuwendung** sehr, die nicht nur ihrem Körper (Gebärmutter und der Verdauung), sondern auch ihrer Seele ausgesprochen gut tut. Der Partner schaut bei dieser Massage aufmerksam zu, damit er ihr diese Massage dann täglich, innerhalb der ersten 4 Wochen, besser noch 8 Wochen machen kann. Dadurch gibt er ihr zu verstehen, dass er sehr stolz auf sie und ihre „Leistungen" während der Geburt und in der Zeit danach ist.

Im Falle einer Dammverletzung erkundige ich mich, wie die Wöchnerin mit den Sitzbädern und dem Einölen der Verletzung mit dem TT-Wochenbett-Spezialöl oder dem TT-Spezial-Gel bzw. TT-Spezial-Spray zurechtkommt. Wenn es für das Paar in Ordnung und vor allem auch ihr Wunsch ist, dann beziehe ich bei der Pflege der Dammverletzung auch den Partner mit ein. Meine Erfahrung ist, dass die Männer sehr gerne integriert werden. Sie sind sich durchaus bewusst, dass je besser und liebevoller sie die Verletzungen am Damm, an der Scheide und den Schamlippen ihrer Frau pflegen, desto eher wird die Frau auch bereit sein, ihn wieder in ihr „Körperhaus" einzuladen. Auf Wunsch wird auch das Thema Verhütung nochmals besprochen und Pro und Kontra der verschiedenen Methoden diskutiert.

Eine wichtige Aufgabe ist die **Unterstützung und Anleitung beim Stillen** (Anlegetechniken ausprobieren; Wie oft soll das Baby trinken, aufstoßen? Bekommt es wirklich genug?). Wenn die Frau sich gegen das Stillen entschieden hat, dann erhält sie von mir viele **Informationen bezüglich der Ernährung mit volladaptierter Säuglingsnahrung** und deren Zubereitung.

Wenn es für beide das erste Kind ist, wird natürlich ausführlich die **Babypflege** „trainiert" (Versorgung des Nabels mit dem TT-Spezial-Spray, Nägel feilen, Wickeln, Anziehen, Baden u.v.m.). Bei bereits erfahrenen Eltern mische ich mich nur in Ausnahmefällen in ihre Babypflege- bzw. Stillgewohnheiten ein. Doch auch Mehrgebärende sind immer wieder erstaunt, dass selbst sie noch von den Tipps und Tricks der Hebamme profitieren können.

Ich mache die Wöchnerin auch auf ihre **täglichen Beckenbodenübungen** und auf stets beckenbodenfreundliche Positionen (wenig Schwerkraft, kein Schneidersitz, wenig Treppen laufen, viel Beine-Hochlagern) aufmerksam. Außerdem erinnere ich daran, dass **das Neugeborene innerhalb der ersten Lebenswoche zu einer Kontrolle beim Kinderarzt** oder durchaus auch bei einem Hausarzt mit viel Erfahrung mit Kleinkindern muss (am besten auf „Mundpropaganda" hören).

Die **Blutabnahme aus der Ferse des Babys** (dient der **Früherkennung von Stoffwechselerkrankungen**) mache ich zwischen dem 3. und 5. Lebenstag. Um dem Baby so wenig wie möglich Schmerzen zu bereiten, wärme ich das Füßchen, aus dem ich das Blut abnehme, mit einem Fußbad und gleichzeitiger Massage an. Die Mutter sitzt bereits bequem und abgestützt mit Kissen, damit sie nach den zwei kleinen Einstichen mit der Lanzette in die Ferse (das Baby wird meist trotzdem lauthals protestieren) ihr Baby gleich an der Brust trinken lassen kann. Damit ist der Schmerz für das Baby viel schneller vergessen, das Baby entspannt sich und das Blut rinnt wesentlich besser und die Ferse muss nicht so gequetscht werden. Nach der Blutabnahme trage ich auf die Einstichstelle die TT-Spezial-Turbocreme auf und gebe ein buntes Pflaster drauf. Geschwisterkinder bekommen selbstverständlich auch ein buntes Pflaster. Wenn es bereits ein Geschwisterkind gibt, dann wird es immer intensiv einbezogen und ich ernenne die große Schwester bzw. den großen Bruder zu meiner Assistenz.

In der Regel komme ich nochmals **zwischen dem 7. und 10. Tag zum Abschlussbesuch**. Ich bin in der Zwischenzeit täglich im telefonischen Kontakt und erbitte einen Lagebericht. Beim letzten Hausbesuch haben die Eltern bereits einige Tage die Betreuung alleine geschafft und sind berechtigterweise ganz stolz darauf. Neben der **Gewichtskontrolle des Babys** überprüfe ich nochmals den **Allgemeinzustand von Mutter** (Gebärmutterrückbildung, eventuelle Dammverletzung, Brüste und Brustwarzen) **und Kind** (Körpertemperatur, Nabel, Ausscheidung, Haut etc.) und habe noch viel Zeit für eventuelle weitere Fragen.

Die Betreuung der Wöchnerin und des Babys hört nicht mit dem Abschlussbesuch der ambulanten Geburt auf, sondern **geht fließend über in die wöchentliche Betreuung in der Gruppe in meiner Hebammenordination** (Babymassage, Infovorträge). Viele Mütter aus der **Rückbildungs-/Babymassagegruppe** treffen sich auch in ihrer Freizeit. Sehr häufig gibt es auch regelmäßige Treffen der Paare aus dem Partner-Geburtsvorbereitungskurs. In Zeiten der Kleinfamilien genieße ich es sehr, dass ich „meinen" sich mir anvertrauten Menschen eine „Traude-Trieb-Großfamilie" anbieten kann.

Wenn du dich für eine ambulante Geburt entscheidest und dich **deine Hebamme** zu Hause betreut, dann ist sie **Tag und Nacht für dich telefonisch erreichbar**. Du kannst sie jederzeit kontaktieren, falls du beunruhigt bist und sie wird immer ein offenes Ohr für dich haben. Meine von mir betreuten Frauen lernen über die Wochenbettzeit und die Babypflege bereits sehr viel in der Geburtsvorbereitung (von den insgesamt 12 Themen sind 4 Themen der Zeit nach der Geburt gewidmet). Daher ist es mir möglich, die Anzahl der Hausbesuche so gering wie möglich zu halten (meist ein Hausbesuch vor der Geburt, eventuell ein zweiter Hausbesuch, wenn sie über den Geburtstermin geht, und 4 bis maximal 5 Hausbesuche im Wochenbett). Im Krankenhaus wird die Wöchnerin von mehreren Berufsgruppen (Hebammen, Kinderkrankenpfleger und -pflegerinnen, Krankenpfleger und -pflegerinnen, Physiotherapeuten und -therapeutinnen, Ärzte und Ärztinnen etc.) betreut. Laut Gesetz kann die Hebamme all diese Gruppen im normalen physiologischen Bereich eigenverantwortlich ersetzen.

11.3 Die Hausgeburt

Noch vor einigen Jahrzehnten war die Geburt zu Hause die Norm und nicht die Ausnahme. Mittlerweile ist es soweit, dass aufgrund der sehr niedrigen Hausgeburtsrate von knapp 2 % viele schwangere Frauen heutzutage gar nicht mehr wissen, dass es überhaupt die Möglichkeit einer geplanten Hausgeburt gibt.

Bereits in der 12. SSW hatte ich mir schon meine Hebamme für die Hausgeburt organisiert, doch nach der Diagnose „Zwillinge“ konnte ich mir den Traum einer Hausgeburt leider nicht mehr erfüllen. Hausgeburtshebammen sind ganz besonders intuitive und kompetente Hebammen, die meist mittels Mundpropaganda weiter empfohlen werden. Du kannst natürlich auch unter www.hebammen.at Kontakt zu Hausgeburtshebammen bekommen. Sobald du eine Hebamme gefunden hast, mit der du auf einer Wellenlänge bist und die dich bei deiner Hausgeburt begleiten wird, bist du in besten Händen und sie wird alles Weitere mit dir persönlich besprechen.

11.4 Der Kaiserschnitt

Der Kaiserschnitt ist dann ein Segen, wenn er nach einer strengen medizinischen Indikation der Mutter als auch dem Kind das Überleben sichert und es dazu führt, dass Mutter und Kind wohlauf sind.

Zu einer strengen mütterlichen Indikation zählen

- ein vorliegender Mutterkuchen *(Placenta praevia)*,
- eine vorzeitige Lösung des Mutterkuchens,
- Eklampsie (plötzlich auftretende, lebensbedrohende Krämpfe während der Geburt),

- ein extremer Bluthochdruck,
- schwerwiegende innere Erkrankungen und
- *Herpes genitalis* im akuten Zustand.

Zu einer strengen kindlichen Indikation zählen

- Querlage/Schräglage,
- massiv niedrige Herztöne (Bradicardie) oder massiv hohe Herztöne (Tachycardie, über 200),
- extrem niedriges oder sehr hohes Geburtsgewicht (unter 1.000 Gramm oder über 4.500 Gramm und mehr) und
- wenn bei einer Zwillingsgeburt der erste Zwilling in Beckenendlage (Steißgeburt) liegt.

Ein **Kaiserschnitt ist für Mutter und Kind grundsätzlich mit einem erhöhten Risiko verbunden**. Die WHO (Weltgesundheitsorganisation) empfiehlt, dass die Kaiserschnittrate eines Landes 15 % nicht überschreiten soll. Lateinamerika und Thailand sind mit einer Rate von 85 bis 90 % sicherlich die negativen Spitzenreiter. In meiner Hebammenausbildung (1986 bis 1988) hatten wir im Grazer Landeskrankenhaus eine Kaiserschnittratte von 10 %, d. h. nur jedes 10. Kind wurde durch den Bauch zur Welt geholt. Schon 20 Jahre später (2006) hatte sich die Kaiserschnittrate auf 20 % verdoppelt und im Jahr 2014 sogar noch auf unglaubliche 30 % gesteigert. Das sind Zahlen aus öffentlichen Krankenhäusern – wobei diese Rate in Schwerpunktkrankenhäusern (spezialisiert auf Frühgeburten, Zwillingsgeburten und andere Komplikationen) sicherlich doppelt so hoch liegt. Auch in Privatspitälern liegt die Kaiserschnittrate meist doppelt so hoch wie in den öffentlichen Spitälern, da der Kaiserschnitt für viele Gynäkologen und Gynäkologinnen die schnellere und bequemere Alternative zur Spontangeburt darstellt; und zudem einen besseren Verdienst bietet.

In den westlichen Industrieländern wurde der Geburtshilfe eine neue Dimension verliehen, denn in der perfekten Lebensplanung muss selbst der Tag der Geburt exakt planbar und bestimmbar sein. **In der heutigen Zeit** kann man beinahe von einer **Kaiserschnittepidemie** sprechen, die sich durch den Wunschkaiserschnitt ständig weiter und scheinbar unaufhaltsam ausbreitet. Dies ist nur möglich aufgrund der schlechten Aufklärung bezüglich der Nebenwirkungen eines Kaiserschnittes.

Eine Studie zeigt, dass beinahe die Hälfte aller Frauen, die mit Kaiserschnitt entbunden wurden, später keine Kinder mehr bekommen hat; ein Drittel davon, weil sie unfruchtbar wurden. Nach einem Kaiserschnitt sind dreimal so viele Frauen unfruchtbar wie nach einer normalen Geburt und sechsmal so viele Frauen erleiden davon ein Trauma. Jede fünfte Kaiserschnittfrau wollte die Erfahrungen dieses schrecklichen Erlebnisses nicht wiederholt wissen (A. H. Mac Lennan, A. W. Taylor, D. H. Wilson, Don Wilson, „The prevalence of pelvic floor disorders and their relationship to gender, age, parity and mode of delivery", in: *International Journal of Obstetrics and Gynaecology* 107 (12) 2000, 1460–1470; John Jolly, James Walker, Kalvinder Bhabra, „Subsequent Obstetric Performance Related to Primary Mode of Delivery", in: *British Journal of Obstetrics and Gynaecology* 106 (3) 1999, 227–232).

Oft wird der Spruch „Einmal Kaiserschnitt, immer Kaiserschnitt" zur Realität. Nur eine von vier Frauen mit Kaiserschnitterfahrung macht überhaupt den Versuch, ein weiteres Kind auf natürlichem Wege, durch die Scheide, zu gebären. **Manche Frauen erliegen der Wunschvorstellung, dass sie sich durch den Kaiserschnitt Schmerzen ersparen würden.**

Mein Tipp: *Ein Kaiserschnitt ist ein großer chirurgischer Eingriff und auch wenn während der Operation kaum Schmerzen auftreten, muss bedacht werden, dass sich die Frau die Schmerzen auf keinen Fall erspart. Es handelt sich lediglich um eine Verschiebung der Schmerzen auf die Zeit nach der Geburt.*

Die ersten zwei bis drei Tage nach dem Kaiserschnitt sind für sehr viele Frauen sehr schmerzhaft. Aufgrund des **intensiven Wundschmerzes** wird jede Lageveränderung im Bett und besonders jedes Aufstehen aus dem Bett zu einer massiven Herausforderung und erinnert die Wöchnerin sehr deutlich an die vorausgegangene Operation. Wut und Zorn steigen auf, wenn man sieht, wie die Nicht-Kaiserschnittfrauen unbeschwert herumlaufen und scheinbar mühelos vom Sessel, Stuhl oder der Couch hochkommen. **Gefühle des Frustes** sind vorprogrammiert, wenn die Kaiserschnittfrau für jeden noch so banalen Handgriff um Hilfe bitten muss. Dadurch wird natürlich **auch die Mutter-Kind-Beziehung empfindlich beeinträchtigt**. Schon bei einer Spontangeburt ist die Wöchnerin oft überfordert, wenn sie ihr schreiendes Baby nicht beruhigen kann. Wie muss sich dann erst eine Kaiserschnittfrau fühlen, die erst frühestens vier bis fünf Tage nach dem Kaiserschnitt wieder einigermaßen fit ist?

Fakt ist, dass Kaiserschnittfrauen **mindestens 12 Wochen** brauchen, **um sich von dieser schweren Bauchoperation zu erholen**. Manchmal fühlen sich Kaiserschnittfrauen noch über Monate beeinträchtigt. Auch wenn danach lediglich ein 15 cm langer Schnitt, kurz oberhalb des Schambeines, an dieses Ereignis erinnert, werden bei dieser Operation die gesamten Muskeln der Bauchdecke vollkommen durchtrennt. Deshalb dauert es bis zu 6 Monate, bis sich dieses „herunterhängende" Bäuchlein wieder zurückbildet. Narbenschmerzen und Sensibilitätsstörungen rund um die Narbe, vor allem bei Wetterumschwüngen, können den normalen Alltag erschweren.

Viele Frauen berichten, dass sie **nach einem erfolgten Kaiserschnitt das Gefühl** hatten, **um das wirkliche Geburtserlebnis betrogen worden zu sein** und hatten auch Wochen nach dem Eingriff das Gefühl, dass ihr Körper ab dem Nabel abwärts einfach nicht mehr zu ihnen gehört.

Sehr empfehlen kann ich die österreichische TV-Dokumentation „Meine Narbe" (www.filmfonds-wien.at/filme/meine-narbe), in der Experten und Expertinnen (Hebammen, Psychologen und Psychologinnen, Ärzte und Ärztinnen) ihre Forschungsergebnisse sowie betroffene Kaiserschnittmütter ihre Sichtweise zum Kaiserschnitt darlegen.

Die verschiedenen Arten von Kaiserschnitt

Primärkaiserschnitt

Ein primärer Kaiserschnitt gehört zur Kategorie des Plankaiserschnitts und wird normalerweise dann durchgeführt, wenn aufgrund der Lage oder der Größe des Kindes eine normale Geburt im Voraus bereits als schwierig befunden wird. Im Weiteren können strenge mütterliche und kindliche Indikationen (siehe zu Beginn dieses Kapitels 10.4) diesen Entschluss rechtfertigen. Meist wird die Operation 14 Tage vor dem errechneten Termin angesetzt, damit weder die Ärzte und Ärztinnen noch die Schwangere von Wehen „überrascht" werden. Auch wenn behauptet wird, dass ein Kind in der 38. SSW bereits reif genug ist, um „geholt" werden zu können, so ist es doch eine Tatsache, dass eine normale Schwangerschaft 40 Schwangerschaftswochen dauert. Es spricht für die Flexibilität und wenig „Grundangst" des betreuenden Gynäkologen/der betreuenden Gynäkologin, wenn er/sie bis zum errechneten Geburtstermin abwartet und erst dann eingreift. Es lohnt sich um diese 14 Tage zu bitten und manchmal auch darum zu „feilschen" (Ausnahme: *Placenta praevia* bzw. zwischenzeitlich auftretende Probleme).

> ***Mein Tipp:*** *Wenn ein Kaiserschnitt geplant wird, dann unbedingt Tage rund um den Neumond wählen, da es durch den Einfluss des Vollmondes zu stärkeren Blutungen kommen kann.*

Sehr tolerante Gynäkologen und Gynäkologinnen lassen sich manchmal dazu überreden, vor dem Eingriff über 2 bis 3 Stunden ein Wehenmittel über die Venen der Mutter zu verabreichen. Somit wird dem Baby ein Zeichen gesetzt, dass es jetzt zu seiner Geburt kommt. Ein weiterer Vorteil „absolvierter" Wehen ist, dass die Gebärmutter die Kontraktionen schon gut trainiert. Durch das Wehen-Training kann sie nach dem Eingriff zusätzlich zum verabreichten Wehenmittel aus eigener Kraft kontrahieren. Dadurch kann der Blutverlust wesentlich geringer gehalten werden. Es ist für Mutter und Kind von Vorteil, wenn man mit dem betreuenden Arzt/der betreuenden Ärztin darüber diskutiert und ihn/sie bittet, diesen Wunsch zu erfüllen. Durch einen Kaiserschnitt ist eine selbstbestimmte und aktive Geburt ohnehin nicht möglich. Man ist abhängig vom Engagement und der Kompetenz des Geburtshilfeteams. Da ist die Erfüllung dieses Wunsches ein schönes Zeichen, dass auch im Falle eines Kaiserschnittes die Frau wenigstens das Gefühl hat, „mitreden“ und „mitgestalten“ zu dürfen. Das Baby ist für diese Art der Vorankündigung seiner Geburt auf jeden Fall dankbar.

Sekundärer Kaiserschnitt

Der sekundäre Kaiserschnitt ergibt sich erst im Laufe der Geburt. Es wurde versucht, die Geburt natürlich ablaufen zu lassen und durch triftige Gründe wurde aus streng medizinischer Indikation heraus beschlossen, die Geburt mittels Kaiserschnitt zu beenden. Entweder meldet das Kind über die Herztöne seine körperliche Erschöpfung oder es ergibt sich aus dem Verlauf der Geburt, dass das Kind den Geburtskanal nicht passieren kann. Die mütterliche Indikation für einen sekundären Kaiserschnitt reicht von einer starker Blutung (vorzeitige Plazentaablösung) über eine Blutdruckkrise (massiver Bluthochdruck) bis zur starken körperlichen Erschöpfung.

Notkaiserschnitt

Den Begriff Notkaiserschnitt finde ich persönlich nur dann gerechtfertigt, wenn solche akuten Probleme vorliegen, dass der Weg in den Operationssaal nicht mehr möglich ist und der Kaiserschnitt mittels Vollnarkose direkt im Kreißsaal gemacht werden muss (Nabelschnurvorfall, vorzeitige Plazentaablösung, extrem schlechte kindliche Herztöne). Solange noch genug Zeit bleibt, in den Operationssaal zu fahren und einen Kreuzstich (PDA) zu machen, halte ich den Begriff Notkaiserschnitt für nicht angemessen. In diesem Fall ist der Begriff sekundärer Kaiserschnitt zutreffender.

Wunschkaiserschnitt

Ein Wunschkaiserschnitt gehört ebenfalls zur Kategorie Plankaiserschnitt, nur mit dem Unterschied, dass diesem Kaiserschnitt keine strenge medizinische Indikation zugrunde liegt. Dem Wunschkaiserschnitt kritisch gegenüberstehende Fachpersonen und Laien sind der Meinung, dass Frauen, die sich einen Kaiserschnitt wünschen, auch die anfallenden Kosten tragen sollten. Warum sollen die anderen Sozialversicherungszahler und -zahlerinnen diesen medizinischen nicht gerechtfertigten und daher auch nicht notwendigen Eingriff mitfinanzieren? Ich persönlich gehe mit dieser Einstellung vollkommen konform.

Meine persönliche Erfahrung in Sachen Kaiserschnitt

Am 16. Mai 1993 hatte ich nach 10 Stunden Wehenarbeit (mein Muttermund war vollständig eröffnet und ich hatte schon gute Schiebewehen, besser bekannt als Presswehen) und nach einem Saugglocken-Versuch einen streng indizierten Notkaiserschnitt in Vollnarkose, da es am Schluss der Geburt zu unerwarteten Komplikationen bei meinen Zwillingen kam. Ich kann daher aus eigener Erfahrung berichten, dass der stundenlange Wehenschmerz im Vergleich zu den Schmerzen, die eine Kaiserschnittfrau noch mindestens für die Dauer von 3 bis 4 Tagen nach dem Kaiserschnitt intensiv erlebt, in Relation wesentlich geringer ist. Ebenfalls weiß ich aus eigener Erfahrung, dass die Bonding-Phase, d. h. die sensible Phase nach der Geburt, in der sich Mutter und Kind kennen- und lieben lernen, getrübt ist. Ich fühlte mich aufgrund der intensiven Bewegungseinschränkung sehr abhängig vom Pflegepersonal. Es ist sehr frustrierend, dass man innerhalb der ersten 2 bis 3 Tage kaum etwas ohne fremde Hilfe machen kann.

Eines möchte ich unbedingt betonen: Auch wenn ich ein absoluter Gegner eines Wunschkaiserschnittes bin, so bin ich mir absolut bewusst, dass meine Zwillingssöhne David und Gregor und auch ich unser Leben einem Notkaiserschnitt und einem fachlich und menschlich hervorragenden Top-Geburtshilfeteam zu verdanken haben. Ein Kaiserschnitt, der das Leben von Mutter und Kind (in meinem Fall Kindern) zu retten vermag, ist immer gerechtfertigt. In diesem Fall ist der Kaiserschnitt wirklich ein Segen und durch und durch etwas Positives.

Der Wunschkaiserschnitt: die Geburtsart des 21. Jahrhunderts?

In den 1980er und 1990er Jahren galt eine niedrige Kaiserschnittrate als ein wichtiger Qualitätsparameter bei der Geburtshilfe. Heute geht die Entwicklung leider genau in die gegenteilige Richtung. Es gibt immer mehr Ärzte und Ärztinnen, die offen dazu stehen, dass sie ihren Patientinnen aufgrund der Unberechenbarkeit einer natürlichen Geburt massiv zum Kaiserschnitt raten.

Geburtshelfer und -helferinnen, die aus Berufung und Leidenschaft ihren Beruf ausüben, sind da ganz anderer Meinung, denn sie geben glücklicherweise nach wie vor der natürlichen Geburt den Vorrang. Sie sehen den Kaiserschnitt ohne Indikation, also den Wunschkaiserschnitt, als eine falsch verstandene Interpretation des Selbstbestimmungsrechts der Schwangeren. Ihrer Meinung nach sind so hohe Kaiserschnittraten Zeichen einer mangelnden geburtshilflichen Kompetenz. Diese Gruppe von Geburtshelfern und -helferinnen plädiert jedoch auch für eine solide Ausbildung in allen geburtshilflichen Techniken und betont die Notwendigkeit, diese dann auch ständig zu trainieren.

Auch wenn der Kaiserschnitt die am besten planbare und eventuell auch berechenbarste Variante einer Geburt zu sein scheint, ist er weder für das Kind noch für die Mutter die sicherste Geburtsart.

Massive Angst vor den Geburtsschmerzen bringt viele Schwangeren dazu, sich für einen Wunschkaiserschnitt zu entscheiden. Die Ängste dieser Frauen könnte jedoch durch eine gute Geburtsvorbereitung, Akupunktur, spezielle Hypnoseverfahren und vor allem mittels einer einfühlsamen Betreuung durch eine rechtzeitig kontaktierte engagierte Hebamme sehr gelindert und oft sogar aufgelöst werden.

Die verschiedenen Möglichkeiten der Anästhesie bei einem Kaiserschnitt

Vollnarkose

Diese Art des Anästhesieverfahrens wird heute meist ausschließlich nur noch bei wirklichen Notkaiserschnitten gewählt. Auch auf ausdrücklichen Wunsch der Frau wird eine Vollnarkose gemacht. Aufgrund extrem niedrigen Blutdruckes, eines „schlechten" Blutbildes („schlechte Blutgerinnung", zu wenig Blutblättchen etc.) oder bei einer Verkrümmung der entsprechenden Wirbelkörper der Lendenwirbelsäule kann eine Vollnarkose notwendig werden. In seltenen Fällen kann es vorkommen, dass die PDA „versagt" und eine Vollnarkose notwendig wird.

Während der gesamten Vorbereitungen für die Operation (Desinfektion der Bauchdecke, Abdecken mit sterilen Tüchern etc.) ist die Frau wach und es wird ihr erst unmittelbar vor dem Setzen des Schnittes die geringstmögliche Dosis an Betäubungsmittel verabreicht, um das Baby und auch die Mutter möglichst weitgehend zu schonen.

Regionalanästhesie

Die Spinalanästhesie als auch die Periduralanästhesie (PDA) fallen unter den Sammelbegriff Regionalanästhesie. Die Regionalanästhesie schaltet in bestimmten Körperabschnitten den Schmerz aus, nicht jedoch das Bewusstsein. Unter Umständen erhält die Patientin zusätzlich ein Schlafmittel (Dämmerschlaf). Über einen dünnen Schlauch (Katheter) können Mittel zur örtlichen Betäubung (Lokalanästhetika) und/oder Schmerzmittel (z. B. Opioide) wiederholt bzw. fortlaufend verabreicht werden. Reichen Wirkung und/oder Dauer nicht aus oder breitet sich die Regionalanästhesie zu weit aus, wird der Übergang zur Vollnarkose notwendig.

Bei der **Spinalanästhesie** wird das Betäubungsmittel (Lokalanästhetika) direkt in den mit Nervenwasser (Rückenmarksflüssigkeit, Liquor) gefüllten Raum der Lendenwirbelsäule gespritzt. Deshalb wirkt die Spinalanästhesie innerhalb weniger Minuten – im Gegensatz zur Periduralanästhesie mit mindestens 15 Minuten. Unterleib und Beine werden warm und gefühllos; die Beine können eine bis mehrere Stunden nicht oder nur sehr eingeschränkt bewegt werden.

Bei der **Periduralanästhesie** (PDA) wird das Betäubungsmittel in den Raum über der harten Rückenmarkshaut, also zwischen Wirbelkanal und harter Rückenmarkshaut im Bereich der Lendenwirbelsäule, gespritzt. Durch diese Methode kann das Betäubungsmittel nicht ungewollt hochsteigen und somit eine Vollnarkose notwendig machen. Mittels eines dünnen Schlauches (Katheter) kann das Betäubungsmittel individuell gesteuert werden. Sollte bereits während der Geburt ein PDA-Katheter zur Schmerzlinderung gelegt worden sein, so wird meist nur das Betäubungsmittel wesentlich höher dosiert, damit die Betäubung sodann für die Bauchoperation ausreicht. Es wird sicherlich erst dann geschnitten, wenn feststeht, dass die Frau nichts mehr spürt (es wird ganz fest mit einer Pinzette in die Bauchhaut oberhalb des Schambeines hineingezwickt). Der Anästhesist hält für den Notfall auch die Vollnarkose bereit.

Der Vorteil der Regionalanästhesie gegenüber einer Vollnarkose ist, dass die Mutter bei vollem Bewusstsein ist und ihr Baby schreien hört und wenigstens dadurch „live" dabei ist. Durch das Wachsein während der Operation kann sie ihr Kind, wenn auch meist nur sehr kurz, sehen und hat im Gegensatz zur Vollnarkose nicht das Gefühl, ein „fremdes" Kind in Empfang zu nehmen.

Der Ablauf bei einem Kaiserschnitt

Im Zuge der **Operationsvorbereitung** rasiert die Hebamme aus hygienischen Gründen der werdenden Mutter die Schamhaare. Danach wird ein Dauerkatheter in die Harnblase gelegt (fühlt sich ähnlich einer vaginalen Untersuchung an).

Der Dauerkatheter wird aus zwei Gründen gelegt:

1. Sollte es bei der Operation passieren, dass die mütterliche Harnblase verletzt wird (kommt sehr selten vor), würde sich dies sofort während der Operation durch einen blutigen Harn bemerkbar machen.
2. Durch den Dauerkatheter ist die Frau nach dem Kaiserschnitt nicht gezwungen, aufzustehen, um Harn zu lassen, denn innerhalb der ersten 12 Stunden ist das Aufstehen aufgrund des intensiven Wundschmerzes und der Kreislaufinstabilität kaum möglich.

Die Frau wird gefragt, ob sie Kontaktlinsen trägt bzw. ob sie herausnehmbare Zähne hat. Im Weiteren wird auch der Schmuck entfernt. Sie bekommt anschließend ein Bändchen mit ihrem Namen, so eines, wie später auch ihr Baby tragen wird. Jetzt wird ein Zugang in die Vene, ein sogenannter peripherer Venenkatheter, gelegt. Der Zugang wird zwar mit einer Nadel gestochen, in der Vene verbleibt anschließend jedoch nur noch eine dünne Plastikkanüle. Im Falle einer Regionalanästhesie werden davor 1000 ml Flüssigkeit in die Vene verabreicht, um den Kreislauf in Schwung zu halten. Eventuell wird in diese Infusion auch ein Medikament gegen Übelkeit dazugegeben.

Ich empfehle der Mutter als auch dem Vater, ab der Indikation Kaiserschnitt bis zur Fahrt in den Operationssaal 4 Stück meiner TT-Notfall-Globuli im Abstand von 5 bis 10 Minuten einzunehmen. Dadurch lassen sich Sorgen, Ängste und auch die Panik in den Griff bekommen. Im Idealfall bekommt auch das Baby nach dem Kaiserschnitt 2 Stück TT-Notfall-Globuli. Meist darf der Partner die Frau bis vor den Operationssaal/bis zum Umbettraum begleiten. Dort wird er von einem Arzt/einer Ärztin in die Umkleidekabine begleitet, um sich die spezielle Kleidung für den Operationssaal (sogenannten OP-Kleidung, meist grün) samt Mundschutz und Kopfbedeckung anzuziehen; die TT-Notfall-Globuli einfach in die Brusttasche der OP-Kleidung stecken.

Was passiert genau beim Kaiserschnitt?

Nachdem der gesamte Bauchbereich ausreichend desinfiziert und alles steril abgedeckt wurde, wird in den meisten Fällen zusätzlich noch eine Sichtblende angebracht. Beide Arme der Frau sind in speziellen Stützen fixiert. An der rechten Hand ist meist ein Blutdruckapparat angebracht, der in kontinuierlichen Abständen automatisch den Blutdruck misst. Die andere Hand ist deshalb fixiert, da hier die Infusionen verabreicht werden. Sobald die Anästhesie (Regionalanästhesie oder Vollnarkose) wirkt, setzt der Operateur (Gynäkologe/Gynäkologin) knapp oberhalb des Schambeinknochens einen ca. 15 cm langen Bauchschnitt. Dann wird schichtweise die untere Bauchdecke geöffnet, bis der untere Abschnitt der Gebärmutter erreicht ist. Nun werden warme Tücher in den Bauch gestopft, um die Gedärme und auch die Harnblase so weit als möglich an den Rand zu drängen um sie vor Verletzungen zu schützen. Dieses Herumdrücken ist nur ein klein wenig unangenehm. Jetzt wird in der Gebärmutter ein horizontaler Schnitt gemacht. Als erstes erscheint jetzt die mit Fruchtwasser gefüllte Fruchtblase. Das Fruchtwasser wird mit einem elektrischen Absauger abgesaugt. Dieses Absauggeräusch klingt wie ein lautes Schlürfen.

Für die Eltern ist dies das Zeichen, dass es nur noch kurz dauert, bis das Baby da ist. Anschließend geht der Operateur vorsichtig mit seiner Hand oder in schwierigen Fällen mit der Geburtszange zum kindlichen Köpfchen oder (bei einer BEL) zu seinem Becken, um es so sanft wie möglich aus der Gebärmutter herauszuholen. Gleichzeitig drückt der Assistenzarzt/die Assistenzärztin unterhalb des Brustkorbs der Gebärenden relativ stark direkt auf den Gebärmuttergrund. Er hilft dadurch mit, das Baby aus der Gebärmutter zu schieben. Dieser intensive Druck, knapp unterhalb der Rippen, wird von den meisten Frauen als das Unangenehmste des gesamten Kaiserschnittes empfunden.

Gerade bei großen Kindern kann dies auch immer wieder zu Beklemmungsgefühlen führen. In diesem Fall ist es besonders wichtig, gut zu atmen und mit den Gedanken intensiv zum Baby zu gehen, um ihm zu verstehen zu geben: „Halte durch, wir zwei haben es gleich geschafft, ich schicke dir jetzt ganz viel Kraft, ich kann es gar nicht erwarten, dich in meine Arme zu schließen!"

Sobald der gesamte kleine Körper die Gebärmutter verlassen hat, wird das Baby sofort abgenabelt. Beim Kaiserschnitt ist es leider nicht möglich, die Nabelschnur auspulsieren zu lassen, da dies mindestens 5 bis 10 Minuten dauern würde und es währenddessen zu einem zu starken Blutverlust der Mutter kommen würde. **Dieses vorzeitige Abnabeln bedeutet für das Baby einen großen Stress!** Durch das vorzeitige Abnabeln wird die Sauerstoffzufuhr aus dem Mutterkuchen vollkommen gestoppt und das Baby ist gefordert, sofort beim allerersten Atemzug Millionen von Luftbläschen in der Lunge zur Entfaltung zu bringen.

Die Hebamme oder auch die Kinderschwester nimmt das Baby vom Operateur in Empfang und trägt es in einen Nebenraum auf den vorbereiteten Reanimationstisch. Dort wird es meist schon vom Kinderarzt/der Kinderärztin in Empfang genommen. Zu Beginn hört man oft nicht gleich den für alle Beteiligten erlösenden Schrei, denn das Kind hat in seiner Mundhöhle und im Rachenraum meist noch ziemlich viel Fruchtwasser und gurgelt anfangs eher, als das es schreit. Deshalb wird das Kind meist mit einem Mundsauger oder auch einem elektrischen Sauger abgesaugt. **Sobald feststeht, dass es dem Baby gut geht, wird es zu seinen Eltern gebracht.**

Während dies alles geschieht, verabreicht der Anästhesist/die Anästhesistin ein künstliches Wehenmittel, damit sich der Mutterkuchen von der Gebärmutterwand ablösen kann. Wenn er gelöst ist, wird er vom Operateur aus der Bauchdeckenöffnung herausgeholt. Jetzt näht der Arzt/die Ärztin den Schnitt in der Gebärmutter und anschließend eine Schicht nach der anderen mit selbstauflösenden Fäden wieder zu. Als Letztes wird die Bauchdecke entweder mit Metallklammern oder mit einer Intrakutannaht (der Faden wendelt dabei knapp unter der

Hautoberfläche hin und her; Zweck ist es, Einstichkanäle, die als weiße, punktförmige Narben sichtbar bleiben, möglichst zu vermeiden; die Haut wird nur am Anfang und Ende der Naht verletzt) verschlossen.

Mein Tipp: *Auch wenn die Intrakutannaht etwas zeitaufwendiger für den Operateur ist, lohnt es sich, danach zu fragen und sie zu erbitten. Dadurch ist eine schönere Verheilung der Narbe gewährleistet.*

Der Moment ab dem ersten Bauchschnitt bis zu dem Zeitpunkt, an dem das Baby da ist, dauert meist nur zwischen 5 und maximal 10 Minuten. Das anschließende Zunähen der Schichten ist wesentlich aufwendiger und kann bis zu einer Stunde Zeit in Anspruch nehmen.

Die Anwesenheit des Vaters/Partners oder einer anderen vertrauten Bezugsperson beim Kaiserschnitt

Erfreulicherweise dürfen heute bereits fast immer die Väter bzw. eine andere enge Bezugsperson mit in den Operationssaal. Oft darf der Mann jedoch erst nach dem Setzen der Spinalanästhesie zu seiner Frau.

Auch bei einer Vollnarkose finde ich es wichtig, dass der Partner noch bei seiner Frau sein darf, solange sie wach ist (Ausnahme: Notkaiserschnitt). Spätestens zur direkten Vorbereitung für die Operation (Desinfektion des Bauches und Abdecken mit sterilen Tüchern) darf er wieder zu ihr, um seine Frau während der Operationsvorbereitung abzulenken. Er verkürzt ihr die Zeit, bis das Baby da ist, macht ihr Mut und steht ihr vor allem seelisch bei.

Wenn der Partner mit in den Operationssaal darf, entsteht für die werdenden Eltern wenigstens teilweise das Gefühl, bei diesem wichtigen Erlebnis gemeinsam und live dabei zu sein. Der Partner sitzt direkt neben seiner Frau auf einem Hocker und dadurch ergibt sich erst gar nicht die Möglichkeit für ihn, umzufallen. In vielen Krankenhäusern ist bereits der Kinderarzt/die Kinderärztin anwesend, um dem Baby sofort zu helfen, sollte es ihm nicht gut gehen bzw. um anschließend gleich die Erstuntersuchung durchzuführen. Wenn alles in Ordnung ist, dürfen die Mutter und ihr Partner ihr Kind sofort sehen.

Mein Tipp: *Ich empfehle, bereits vor der Operation den Anästhesisten ganz liebevoll zu bitten, zumindest eine Hand von der Handhalterung abzuschnallen, sobald das Baby bei der Mutter liegt. Somit wird der frischgebackenen Mutter ermöglicht, ihr Kind nicht nur zu küssen, sondern auch zu streicheln.*

Da das Baby in ein warmes Handtuch eingewickelt ist, darf dieses Bonding durchaus auch 10 Minuten dauern. In diesem Fall empfehle ich, die diensthabende Kinderschwester bzw. die Hebamme herzlich zu bitten, das Baby so lang wie irgendwie möglich bei seinen frischgebackenen Eltern zu lassen.

Meist muss der Partner seiner Frau alles minutiös erzählen, was sie innerhalb der ersten Stunde, während sie noch im Operationssaal bzw. Aufwachraum war, versäumt hat. Fast immer hat der Vater/Partner die Möglichkeit, beim Wiegen und Messen seines Kindes dabei zu sein.

Im Falle eines Notkaiserschnittes darf der Mann sehr wahrscheinlich nicht mit in den Operationssaal und das wirklich zu Recht. Durch die Notsituation zählt jede Minute und der Vater wäre dann überfordert, wenn ihm aufgrund des Zeitmangels nichts erklärt werden könnte. Im Falle der Notwendigkeit der Reanimation (Wiederbelebung) des Kindes ist der Vater auch besser vor dem Operationssaal aufgehoben, da er der gesamten Situation machtlos und vor allem hilflos gegenüberstehen und dem betreuenden Team mit ziemlicher Sicherheit im Wege stehen würde.

Nebenwirkungen/Risiken des Kaiserschnitts für Mutter und Kind

Risiken für die Mutter:

1. Die mütterliche Sterblichkeit steigt im Vergleich zur Spontangeburt um das Vierfache (M. Wagner, „Choosing caesarean section“, *The Lancet* 356 (9242) 2000, 1677–1680);
2. mögliche Narkosezwischenfälle;
3. mögliche Probleme während bzw. kurz nach der Operation (verstärkte Blutungen, Infekte, Lungenembolie, Verletzungen der Harnblase);
4. mögliche Probleme im Wochenbett nach einem Kaiserschnitt: Blutarmut aufgrund des höheren Blutverlustes, die nicht selten Bluttransfusionen notwendig macht; Wundheilungsprobleme; Gebärmutterentzündungen; Abszesse oder Entzündungen im Bereich der Beckenvenen und dadurch hohes Fieber;
5. längerer Krankenhausaufenthalt aufgrund verstärkter Schmerzen innerhalb der ersten Tage, Stillprobleme oder auch eine ausgeprägte Form des Babyblues;
6. mögliche Langzeitprobleme nach einem Kaiserschnitt: Plazentaprobleme bei nachfolgenden Schwangerschaften (höhere Rate von *Placenta praevia,* d. h. Mutterkuchen liegt vor dem Muttermund), höhere Rate von Eileiterschwangerschaften, reduzierte Fruchtbarkeit oder sogar vollkommene Unfruchtbarkeit (John Jolly, James Walker, Kalvinder Bhabra, „Subsequent Obstetric Performance Related to Primary Mode of Delivery“, in: *British Journal of Obstetrics and Gynaecology* 106 (3) 1999, 227–232).

Nebenwirkungen für das Kind

1. Es kommt gelegentlich zu Verletzungen (Schürfungen, Schnitte) während der Operation und – in seltenen Fällen – bei schwieriger „Entwicklung" (im Zuge des Herausholens des Babys) zu Oberschenkel- bzw. Schlüsselbeinbrüchen.
2. Viele Kaiserschnittbabys sind mit verengten Tränengängen konfrontiert, was häufig tränende oder „verklebte" Augen nach sich zieht (lässt sich gut mit einer Craniosakraltherapie behandeln!).
3. Plankaiserschnitte werden zu einem hohen Prozentsatz in der 38. SSW durchgeführt. Etwa fünf Prozent dieser Kaiserschnittkinder müssen beispielsweise wegen Atem- und anderer Anpassungsstörungen für 1 bis 2 Tage auf die Neugeborenen-Intensivstation, da die Lunge und auch das Gehirn zu diesem Zeitpunkt manchmal noch nicht optimal ausgereift sind. Wissenschaftliche Forschungen sind zum Ergebnis gekommen, dass sich das Risiko für spätere Schulschwierigkeiten verdoppelt, wenn ein Kind zwei Wochen zu früh auf die Welt geholt wird.
4. Durch die nicht optimale Bonding-Phase nach einem Kaiserschnitt treten Stillprobleme und Bindungsstörungen zwischen Mutter und Kind wesentlich häufiger auf als nach Spontangeburten.
5. Zahlreiche Studien der Arbeitsgemeinschaft Pädiatrische Pneumologie und Allergologie haben einen Zusammenhang zwischen dem Geburtsmodus und dem Allergierisiko aufgezeigt: Wer per Kaiserschnitt auf die Welt kommt, ist signifikant häufiger gegen Nahrungsmittel und Inhalationsallergene sensibilisiert. Zusätzlich haben Kaiserschnitt-Babys ein erhöhtes Risiko für obstruktive Atemwegserkrankungen (entstehen aufgrund verengter Atemwege; dazu gehören zum Beispiel Asthma und chronische Bronchitis); man spricht sogar von einem 20 % höheren Risiko, an Asthma zu erkranken.

6. Per Kaiserschnitt entbundene Kinder haben laut einer Langzeitstudie (Forschungsgruppe Diabetes der TU München) ein mehr als doppelt so hohes Risiko, an Diabetes Typ 1 zu erkranken, als Kinder, die durch die Scheide das Licht der Welt erblickt haben.
7. Noch ist es nicht in Langzeitstudien bewiesen, doch die laufenden Studien werfen die Vermutungen auf, dass durch Kaiserschnitt geborene Kinder ein wesentlich höheres Risiko für Dickleibigkeit haben.

Meine Tipps für die Zeit nach dem Kaiserschnitt

Ich empfehle jeder Kaiserschnittfrau dringend, sich ***innerhalb der ersten 4 Wochen nach dem Kaiserschnitt körperlich besonders zu schonen.*** *Achte unbedingt darauf, dass du nicht zu schwer hebst (maximales Gewicht – dein Baby inklusive des Autositzes – ca. 5 bis 6 kg). Dein Körper zeigt dir genau, wie viel du dir zumuten darfst. Höre auf die Botschaften deines Körpers. Gönne es dir, dich täglich mindestens 1 bis 2 Stunden hinzulegen.*

Beginne mit der ***Rückbildungsgymnastik 10 Wochen nach dem Kaiserschnitt.*** *Es ist ein Gerücht, dass bei einem Kaiserschnitt der Beckenboden geschont und Beckenbodenprobleme damit verhindert werden könnten. Jeder Beckenboden muss sich in den letzten Monaten der Schwangerschaft auf einen ziemlichen Härtetest einlassen, der bei einer natürlichen Geburt dann einfach seinen Höhepunkt erlebt. Du wirst froh darüber sein, dass dein „Hängebauch" mit Hilfe der Rückbildungsgymnastik langsam, aber sicher kleiner wird. Wichtig ist, dass du die* ***Rückbildung unter Aufsicht einer kompetenten Hebamme*** *machst. Sie wird auch dafür sorgen, dass du keine falschen Übungen machst bzw. du dich aufgrund zu großen Ehrgeizes überforderst. Bitte sei geduldig mit deiner „super beleidigten" Bauchmuskulatur.*

Bezüglich der ***Narbenpflege*** *empfehle ich dir das TT-Spezial-Narben- & Notfallöl in Kombination mit der TT-Spezial-Turbocreme. Im Idealfall kannst du dir diese Produkte im täglichen Wechsel bereits 10 Tage nach dem*

Kaiserschnitt – täglich zweimal – sanft direkt auf deine Narbe auftragen. Mit sanft klopfenden Bewegungen des Zeige- und Mittelfingers hilfst du, dass die Hautdurchblutung einerseits und die Hautnerven andererseits angeregt werden. Beim Kaiserschnitt wird nämlich ein ganz wichtiger Meridian (Konzeptionsgefäß) durchtrennt: Durch die tägliche liebevolle Narbenentstörung sucht sich dieser Meridian einen anderen Weg (eine „Umleitung") und somit kann die Energie wieder frei fließen. Meinen von mir betreuten Kaiserschnittfrauen leihe ich immer mein medizinisches Lasergerät (30 Milliwatt) für mindestens 1 Woche oder auch länger und empfehle ihnen, nach der Narbenpflege für 5 bis 10 Minuten zweimal täglich die Narbe zu lasern. Dadurch wird der Wirkstoff tief ins Gewebe hineintransportiert – die Wundheilung startet auf ideale Weise und die Hautneubildung wird optimal gefördert.

Sehr bewährt für die Heilung dieser Art von Wunde (Schnittwunde, Operationswunde) hat sich auch das homöopathische Mittel Staphisagria (Stephanskraut). Die Einnahme erfolgt unmittelbar nach der Operation mit der Wasserglasmethode: 3 Globuli in einem 0,25 Liter-Glas mit Wasser auflösen, mit einem Plastik-, Keramik- oder Holzlöffel (keinen Metalllöffel!) rund 25-mal im Uhrzeigersinn umrühren und davon 3- bis 4-mal täglich einen Löffel voll einnehmen, diesen eine Minute lang im Mund behalten; das Glas am besten abdecken. Vor jeder Einnahme Löffel abwaschen (damit das Wasser sauber bleibt) und wieder mehrmals umrühren. Maximal 3 Tage am Stück einnehmen, dann unbedingt eine Pause einlegen: nach einer Woche kann das Procedere wiederholt werden.

Die narbenentstörende Massage bzw. Pflege im Speziellen

Lege beide Zeigefinger (Spitzen zeigen Richtung Schamhaare) auf das rechte Ende der Narbe. Anschließend schiebst du vorsichtig den linken Zeigefinger ca. 1 cm nach unten und gleichzeitig den rechten Zeigefinger ca. 1 cm nach oben. Dann bewegst du entsprechend den rechten nach unten und den linken nach oben. Mit dieser Bewegung, die an einen Reißverschluss erinnert, wanderst du an das linke Ende der Narbe.

Anschließend legst du deinen Zeigefinger und Mittelfinger eng nebeneinander und machst mit beiden viele kleine stehende Achter (10- bis 12-mal) über die Narbe. Die Narbe ist genau der Schnittpunkt der Achter. Zum Abschluss machst du noch 7-mal eine große liegende Acht über die gesamte Narbenlänge. Besonders wohltuend für deinen Körper und für deine Psyche ist es, wenn diese Narbenmassage liebevoll von deinem Partner durchgeführt wird.

Solltest du trotz regelmäßiger Massage deiner Narbe und trotz der Einnahme von Staphisagria nach 2 bis 3 Monaten in diesem Bereich immer noch relativ gefühllos sein, dann werden dir das ***homöopathische Mittel Hypericum*** *(Johanniskraut) und die* ***Narbenentstörung mittels Akupunktur*** *gute Dienste leisten. Die Einnahme des homöopathischen Mittels erfolgt – wie bereits oben erläutert – mit der Wasserglasmethode.*

Die TT-Guter Start-Blütenessenzen-Globuli – über einen Zeitraum von 4 bis 8 Wochen 4-mal täglich 4 Stück eingenommen – helfen dir und deinem Baby, diese speziell herausfordernde Zeit gut zu überstehen. Das TT-Guter Start-Spezialöl, verwendet als Babymassageöl bzw. auch als Badezusatz, wird deinem Baby helfen, den Geburtsschock leichter zu überwinden. Bitte deinen Partner, dir damit eine liebevolle Massage am Kreuzbein und auf der unteren Lendenwirbelsäule zu machen.

Das TT-Trost & Zuversicht-Raumspray hat ebenfalls schon vielen Kaiserschnittfrauen geholfen, mit dem Kaiserschnitt und mit all seinen Herausforderungen besser umzugehen.

Ich empfehle dir, 2 bis 4 Wochen nach der Geburt dich und auch dein Baby von einem Therapeuten/einer Therapeutin der Craniosakralen Impulsregulation oder der Osteopathie therapieren zu lassen. Somit können eventuelle Blockaden bzw. Funktionsstörungen, die aufgrund des Kaiserschnittes entstanden sind, gelöst werden. Näheres zur Craniosakralen Impulsregulation kannst du in Kapitel 7.5 nachlesen.

12. Die Zeit des Wochenbetts

Meine größte Herausforderung als Mutter besteht darin,
geben zu lernen, ohne mich selbst aufzugeben.

Dies ist nur dann möglich,
wenn ich meine eigenen Bedürfnisse wahrnehme
und befriedige.

12.1 Wissenswertes und Hilfreiches zum Thema Wochenbett

Das Wochenbett ist eine außergewöhnliche und ganz besondere Zeit. Ich bezeichne es sogar als „heilige Zeit" im Leben einer Frau, eines Paares, der gesamten Familie. Das Neugeborene bringt eine großartige und im positiven Sinn fesselnde Atmosphäre mit.

> **Mein Tipp:** *Zeit, Ruhe und viel Unterstützung sind jene essenziellen Dinge, die du dir und deiner Familie jetzt gönnen solltest und die einen guten Start überhaupt erst möglich machen.*

Ob du die ersten Tage im Krankenhaus (meist 3 bis 4 Tage, wobei der Tag der Geburt nicht mitzählt) oder zu Hause in den eigenen vier Wänden verbringst – bitte gönne dir **viel Zeit und Ruhe für die Umstellung auf das Leben** mit dem Baby.

Ich habe mir erlaubt, das „offizielle" Wochenbett, das in den Fachbüchern mit 6 Wochen festgelegt wird, auf **8 Wochen** zu verlängern. Freue dich auf 8 Wochen lange „Wochenbettferien"!

Es ist ein Irrtum zu glauben, dass man nach den paar Tagen Krankenhausaufenthalt bereits erholt ist. Wenn du in einer geburtenstarken Zeit geboren hast, wirst du im Krankenhaus aufgrund des Lärmpegels wenig zur Ruhe kommen (weinende Kinder und evtl. lautstarke Gebärende). In diesem Fall ist es zu überlegen, ob du dich nicht vorzeitig entlassen und dich von einer niedergelassenen Hebamme nachbetreuen lässt.

Wochenbett setzt sich aus zwei aussagekräftigen Wörtern zusammen:
Wochen (= Mehrzahl; steht für 8 Wochen)
und Bett (= liegen, ausruhen, sich schonen)

Nach dieser Zeit sind alle Organe wieder an ihrem alten Platz. Die 1000 Gramm-Gebärmutter schrumpft wieder zurück auf ihre 50 Gramm. Ich empfehle dir, **innerhalb der ersten 2 Wochen mindestens 2 Stunden Mittagspause** einzulegen, in der du es dir in deinem Bett richtig kuschelig machen solltest. Zuvor jedoch bitte zur Toilette gehen und deine Harnblase entleeren, dann deine Beine hochlagern und wenn irgendwie möglich, in dieser Zeit schlafen. **Diese ersten zwei Wochen sind auch entscheidend für ein erfolgreiches Stillen!**

Lass dir Zeit und **gönne dir vor allem Zeit, um die Sprache deines Babys besser verstehen zu lernen** (ist es dein erstes Kind, dann wirst du dazu meist 3 Monate brauchen, eine Mehrgebärende benötigt dazu circa 6 bis 8 Wochen.) Dein Baby ist ein geduldiger Lehrer. Es wird dir immer wieder und mit einer unendlichen Ausdauer zu verstehen geben, was es von dir will. Irgendwann verstehst du es dann.

***Mein Tipp:** Wenn du innerhalb der ersten 2 Wochen zumindest bis um die Mittagszeit im Morgenmantel oder im Hausanzug „herumläufst", ist es dir vielleicht eher möglich, nicht in die normale Alltagshektik zu verfallen. Die folgenden 2 Wochen (3. und 4. Woche nach der Geburt) mindestens 1,5 Stunden Mittagspause einhalten! In den weiteren 4 Wochen (5. bis 8. Woche nach der Geburt) mindestens 1 Stunde Mittagspause einhalten! Gönne dir regelmäßig eine Pause, denn Muttersein ist ein Fulltime-Job! Denke daran, dass die Nächte jetzt mit Stillen oder Flasche geben, Kind beruhigen etc. unterbrochen sind und dein Körper von der Geburt her* *wieder langsam zu Kräften kommen muss und du weiterhin viel Kraft benötigst. Dein Kraftspeicher muss auch irgendwie wieder „aufgefüllt" werden!*

Wenn du erst einmal spürst, wie gut dir die Pause tut, dann wirst du sie auch gerne machen. **Dein Körper befindet sich in einer intensiven Regenerationsphase**, in der er ein Recht auf Ruhe und Erholung hat. Gönne dir diese Auszeit! Dann wirst du mit einer wunderschönen Zeit belohnt werden, an die du dich gerne zurückerinnern wirst.

Eine **„Wochenbetthelferin"** kannst du dir bei Organisationen wie der Caritas, dem Hilfswerk etc. organisieren: Die Kosten sind sozial gestaffelt, d.h. vom Vater wird der Jahreseinkommensnachweis und von der Mutter das Karenzgeld herangezogen und daraus ergibt sich dann ein individueller Stundenlohn. Die Caritas-Mitarbeiterin kann man halbtags oder ganztags engagieren. Die MuKi-Versicherung (www.muki-versicherung.at) übernimmt bei einer ambulanten Geburt die Bezahlung dieser Haushaltsunterstützung, wenn der Hausarzt die Notwendigkeit einer Haushaltshilfe bestätigt.

Gönne dir innerhalb der ersten 3 Monate (wenn möglich gerne länger) eine **Haushaltshilfe**, die mindestens einmal pro Woche kommt und die häuslichen Grundarbeiten verrichtet. Unter www.betreut.at findest du ganz sicher eine wunderbare „Haushaltsperle", die du bald nicht mehr missen möchtest.

Mein Tipp: *Es gibt im Wochenbett keine wirklichen Probleme außer nervige Besucher und Besucherinnen. Deshalb wähle sehr genau aus, wen du „empfangen" möchtest und bestehe darauf, dass sich dein Besuch anmeldet. In der Wochenbettzeit bist du keine Gastgeberin, die ihre Gäste bewirtet. Besucher und Besucherinnen, die ein Mittagessen, Kuchen oder Abendessen gleich mitbringen, sind herzlich willkommen. Hab den Mut, deinem Besuch zu sagen: „Wenn du mir eine besondere Freude machen möchtest, dann bringe mir ein Mittagessen/Abendessen mit (Aufläufe, TT-Kraftsuppe etc.).*

Wundere dich nicht über den gesunden Appetit, den du sehr wahrscheinlich entwickeln wirst: Dein Kind braucht gute Milch und dein Körper muss sie erst produzieren. Deshalb **benötigt dein Körper dringend qualitativ hochwertige Nahrung**. Tiefkühl- und Fertigprodukte sollten nur sehr selten auf den Tisch kommen, da sie nur ganz wenig Qì (Lebensenergie) haben. In Zeiten eventueller Überforderung (Wachstumsschub des Kindes; krankes, zahnendes Kind; selbst erkranken etc.) wäre „Essen auf Rädern" eine gute Alternative.

Solltest du dein Kind am Donnerstag oder Freitag gebären, dann überlege dir gut, ob du alle Bekannten davon in Kenntnis setzt. Der Milchfülle-Tag fällt sodann auf das Wochenende und zu viele Besucher und Besucherinnen könnten dich an diesem ohnehin herausfordernden Tag etwas überlasten.

Dein Partner hat grundsätzlich die Aufgabe, allen Bekannten und Verwandten zu erklären, dass sie freundlicherweise ihren **Besuch** bei ihm **telefonisch anmelden** sollen. Ein Vorschlag für einen entsprechenden SMS-Text wäre: *„Name des Babys* hat heute um *Uhrzeit* mit *Gewicht* g und *Größe* cm das Licht der Welt erblickt. Mutter und Kind sind wohlauf. Damit sich die beiden von der Geburt gut erholen können, bitte ich Dich, Deinen Besuch mit mir telefonisch zu vereinbaren. Danke für dein Verständnis! Liebe Grüße …."

Ein **großer Vorteil der ambulanten Geburt** ist, dass dein Besuch zu Hause so nicht unangemeldet (wie es im Krankenhaus der Fall ist) erscheint. Erfreulicherweise hast du ausschließlich deine eigenen Besucher und Besucherinnen um dich und nicht noch den Besuch deiner Zimmernachbarinnen.

Mein Tipp: *Ich empfehle meinen betreuten Familien mit einer ambulanten Geburt, am sogenannten Milchfülle-Tag (3. bzw. 4. Tag nach der Geburt) einen besuchsfreien Tag einzulegen.*

Wenn es bereits größere Geschwisterkinder gibt, dann ist es sehr empfehlenswert, am Milchfülle-Tag für sie eine besondere Attraktivität (z. B. Zoobesuch mit Papa oder Großeltern etc.) zu organisieren, damit die Mutter ausschließlich für sich und ihr „Jüngstes" Zeit hat. Meine Erfahrung ist, dass durch obige Tipps sich der Babyblues (siehe nächstes Kapitel) auf ein verträgliches Maß reduzieren lässt oder im Idealfall erst gar nicht stattfindet.

12.2 Babyblues und postpartale Depression

Der Babyblues ist auch bekannt unter den sogenannten „Heultagen": Ungefähr am 3. Tag nach der Geburt erreichen die körperlichen und seelischen Umstellungen, die durch das Ende der Schwangerschaft in Gang gesetzt wurden, ihren Höhepunkt. Es kann bei dir zu einem absulten Stimmungstief kommen.

> ***Mein Tipp:*** *Wenn du in der Zeit vom 3. Tag bis circa zum 14. Tag nach der Geburt phasenweise traurig bist, auch ohne offensichtlichen Grund, dann ist dies durchaus im Normbereich.*

Wie kommt es zu diesem Stimmungstief?

Auslöser sind die starken hormonellen Veränderungen, die mit der Geburt deines Babys einsetzen. Auch die nun völlig neue und andere Lebenssituation, in der sich die frischgebackene Mutter wiederfindet, gehört dazu.

Wie ist der Babyblues zu erkennen?

Mütter mit Babyblues können eine große Traurigkeit empfinden und müssen häufig weinen. Sie sind empfindlich, gereizt und leiden unter

Stimmungsschwankungen und fühlen sich oft erschöpft und müde. Trotz großer Müdigkeit finden Sie keine Ruhe, können unter Schlafproblemen leiden und haben in der Folge dann Mühe, sich untertags zu konzentrieren. Sie haben Angst vor dem, was ist und was kommt.

Der Babyblues ist zeitlich begrenzt und kommt bei 75 % aller Wöchnerinnen vor. Frauen, die vom Babyblues betroffen sind, brauchen keine Medikamente. Zwei Drittel aller Wöchnerinnen weinen, auch ohne ersichtlichen Grund, werden ab und zu von Angstgefühlen geplagt und können innerhalb der ersten 14 Tage mitunter auch sehr ungeduldig reagieren. Du wirst wahrscheinlich jedes Wort auf die Waagschale legen und manchmal reicht auch schon ein falscher Blick und du könntest schon wieder losheulen. Der gut gemeinte Rat mancher Familienmitglieder „Das gibt sich schon wieder!“ ist nicht sehr hilfreich.

Mein Tipp: *Was du jetzt brauchst, ist viel Geduld und Verständnis, Zuwendung und Streicheleinheiten, damit du dein seelisches Tief schneller überwindest. Es ist wichtig, deine Sorgen auszusprechen und zu thematisieren.*

Gut tut dir jetzt, wenn dich deine Hebamme, dein Partner oder eine gute Freundin einfach in die Arme nimmt und du deinen Tränen freien Lauf lassen darfst. Auch wenn die Gesellschaft von einer frischgebackenen Mutter erwartet, glücklich und dankbar zu sein, musst du diese Gefühle nicht automatisch empfinden. Du wirst diese Muttergefühle ganz sicher empfinden, aber manchmal ein bisschen zeitverzögert. Wenn du zur Babymassage gehst und andere Mütter über ihren neuen Alltag reden hörst, wirst du sehr beruhigt sein, dass auch sie einige schlaflose Nächte haben und oftmals ganz schön überfordert sind.

Tipps und Tricks, um den Babyblues in den Griff zu bekommen

- Gehe **unter die Dusche zum Heulen.** Heule richtig leidenschaftlich und stelle dir vor, wie du deinen ganzen Schmerz, deinen Kummer und deine Sorgen mit dem Wasser in den Abfluss spülst.
- **Pulsatilla C 30** hat sich in diesen Fällen sehr bewährt, einfach mit der Wasserglasmethode einnehmen: 3 Globuli in einem 250 ml-Glas mit Wasser auflösen, mit einem Plastik-, Keramik- oder Holzlöffel (keinen Metalllöffel!) rund 25-mal im Uhrzeigersinn umrühren und davon 3- bis 4-mal täglich einen Löffel voll (immer in die Verschlimmerung hinein) einnehmen, diesen eine Minute lang im Mund behalten; das Glas am besten abdecken. Vor jeder Einnahme Löffel abwaschen (damit das Wasser sauber bleibt) und wieder mehrmals umrühren! Bei einer anhaltenden Besserung die Einnahme stoppen und erst bei einer neuerlichen Verschlechterung fortsetzen. Maximal 3 Tage am Stück einnehmen, dann unbedingt eine Pause einlegen; das Mittel wirkt in jedem Fall weiter.
- Gehe eine Runde an der **frischen Luft** spazieren und denke dir beim Einatmen „Ich atme Ruhe und Gelassenheit ein!“ und beim Ausatmen durch den Mund „Ich lasse alle meine Sorgen, Kummer und Zweifel los. Alles ist jetzt gut!“.
- Gönne dir dabei die **große Umarmung** (nimm dich liebevoll in den Arm – Hände in die Achselhöhlen legen).
- Sehr bewährt bei diesem Stimmungstief haben sich die TT-Gute Hoffnung-Blütenessenzen-Globuli und das TT-Willkommen-Raumspray oder in hartnäckigen Fällen die TT-Trost & Zuversicht-Blütenessenzen-Globuli in Kombination mit einem dieser Raumsprays. Nimm 20 Tropfen in 125 ml Wasser ein oder 20 Tropfen zusammen mit 100 Stück der TT-Energie AKUT-Mineralstoffmischung auf 0,5 Liter Wasser und trinke es schluckweise mit den Gedanken: „Es geht mir von Minute zu Minute, in jeder Hinsicht, immer besser und besser!“

- Deinen Bauch mit dem TT-Wochenbett-Spezialöl liebevoll einzuölen (Wochenbettmassage) hilft, mittels des enthaltenen Rosengeranienöls sowohl dein Stimmungstief als auch eine eventuelle Verstopfung in den Griff zu bekommen.

Mein Tipp: *Ich empfehle jedem Mann/Partner, immer zuerst seine Frau zu begrüßen und erst dann das Baby zu herzen! Die Frau muss spüren, dass sie nach wie vor beim Partner an erster Stelle steht. Sag deiner Frau, wie sehr du ihre Bemühungen schätzt und dass sie ihre Sache wirklich gut macht. Halte ihr den Besuch „vom Leibe", mache ihr eine zärtliche Wochenbettmassage und koche ihr eine Wochenbett-Kraftsuppe (Rezept siehe Kapitel 4.9).*

Wenn dieser Babyblues wesentlich länger als 14 Tage anhält, dann ist es wichtig abzuklären, ob es sich nicht um eine **postpartale Depression** (lat. *post* = nach, *partus* = Geburt; Wochenbettdepression) handelt. Die postpartale Depression kann jederzeit nach der Geburt innerhalb des ersten Lebensjahres des Kindes auftreten. Wie stark sie gegebenenfalls auftritt, ist unterschiedlich: sie kann von einer leichten bis zu einer schweren Depression variieren. Es wird vermutet, dass fast jede fünfte Mutter davon betroffen ist.

Kennzeichen für eine postpartale Depression:

- Müdigkeit, Erschöpfung und Energiemangel
- Traurigkeit und häufiges Weinen
- Schuldgefühle
- inneres Leeregefühl
- allgemeines Desinteresse und sexuelle Unlust
- zwiespältige Gefühle zum Baby
- Konzentrationsstörungen
- Appetitlosigkeit
- Kopfschmerzen, Schwindel, Herzbeschwerden und andere psychosomatische Beschwerden

- Schlafstörungen
- Ängste, starke Reizbarkeit, Panikanfälle, Zwangsgedanken
- Selbstmordgedanken

Frauen mit postpartaler Depression ist alles zu viel. Sie scheuen sich, unter die Leute zu gehen.

Durch diese Isolation haben sie das Gefühl, sich in einem schwarzen Loch zu befinden. **Wichtig ist in diesem Falle, sich fachliche Hilfe zu holen**, sodass diese Erkrankung gut ausheilen kann.

In der Literatur werden heute einige Faktoren als mögliche Ursachen und Auslöser der Krise nach der Geburt genannt. Mehrere Gründe stoßen dabei aufeinander: z. B. die Veränderung des Hormonhaushaltes, ein traumatisches Geburtserlebnis (unerwarteter Kaiserschnitt oder eine Vakuum- oder Zangengeburt) und dann die Erwartungshaltung, eine glückliche Mutter zu sein, aber das eigene Gefühl, dem gesellschaftlichen Bild einer Mutter nicht entsprechen zu können.

Die **postpartale Psychose**, oftmals auch als Wochenbettpsychose bekannt, ist die wohl schwerste Form der Krise nach der Geburt. Sie kommt aber glücklicherweise nur bei 1 % aller Mütter vor. Hier besteht sogar die Gefahr, dass die betroffene Mutter den Kontakt zur Realität verliert. Die postpartale Psychose beginnt meist erst 3 bis 4 Wochen nach der Geburt. Sie ist gekennzeichnet von extremen Angstzuständen, von Antriebs- und Teilnahmslosigkeit. Es kann sogar zu Halluzinationen kommen. Da jede Mutter unterschiedlich geprägt und ganz individuell ist, sind die Ursachen, die zur Krise nach der Geburt führen können, ebenfalls sehr vielfältig.

12.3 Der Wochenfluss (Lochien)

An der Stelle, wo sich die Plazenta von der Gebärmutterwand abgelöst hat, entsteht eine Wundfläche, die sich innerhalb der nächsten 3 bis 4 Wochen ständig reinigt und dadurch einen Wochenfluss verursacht. Innerhalb der ersten 3 Tage nach der Geburt wirst du eine starke Blutung (so wie am Höhepunkt der Regelblutung) haben. Es kann vorkommen, dass du einmal, selten öfters, einen (bis zu faustgroßen) Blutkoagel (gestocktes Blut) verlierst. Dann wird die Blutung von Tag zu Tag weniger. Meist ist der Wochenfluss innerhalb der ersten 14 Tage blutig. In der 3. Woche hast du meist nur noch eine Schmierblutung und in der 4. Woche lediglich eine gelbliche Flüssigkeit auf deiner Binde.

***Mein Tipp:** Frauen, deren Wochenfluss 4 Wochen und länger dauert, überfordern sich zumeist und halten die Ruhepausen nicht ein.*

Im Falle eines länger als 4 Wochen anhaltenden Wochenflusses empfehle ich 100 Stück der TT-Energie AKUT-Mineralstoffmischung im täglichen Wechsel mit der TT-Energie LANGZEIT-Mineralstoffmischung und täglich zwei Teller der Kraftsuppe (Rezept siehe Kapitel 4.9).

Wenn sich die Blutung innerhalb der ersten 3 Wochen nicht zu einer Schmierblutung reduziert, sondern noch immer einer mittelstarken Regelblutung gleicht, dann solltest du einen Termin bei deinem betreuenden Gynäkologen/deiner betreuenden Gynäkologin vereinbaren. Es könnte sich in diesem Fall um einen Plazenta-Rest in deiner Gebärmutter handeln.

Auch wenn es bereits ganz zu bluten aufgehört hat, kann es bei **Überanstrengung** vorkommen, dass du plötzlich wieder verstärkt blutest. Deine Gebärmutter gibt dir damit zu verstehen, dass du noch im Wochenbett bist und es an der Zeit ist, einen Gang zurückzuschalten und dir unbedingt **mehr Ruhe** zu gönnen.

Solltest du innerhalb der ersten 5 bis 7 Tage nur sehr wenig Wochenfluss haben, der äußerst unangenehm riecht, dann empfehle ich dir eine intensive Bauchmassage im Uhrzeigersinn mit dem TT-Geburt-Spezialöl. Anschließend legst du dir eine heiße, feuchte Kompresse auf. Sehr empfehlenswert ist es auch, 0,5 Liter des Wehentees (siehe Kapitel 9.7 Natürliche Methoden der Geburtseinleitung) zu trinken. In diesem Fall ist es zu einem sogenannten **Wochenflussstau** gekommen. Dieser muss behoben werden, da ansonsten noch Fieber auftreten kann. Es wird aus diesem Grund empfohlen, im Wochenbett grundsätzlich auf Tampons zu verzichten, damit alles gut abfließen kann und sich nichts staut. Ich empfehle dir für die stärkeren Blutungstage die *Babywell*-Windeleinlagen (erhältlich in großen Einkaufsmärkten oder in Drogeriemärkten). Diese großen und preisgünstigen Vlies-Einlagen eignen sich vor allem im Winter auch wunderbar als Stilleinlagen.

Es kann jedoch auch vorkommen, dass du zwischen der 6. und 8. Woche nach der Geburt bereits wieder deine erste Regelblutung bekommst. Dies ist in seltenen Fällen auch dann möglich, wenn du voll stillst.

12.4 Nachwehen im Wochenbett

Die Nachwehen sind meine Freunde und sorgen dafür,
dass sich meine Gebärmutter und mein „Bauch" wieder gut zurückbilden.
Sie helfen mir, so wenig wie möglich zu bluten!

Deine Gebärmutter hat ihr Ursprungsgewicht innerhalb der letzten 40 Wochen um das 20-fache erhöht (von 50 auf 1000 Gramm). Nach der Geburt der Plazenta wird sie von Tag zu Tag wieder kleiner, sodass sie innerhalb der nächsten 6 Wochen wieder ihr „Ausgangsgewicht" erreicht hat. Die Hebamme kontrolliert täglich den Höhenstand deiner

Gebärmutter. Dazu legt sie sanft ihre angewärmten Hände auf Höhe deines Nabels und tastet, wie viele Fingerbreit unterhalb des Nabels sie die Kante deiner Gebärmutter spüren kann. Jeden zweiten Tag geht deine Gebärmutter ca. einen Fingerbreit weiter hinunter in Richtung Schambein. **Nach rund 14 Tagen hat sich die Gebärmutter dann wieder vollständig ins kleine Becken zurückgezogen** und ist über dem Schambeinknochen nur noch in Ausnahmefällen tastbar. Eine dieser Ausnahme stellt der Kaiserschnitt dar. Hier braucht die Gebärmutter, die durch den langen Schnitt „beleidigt" ist, wesentlich länger (4 bis 6 Wochen), bis sie sich wieder ins Becken zurückgezogen hat. Oft bekommen Frauen nach einem Plankaiserschnitt intravenös hoch dosiert ein Wehenmittel verabreicht, um die Blutung so gering wie möglich zu halten. In diesem Fall spüren viele Frauen stärkere Nachwehen.

Bist du eine Erstgebärende, dann werden die Nachwehen für dich nicht wirklich ein Thema sein, außer wenn dein Kind über 4.000 Gramm hatte oder du Mehrlinge geboren hast. Fast alle Frauen spüren innerhalb der ersten paar Tage nach der Geburt meist die Nachwehen dann, wenn ihr Kind an der Brust saugt, weil dadurch die beiden Hormone Oxytozin (Wehenhormon und das Sich-ineinander-Verlieben-Hormon) und Prolaktin (Milchbildungshormon, Toleranzhormon) ausgeschüttet werden, die die Wehen verursachen.

Mein Tipp: *Wenn du deine Nachwehen heftig spürst und sie dich fordern, dann denke dir: „Nach längstens 4 Tagen ist der ‚Spuk' vorbei! Je intensiver die Nachwehen, desto mehr Sich-ineinander-Verlieben-Hormon befindet sich in meinem Blut. Ohne Nachwehen würde ich verbluten, denn die Haftfläche, an der sich die Plazenta gelöst hat, könnte sich nicht verschließen. Mein Bauch wird auch wieder schneller kleiner. Meine Gebärmutter bildet sich wieder gut zurück."*

Tipps zur Linderung der Nachwehen

1. *Sorge dafür, dass du in den ersten 4 Tagen* ***in einem 3-Stunden-Rhythmus uriniert:*** *das heißt vor jedem Stillen oder bevor du deinem Kind ein Fläschchen gibst. Eine volle Harnblase verdrängt deine Gebärmutter nach oben und sie muss durch vermehrte Nachwehen wieder den Weg nach unten antreten. – Innerhalb der ersten 4 bis 5 Tage nach der Geburt bei jedem Harnlassen* ***mit der speziellen TT-Spezial-Tinktur spülen,*** *dann brennt es nicht, da der Urin so verdünnt wird. Gleichzeitig können die „Geburtswunden" dadurch besser heilen; vor allem bei Schürfwunden wirst du mit diesem Tipp eine große Freude haben.* ***Anwendung:*** *Eine Ein-Liter-Trinkflasche (z. B. Mineralwasserflasche mit Trinkaufsatz, Plastikflasche mit Trinkaufsatz) oder ein Ein-Liter-Gefäß mit lauwarmen Wasser befüllen und dann 1 bis 2 EL der TT-Spezial-Tinktur dazugeben, auf die Toilette mitnehmen und reichlich über die Schamlippen rinnen lassen. Erst während des Darüberrinnen-Lassens zu urinieren beginnen.*
2. ***Lege dich*** *innerhalb der ersten 2 bis 3 Tage (bis zum Milchfülle-Tag)* ***häufig auf deinen Bauch.*** *Mindestens 3-mal täglich 20 Minuten. Dadurch kann der Wochenfluss wesentlich besser abfließen.*
3. ***Halte deine Gebärmutter und dein Kreuzbein warm*** *(kurz vor Beginn des Stillens heißes Kirschkernsäckchen oder Wärmflasche auflegen). Eine noch bessere Wirkung erzielst du, wenn du dir vorher das TT-Gebärmutter RUH & WOHL-Öl auf die schmerzenden Stellen aufträgst. Manche Frauen lieben eine* ***sanfte Bauch- oder Kreuzbeinmassage*** *mit diesem Öl und legen sich anschließend eine heiße Kompresse in Kombination mit der Wärmflasche auf. Durch diese feuchte Hitze ziehen die ätherischen Öle ideal in die Haut hinein und können schneller wirken. Solltest du nach der Geburt stärker geblutet haben, dann sei vorsichtig mit der Anwendung von Wärme. Die Blutung kann dadurch wieder verstärkt werden.*
4. *Trinke täglich 1 Liter vom TT-Gebärmutter RUH & WOHL-Tee: nimm bei starken Nachwehen bitte die doppelte Dosierung. Beruhigend auf*

eine „unruhige" Gebärmutter wirken auch Kräuter wie Gänsefingerkraut, Schafgarbe, Frauenmantel, Hirtentäschelkraut.

5. *Löse 100 Stück der TT-Energie AKUT-Mineralstoffmischung in 0,5 Liter heißem Wasser auf und trinke es schluckweise über den Tag verteilt. Solltest du damit nicht den gewünschten Erfolg haben oder grundsätzlich immer schon unter starken Menstruationsschmerzen gelitten haben, dann empfehle ich dir, noch zusätzlich die „Heiße Sieben" während des Stillens einzunehmen: Dafür löst du 20 Stück des Schüßler-Salze-Mineralstoffs Nr. 7 Magnesium Phosphoricum in heißem Wasser auf und trinkst es schluckweise.*
6. *Mögliche* **homöopathische Mittel:** *Arnica C 30 (Bergwohlverleih; nach anstrengenden Geburten; wenn die Frau absolut keine angenehme Lage im Bett findet, das Bett als zu hart empfindet und sich selbst „zerschlagen" fühlt; oft spürt sie auch einen ziemlichen Druck auf ihrer Harnblase, hat jedoch Probleme sie zu entleeren), Chamomilla C 30 (hilft gut bei impulsiven Frauen mit aufbrausendem Temperament, deren heftige Nachwehen oft von Gefühlen wie Zorn, Wut und Nervosität begleitet werden), Pulsatilla C 30 (wirkt gut bei sanftmütigen, milden Frauen, die „nahe am Wasser gebaut" sind; die Nachwehen sind eher unregelmäßig und ziehen sich in die Länge), Belladonna C 30 (die Nachwehen kommen plötzlich und sehr heftig; die Frauen haben dabei ein sehr rotes, hitziges Gesicht und sind eher schläfrig; sie spüren ein starkes Nach-unten-Drängen der Gebärmutter; der gesamte Bauch ist sehr empfindlich und gespannt). – Wende dich hier zur Mittelfindung unbedingt an einen erfahrenen Homöopathen/eine erfahrene Homöopathin, von der Mitteleinnahme in „Eigenregie" ist hier abzuraten.*
7. *So wie dir die richtige* **Atmungstechnik** *schon während der Geburt gut geholfen hat, wird sie dir auch bei deinen Nachwehen Linderung verschaffen.*
8. *Wenn alle diese Maßnahmen nicht helfen, empfehle ich ein* **schulmedizinisches Schmerzmittel,** *welches du auch beim Stillen einnehmen darfst (z. B. Mexalen®-Tabletten, Wirkstoff: Paracetamol, Tagesdosis max. 4 Stück, jedoch nur nach Bedarf, bei dieser Dosierung schaden sie deinem Baby nicht).*

12.5 Meine Tipps und Tricks für eine gute Wundheilung im Wochenbett

Die ersten 2 Wochen der Wochenbettzeit sind eine intensive Heilungszeit. Es ist ganz normal und völlig in Ordnung, dass du dich nicht sofort topfit fühlst. Deine Wunden (am Damm, in deiner Gebärmutter, an den Brustwarzen, nach einer traumatisierten Geburt auch an deiner Seele) brauchen Zeit zum Heilen. Sie heilen schneller, wenn du nachfolgende Tipps berücksichtigst.

Homöopathische Mittel zur Wundheilung

Arnica C 30 (Bergwohlverleih)

Dieses homöopathische Mittel sorgt für eine ideale Wundheilung und lindert auch gut die Nachwehen. Anwendung mit der Wasserglasmethode: 3 Globuli in einem 0,25 Liter-Glas mit Wasser auflösen, mit einem Plastik-, Keramik- oder Holzlöffel (keinen Metalllöffel!) rund 25-mal im Uhrzeigersinn umrühren und davon 3- bis 4-mal täglich einen Löffel voll einnehmen, diesen eine Minute lang im Mund behalten; das Glas am besten abdecken. Vor jeder Einnahme Löffel abwaschen (damit das Wasser sauber bleibt) und wieder mehrmals umrühren! Bei einer anhaltenden Besserung die Einnahme stoppen und erst bei einer neuerlichen Verschlechterung fortsetzen. Maximal 3 Tage am Stück einnehmen, dann unbedingt eine Pause einlegen.

Mille Folium C 30 (Schafgarbe)

Wenn du bereits bei deinen Regelblutungen immer sehr stark geblutet hast, empfehle ich dir Mille Folium C 30 nach der Geburt. Anwendung nach der Wasserglasmethode wie oben. Wenn die Blutung weniger wird, kann, solange der Wundschmerz noch vorhanden ist, weitere 3 Tage mit der Einnahme von Arnica C 30 fortgefahren werden.

Spülung während des Urinierens

Wie bereits erwähnt, innerhalb der ersten 4 bis 5 Tage nach der Geburt bei jedem Harnlassen mit der speziellen Lösung spülen, dann brennt es nicht, da der Urin so verdünnt wird. Die TT-Spezial-Tinktur besteht aus Eichenrinden-, Arnika- und Ringelblumenextrakt und ist somit dem oft empfohlenen, normalen Eichenrindenextrakt überlegen. Eine rasche Heilung der „Geburtswunden" ist gegeben; vor allem bei Schürfwunden ist diese Spüllösung höchst angenehm.

Anwendung: Eine Ein-Liter-Trinkflasche (z. B. Mineralwasserflasche mit Trinkaufsatz, Plastikflasche mit Trinkaufsatz) oder ein Ein-Liter-Gefäß mit lauwarmen Wasser befüllen und dann 1 bis 2 EL der TT-Spezial-Tinktur dazugeben, in die Toilette mitnehmen und reichlich über die Schamlippen rinnen lassen. Erst während des Darüberrinnen-Lassens zu urinieren beginnen.

Sitzbad

Dieses Sitzbad ist gut wundheilend, nimmt die Spannung am Damm und lindert daher ideal den Schmerz. Du brauchst dafür einen Einsatz für die Toilette (erhältlich im orthopädischen Fachgeschäft), ein Bidet oder du setzt dich im Langsitz in die Badewanne (Badewanne nur bis maximal zu einem Wasserstand von 10 cm befüllen). Ich empfehle dir das Sitzbad innerhalb der ersten Woche 1- bis 2-mal täglich. Die Dauer des Sitzbades soll 10 Minuten nicht überschreiten.

Anwendung: 0,5 bis 1 EL TT-Spezial-Salz, 1 bis 2 EL TT-Spezial-Tinktur, 1 EL TT-Wochenbett-Spezialöl mit lauwarmen bis kühlen Wasser vermengen. Wenn du dir das TT-Wochenbett-Spezialöl danach noch direkt auf die Wunde im Dammbereich aufträgst, dann ist es noch intensiver in der Wirkung.

__Mein Tipp:__ Stelle dir das TT-Wochenbett-Spezialöl zur Toilette, damit du daran denkst, es nach jedem Urinieren mit ganz „sauberen" Händen auf die Wunde aufzutragen.

Auftragen des TT-Spezial-Sprays oder das TT-Spezial-Gels

Viele Frauen berichten über eine gute und schnelle Wirkung, wenn sie sich zusätzlich das TT-Spezial-Spray oder das TT-Spezial-Gel direkt auf die Wunde aufsprühen bzw. auftragen.

Wochenbettmassage

Ich empfehle, innerhalb der ersten 14 Tage täglich für 5 Minuten die Wochenbettmassage mit dem TT-Wochenbett-Spezialöl, dem TT-Gewebe fit-Spezialöl oder mit der TT-Gewebe fit-Lotion durchzuführen. Du wirst diese Wochenbettmassage besonders genießen, wenn du sie von einem lieben Menschen „verabreicht" bekommst. Innerhalb der ersten 5 Tage die Massage sehr vorsichtig und sanft machen! Danach kann bereits gut massiert und auch eine „Zupfmassage" gemacht werden. Dadurch wird die Hautdurchblutung angeregt. Die ätherischen Öle können besser wirken und die Hautdecke beginnt sich wieder zu straffen.

Anwendung: Nimm dir etwas vom Öl oder der Lotion auf deine Hände. Reibe deine Hände einige Male fest mit dem Öl/der Lotion, damit sie schön warm werden. Stelle dir vor, dass deine Hände die Schaufeln eines Holzwasserrades sind. Lasse deine Hände in Richtung Schambein streichen, wobei du deine Kleinfingerkante in Höhe des Schambeins aufstellst (damit wird der Dünndarm stimuliert). Danach machst du im Uhrzeigersinn (entspricht dem korrekten Darmverlauf) kleine Kreise im großen Kreis. Das bedeutet, du legst Zeigefinger und Mittelfinger aneinander und machst nun Mini-Kreise (von links unten gerade hinauf, dann unterhalb des Brustkorbes quer herüber und nach rechts hinunter). Mit dieser Technik stimulierst du den Dickdarm. Der Partner kann seiner Frau noch symbolisch ein Herz auf ihren Bauch zeichnen. Anschließend ziehst du beide Daumen gleichzeitig strahlenförmig vom Nabel nach außen (wie kleine Sonnenstrahlen).

Als Abschluss empfehle ich dem Partner, seiner Frau noch eine **Ich-liebe-Dich-Massage** zu machen. Lege deine Handflächen auf Höhe des Schambeinknochens auf und streiche mit beiden Händen der Mittellinie entlang nach oben bis kurz unter ihren Brustkorb: das ist das I für „Ich". Jetzt beginnst du wieder unten streichst wie vorher nach oben und dann lässt du deine Fingerspitzen unter dem Brustkorb nach außen wandern: das ist ein umgedrehtes L für „Liebe". Zum Abschluss beginnst du wieder unten, streichst nach oben und dann unter dem Brustkorb nach außen und fährst auf der Außenseite des Bauches wieder nach unten: das steht für D wie „Dich".

Durch die tägliche Wochenbettmassage kann der im Wochenbett häufig vorkommenden Verstopfung vorgebeugt und generell die Verdauung angeregt werden. Wenn du als Partner deiner Frau täglich eine Wochenbettmassage gönnst, dann wird nicht nur ihre Verdauung angeregt und ihr Gewebe gestrafft, deine Frau weiß dadurch auch, dass du sie so liebst, wie sie jetzt ist. Mit dieser Massage kannst du auch deine Dankbarkeit ausdrücken, dass sie euer gemeinsames Kind zur Welt gebracht hat.

Mein Tipp: *Die Schwangerschaft dauert 9 Monate, deshalb dauert es auch 9 Monate, bis sich dein Körper wieder ideal rückgebildet und annähernd die gleiche Form wie vor deiner Schwangerschaft erlangt hat. Vorausgesetzt, du pflegst dich und deinen Körper gut und machst auch konsequent deine Rückbildungsgymnastik (siehe Thema Beckenboden in Kapitel 5.1).*

Es ist auch sinnvoll, sich die Wunde ab und zu mit einem Handspiegel zu betrachten, um somit auch selbst den Heilungsfortschritt mitverfolgen zu können.

12.6 Meine Tipps und Tricks für einen guten „Aufbau" von Körper, Geist und Seele im Wochenbett

Einnahme der Mineralstoffmischungen nach Dr. Schüßler

In Kapitel 12.3 konntest du bereits alles rund um den Babyblues nachlesen, wie es sich mit den **Stimmungsschwankungen und mit plötzlicher Traurigkeit** verhält. Um dem vorzubeugen, empfehle ich dir, bereits in den letzten 4 Wochen vor der Geburt die TT-Gute Hoffnung-Blütenessenzen-Globuli einzunehmen. Im Wochenbett nimmst du sie dann nach Bedarf, jedoch mindestens 4-mal täglich 3 Globuli über 3 bis 4 Wochen. Wenn dir wirklich sehr zum Heulen ist, dann löse 15 Globuli in 0,25 Liter Wasser auf und trinke es schluckweise.

Wochenbett-Kraftsuppe

Von dieser Wochenbett-Kraftsuppe (mit den TT-TCM-Kräuter für die Kraftsuppe) solltest du innerhalb der ersten 4 Wochen nach der Geburt einmal täglich 1 bis 2 Suppenteller zu dir nehmen. Du kannst gerne zwischen der Rinds-, Kalbs-, Geflügelsuppe oder der veganen Variante mit Gemüse abwechseln. Mit dieser Kraftsuppe kannst du dein Blut aufbauen und deine Milchbildung anregen (Rezept siehe Kapitel 4.9).

Kräuterblutsaft

Ich empfehle dir, mit der Einnahme eines Kräuterblutsafts oder-dragees (*Kräuterblut® Floradix® mit Eisen* oder *Florabio® Kräuterblut® Saft*) schon 14 Tage vor der Geburt zu beginnen und sie in den ersten 4 Wochen nach der Geburt fortzusetzen. Bei einer verstärkten Blutung, wenn dir Eisentabletten oder sogar „Blutkonserven" empfohlen wurden, dann kannst du die Dosierung verdoppeln; bei erhaltenen Blutkonserven kannst du die Dosierung verdreifachen.

13. Rund ums Stillen

*Ich kümmere mich liebevoll um mein Kind und meine Familie.
Zugleich habe ich auch das Recht und die Pflicht,
mich um mich selbst zu kümmern.
Meine Arbeit als Mutter, Familienmanagerin
und auch Partnerin ist wichtig und wertvoll
und dafür lobe ich mich ausreichend.
Ich gönne mir immer wieder eine Pause!
Ich nehme meine Bedürfnisse wahr
und befriedige diese auch.*

13.1 Stillen oder nicht?

Mein Tipp: *Es ist einzig und alleine deine bzw. eure partnerschaftliche Entscheidung, ob euer Kind gestillt werden soll.*

Wenn du dir bereits in deiner Schwangerschaft viel Wissen bezüglich des Stillens aneignest und somit für ideale Startbedingungen sorgst, dann bin ich überzeugt davon, dass du dein Kind mit 98 %iger Sicherheit erfolgreich stillen kannst. Ich empfehle dir jedoch, ausschließlich Tipps von „erfahrenen" Müttern anzunehmen, die ihr Kind mindestens 5 Monate voll gestillt haben!

Mein Tipp: *Eine Unterstützung durch eine kompetente und einfühlsame Hebamme ist generell sehr hilfreich. Jedoch besonders wichtig sind ihre Tipps und Tricks in schwierigen Stillsituationen (z. B. Brustdrüsenentzündung, wunde Brustwarzen, Wachstumsschübe deines Kindes etc.).*

Ich empfehle dir, regelmäßig in eine Babymassage-/Rückbildungsgruppe zu gehen, denn da entdeckst du, dass es auch andere Mütter mit intensiven Herausforderungen gibt, die dem ganz normalen „Alltagswahnsinn“ ebenso ausgesetzt sind wie du.

Stillen ist sowohl die beste und einfachste als auch die günstigste Ernährungsform in den ersten Lebensmonaten. Stillen hat dabei auch das Ziel, eine liebevolle Mutter-Kind-Bindung zu ermöglichen. Dies geschieht vorwiegend durch die Ausschüttung der Hormone Oxytocin (Sich-ineinander-Verlieben-Hormon) und Prolaktin (Milchbildungshormon). Mit Hilfe des Stillens kann das Urvertrauen von Tag zu Tag gut aufgebaut und verstärkt werden. Die **Gefühle des Geborgenseins und des Geliebtseins sind untrennbar mit dem Stillen verbunden.** Das Stillen befriedigt die Urbedürfnisse von Mutter und Kind und kann nur schwer durch etwas anderes ersetzt werden. **Das Stillen erzwingen zu wollen, kann das Gegenteil bewirken.**

Milchbildung anregen

Wenn die Muttermilchmenge eindeutig zu wenig ist (kommt sehr selten vor), dann empfehle ich dir, dein Baby alle 1 bis 2 Stunden anzulegen oder eventuell zusätzlich mit einer elektrischen Pumpe abzupumpen. Sollte am 7. Tag nach der Geburt noch immer nicht ausreichend Milch vorhanden sein, empfehle ich dir:

- 1 TL des TT-Still-Sirup vor jedem Stillen einnehmen;
- täglich 1 Liter des TT-Still-Tees, idealerweise kombiniert mit 1 EL TT-Still-Sirup (in den noch lauwarmen Tee einrühren);
- eine Nacken-, Bauch- und Fußmassage mit dem TT-Bäuchlein RUH & WOHL-Spezialöl, dient der Entspannung und dem Wohlbefinden und gleichzeitig regen die enthaltenen ätherischen Öle (Kreuzkümmel, Koriander, Fenchel, Rose) intensiv die Milchbildung an.

__Mein Tipp:__ Stress ist der ärgste Stillfeind! Eine Stillbeziehung ist nur dann wertvoll und glücklich, wenn es Mutter und Kind dabei gut geht und sich beide wohlfühlen!

Sollte es trotzdem aus irgendeinem Grund (auch das Kind entscheidet mit, ob es gestillt werden will) nicht klappen, dann sei nicht zu sehr enttäuscht. Du bist auch dann eine großartige Mutter, wenn dein Baby mit der Muttermilch angepassten Produkten ernährt wird.

Ich bin eine große Befürworterin des Stillens. Mein Ziel ist es daher, dir die Vorteile des Stillens nahezubringen, jedoch nicht das Stillen zu glorifizieren, was leider heutzutage häufig gemacht wird.

13.2 Wissenswertes rund ums Stillen

- Muttermilch enthält im ersten Lebenshalbjahr alles, was ein Baby zur Ernährung und Entwicklung braucht!
- Die Zusammensetzung der Muttermilch ist einzigartig und nicht kopierbar. Sie besteht nachweislich aus über 200 verschiedenen Bestandteilen und Inhaltsstoffen, die eine hohe Bioverfügbarkeit haben.
- Die Muttermilch ist genau auf die Bedürfnisse des rasch wachsenden Organismus des Babys abgestimmt, was den Gehalt an Vitaminen, Mineralstoffen und Enzymen betrifft, sofern du dir eine energetisch hochwertige Ernährung gönnst und Junkfood und Fertigkost nur in Ausnahmefällen zu dir nimmst. **Dein Kind kann sich von dir – aus deiner von dir produzierten Muttermilch nur das holen, was du dir zuführst!**
- Muttermilch enthält zwar keine großen Mengen an Eisen, dafür aber in einer besonders gut verwertbaren Form. Zudem sind in der Muttermilch Zusatzstoffe enthalten, die die Aufnahme des Eisens im Darm deines Babys fördern.

- Die Muttermilch enthält reichlich langkettige, ungesättigte Fettsäuren und ist für eine optimale Entwicklung des Gehirns und des Zentralnervensystems genau das Richtige. Im Weiteren enthält die Muttermilch Wachstumshormone speziell für das Baby.
- Das noch unreife Immunsystem des Kindes wird durch die in der Muttermilch reichlich vorhandenen Immunglobuline unterstützt. Sie bietet einen einzigartigen Schutz gegen Infektionen und Allergien.
- Ein Tropfen Muttermilch enthält 4.000 lebende Zellen, wovon der Großteil davon mögliche Krankheitserreger erkennen und auch vernichten kann.
- Der Bifidus-Faktor der Muttermilch stellt eine gesunde Darmflora sicher und hemmt zusätzlich auch die schädlichen Bakterien in ihrem Wachstum.
- Beim Stillen werden alle fünf Sinne des Babys angeregt: es sieht, spürt, hört, riecht und schmeckt die Mutter. Der intensive Körperkontakt fördert die körperliche und seelische Entwicklung des Kindes ideal.
- Stillen bedeutet auch Beruhigung, Wärme, Geborgenheit, Vertrauen und Lust für Mutter und Kind. Die gesamte körperliche und seelische Entwicklung des Kindes wird durch das Stillen positiv beeinflusst.
- Durch das Saugen an der Brust wird eine optimale Ausbildung des Kiefers und der Mundmuskulatur erreicht. Das fördert die Sprachentwicklung und es kommt zu weniger Zahnfehlstellungen.
- Es gibt Studien, die belegen, dass Flaschenkinder eine 60 % höhere Wahrscheinlichkeit haben, an Dickleibigkeit zu erkranken, als sechs Monate vollgestillte Kinder.
- Wenn du dein Kind voll stillst, ersparst du dir im Monat rund € 100 für Muttermilchersatzprodukte.
- Die Stillhormone Prolaktin und Oxytocin entspannen und machen dich als Mutter ausgeglichener. Das hilft dir, die oft heraus-

fordernde Zeit mit deinem Kind besser zu meistern. Oxytocin ist das Sich-ineinander-Verlieben-Hormon, es hilft dir, dein Baby so anzunehmen, wie es ist und nicht so, wie es sein sollte.

- Wenn du dein Baby stillst, dann hat das auch für dich eine Reihe von gesundheitlichen Vorteilen (ideale Gebärmutterrückbildung; weniger starke Blutungen; selteneres Vorkommen der Wochenbettdepression; geringeres Risiko, an Brustkrebs zu erkranken etc.). Bei vielen Frauen schmelzen die körpereigenen Fettdepots, die sich während der Schwangerschaft angesammelt haben, schneller und das erwünschte Wohlfühlgewicht ist somit in kürzerer Zeit erreicht.
- Die Vormilch (Kolostrum) ist jene Milch, die innerhalb der Schwangerschaft bis zum Milchfülle-Tag in deinen Brüsten ist. Wenn dein Baby diese besonders wertvolle Milch erhält, dann wird damit die beste Grundlage für seine gute Verdauungstätigkeit geschaffen. Das zähe Kindspech (Mekonium; Babys erster, schwarzer Anfangsstuhl) wird durch die leicht „abführende“ Vormilch leichter ausgeschieden.

Mein Tipp: *Vor allem nach traumatisierten Geburten für Mutter und Kind ist eine glückliche und erfolgreiche Stillbeziehung für beide „Balsam für die wunden Seelen“. Ich spreche hier aus eigener Erfahrung!*

Besonders Kinder mit einer familiär bedingten Neigung zu Allergien sollten idealerweise bis zum Ende des sechsten Lebensmonates ausschließlich gestillt werden. Von einer familiär bedingten Neigung zur Allergie spricht man dann, wenn ein oder beide Elternteile unter Pollenallergie, Neurodermitis, chronischer Bronchitis, verschiedenen Nahrungsmittelallergien, Milchallergie, Asthma usw. leiden. Sollte das Stillen nicht möglich sein und eine Säuglingsanfangsnahrung gegeben werden müssen, dann sollte diese hydrolisiertes (teilweise gespaltenes) Eiweiß enthalten (Pre-HA-Nahrung, eine hypoallergene Anfangsnahrung).

13.3 Milchfülle-Tag (Milcheinschuss-Tag)

Mir persönlich war der Begriff Milcheinschuss-Tag immer zu unpassend und negativ und ich habe sehr lange gesucht, um einen positiven Begriff dafür zu finden. Mit dem Milchfülle-Tag bin ich glücklicherweise fündig geworden.

Dieser Milchfülle-Tag kommt **zwischen dem 1. und 3. Tag nach der Geburt**. Nach Kaiserschnitten und/oder nach starkem Blutverlust kommt er meist erst zwischen dem 4. und 6. Tag. An diesem Tag füllen sich die Brüste mit Milch und können sich warm bis heiß und auch schwerer bzw. praller anfühlen als sonst. Der Umfang wächst zu einer stattlichen Größe an (mindestens ein bis zwei Körbchengrößen mehr als vor der Schwangerschaft). Ob eine Brust ausreichend Milch fürs Baby produziert, ist nicht von der Brustgröße abhängig. Bitte denke daran, dass sich Angebot und Nachfrage die Waage halten: Je öfter du dein Baby anlegst (frühestens nach 1,5 Stunden), desto mehr Milch produzierst du.

Sehr große Brüste bestehen aus sehr viel Fett- und Stützgewebe, welches das wichtige Drüsengewebe manchmal nahezu verdrängt. Deshalb kann es in seltenen Fällen vorkommen, dass Frauen mit sogenannten „Fleisch-Brüsten“ nicht wirklich ausreichend Milch für ihr Baby produzieren können, bei kleinen Brüsten hingegen überwiegt das Drüsengewebe: Somit kann das Gerücht „Kleine Brüste, wenig Milch!“ hiermit aus dem Weg geräumt werden. Ich selbst habe die Erfahrung gemacht, dass man mit kleinen Brüsten selbst für Zwillinge genug Milch produzieren kann.

Ich hatte vor meiner Schwangerschaft knapp Körbchengröße A und am Milchfülle-Tag Größe B. Meine Zwillinge David und Gregor sind in der 39. SSW auf die Welt gekommen und hatten bei ihrer Geburt jeweils 2.500 g. Ausschließlich durchs Stillen haben sie sich im ersten Monat auf stattliche 4.000 Gramm „hinaufgefuttert“, und das alles nur mit meinen „kleinen Brüsten". In dieser Zeit habe ich meine 19 Schwangerschaftskilos und noch 3 weitere abgenommen. Ich habe meine Babys bis zum 5. Monat voll gestillt und danach noch über 2 Monate teilweise gestillt. David und Gregor hatten ihr Geburtsgewicht mit einem halben Jahr verdreifacht (normalerweise verdoppelt ein Kind sein Geburtsgewicht in diesem Zeitraum) und mit einem Jahr vervierfacht.

Für ein erfolgreiches Stillen ist **ein gut funktionierender Milchspendereflex sehr wichtig**. Er sorgt dafür, dass die Milch frei fließen kann und nicht zurückgehalten wird. Im Normalfall ist dieser Reflex ein unwillkürlicher Vorgang, der automatisch abläuft.

Der Milchspendereflex ist eine hoch komplizierte Kettenreaktion zwischen Mutter und Kind. Manchmal reicht es sogar schon, sein Kind weinen zu hören und der Milchspendereflex lässt die Milch fließen. Meist spüren die Frauen dabei eine prickelnde Spannung oder Wärme in den Brüsten oder auf den Brustwarzen. Der **Milchspendereflex kann jedoch von vielen ungünstigen Bedingungen gestört werden**:

- sterile Krankenhausatmosphäre bzw. steife Krankenhausroutine,
- Hektik von Seiten des Personals, des Besuchs oder der stillenden Mutter selbst,
- Gefühle wie Angst, Aufregung oder auch Scham.

Der Milchspendereflex kann angeregt werden durch

- ruhige Atmosphäre, angenehme Hintergrundmusik, einen beruhigenden Duft,
- Trinken von warmen Flüssigkeiten, eines Still-Tees und/oder
- Einnehmen des TT-Still-Sirups und der TT-Energie AKUT-Mineralstoffmischung ,
- liebevolle Zuwendung, Trost und Zuspruch von Seiten des Partners, einer vertrauten Person und auch des Krankenhauspersonals.

13.4 Was brauchst du alles für zu Hause?

- Waschbare Stilleinlagen (3 Packungen à 2 Stück, eine Seite aus Wolle, die andere Seite aus Seide; erhältlich beim Babyversand mit biologischen Produkten oder auch in Apotheken, die biologische Produkte anbieten). Diese Stilleinlagen sind weicher als Wegwerf-Stilleinlagen und auf Dauer auch günstiger, sie schützen vor allem in der kalten Jahreszeit deine Brustwarzen vor der Kälte.
- 2 bis 3 Still-BHs, mindestens eine Nummer größer als vor der Schwangerschaft. Keine „Bügel-BHs" oder zu enge BHs verwenden, denn diese verursachen Druckstellen und können eine Brustdrüsenentzündung (Mastitis) auslösen.
- TT-Spezial-Turbocreme, um wunden Brustwarzen vorzubeugen. Solltest du jedoch schon richtig offene bzw. blutige Brustwarzen haben, dann empfehle ich dir, die Turbocreme im Wechsel mit dem TT-Spezial-Gel aufzutragen.
- Bitte keine Babynahrung vorrätig haben, dies ist für das volle Stillen nicht förderlich (Ausnahme: Sicherheitsanker für den Babysitter).
- Ein 30-ml-Fläschchen mit einer Pipette (für die Zeit, solange dein Baby noch nicht „perfekt" am Busen saugt) und 1 Teefläschchen mit Teesauger (hat vergleichsweise das kleinste Loch). – Ich bin ein absoluter Anhänger der Schnullermarke *MAM*, denn diese lässt einen idealen Lippenschluss zu und stellt kein Problem für die spätere Sprachentwicklung dar.
- Praktische „stillgerechte" Kleidung aus Baumwolle oder Leinen, wenn möglich keine synthetischen Stoffe verwenden. Ideal ist es, wenn das Oberteil vorne zum Knöpfen und nicht einfarbig ist, denn dann sieht man die Muttermilchflecken wesentlich weniger. Es gibt auch ganz praktische Still-T-Shirts bzw. Still-Leibchen (z. B. von *H&M*), die du nicht hochziehen musst und die es dir ermöglichen, dass deine Nieren und dein Kreuzbein schön warmbleiben.

- Im Winter hat es sich sehr bewährt, die *Babywell*-Windeleinlagen (erhältlich in großen Einkaufsmärkten oder in Drogeriemärkten) in den BH zu legen, bevor man in die Kälte hinausgeht. Dadurch bleiben dann der BH und die Kleidung schön trocken und du kannst die Einlagen nach Gebrauch einfach wegwerfen.

> ***Mein Tipp:*** *Stelle dich darauf ein, dass es mindestens 2 bis 3 Wochen braucht, bist du mit dem Stillen relativ gut zurechtkommst.*
> *Innerhalb dieser Zeit werden auch deine Brustwarzen sehr berührungsempfindlich sein. Halte durch! Es lohnt sich!*

Innerhalb der ersten 12 Wochen wirst du öfters an deine Grenzen kommen, da du die Sprache deines Babys erst erlernen musst. Danach wird das Stillen zu einem wahren Genuss! Noch eine kleine Anmerkung: Mütter, die ihre Kinder mit dem Fläschchen ernähren, werden innerhalb der ersten 3 Monate ebenso an ihre Grenzen gehen müssen.

13.5 Meine Tipps und Tricks für ein erfolgreiches Stillen

Wenn du dich für das Stillen entschieden hast, dann gibt es einige wichtige Dinge zu beachten, damit Stillen für dich und dein Baby auch zu einer erfüllenden Erfahrung werden kann. Sei bitte darauf eingestellt, dass du innerhalb der ersten 3 Monate auch mit Herausforderungen in Bezug auf das Stillen konfrontiert sein wirst. Es lohnt sich jedoch durchzuhalten!

Der ideale Still-Start

Die **rechtzeitige Vorbereitung der Brust** spielt eine große Rolle für einen guten Still-Start. Inspiziere bereits in den letzten Schwangerschaftswochen deine Brustwarzen: Wenn du deine Brustwarzen durch sanftes Zwirbeln oder Zupfen stimulierst, kommen sie dann heraus und stellen sie sich auf? Oder bleiben sie im Hautniveau (Flachwarzen) oder ziehen sich noch tiefer hinein (Hohlwarzen)? Bei Flach- oder Hohlwarzen empfehle ich dir, bereits in den letzten 3 Wochen vor der Geburt sogenannte *Brustwarzenformer* der Firma Medela stundenweise am Tag zu tragen (in orthopädischen Fachgeschäften erhältlich). Wenn dein Baby dann geboren ist, kannst du sie in den ersten 2 bis 3 Wochen auch in den Stillpausen tragen, danach ist dein Baby sicherlich bereits kräftig genug, deine Flach- bzw. Hohlwarzen aus eigener Kraft herauszusaugen.

Die Brustwarzen jener Frauen, die meistens keinen BH tragen, sind durch die Reibung der Kleidung schon etwas „abgehärtet". Den anderen Frauen empfehle ich, in einen alten BH im Bereich der Brustwarze eine 3 cm große Öffnung zu schneiden, damit der Busen vom BH wie gewohnt gestützt wird, die **Brustwarze jedoch „abgehärtet"** werden kann. Während du auf deinem Kümmeldampfsitzbad sitzt oder in deinem TT-3 in 1-Tee-Vollbad mit dem TT-Geburt-Spezialöl liegst (siehe Möglichkeiten der Geburtsvorbereitung unter Kapitel 7), empfehle ich dir, täglich deine Brustwarzen mit der TT-Spezial-Turbocreme oder dem TT-Geburt-Spezialöl dünn einzucremen und sie dabei für ca. 2 Minuten zu **stimulieren** und zu „reizen". Sehr häufig kommt es vor, dass du durch die Stimulation deiner Brustwarzen bereits einige Tröpfchen der kostbaren Vormilch, dem sogenanntem Kolostrum, die wertvollste Milch, die du je produzierst, ausdrücken kannst. Vermische sie mit der TT-Spezial Turbocreme und lasse sie eintrocknen.

Bitte deine betreuende Hebamme, mit dir gemeinsam dein Baby **innerhalb der ersten 30 Minuten nach der Geburt** an deine beiden Brüste anzulegen.

Mein Tipp: *Bitte dein Baby dann unbedingt an beiden Brustseiten anlegen, damit es sich beide Brüste einprägen kann und später nicht eine bevorzugt.*

Schenkt euch ausreichend Zeit. Es ist noch keine „Stillmeisterin“ vom Himmel gefallen. Wenn dein Kind sehr schnell geboren wurde oder die Geburt sehr lange gedauert hat, dann kann es sein, dass dein Baby kein Interesse am Trinken zeigt, da es zu erschöpft ist. In diesem Fall hat es sich bewährt, dem Baby 3 Globuli der TT-Spezial-Notfall-Globuli direkt auf die Zunge geben. **Bitte darum, dass du dein Baby Haut an Haut stillen darfst**. Du kannst dich und dein Baby mit der Decke wärmen. Dein Baby sollte völlig nackt sein bzw. lediglich eine Papierwindel anhaben.

Die **Vormilch (Kolostrum) ist das „Superkonzentrat“** und enthält alles, was dein Baby braucht. Ich habe immer wieder die Erfahrung gemacht, dass viele Mütter anfänglich daran zweifeln, dass ihr Baby mit dieser „wenigen Milch“ genug hat. Es hat mit diesem „Superkonzentrat“ genug! Noch dazu sind gerade in der Vormilch reichlich Immunglobuline und andere Schutzstoffe (auch Antikörper von Kinderkrankheiten der Mutter, mit Ausnahme von Keuchhusten und Feuchtplattern/Windpocken). Die **Magengröße deines Babys verändert sich** von der Größe einer Herzkirsche bei der Geburt (5 bis 7 ml Mageninhalt), über die Größe einer Walnuss nach 3 Tagen (20 bis 30 ml Mageninhalt) und schließlich bis zum Ende einer Woche zur Größe einer kleinen Marille/Aprikose (45 bis 60 ml Mageninhalt). Am Ende des ersten Lebensmonats hat der Magen pro Mahlzeit Platz für 80 bis 150 ml, was der Größe eines kleinen Hühnereis entspricht.

Bitte deine Hebamme darum, dass dir innerhalb der ersten 3 Tage die verschiedenen Stillpositionen und Griffe gezeigt werden. Denke daran, in den ersten 4 bis 5 Tagen vor jedem Stillen deine Harnblase zu entleeren. Gerade bei Mehrgebärenden verhindert dieser Tipp unnötige Nachwehen. Du bist jetzt die „Königin“ und sorgst dafür, dass es dir gut geht! Stelle ein Getränk (evtl. Still-Tee; sehr günstig ist eine Flasche mit Trinkaufsatz) an dein Bett bzw. deinen Stillplatz, damit du jederzeit und in jeder Position trinken kannst, denn sobald dein Baby am Busen saugt, wird sich bei dir ein Durstgefühl bemerkbar machen. Achte darauf, genügend Polster, Kissen und mindestens ein Stillkissen – im Idealfall ein Nackenhörnchen – in Reichweite zu haben, sodass du dich auch **„wie eine Königin" betten** kannst. Sehr wohltuend ist auch ein Kissen oder eine zusammengerollte Decke unter den Kniekehlen.

Mehrgebärenden empfehle ich, während des Stillens den TT-Gebärmutter RUH & WOHL-Tee zu trinken und kurz davor auch zusätzlich das TT-Gebärmutter RUH & WOHL-Spezialöl sanft auf den Bauch aufzutragen und ein Kirschkernsäckchen aufzulegen. Somit kannst du dir in den ersten 4 bis 5 Tagen deine Nachwehen sehr lindern.

Meiner Erfahrung nach ist ein **Stilltee erst dann notwendig**, wenn ein Baby bis 14 Tage nach der Geburt sein Geburtsgewicht noch nicht erreicht hat. Mein TT-Stilltee ist ein sehr wohlschmeckender Kräutertee und wird sich vor allem bei den Wachstumsschüben des Babys (3., 6., 9 und 12. Lebenswoche, danach in einem 4 Wochen-Rhythmus – mit je einer Woche plus/minus) bewähren. Er besteht aus einer sehr milchbildungsanregenden Kräutermischung, die absichtlich keinen Anis, Kümmel oder Fenchel enthält, da manche Frauen diese Samen geschmacklich absolut nicht tolerieren.

Es kann vorkommen, dass deine Brüste am Milchfülle-Tag nahezu „überlaufen". Wenn du das Gefühl hast, dass dein Baby mit dieser Milchmenge absolut nicht mehr zurechtkommt, dann trinke eine Tasse Pfefferminztee. In hartnäckigen Fällen eine Tasse Salbeitee oder 2 bis 3 Stück Salbeibonbons, denn das wirkt noch stärker Milch reduzierend.

Mein Tipp: *Denke bitte daran, dass es sein kann, dass du am Anfang für eine Stillmahlzeit bis zu 1 Stunde brauchen wirst und deshalb ist es umso wichtiger, dass du eine gemütliche Position wählst.*

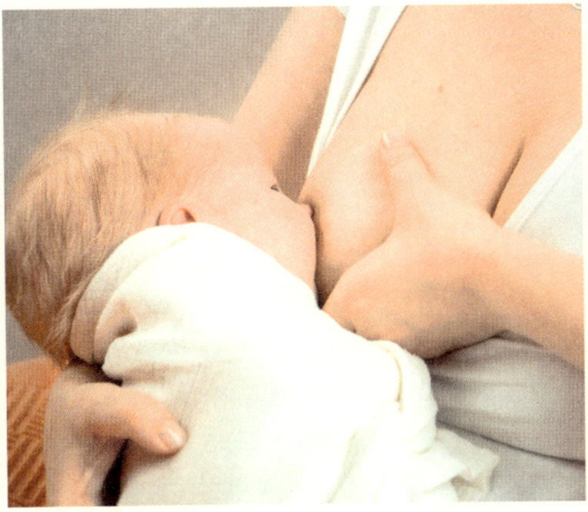

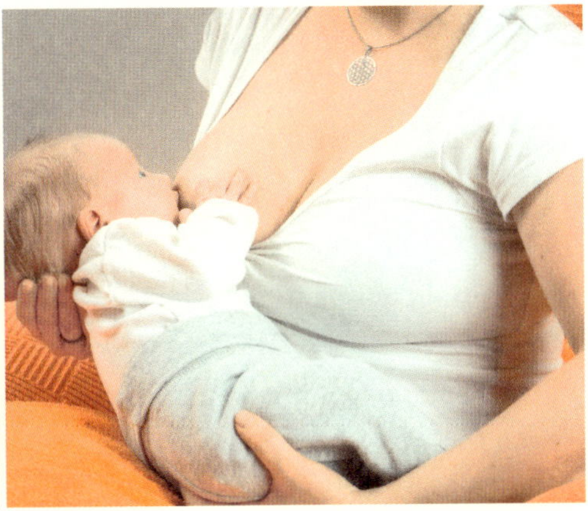

Wiegestellung (Bauch-an-Bauch-Position)

Die verschiedenen Stillpositionen

Wiegestellung (Bauch-an-Bauch-Position)

Das Köpfchen deines Kindes liegt in deiner Armbeuge oder auf deinem rechten bzw. linken Unterarm und du unterstützt seinen Nacken und Hinterkopf mit deiner Handfläche.

Parallel-Verschieben

Du legst dir dein Baby wie für die Wiegestellung z. B. vor die rechte Brust und ziehst es dann zum linken Busen hinüber, das heißt, dass das Baby jetzt an der linken Brust saugt und seine Beinchen links an deinem Körper hinausragen und neben deinem Becken liegen.

Ich empfehle dir, den Körper deines Babys mit einem Stillkissen oder Polster/Kissen zu stützen. Dein Baby hat jetzt den Eindruck, es würde an der rechten Brust trinken, aber es saugt an der linken. Das ist natürlich auch umgekehrt möglich. Mit diesem Trick kann man Kindern, die sich eine Lieblingsbrust auserkoren haben, auch den anderen Busen schmackhaft machen.

Rückenhaltergriff („American Football-Stellung")

Du sitzt aufrecht, ein Kissen stützt den Rücken und ein Kissen ist unter deinen Kniekehlen. Ich empfehle dir, das Stillkissen wie eine Banane vor dich hinzulegen. Du nimmst dein Kind jetzt wie ein „Klappmesser". Es sitzt nahezu aufrecht und seitlich neben dir; es schaut deinen Busen frontal an. Seine Beinchen sind „hochgeklappt" und die Rückseite seiner Oberschenkel schmiegen sich an die Rückenlehne bzw. ans Stillkissen an. Manche Frauen finden es angenehm, ein Bein anzuwinkeln, damit sie sich das Stillkissen herandrücken können und damit ihr Baby im Rücken gut abstützen können.

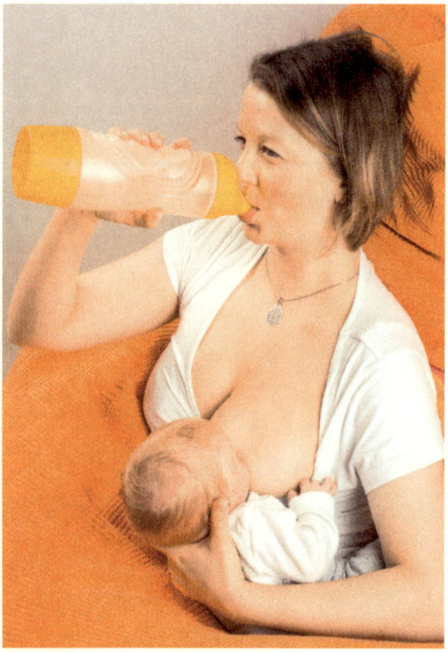

Der Rückenhaltergriff ist ideal für Frauen mit großen Brüsten oder beim Milchfülle-Tag, wenn die Brüste sehr prall sind oder die Milch sehr schnell fließt und das Baby im Liegen damit überfordert wäre. Da das Baby nahezu aufrecht sitzt, sind seine Nasenlöcher optimal frei und es bekommt besser Luft!

Trinkt das Baby an der Brust, ist auch die Mama bald durstig – bitte immer eine Trinkflasche bereithalten! Sie ist deshalb praktisch, weil du nichts auf das Baby verschütten kannst.

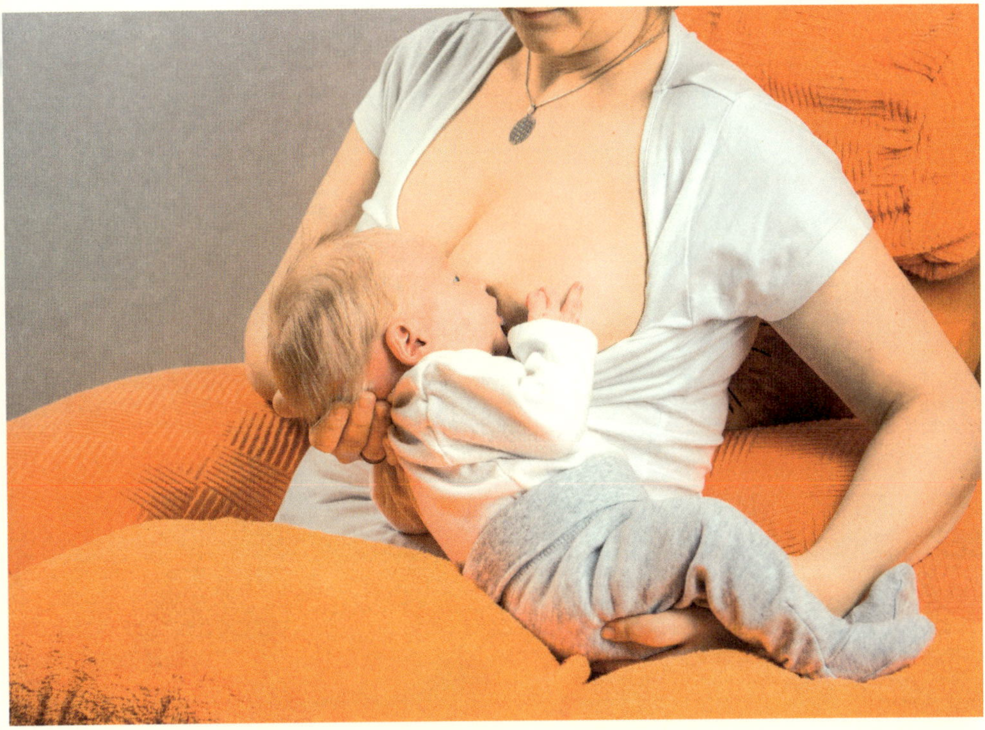

Parallel-Verschieben

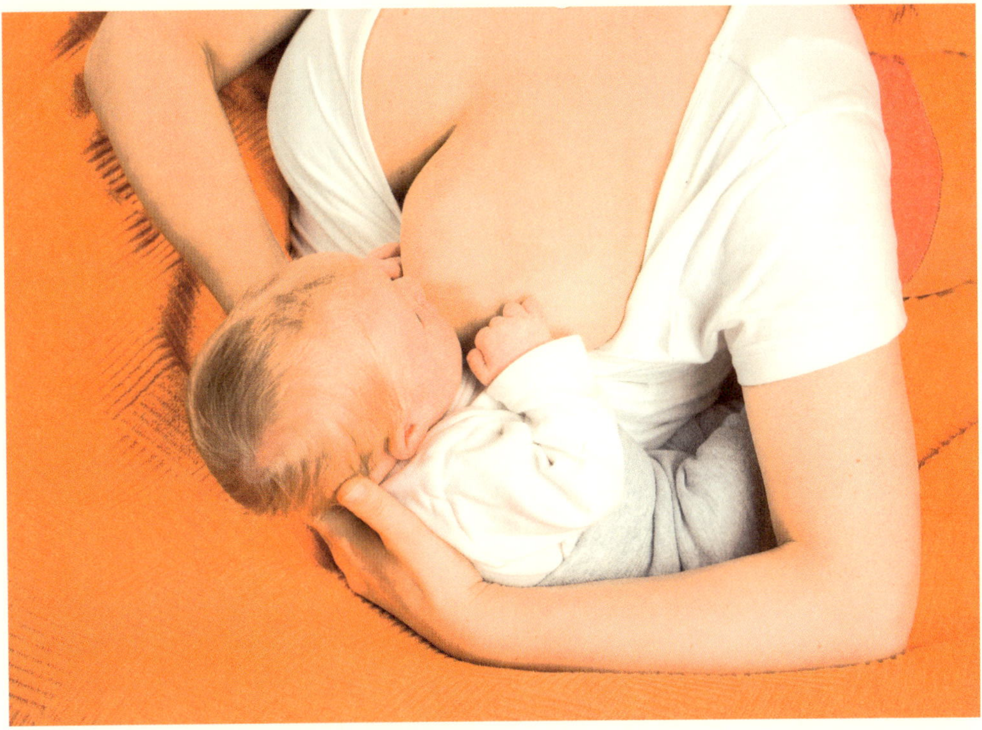

Rückhaltegriff („American-Football-Stellung")

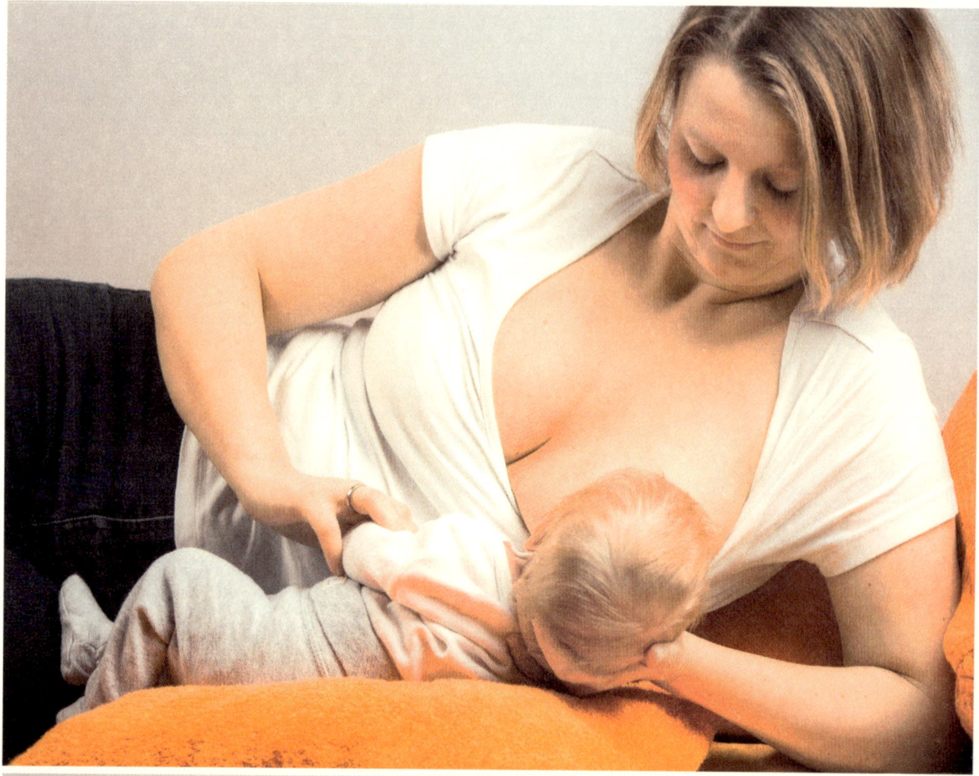

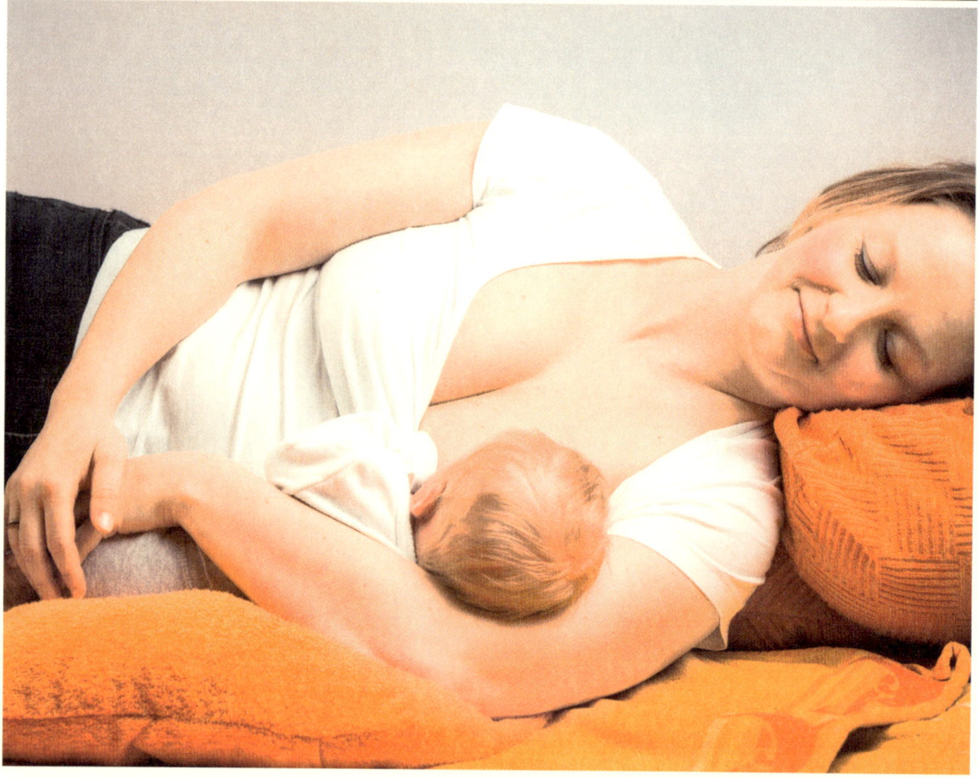

Stillen im Liegen

Die liegende Stillposition ist vor allem dann goldwert, wenn die Tage oder auch Nächte etwas anstrengender werden (Wachstumsschübe). Mit dem Stillen im Liegen sind am Anfang viele Erstgebärende überfordert. Wenn du dir diese Position jedoch ganz genau zeigen lässt, wirst auch du sie in deinen Stillalltag sehr gut einbauen können und bald lieben und schätzen lernen.

Sorge dafür, dass du im Rücken gut abgestützt bist und eventuell auch ein kleines Kissen zwischen deinen beiden Knien hast. Wenn du dein Baby andockst, wirst du dich zuerst wahrscheinlich noch auf deinem Ellenbogen aufstützen müssen. Sobald dein Baby gut angesaugt hat, legst du dich vorsichtig zurück, rückst dir deinen Polster unter deinem Kopf zurecht und stützt den Rücken deines Kindes ebenfalls mit einem Polster, damit es mit dir gut Bauch an Bauch liegt und sich nicht von dir wegrollen kann.

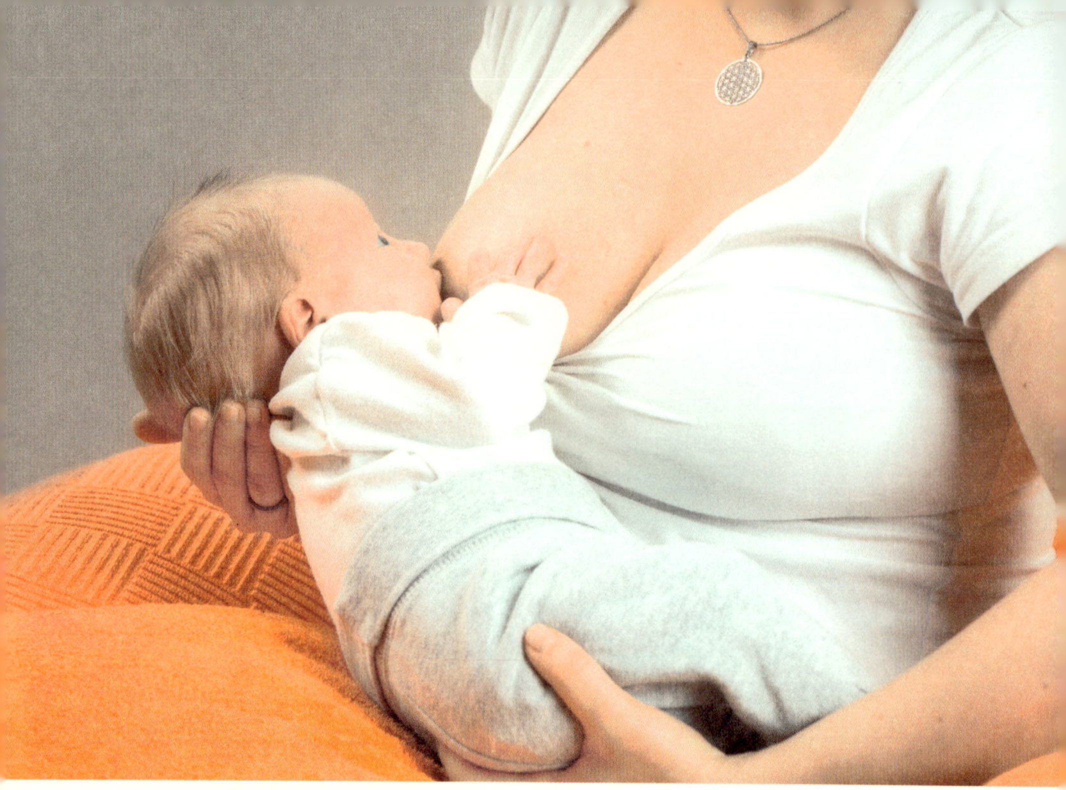

1. Wiegestellung (Bauch-an-Bauch-Position)

Wichtige Tipps zum korrekten Anlegen

1. Wiegestellung (Bauch-an-Bauch-Position)

2. Kind zur Brust bringen und nicht sich als Stillende zum Kind bringen – das beugt Nackenverspannungen vor! Leg deinen Kopf dann gemütlich auf einem Kissen oder einem Nackenhörnchen ab: von diesen wunderbaren Utensilien kannst du gar nicht genug haben. Bring dich in eine **königliche Stillposition**!

3. C-Griff (Daumen und Zeigefinger bilden ein C) und keinen „Zigarettengriff" (Zeigefinger und Mittelfinger halten den Warzenhof) anwenden; den Warzenvorhof, die stark pigmentierte Stelle rund um die

2. Kind zur Brust bringen

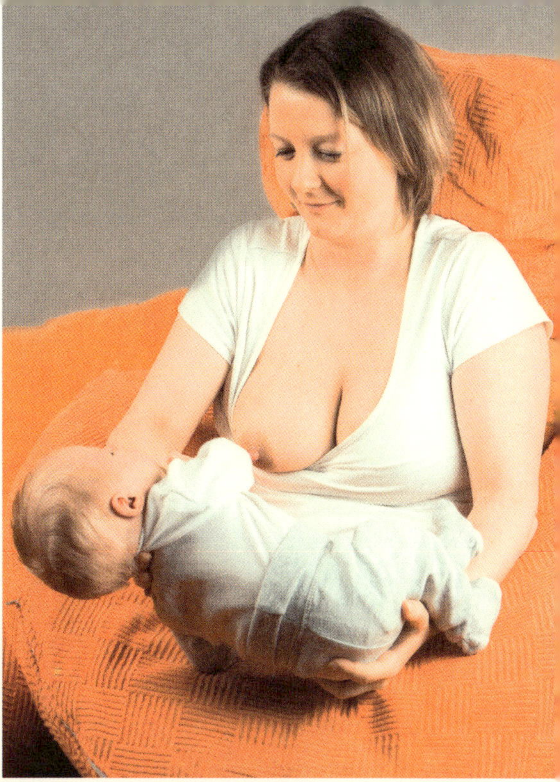

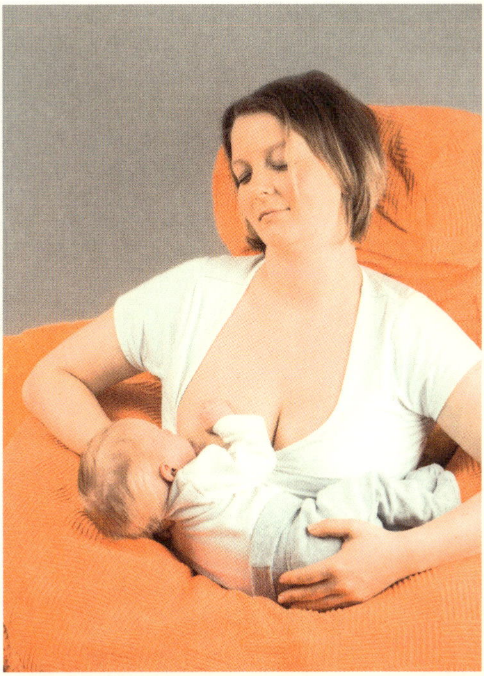

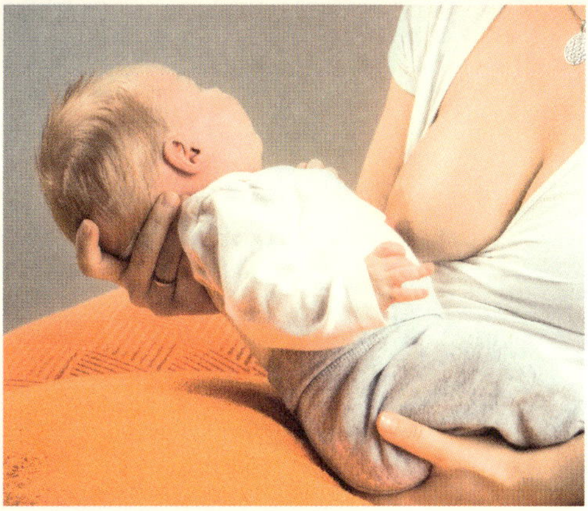

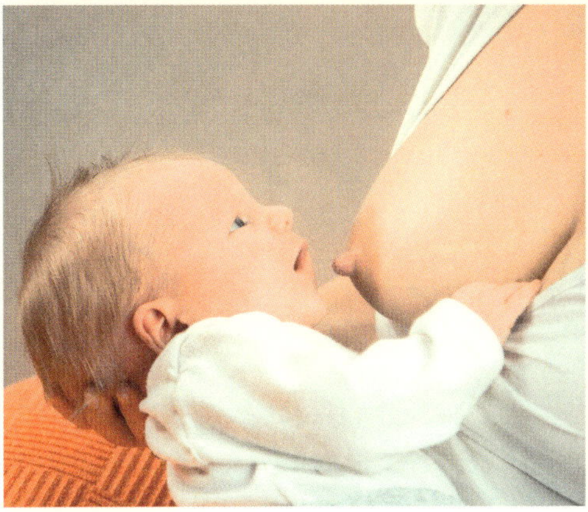

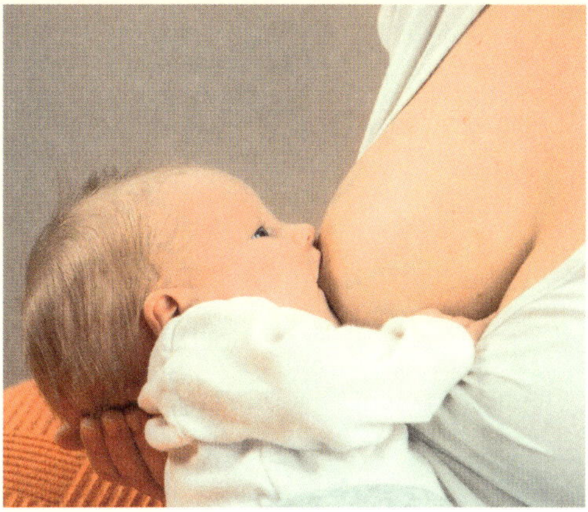

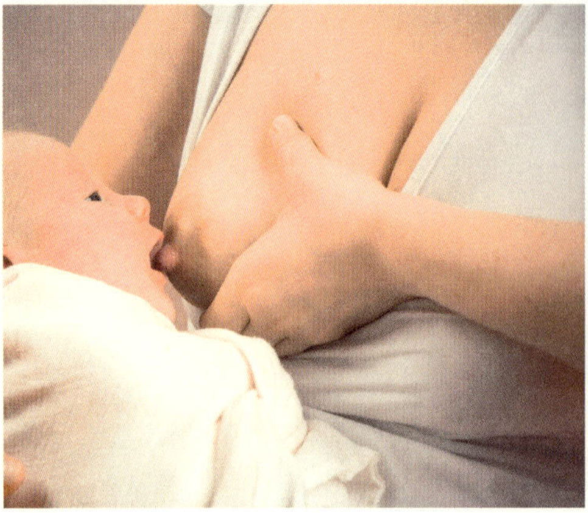

C-Griff = richtig

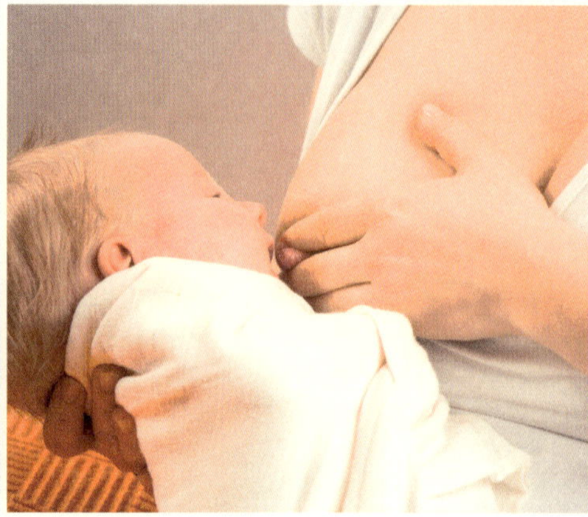

Zigarettengriff = falsch

Brustwarze, bitte nicht mit deinen Fingern berühren, damit dein Kind die Brustwarze ideal und weit hineinsaugen kann.

4. Bitte **nicht die Brust mit dem Zeigefinger von Babys Nase wegziehen/fernhalten**, denn das kann zu wunden Brustwarzen führen. Babys haben deshalb Stupsnasen, damit sie beim Stillen genügend Luft bekommen. Wenn du trotzdem das Gefühl hast, dass dein Baby die Nase mehr frei haben sollte, dann drücke seinen Popo mehr zu deinem Körper heran, das macht automatisch die Nase frei.

5. Wenn sich das Stillen als herausfordernd gestaltet, weil dein Baby ständig mit seinen Händchen ins Gesicht fährt, dann empfehle ich deinen Sonnenschein zu „bündeln“: seine Ärmchen einfach diagonal in einer Stoffwindel einwickeln; diese Technik wird auch als **„pucken“** bezeichnet. Bündeln hilft auch wunderbar, wenn Babys unruhig sind.

6. Stillpositionen abwechseln

7. **Sorge dafür, dass dein Baby gut am Busen saugt und nicht nur nuckelt**, denn ansonsten werden deine Brustwarzen überbeansprucht. Wenn dein Baby vom Saugen zum Nuckeln übergeht, dann massiere

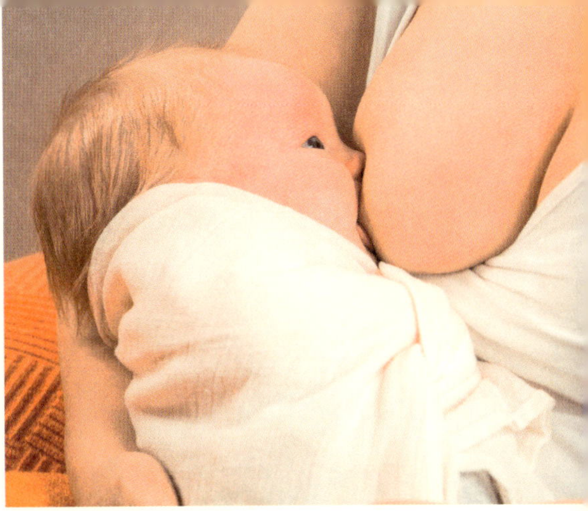

deinem Baby die Füße, Hände und seine Wirbelsäule. Mache ihm die „Denkmütze“: dabei rollst und zieht du liebevoll an der Ohrmuschel als auch am Ohrläppchen. Ziehe mit dem C-Griff deinen Busen leicht zurück und signalisiere deinem Baby: „Am Busen wird effektiv getrunken, gekuschelt wird später, ohne Brustwarze im Mund.“

8. Die meisten Kinder lassen am Anfang nicht „freiwillig“ vom Busen ab, deshalb stecke **zum „Abdocken“ deinen Zeigefinger oder deinen kleinen Finger in den Mundwinkel deines Babys** und löse dadurch das Vakuum (Achte darauf, dass deine Fingernägel nicht zu lang sind oder keine scharfen Kanten haben!).

In meinem Folgebuch findest du noch ganz viele Tipps und Tricks in Bezug auf das Stillen und seine Herausforderungen (wunde Brustwarzen, Wachstumsschübe des Kindes, starke Milchfülle oder Milchstau, zu wenig Milch, Stillstreik, Babys mit Neugeborenengelbsucht). Wie am Beginn des Kapitels Stillen bereits erwähnt, ist eine Unterstützung durch eine kompetente und einfühlsame Hebamme generell sehr hilfreich. Besonders wichtig sind ihre Tipps und Tricks in schwierigen Stillsituationen.

14. Tipps und Tricks für die Zeit nach der Geburt

Mit Ruhe und Gelassenheit widme ich mich
meinem neuen, erfüllenden Aufgabenbereich.
Es macht mir Spaß, Neues zu lernen
und an meinen neuen Aufgaben
und auch Herausforderungen zu wachsen.
Ich bin zuversichtlich, dass ich von Tag zu Tag
an Selbstvertrauen und Sicherheit bezüglich der Betreuung
meines Kindes gewinne.
Ich bin gerne Mama und fühle mich so richtig wohl!

14.1 Große Veränderungen durch das Neugeborene: Tipps und Tricks

Nun hast du es geschafft, die Geburt ist gut überstanden, der Vater strahlt vor Stolz, die Großeltern sind überglücklich – und wie geht es dir?

Manche Frauen empfinden sofort nach der Geburt intensive Muttergefühle für ihr Kind, andere frischgebackene Mütter brauchen einige Tage, bis sie dieses Wunder realisiert haben. Sie müssen erst begreifen, dass sie nun **von einer Frau zu einer Mutter geworden** sind. In unserer zivilisierten Welt, die sehr verarmt an Ritualen ist, erleben viele Erstgebärende die Geburt nur noch selten als wirkliche Initiation (d. h. als Aufnahme eines Neulings in eine Standes- oder Altersgemeinschaft). In vielen Naturvölkern laufen die Geburt und vor allem die Anfangszeit mit dem Neugeborenen innerhalb der großen Familien unter strengen Regeln ab. Mit Hilfe der Absolvierung zahlreicher Rituale wird der frischgebackenen Mutter geholfen, ihr „neues" Leben zu realisieren, anzunehmen und dadurch gut zu meistern. Hilfe wird jederzeit und überall angeboten und darf auch eingefordert werden.

In unserem Kleinfamilien-System gibt es dafür kaum „Richtlinien", die der frischgebackenen Mutter Halt bieten und ihr das Gefühl des Aufgehoben- und Geborgenseins vermitteln. **Ich empfehle dir daher, dich an eine kompetente Hebamme zu wenden, die in ihrer Hebammenordination oder auch an anderen Orten Babymassage, Rückbildungsgymnastik oder auch „Still-Runden" in der Gruppe anbietet.** Durch den regelmäßigen Besuch dieser Gruppe kann ein guter Teamgeist aufkommen und nicht selten entstehen dauerhafte Freundschaften. Hat diese Hebamme auch noch **Infovorträge** (zu den Themen wie „Richtig Zufüttern", „Naturheilmethoden – alte Hausmittel neu entdeckt" usw.) im Programm, dann kannst du dir als noch „unerfahrene" Mutter wichtige Tipps und Tricks für die „Babyaufzucht" holen. **Somit wird die durchaus oft herausfordernde Anfangszeit für dich wesentlich leichter zu meistern sein.**

Glück kann und wird sich nicht auf Kommando einstellen! Vielleicht bist du innerhalb der ersten 14 Tage noch müde und erschöpft von der Geburt oder dir schmerzt dein Damm, deine Kaiserschnittnaht und/oder deine Brustwarzen. In vielen Büchern wird nur von glücklichen Müttern geschrieben und von der Gesellschaft werden auch nur solche erwartet. Doch in der Praxis kann diese Anfangszeit manchmal ganz anders aussehen. Du wolltest die perfekte Mutter sein und nun fühlst du dich alles andere als perfekt? **Angst, Unsicherheit, die Sorge, wie jetzt alles weiter gehen wird, und dadurch verständlicherweise auch Tränen der Überforderung und Verzweiflung können deinen Mutter-Alltag begleiten.** Vielleicht hast du dir das vollkommene Mutterglück auch anders vorgestellt.

Nicht selten kommt es vor, dass Frauen untereinander nicht ehrlich sind, um ihr Image zu wahren. Scheinbar gibt es nur bei dir Probleme (Schlafentzug, Probleme beim Stillen, Schmerzen an der Operationsnaht und/oder Brustwarzen, Haushalt bleibt liegen, keine Lust auf Sex etc.), denn nach den Berichten von manchen „Freundinnen" scheint bei denen alles wie am Schnürchen zu klappen. **Eine neue Herausfor-**

derung besteht auch darin, deinen Freundeskreis und deine Umgebung dem neuen Familienstand anzupassen. Es kommt immer wieder vor, dass jene kinderlosen Freunde sich distanzieren, die sich nicht auf ein „egozentrisches" Neugeborenes einlassen wollen und es nicht verstehen können, dass für eine gewisse Zeit so ganz spontane Treffen vor allem zu später Stunde, mit dir/euch nun nicht möglich sind. Im Laufe des Lebens kannst du die Erfahrung machen, dass alte Freundschaften sich vertiefen oder auseinandergehen und neue Freundschaften entstehen. Es ist vollkommen normal und vor allem das Wesen eines jeden Babys und Kleinkindes egozentrisch zu sein, denn das sichert ihm auch sein „Überleben" und lässt es schnell lernen.

> ***Mein Tipp:*** *Dein Kind wird sich für dich und deinen Partner als dein/euer bester und hartnäckigster Lehrer herausstellen. Das ist gut so, ihr werdet euch gemeinsam weiterentwickeln. Es gilt die alte Weisheit: Erziehung ist Selbsterziehung!*

Viele Menschen berichten davon, dass die Geburt ihres Kindes und die anschließende Anfangszeit eine der einschneidendsten und prägendsten Erlebnisse in ihrem Leben waren. Faszination, Freude, Glück und Dankbarkeit wechseln sich ab mit Ängsten, Befürchtungen und dem zeitweiligen Gefühl des Überfordertseins. **Das Wechselbad der Gefühle ist in der Anfangszeit vollkommen normal.**

Ein Baby bedeutet für ein Paar eine enorme Veränderung, auch wenn das Baby „geplant" und „gewünscht" war. **In der Anfangszeit (den ersten 3 Monaten) wird dein/euer bisheriger Lebensstil wahrscheinlich etwas aus dem Gleichgewicht gebracht.** Dieses (vorübergehende) Ungleichgewicht ist Voraussetzung für das neue Miteinander. Ich bezeichne diese Zeit gerne als „Tohuwabohu-Phase", ein heilloses Durcheinander – also leicht bis sehr chaotisch. Oft muss zuerst einmal ein bisschen Chaos sein, das sich von Woche zu Woche in eine gewisse Ordnung und in einen immer besser eingespielten Alltag entwickelt. **Flexibilität ist angesagt!**

Für die meisten Erstgebärenden ist die Mutterschaft oft eine besonders intensive Veränderung. **Durch die Geburt deines Kindes kehrst du der Berufswelt den Rücken zu** und „springst hinein" in einen neuen und vor allem dir noch völlig unbekannten Lebensabschnitt. Die erste Zeit lebst du fast nur für dein Kind, denn dies ist jetzt dein neuer, dich meist voll „aus- und erfüllender" und auch fordernder Aufgabenbereich. **Vielleicht fühlst du dich als frischgebackene Mutter manchmal in die traditionelle Rolle als Erzieherin der Kinder und Frau hinter dem Herd zurückgeworfen.** Durch das intensive Zusammenleben mit dem neuen Nachwuchs kann dir die Kraft fehlen, die Rolle als Partnerin wahrzunehmen.

14.2 Mein Partner und unsere Partnerschaft mit dem Baby

Auch der Vater ist gefordert: Von ihm wird Souveränität auf allen Ebenen erwartet. Er soll ein verständnisvoller Familienvater sein, ein nicht „drängender" Geliebter, der ideale Familienernährer, sprich einfach der **Fels in der Brandung**. Solltet ihr als Paar bis zur Geburt eures Kindes beide ein Einkommen gehabt haben, dann ist es für den Mann danach eine Tatsache, nun alleine der **Ernährer** für mindestens drei Personen zu sein.

Diese Verantwortung liegt oft schwer auf den Schultern der Männer. Manchmal sind sie sich dieses Umstandes nicht bewusst. Ich empfehle euch als Paar, am besten schon vor der Geburt eures Babys über Ängste und Befürchtungen in Bezug auf die Zeit nach der Geburt miteinander zu besprechen.

Mein Tipp: *Nach der Geburt eures Kindes liegt es an euch beiden, nicht nur die Rolle als Eltern, sondern auch die Rolle als Paar bewusst zu leben. Tatsache ist, dass neben dem Baby eure eigene Partnerschaft und die gegenseitige Liebe zueinander zu pflegen und zu leben ist.*

***Mein Tipp:** Ich empfehle euch, bereits zum Ende der Schwangerschaft einen Familienkalender anzulegen, indem ihr 100 Tage nach dem errechneten Geburtstermin (3 Monate + 10 Tage) euren ersten Partnerzeit-Termin (am besten in der Farbe Rot) fixiert.*

In diesen Familienkalender empfiehlt es sich auch, alle Entwicklungsschritte eures Kindes zu vermerken (erstes Lachen, Kopf heben, erstes Greifen, erster Zahn …). Ihr werdet an dieser „Familienchronologie" immer besondere Freude haben.

Partnerzeit-Termin bedeutet, Zeit nur für euch zwei als Paar zu haben! Euer Baby wird inzwischen gut von einem Menschen eures Vertrauens betreut. Es ist dabei zu überlegen, ob die „kostenlosen" Babysitter immer die besten sind.

Sorgt dafür, dass euer Partnerzeit-Termin auch **regelmäßig stattfindet**. Sollte dieser Termin aus triftigen Gründen nicht stattfinden können, empfehle ich, innerhalb kurzer Zeit einen Ersatztermin einzuschieben. Der Mensch ist ein Gewohnheitstier! Ihr werdet nach einigen Partnerzeit-Terminen diesen „Jour fixe" und die dabei erfreulicherweise zustande kommenden aufschlussreichen und manchmal auch emotionalen Gespräche sehr schätzen. **Ihr seid gerne bereit, euren Termin einzuhalten**, koste es was es wolle: Ein bezahlter oder auch ehrenamtlicher Babysitter ist mit Sicherheit kein Luxus, sondern beinahe eine Garantie für eine funktionierende Partnerschaft.

Spätestens 100 Tage nach der Geburt
(3 Monate + 10 Tage) ist es uns möglich,
in einem 14-Tage-Rhythmus für 90 Minuten
miteinander Partnerzeit zu leben!
Es fällt uns von Treffen zu Treffen leichter, die Gesprächsthemen Familie,
finanzielle Belange und Beruf auszuklammern und uns ganz
auf unsere Partnerschaft zu konzentrieren.

Wen könnt ihr als Babysitter engagieren?

Grundsätzlich jede verantwortungsvolle Person, die dir natürlich sympathisch sein muss (Eltern, Schwiegereltern, Nachbar/Nachbarin, Freund/Freundin, Tochter/Sohn von einer/einem Bekannten, Leih-Oma/Opa, siehe www.betreut.at). Du kannst dich auch an eine Babysitter-Börse wenden, die dir Jugendliche mit einem absolvierten Babysitter-Kurs vermittelt.

Vorschläge für einen Partnerzeit-Termin

Wie wäre es mit einem langen Spaziergang, einer Radtour, Kuscheln im Bett mit Sekt & Co, ab und zu ein romantischer Film im Kino oder als Video zu Hause, ein schönes Essen zu zweit (romantisches Candle-Light-Dinner). Genieße die Zeit mit deinem Partner in vollen Zügen! Diese wertvolle Zeit wird eurer Partnerschaft sehr gut bekommen.

Wenn dir ein Gespräch mit dem Partner aus z. B. emotionalen Gründen momentan nicht möglich ist, dann **bringe deine Wünsche zu Papier und lasse sie ihn lesen**. Jederzeit möglich und sehr zu empfehlen sind kleine liebevolle Botschaften (kleine Briefchen, Post-its etc.) und andere Aufmerksamkeiten (eine Rose, eine kleine Süßigkeit etc.), um die Durststrecke zwischen den Partnerzeit-Terminen zu überbrücken. **Gebt einander immer wieder aufs Neue das Gefühl, dass ihr einander liebt, braucht und wertschätzt!** Viele Dinge werden als selbstverständlich angesehen – doch wer liebt es nicht, auch Lob und absolute Wertschätzung zu erfahren?

In meinem 10-stündigen Geburtsvorbereitungskurs für Paare ist der dritte und letzte Teil der Partnerschaft gewidmet. Ich bitte das Paar, innerhalb der nächsten 72 Stunden den **folgenden Fragebogen** (die Frau füllt den Fragebogen „Ich wünsche mir von meinem Mann" aus, der Mann den anderen „Ich wünsche mir von meiner Frau") – in Ruhe, ehrlich und vor allem schriftlich zu beantworten. Nach meiner

Erfahrung bereiten sich viele Paare nämlich optimal auf die Geburt ihres Babys, jedoch kaum für die wichtige Zeit danach vor. Wünsche gehören einfach zu unserem Menschenleben dazu. Wenn ihr sie noch innerhalb der letzten Schwangerschaftswochen zu Papier bringt, dann könnt ihr innerhalb eurer Partnerzeiten (100 Tage nach der Geburt und dann alle 14 Tage) auch immer wieder einmal **eure niedergeschriebenen Wünsche** zur Hand nehmen und schauen, was ihr bis zu diesem Zeitpunkt schon alles erreicht habt und/oder was sich noch optimieren lässt.

Ich wünsche mir von meinem Mann
als Partner: ....
als Geliebter: ....
als Vater unseres Kindes: ....

Ich bin bereit, meinem Mann – als seine Frau – Folgendes zu geben:
als Partnerin: ....
als Geliebte: ....
als Mutter unseres Kindes: ....
....

Was anerkenne ich an meinem Mann besonders? ....
....

Was werde ich in Zukunft zusätzlich gebührend anerkennen? ....
....

Mein Mann ist mein größter Schatz.
Zusammen und vor allem gemeinsam schaffen wir es.
Ich halte zu meinem Mann!
Ich genieße all das Gute in meiner Partnerschaft.
Meine Liebe bringt das Beste in meinem Mann hervor.

Ich wünsche mir von meiner Frau
als Partnerin: ....
als Geliebte: ....
als Mutter unseres Kindes: ....

Ich bin bereit meiner Frau – als ihr Mann – Folgendes zu geben:
als Partner: ....
als Geliebter: ....
als Vater unseres Kindes: ....
....

Was anerkenne ich an meiner Frau besonders? ....
....

Was werde ich in Zukunft zusätzlich gebührend anerkennen? ....
....

Meine Frau ist mein größter Schatz.
Zusammen und vor allem gemeinsam schaffen wir es.
Ich halte zu meiner Frau.
Ich genieße all das Gute in meiner Partnerschaft.
Meine Liebe bringt das Beste in meiner Frau hervor.

14.3 Geheim-Tipps für die frischgebackene Mutter

- **Sage deinem Mann, wie sehr du ihn brauchst.**
- **Integriere deinen Mann** in die „Babyaufzucht" und isoliere dich nicht mit deinem Kind (kein intensives Glucken-Verhalten, d. h. du sitzt auf eurem Baby nicht wie eine Henne auf ihrem Küken).
- Ständige Kritik am Partner in Bezug auf die Babybetreuung macht

ihn „flügellahm" und desinteressiert. Mit der Auswirkung, dass du die gesamte Arbeit alleine meistern musst. **Baue auf ihn und seinen Fähigkeiten als Vater**! Du darfst ihm euer Baby ruhig anvertrauen. Jeder macht es auf seine spezielle Art und er wird sein Bestes geben.

- **Bespreche alle Entscheidungen, Sorgen und Ängste rund um euer Baby mit ihm gemeinsam.**
- **Spiele nicht die „Supermama"**, lass dir von ihm helfen. Er will dein Ritter sein, dich beschützen und unterstützen. Wenn du als „Supermama" alles so perfekt machst, bekommt er die Krise und vor allem Angst, alles falsch und dir nichts Recht machen zu können!
- **Bedenke, dass dein Partner ein Mensch mit sexuellen Bedürfnissen ist.** Aus verschiedensten Gründen (eventuell schmerzender Damm, Kaiserschnittnaht, empfindliche oder entzündete Brustwarzen, Schlafentzug, Überforderung etc.) wird dir nach der Geburt manchmal nicht nach Sex sein. Es gibt jedoch noch andere Möglichkeiten, deinen Mann glücklich zu machen (siehe TT-1000 und 1 Nacht-Linie).

14.4 Geheim-Tipps für den frischgebackenen Vater

- **Schenke deiner Partnerin ein paar Stunden** für sie ganz allein zum Entspannen. Dadurch gibst du ihr die Möglichkeit aufzutanken, Kraft zu schöpfen, damit sie dem anstrengenden Babyalltag besser gewachsen ist. Gehe mit eurem Baby spazieren. In der Zwischenzeit kann deine Partnerin zum Beispiel ein Bad nehmen, in Ruhe in einem Buch lesen, sich beim Friseur für dich und für sich selbst hübsch machen (realistisch erst nach 6 bis 8 Wochen) oder sich massieren lassen etc.
- **Tragehilfen** (z. B. *Manduca®*, Tragetuch) sind bei Männern meist sehr beliebt, weil sie ihre Mobilität nicht verlieren und das Gewicht des Babys kaum spüren. Durch diese Art des Tragens bekommst du intensiven Körperkontakt mit deinem Baby.

- Ich empfehle dir, **sehr lieb und zärtlich zu deiner Frau zu sein**. Deine Frau wird dich für die tägliche Wochenbettmassage und auch Kreuzbein- und Nackenmassage noch mehr lieben. Gib ihr viel Liebe und Verständnis. Deine Frau ist nach der Geburt besonders empfindlich, was Aussehen und Figur angeht. Alles braucht seine Zeit. Du kannst sicher sein, dass durch deine verständnisvolle und einfühlsame Art und durch die Entlastung deiner Frau **euer Sexleben wieder aufblüht**. **Entlaste deine Frau**, sorge für ihren wohlverdienten und ausreichenden Schlaf. Eine am Limit gehende Frau hat keine Lust auf Sex! **Übernehme daher immer wieder eine „Nachtwache" bzw. Nachtbetreuung eures Kindes** (am besten ein- bis zweimal pro Woche – optimal z. B. an jenem Tag, an dem du tags darauf nicht zur Arbeit musst), damit deine Frau im Schlafzimmer ungestört schlafen kann. Wenn deine Frau euer Kind stillt, bringe es ihr zum Stillen, wenn es Hunger hat, und die gesamte restliche Betreuung (Bäuerchen entlocken, wickeln, beruhigen, Bauch massieren etc.) übernimmst du.
- Wenn der Haushalt liegen geblieben ist, dann erspare deiner Partnerin bitte Kommentar wie „Wie schaut es denn hier aus, du bist ja ohnehin nur zu Hause und brauchst dich um nichts anderes als Haushalt und Kind/Kinder zu kümmern!" Solltest du keine Ambitionen im Haushalt haben, dann **bewährt es sich, euch eine wöchentliche Haushaltshilfe zu gönnen**.

14.5 Weitere Tipps, die euch das Zusammenleben mit eurem Baby erleichtern

- Ihr braucht nicht perfekt zu sein: Habt **Mut zur Lücke** und lernt aus euren Fehlern. Für Kinder sind „perfekte" Eltern eine Zumutung; flexible, tolerante Eltern, die bereit sind, immer wieder neue Lösungen zu finden, sind eine Wohltat.

- **Nehmt jede Hilfe an,** die euch angeboten wird! Eure Kraftreserven müssen zwischendurch mal wieder aufgetankt werden.
- **Integriere als Mutter deinen Partner** in die „Babyaufzucht". Häufig ist das Baby abends nach dem Stillen besonders aktiv: Diese Zeit eignet sich gut als Papa-Zeit.
- Nutze du als Mama die Zeit, um dir etwas Gutes zu tun, ein Bad zu nehmen, zu lesen oder einfach nur zuzuschauen, wie dein Partner mit eurem Baby spielt.
- Bitte mische dich möglichst wenig ein, denn dein Partner schafft das auch allein und macht die Babybetreuung nach seiner Art und Weise!
- Vor allem in den ersten Tagen solltest du **dir und deinem Baby genügend Zeit schenken, um euch zu beschnuppern** und besser kennenzulernen. Überlasse deshalb deinem Partner die Betreuung des Besuchs. Es ist seine Aufgabe, darauf zu achten, dass dich die Besucher und Besucherinnen nicht überfordern.
- Wenn das Baby schläft, darfst und sollst du dich pflegen und verwöhnen oder auch gerne schlafen. Stürze dich nicht in die Hausarbeit, sondern mache das, was du auch vor der Geburt deines Babys gemacht hast, um dich zu **entspannen.** Nimm dir ein gutes Buch, höre deine Lieblingsmusik und träume einfach vor dich hin.
- Vor allem in der ersten Zeit hilft es dir, mit Gleichgesinnten zu reden. Dafür eignet sich die Babymassage- und Rückbildungsgruppe oder Kinderwagenrunden. **Erfahrungsaustausch zwischen Müttern ist sehr wichtig.** Durch diesen Erfahrungsaustausch bekommt jeder die Informationen und Anregungen, die er braucht. Gehe unter die Menschen: Es wird dir und deinem Baby gut tun. Dann fällt dir die Decke nicht auf den Kopf.
- Das Baby weint und du weißt nicht, ob du es lieber liegen lassen oder doch in den Arm nehmen sollst? **Zeige deinem Baby, dass es gehört wird! Nimm es auf deinen Arm, streichle und herze es.** Wenn du ihm etwas vorsingst oder vorsummst, dann wird es sich bald wieder beruhigen. Viele Babys lieben auch die Melodie der

Spieluhren, vor allem dann, wenn es die Melodie bereits kennt (Spieluhr in der Schwangerschaft auf deinen Bauch – besser kurz über den Schambeinknochen legen). Es wird deinem Baby guttun, wenn du langsam und ruhig durch die Wohnung gehst und es dabei im Arm wiegst. Viele Babys lieben es, wenn sie am Schoß der Mutter oder einer anderen Person, die am Gymnastikball sitzt, gewippt und geschaukelt werden. Auf dem Ball wird dir dein Baby im Gegensatz zum Herumtragen, nicht so schnell schwer.

- **Lerne deinem Baby, sich mit sich selbst zu beschäftigen,** indem du – auch wenn es wach ist – nebenher kleinere Hausarbeiten erledigst. Übrigens wirkt Staubsaugen wunderbar beruhigend auf unruhige Babys.
- Um auf dem Laufenden zu bleiben, ist es immer gut, den **Kontakt zu den ehemaligen Arbeitskollegen und -kolleginnen** aufrechtzuerhalten. Es tut dir gut, wieder einmal über andere Themen außer Kind & Co. zu sprechen.
- Nimm dir für einen Tag wenig vor, dann bist du am Abend zufrieden, alles geschafft zu haben. Steigere dein Tagespensum langsam, Schritt für Schritt.
- Teile dir mit deinem Partner die Freuden, aber auch die Pflichten des Elterndaseins! Angefangen von der Hausarbeit bis hin zur Babypflege – zu zweit geht es alles viel einfacher.

Wenn ich die Umstände nicht ändern kann, dann ändere ich meine Einstellung!

Ich verschicke Ich-Botschaften, denn die kann mein Partner und meine gesamte Umgebung besser annehmen!

Es geht mir von Tag zu Tag [in sehr herausfordernden Situationen – von Minute zu Minute] in jeder Hinsicht immer besser! (Emil Coué)

14.6 Welche Verhütungsmethoden nach der Geburt

Auch wenn es von Frau zu Frau sehr unterschiedlich ist, wann sich die Lust auf Sex wieder einstellt, so ist es meiner Meinung nach **sehr wichtig, sich rechtzeitig um die Verhütung zu kümmern** (Beratungsgespräch schon während der letzten zwei Untersuchungen beim Gynäkologen/der Gynäkologin in der Schwangerschaft).

Vielleicht brauchst du nach der Schwangerschaft und eventuellen Strapazen nach der Geburt noch einige Wochen Zeit, um dich zu erholen und um dich an die körperlichen Umstellungen zu gewöhnen. Vielleicht fühlst du dich jedoch, nachdem dein Wochenfluss versiegt ist, schon wieder sehr wohl in deinem Körper und willst deine Sexualität mit deinen Partner bald wieder aktivieren und genießen.

Solltest du Lust auf Sex haben, bevor dein Wochenfluss versiegt ist, dann unbedingt mit Kondom verhüten, sodass nicht eventuelle Keime in den noch geöffneten Muttermund aufsteigen und Infektionen verursachen können.

Wenn du dein Baby stillst, kann es vorkommen, dass durch den hohen Prolaktinspiegel (Milchbildungshormon) deine Scheide und Schamlippen trotz Erregung nicht ausreichend feucht werden. In diesem Fall empfehle ich dir (sofern du nicht zu Durchfall oder sehr dünnem Stuhl neigst), täglich 1 bis 2 EL Leinsamen mit Apfelmus einzunehmen. Das macht nicht nur in den letzten 4 Wochen vor der Geburt, sondern auch danach die Scheide gut rutschig. Gleichzeitig kannst du auch die TT-1000 und 1 Nacht-Mineralstoffcreme und/oder das TT-1000 und 1 Nacht-Massageöl ausprobieren: Du trägst die Creme oder das Öl auf deine Schamlippen, deinen Scheideneingang und direkt in der Scheide auf.

Wenn deine Lust wieder erwacht, **bitte unbedingt gewissenhaft verhüten**. Dein Körper ist gerade so richtig gut in Fahrt, er weiß, wie das mit dem Schwangerwerden so funktioniert und könnte gleich noch einmal nachlegen, wenn du es nicht verhinderst.

Frauen, die voll stillen, haben oft erst nach dem Abstillen wieder ihre erste Regelblutung. Es ist **ein Ammenmärchen zu glauben, dass man aufgrund des Stillens nicht schwanger werden kann**. Sobald nicht in einem 2-Stunden-Rhythmus gestillt wird (Tag und Nacht), ist der Prolaktinspiegel zu niedrig, um einen Eisprung zu verhindern. Es gibt jedoch auch voll stillende Frauen, die bereits nach 8 Wochen regelmäßig ihre Menstruation haben. **Auch wenn du noch keine Regelblutung hast, ist es möglich, einen Eisprung zu haben.**

Ich persönlich empfehle meinen Schwangeren, mit dem Gynäkologen/der Gynäkologin schon bei der Nachkontrolle (6 bis 8 Wochen nach der Geburt) zu vereinbaren, dass er/sie eine Kupferspirale oder Kupfer-Gold-Spirale vorrätig hat, um sie dir bei der Nachkontrolle schon einsetzen zu können. In ganz vielen Fällen ist das zu diesem Zeitpunkt schon möglich (Ausnahme: nach Zwillingsschwangerschaften oder bei Mehrgebärenden kann die Gebärmutter auch nach 8 bis 10 Wochen noch nicht soweit zurückgebildet sein, dass die Spirale sicher sitzt).

Ich kann nur aus meiner langjährigen Erfahrung berichten, dass nahezu alle Frauen, die mit Hormonen nach der Geburt verhütet haben, entweder sehr starke seelische Schwankungen hatten oder ein noch höherer Prozentsatz mit einer kaum vorhandenen Libido zu tun hatte. Die neunmonatige Schwangerschaft hat dich so mit Hormonen überschwemmt, dass ich aus diesem Grund hormonelle Verhütungsmittel (Verhütungsring, Hormonspirale, Hormonstäbchen, 3-Monats-Spritze, Pille) im ersten Jahr nach der Geburt eher nicht verwenden würde.

Die Kupferspirale

Die Kupferspirale ist ein weiches T-förmiges Kunststoffstäbchen, das mit einem Kupferfaden umwickelt ist. Sie wird vom Gynäkologen/der Gynäkologin normalerweise während der Regelblutung in die Gebärmutter eingelegt, da in diesem Fall der Muttermund ohnehin leicht geöffnet ist und das Einsetzen weniger unangenehm ist. Wenn erst 6 bis 8 Wochen nach der Geburt vergangen sind, ist der Muttermund noch sehr weich und leicht geöffnet und erleichtert das Einsetzen der Spirale. Je nach Modell kann sie 3 oder 5 Jahre in der Gebärmutter verbleiben. Durch die Abgabe kleinster Kupfermengen wird die Beweglichkeit der Spermien reduziert. Durch die Spirale wird die Gebärmutterschleimhaut verändert und somit die Einnistung einer Eizelle in der Gebärmutter verhindert.

Wichtig ist, den Sitz der Spirale einen Monat nach dem Einsetzen zu kontrollieren, denn nur ein optimaler Sitz der Spirale verhindert eine Schwangerschaft. **Bei manchen Frauen kann sich die Menstruationsblutung während der ersten Zyklen verstärken, sich die Blutung verlängern oder in seltenen Fällen auch schmerzhafter werden.** Wenn du während der Menstruation das TT-Gebärmutter RUH & WOHL-Spezialöl mehrmals täglich auf Leiste, Bauch und Kreuzbein aufträgst und 0,5 Liter des TT-Gebärmutter RUH & WOHL-Tees trinkst, wirst du innerhalb von drei Zyklen ziemlich sicher wieder Ruhe in deine Gebärmutter bringen. Das homöopathische Mittel Millefolium C 30 (Schafgarbe) ist auch wunderbar geeignet, starke Regelblutungen in den Griff zu bekommen. Nimm an den Tagen, an denen du stärker blutest, dreimal täglich 3 Globuli.

Solltest du an einer Kupferallergie, ständigen Unterleibsentzündungen oder auch unter Blutgerinnungsstörungen leiden, dann ist diese Verhütungsmethode für dich jedoch nicht geeignet.

Die Goldspirale

Die Goldspirale gehört zur Gruppe der Intrauterinpessare und kann zwischen 3 und 5 Jahren in der Gebärmutter platziert werden. Ein kleiner Y-förmiger Plastikstab wird hier mit einem Kupferdraht, dessen Kern aus reinem Gold besteht, umwickelt. Der Goldanteil im Draht hat zwei große Vorteile: Er verstärkt einerseits die verhütende Wirkung und macht die Spirale andererseits besser verträglich als die reine Kupferspirale.

Die freigesetzten Kupfer- und Gold-Ionen wirken Spermien abtötend und stören gleichzeitig die Kommunikation zwischen Eizelle und Spermien (Spermien finden so nicht zur Eizelle). Zudem wird durch die Spirale eine lokal begrenzte mechanische Reizung der Gebärmutterschleimhaut ausgelöst. Der Eisprung wird durch die Goldspirale jedoch im Vergleich zur Hormonspirale nicht unterdrückt, die Monatsblutung bleibt erhalten, doch sind die Blutungen mit einer Goldspirale meist wesentlich weniger intensiv als mit einer reinen Kupferspirale. Ich persönlich finde es sehr wichtig, diese monatliche Reinigungsmöglichkeit des Körpers nicht zu unterdrücken.

Danksagung

Ein großes Dankeschön geht an alle Frauen und Paare, die ich in der Schwangerschaft und/oder auch während der Geburt begleiten und deren Kinder wir gemeinsam auf dieser Welt „empfangen“ und willkommen heißen durften. Sie alle waren ausdauernde und liebevolle Lehrmeister und Lehrmeisterinnen, die mir immer wieder aufs Neue zu verstehen gaben, dass die Geburt eines Kindes ist, was es eben wirklich ist – ein Wunder.

Ein Dank aus tiefstem Herzen geht an **Bettina R. Algieri,** die mir ihr Vertrauen geschenkt hat, sie bei ihrer zweiten Geburt (2009) zu begleiten und deren spektakuläre Anfahrt zum Krankenhaus (30 Kilometer mit Polizeikonvoi!) in einer wunderschönen Wassergeburt in der Babyvilla Klosterneuburg ihre Krönung fand. Knapp sechs Jahre später war sie für mich eine Hebamme ganz besonderer Art – eine „Buch-Hebamme“, indem sie mir als Lektorin einfühlsam, sehr geduldig, fachlich kompetent, konsequent und fordernd zur Seite gestanden ist.

Im Zuge dessen danke ich dem **Servus Verlag in Salzburg,** insbesondere **Birgit Moltinger,** für die tolle Zusammenarbeit.

Mit **Eirena Grandjean** verbindet mich viel mehr als ein 10-jähriges Dienstverhältnis. Als kompetente, stressresistente und einfühlsame Assistentin hat sie mich nicht nur bei der Organisation meiner Hebammenordination immens unterstützt, sondern war auch seit 2010 intensiv am Aufbau und Vertrieb meiner Produktlinie beteiligt. Um es in wenigen Worten zu sagen: „Ohne Eirena geht gar nichts!“ Danke für ALLES!

Mein Mann **Thomas Grünwald-Trieb** ist mein Fels in der Brandung. Erst als du, lieber Tom, 2008 in mein Leben gekommen bist, ist die Sonne so richtig aufgegangen. Ich habe mich in meinem Leben noch nie so unterstützt gefühlt, und das auf allen Ebenen: Danke, dass es dich gibt! Ich liebe dich aus tiefstem Herzen.

David und Gregor, meine beiden Söhne, sind die wunderbarsten Kinder, die ich mir vorstellen kann. Eine ständig arbeitende und oft „abwesende" Mutter zu haben, ist eine große Herausforderung, die die beiden meist sehr geduldig und verständnisvoll angenommen haben. Auch wenn ich euch, lieber David und lieber Gregor, das zu selten sage: „Ich bin sehr stolz auf euch und liebe euch und eure unkomplizierte und herzliche Art so sehr."

Ein ganz spezieller Dank geht an **meinen** – am 25. August 2004 verstorbenen – **Vater Rupert Trieb,** dem ich mein erstes Buch gewidmet habe, da er immer an mich und meine Qualifikation als Hebamme geglaubt hat. Er hat es mir vorgelebt, wie es geht, den Beruf aus Berufung auszuüben und die tagtägliche Arbeit als Bereicherung und Erfüllung anzusehen.

Last, but not least: ein Dank – tief aus meiner Seele kommend – an **meine Mutter Gertraud Trieb,** die mich als viertes Mädchen geboren und mir dadurch mein Leben geschenkt hat. Sie hat es mir ermöglicht, all diese Dinge in meinem Leben zu erreichen. **Dir, liebe Mutti, widme ich dieses vorliegende Buch,** weil du eine wunderbare Frau mit einem beindruckenden Wissen und großartigen Fähigkeiten bist, und das alles auch gerne an deine Mitmenschen weitergibst.

Wegweiser durch die Geburtsvorbereitung sowie die TT-Schwangerschafts- und Babyprodukte

1. Ab dem positiven Schwangerschaftstest	
Gute Hoffnung-Blütenessenzen-Globuli	*harmonisieren die Psyche.*
Energie LANGZEIT-Mineralstoffmischung	*versorgt Mutter und Kind mit allen notwendigen Mineralstoffen.*
Bäuchlein RUH & WOHL-Tee und -Spezialöl	*sehr bewährt bei Blähungen bzw. Übelkeit*
Magen RUH & WOHL-Tee	*bewährt bei Schwangerschaftserbrechen und -übelkeit*

2. Ab der 20. SSW (Phasen der Wachstumsschübe 20., 24., 28., 32. und 36. SSW)	
Gewebe fit-Lotion	*Cremige Lotion aus „feinstofflichen" Mineralstoffen und ätherischen Ölen, zur Vorbeugung gegen Schwangerschaftstreifen*
Gewebe fit-Spezialöl	*Vorbeugung gegen Schwangerschaftstreifen; nicht nur ein Einölen der Problemzonen, sondern auch Vollbäder sind damit möglich.*
Gebärmutter RUH & WOHL-Spezialöl	*bei „hartem Bauch" und Mutterband-Schmerzen: überall dort auftragen, wo es unangenehm zieht.*
Gebärmutter RUH & WOHL-Tee	*bei „hartem Bauch", beugt vorzeitige Wehen vor*
Energie LANGZEIT-Mineralstoffmischung	*im täglichen Wechsel mit*
Zahnung & Wachstum + Immun fit-Mineralstoffmischung	*um in den Wachstumsschüben die richtigen Mineralstoffe für den Knochen- und Zahnaufbau für das Baby zur Verfügung zu haben.*
Nacken & Wirbelsäulen-Spezialbalsam	*bei Rückenschmerzen, zuvor eventuell Massage mit dem Gebärmutter RUH & WOHL-Spezialöl im Kreuzbeinbereich (oder ab der 36. SSW mit dem Geburt-Spezialöl), dann diesen Balsam auftragen.*
Gutes Milieu-Spezialöl	*bei Pilzinfektionen in der Scheide, in Kombination mit*
Spezial-Salz	*für das Sitzbad*
Spezial-Tinktur	*für das Sitzbad oder zum Spülen während des Urinierens*
Venen RUH & WOHL-Spezialöl	*bei sämtlichen Venenproblemen zum Einreiben*
Venen RUH & WOHL-Mineralstoffcremegel	*Venenprobleme, Hämorrhoiden, auch bei Krampfadern in und um der Scheide*

3. Ab der 34. SSW

Damm-Massage

Damm-Spezialöl	*zwischen 34 bzw. 36 SSW beginnen*

Bei speziellen Problemen

Spezial-Narben- & Notfallöl	*bei Dammriss zweiten Grades (bis zum Anus), Dammschnitt oder Kaiserschnitt bei vorangegangener Geburt bzw. bei sehr durchtrainierten Sportlerinnen (Leistungssport!)*
Venen RUH & WOHL-Spezialöl	*bei Hämorrhoiden, Scheidenvarizen*
Gutes Milieu-Spezialöl	*bei Neigung zu Soorpilzinfektionen*
Geburtsvorbereitung-Tee	*kann gerne auch schon vor der 34. SSW getrunken werden (dabei nach 6 Wochen immer 1 Woche Trinkpause machen), jedoch spätestens 6 Wochen vor dem EGT beginnen.*
Geburt-Spezialöl	*gibt der Gebärmutter Kraft und hilft ihr effektive Wehen zu produzieren, ab der 36. SSW lokal auf schmerzende Stellen auftragen, ab der 37. SSW sind Vollbäder damit möglich.*

4. Ab der 36. SSW

Akupunktur-Sitzungen	*einmal pro Woche über 4 Wochen*

5. Ab der 37. SSW

Akupunktmassage	*täglich ca. 30 Minuten*
Kümmeldampfsitzbad oder ein Vollbad im 3 in 1-Tee + Geburt-Spezialöl	*jeden 2. Tag vor der Damm-Massage, nicht bei Hämorrhoiden oder Scheidenvarizen*

6. Ab der 38. SSW

Energie LANGZEIT-Mineralstoffmischung	*enthält alle 12 Grundmineralstoffe und versorgt den Körper mit der gesamten Palette an „feinstofflichen" Mineralstoffen.*
Energie AKUT-Mineralstoffmischung	*Für die letzten 14 Tage der Schwangerschaft und speziell während der Geburt; auch hilfreich, um die ersten 4 Tage nach der Geburt die Nachwehen zu lindern. Diese Mischung wirkt besonders gut in einer Akutphase – um einen Energiemangel vorzubeugen.*

7. Während der Geburt	
Geburt-Spezialöl	*überall dort auftragen, wo du die Wehen spürst (Bauch, Leiste, Kreuzbein, evtl. Innenseite der Oberschenkel) oder auch dem Badewasser beimischen.*
Gute Hoffnung-Blütenessenzen-Globuli	*20 Globuli in die aufgelöste Energie AKUT-Mineralstoffmischung geben oder – wenn es für dich stimmiger ist – so oft, wie du es für nötig hältst (manchmal sogar nach jeder intensiven Wehe sinnvoll), jeweils 4 Globuli pur einnehmen.*
Energie AKUT-Mineralstoffmischung	*gibt dir Kraft und Energie und hilft deiner Gebärmutter, gute Wehen zu produzieren (100 Stück in 0,5 Liter Wasser auflösen); kann 2- bis 3-mal wiederholt werden.*
Energie-Raumspray	*Diese herrliche Duftkomposition macht den Kopf frei von negativen Gedanken und Sorgen, hebt die Stimmung und gibt Energie und Kraft zum Durchhalten und schafft es zugleich, deinen „Stresspegel" zu reduzieren. Dieses „Durchhalte"-Raumspray motiviert alle Beteiligten zum Durchhalten, wenn gerade ein bisschen die Luft – sprich Energie – „raus" ist.*
Energie-Massageöl	*wirkt stimmungsaufhellend und zugleich auch anregend auf den Kreislauf und ist deshalb optimal bei niedrigem Blutdruck. Es gibt dir die richtige Portion Energie und Power um Durchzuhalten. Gib 2 EL dieses Öles in 0,25 Liter Milch oder vermenge es mit einem halben Becher Schlagobers/Schlagsahne und gib es in max. 37,5 bis 38 C° warmes Badewasser.*
Erfrischung-Körperspray	*auf Fußsohlen und auf dein Sonnengeflecht oder im Nacken auftragen: Es wirkt wunderbar erfrischend, wenn es dir in der Schwangerschaft immer wieder einmal sehr heiß ist. Während der Geburt kommen die meisten Gebärenden und auch deren Begleitung ziemlich ins Schwitzen: dieses Körperspray kühlt hervorragend, kaschiert wunderbar sämtliche „unangenehmen" Körpergerüche rund um die Geburt und hemmt zusätzlich noch das Brechzentrum im Gehirn.*

Nacken & Wirbelsäulen-Spezialbalsam	*Einen wunderbaren Synergie-Effekt erzielt man durch eine wohltuende Massage mit dem Geburt-Spezialöl (ab der 36. SSW) oder dem Energie-Massageöl und dem anschließenden Auftragen des Nacken & Wirbelsäulen-Spezialbalsam. Wenn dann noch zusätzlich ein heißes Kirschkernsäckchen oder eine Wärmflasche aufgelegt wird, kann die entspannende und schmerzlindernde Wirkung nochmals gesteigert werden.*

8. Nach der Geburt	
Willkommen-Raumspray	*Mit Hilfe dieser speziellen Duftkomposition kann den Stimmungsschwankungen und dem berüchtigten Babyblues im Wochenbett vorgebeugt werden.*
Energie AKUT-Mineralstoffmischung	*gibt dir Kraft und Energie im Wochenbett und wirkt heiß getrunken wunderbar schmerzlindernd bei den Nachwehen.*
Gebärmutter RUH & WOHL-Öl	*lindert optimal die Nachwehen: vor jedem Stillen auftragen und ein warmes Kirschkernsäckchen oder eine Wärmflasche auflegen.*
Gebärmutter RUH & WOHL-Tee	*in den ersten 3 bis 4 Tagen in einer Trinkflasche direkt ans Bett/den Stillplatz stellen, so ist er bei Bedarf immer griffbereit.*
Gute Hoffnung-Blütenessenzen-Globuli	*beugen Stimmungsschwankungen und dem berüchtigten Babyblues vor.*
Guter Start-Blütenessenzen-Globuli	*helfen ideal bei emotionaler Überforderung nach einem nicht so positiven Geburtserlebnis.*
TCM-Kräuter für die Kraftsuppe	*Innerhalb der ersten 8 Wochen (Wochenbettzeit) einmal täglich 1 bis 2 Teller der Kraftsuppe essen.*

***Milchbildung anregen** – im Falle, dass du nach dem 3. Tag zu wenig Milch hast oder gleich direkt nach der Geburt aufgrund eines verstärkten Blutverlusts (Einsatz von Infusionen oder Blutkonserven) mit einem verzögerten Milchbildung zu rechnen ist*

Still-Sirup	*vor jedem Stillen 1 TL einnehmen*
Still-Tee	*1 Liter täglich, optimal kombiniert mit 1 EL Still-Sirup*
Bäuchlein RUH & WOHL-Spezialöl	*Nacken-, Bauch-, Fußmassage*

Wundheilung	
Spezial-Tinktur	*für Spülungen während des Urinierens und für das Sitzbad*
Spezial-Salz	*für das Sitzbad in Kombination mit der Spezial-Tinktur*
Spezial-Spray und/oder Spezial-Gel	*bei Verletzungen der Schamlippen*
Wochenbett-Spezialöl	*für die Wochenbettmassage, damit sich der Bauch wieder gut zurückbildet und das beanspruchte Gewebe wieder straff wird; kann auch direkt auf die Geburtsverletzung aufgetragen werden, lindert in diesem Bereich den Wundschmerz und die Schwellung.*
Spezial-Turbocreme	*für die Brustwarzen-Pflege*

9. Für das Baby	
Baby Born-Bad	*für das erste Baby-Bad („Anti-Schock-Bad" nach der Geburt) und innerhalb der ersten 3 Monate der Kennenlernphase*
Bäuchlein RUH & WOHL-Sirup	*damit die Entleerung des ersten Darminhaltes (sogenanntes Kindspech) und Blähungen weniger Probleme machen – wirkt wunderbar beruhigend!*
Bäuchlein RUH & WOHL-Spezialöl	*vorbeugend gegen Blähungen; kann auch aufgetragen werden, wenn der Nabelschnurrest noch nicht abgefallen ist.*
Spezial-Spray	*für die Nabelpflege (und für die „wunden" Speckfalten)*
Spezial-Turbocreme	*gegen Kratzer und andere Wehwehchen im Gesicht sowie einen wunden Popo*
Streichel mich-Babymassageöl	*1 Verschlusskappe ins Badewasser; ideal, wenn sich das Baby in den ersten 14 Tagen leicht „schuppt".*
Samtpfötchen-Massageöl	*bei besonders empfindlicher Haut, die sich sehr intensiv abschuppt (9 Monate alte Haut will erneuert werden).*
Baby Face-Allwetter-Balsam	*wenn es draußen kalt und windig ist.*
Guter Start-Blütenessenzen-Globuli und -Spezialöl	*nach einer Saugglockengeburt, einem Kaiserschnitt, einer sehr langsamen oder sehr raschen Geburt*

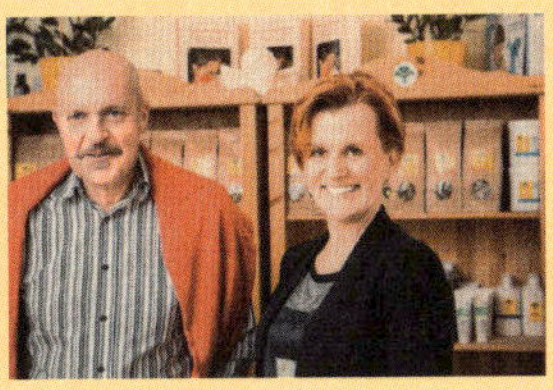

Alle Produkte können über den TT-Online-Shop unter http://shop.traudetrieb.at oder direkt im TT-Shop, Kellergasse 1, A- 2523 Tattendorf, Tel. 0043 (0) 699 19 99 00 98 (Öffnungszeiten: Montag bis Freitag 8:00 bis 12:00 Uhr, Donnerstag 16:00 bis 19:00 Uhr) bezogen werden.

Stichwortverzeichnis

MIX
Papier aus verantwortungsvollen Quellen
FSC® C012536
www.fsc.org

bei Benevento Publishing
Eine Marke der Red Bull Media House GmbH

Redaktion: Birgit Moltinger
Lektorat: Bettina R. Algieri
Art Direction: Peter Feierabend
Design und Satz: Conny Laue

ISBN: 978-3-7104-0016-2
1 2 3 4 5 6 7 8 / 17 16 15
Printed in Austria

Bildnachweis: Andreas Hofer, Erika Martins, Jürgen Skarwan,
Mila Supynska/fotolia (Cover), SybilleWohlfahrt (Illustrationen), undrey/fotolia